近代豫北
医学传教史研究

邵金远◎著

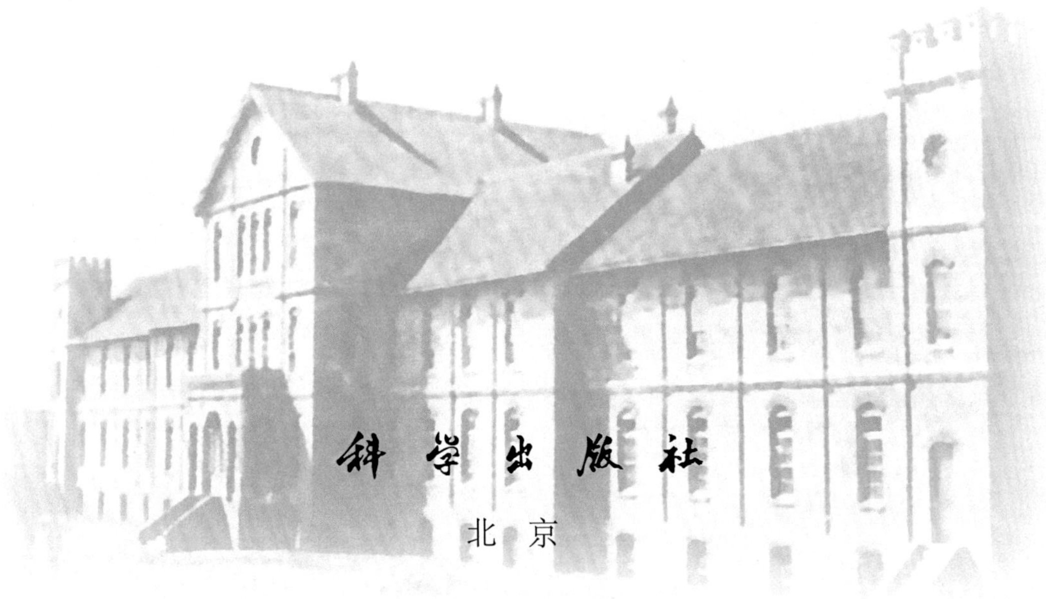

科学出版社
北京

图书在版编目(CIP)数据

近代豫北医学传教史研究／邵金远著．—北京：科学出版社，2015
ISBN 978-7-03-044626-8

Ⅰ.①近… Ⅱ.①邵… Ⅲ.①医学史-研究-河南省-近代 Ⅳ.①R-092

中国版本图书馆 CIP 数据核字（2015）第 124821 号

责任编辑：侯俊琳 牛 玲 霍羽升 高丽丽／责任校对：张怡君
责任印制：徐晓晨／封面设计：铭轩堂
编辑部电话：010－64035853
E-mail：houjunlin@ mail. sciencep. com

科学出版社出版
北京东黄城根北街 16 号
邮政编码：100717
http://www.sciencep.com

北京虎彩文化传播有限公司印刷
科学出版社发行 各地新华书店经销

*

2015 年 7 月第 一 版 开本：B5（720×1000）
2020 年 3 月第四次印刷 印张：22 3/4 插页：6
字数：443 000

定价：98.00 元

（如有印装质量问题，我社负责调换）

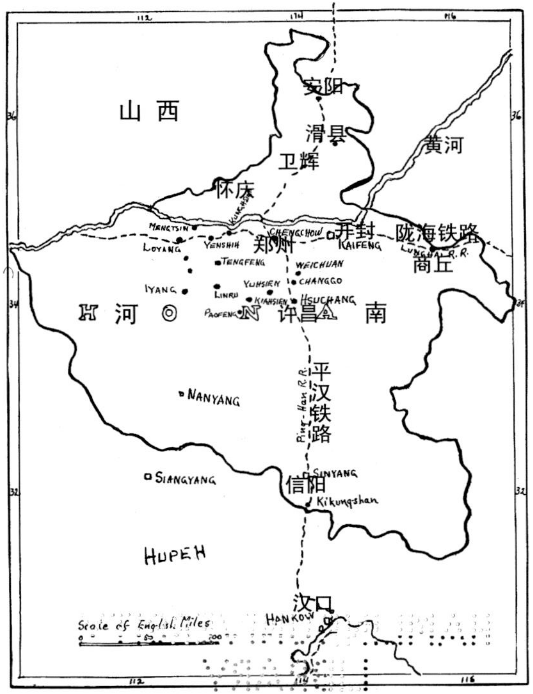

河南地图（1905–1935）

图片来源：Gustav Carlberg．Thirty Years in China，1905—1935．The Board of Foreing Missions of the Augustana Synod，1937．

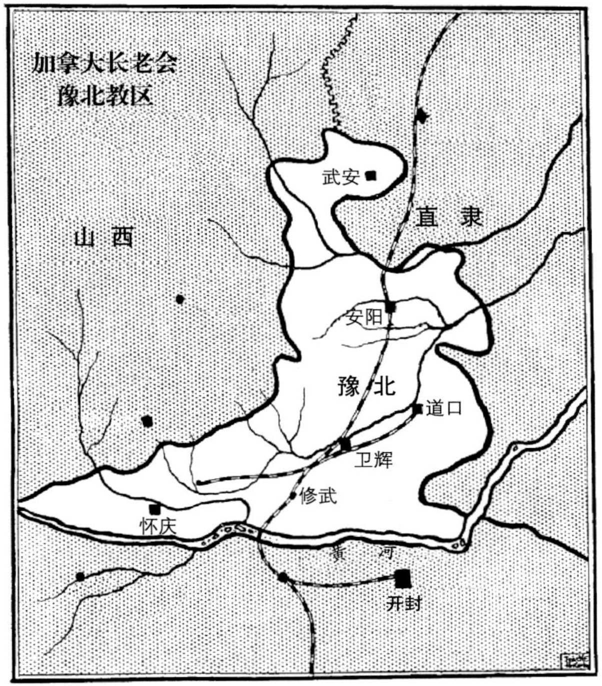

加拿大长老会豫北教区早期地图（1888—1913）

图片来源：Murdoch Mackenzie．Twenty-five Years in Honan. Toronto：Board of Foreign Missions，Presbyterian Church in Canada，1913.

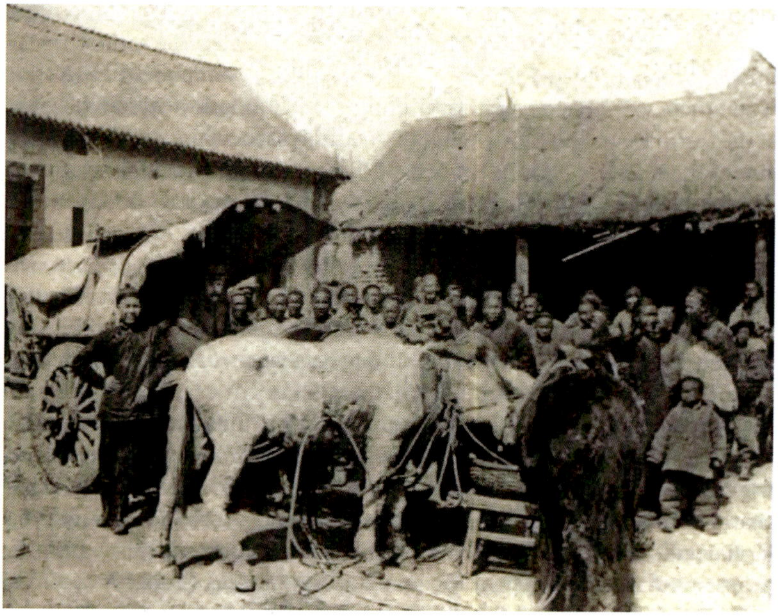

1900 年罗维灵在一个乡村客栈

图片来源：Murdoch Mackenzie. Twenty-five Years in Honan. Toronto：Board of Foreign Missions，Presbyterian Church in Canada，1913.

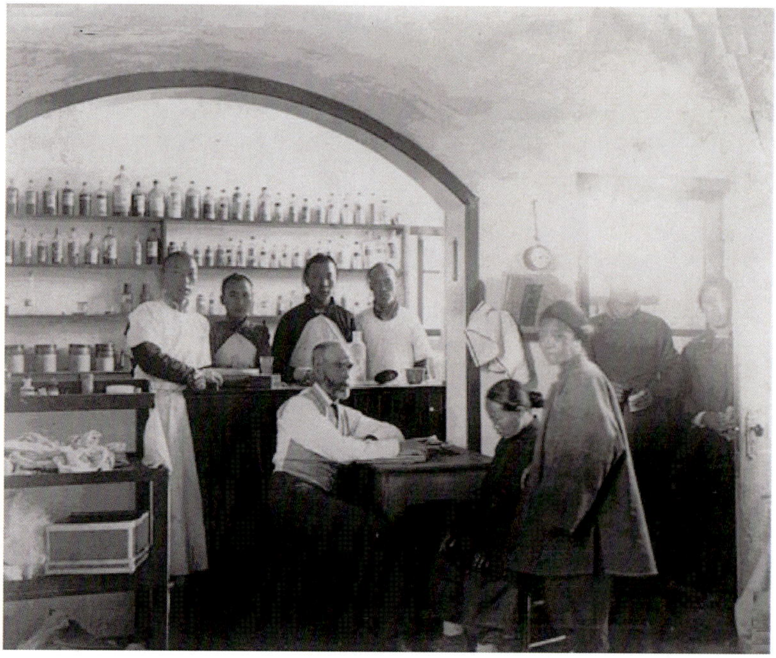

1905 年前后的卫辉罗维灵诊所

图片来源：新乡医学院第一附属医院院史馆馆藏

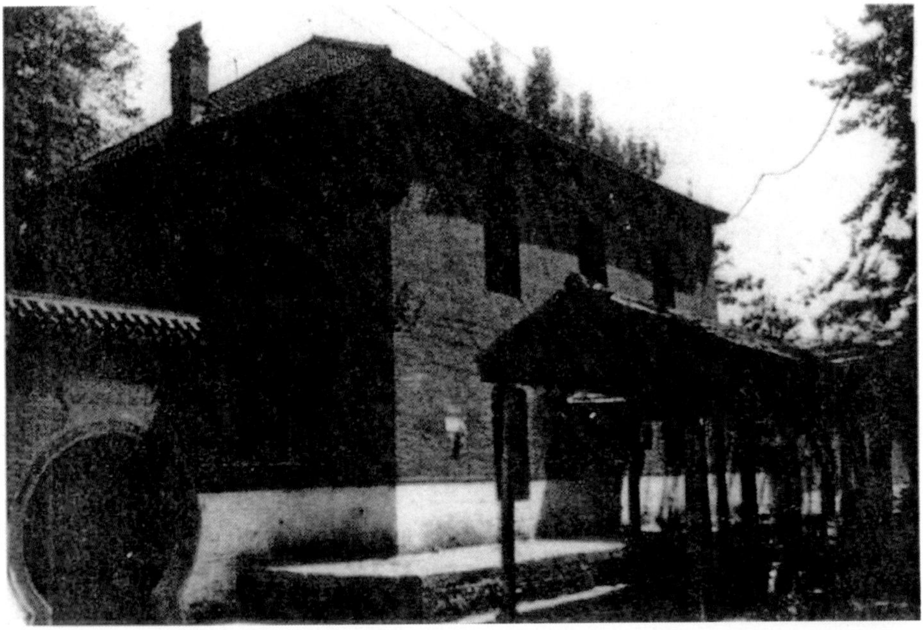

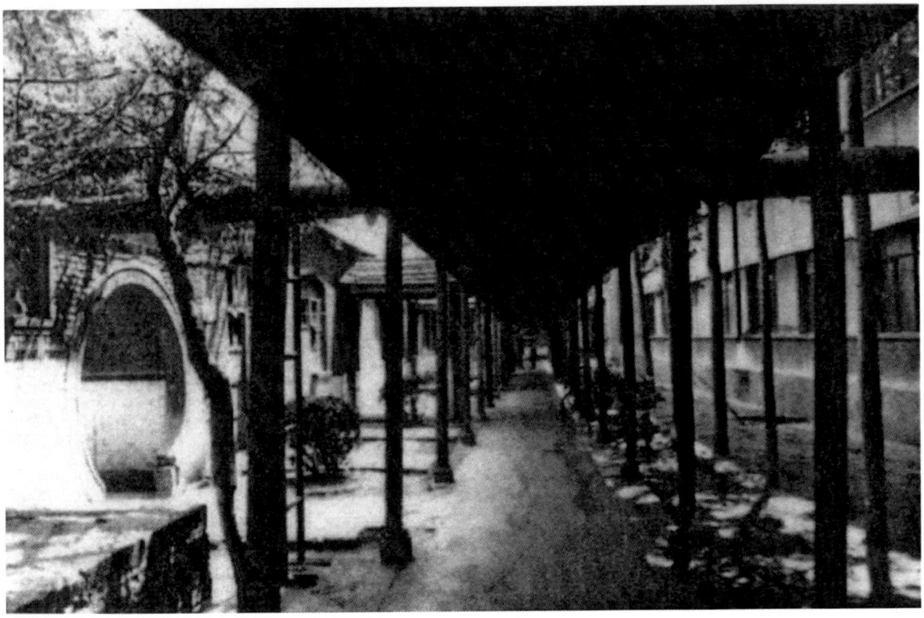

安阳斌英中学

图片来源：河南近代建筑史编辑委员会编著．河南近代建筑史．北京：中国建筑工业出版社，1995.

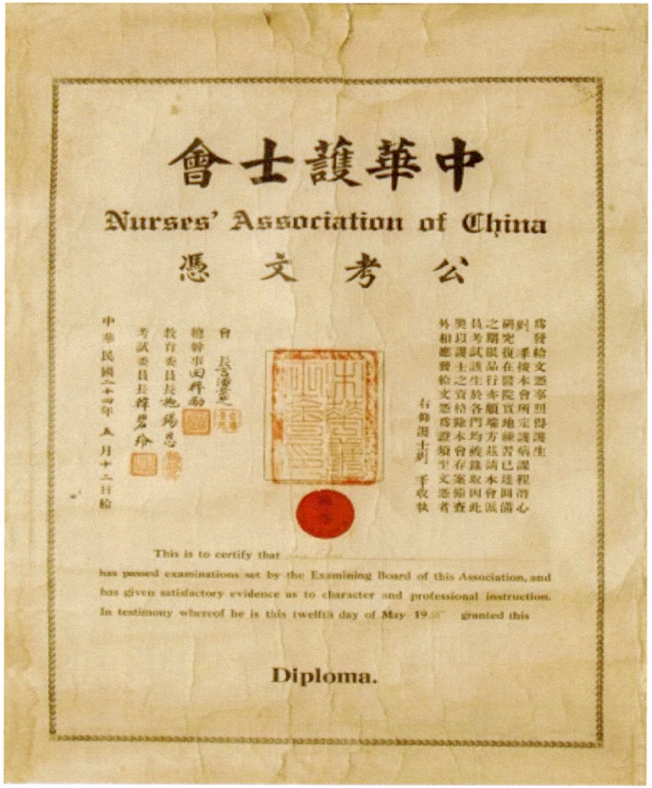

中華護士會

Nurses' Association of China

公考文憑

This is to certify that

has passed examinations set by the Examining Board of this Association, and has given satisfactory evidence as to character and professional instruction. In testimony whereof he is this twelfth day of May 1935 granted this

Diploma.

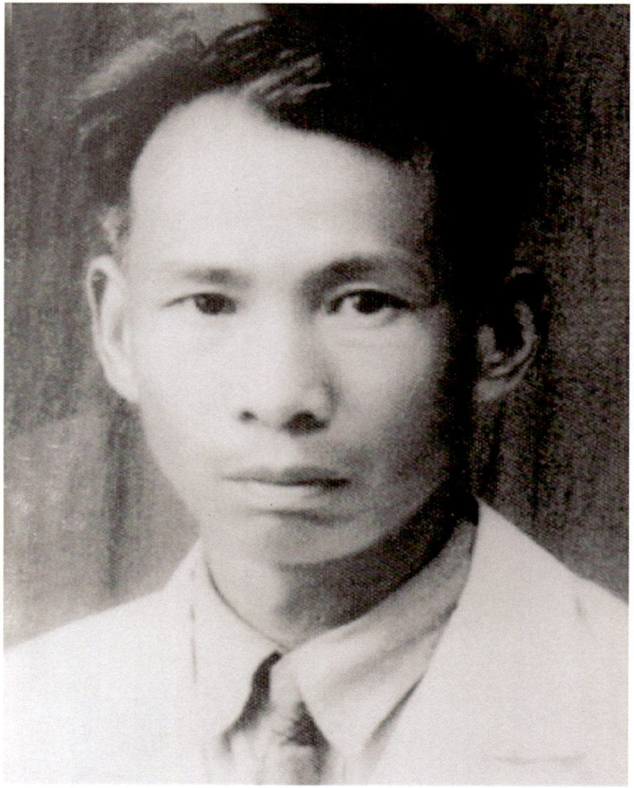

1935年5月12日刘泽获得的护士公考文凭

图片来源：新乡医学院第一附属医院院史馆馆藏

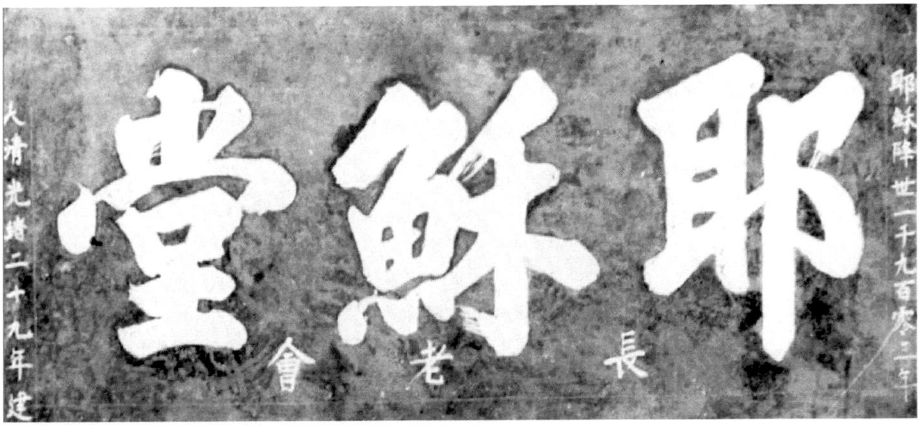

1903 年（清光绪二十九年）卫辉“基督教博济医院”初建时的青石雕刻横额门匾图

图片来源：新乡医学院第一附属医院院史馆馆藏

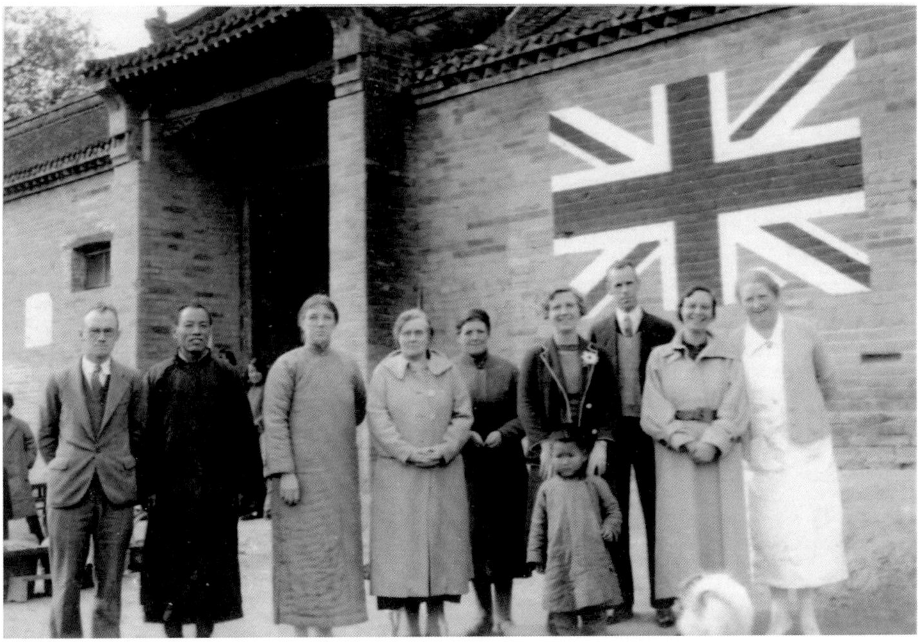

左一为诺尔曼·奈特（艾美凤的父亲），左二不详，左三为彭纯修护士，左四为梅秀英医生，左五为 Warren，左六为 Duttrant；右一为盖麻姑护士，右二为 McDougail.，右三不详，前排儿童为黑豹

图片来源：新乡医学院第一附属医院院史馆馆藏

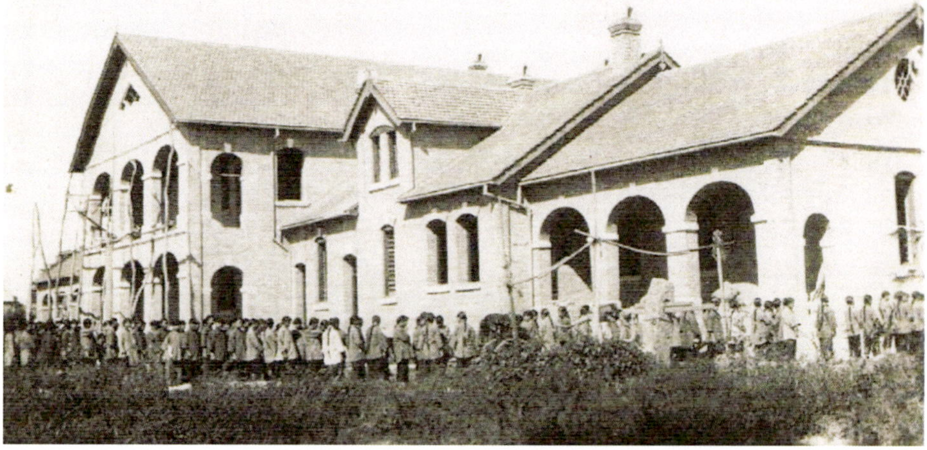

1926 年中国学生排队参观安阳新建女子医院

图片来源：加拿大联合教会/维多利亚大学档案馆 1999. 001P-1666N. 转自：Sonya Grypma. Healing Henan：Canadian Nurses at the North China Mission（1888—1947）. Vancouver：The University of British Columbia Press，2008：97.

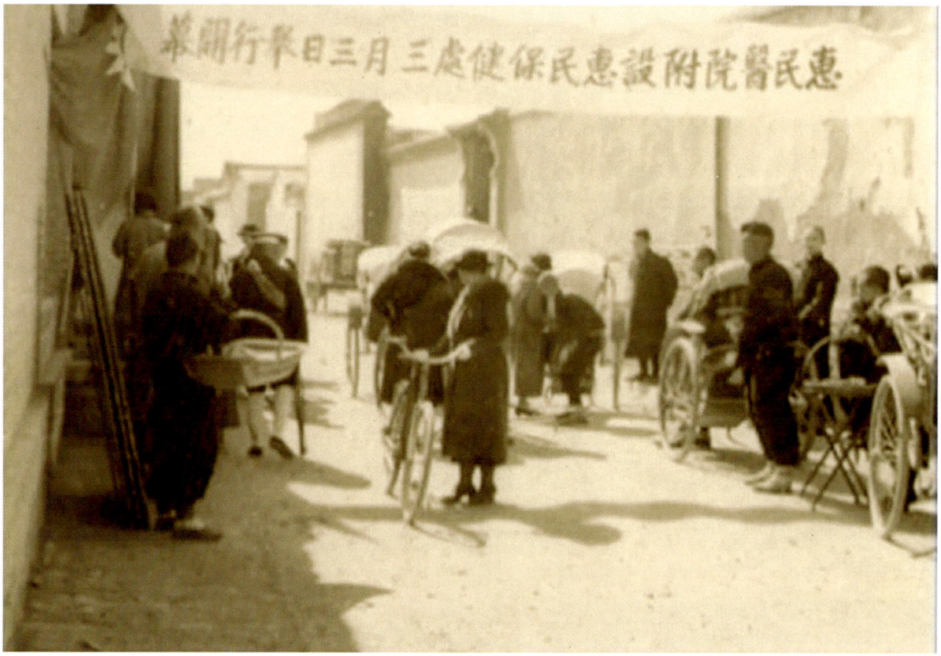

“惠民医院附设惠民保健处三月三日举行开幕”宣传条幅

图片来源：Sonya Grapma. Walls Fall Down：Canadian Missionary Kids Return to China. 2007. ［视频资料］. 新乡医学院第一附属医院院史馆馆藏

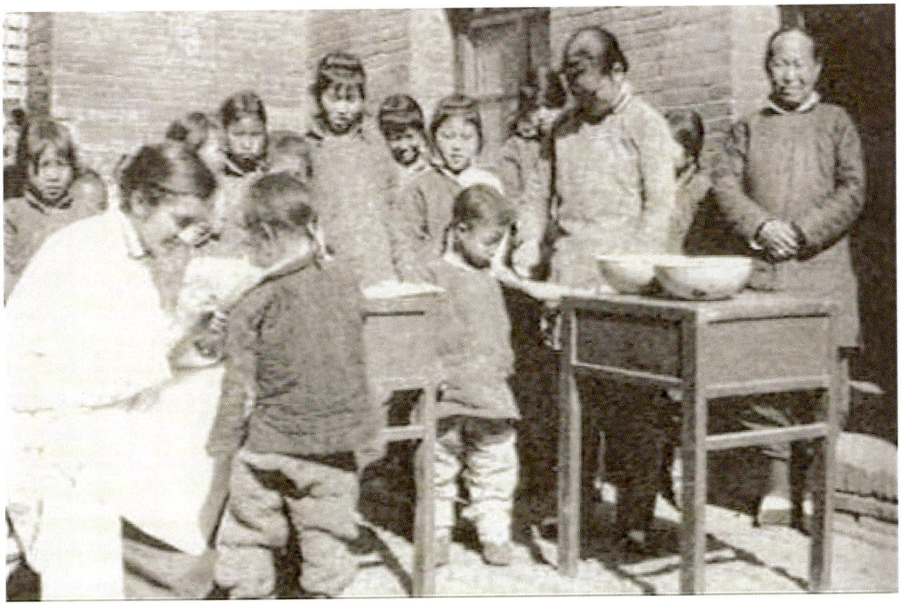

1920 年前后豫北幼儿的预防接种场景

图片来源：新乡医学院第一附属医院院史馆馆藏

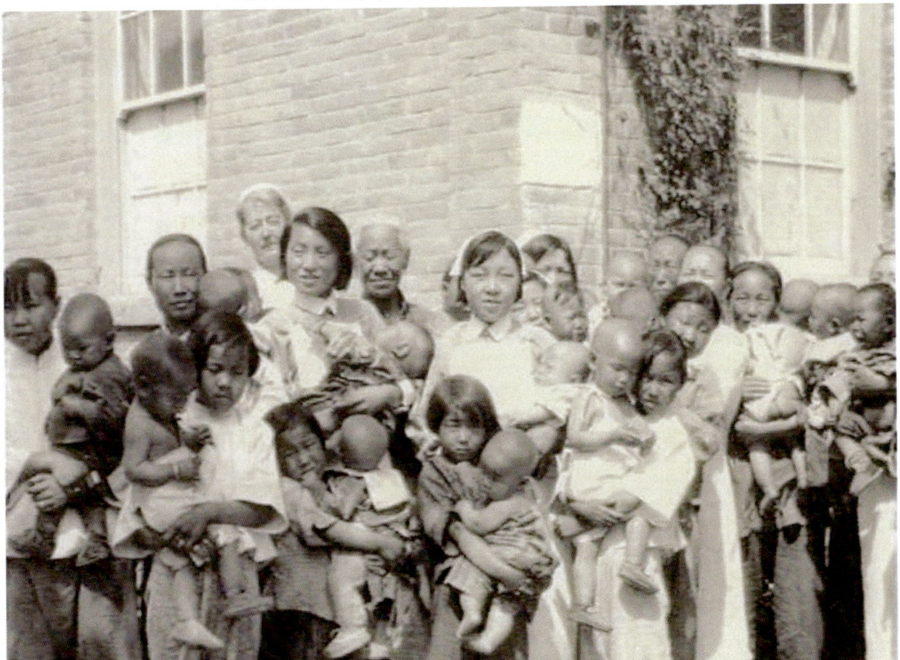

20 世纪 30 年代饶秀贞在卫辉开办的儿童健康诊所

图片来源：新乡医学院第一附属医院院史馆馆藏

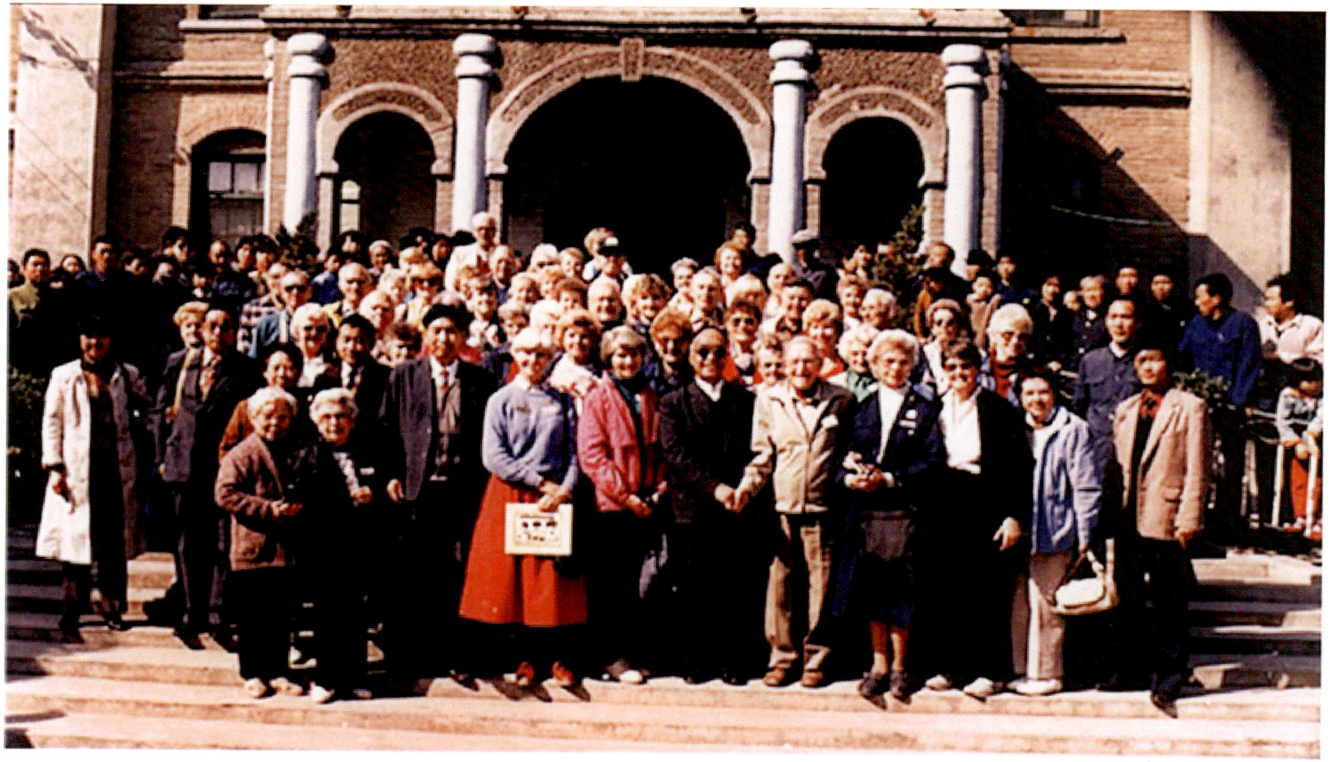

1982年罗光普（前排右5）带领原“基督教惠民医院”加拿大籍工作人员后裔200余人来新乡医学院省亲时与院校领导的合影

图片来源：新乡医学院第一附属医院院史馆馆藏

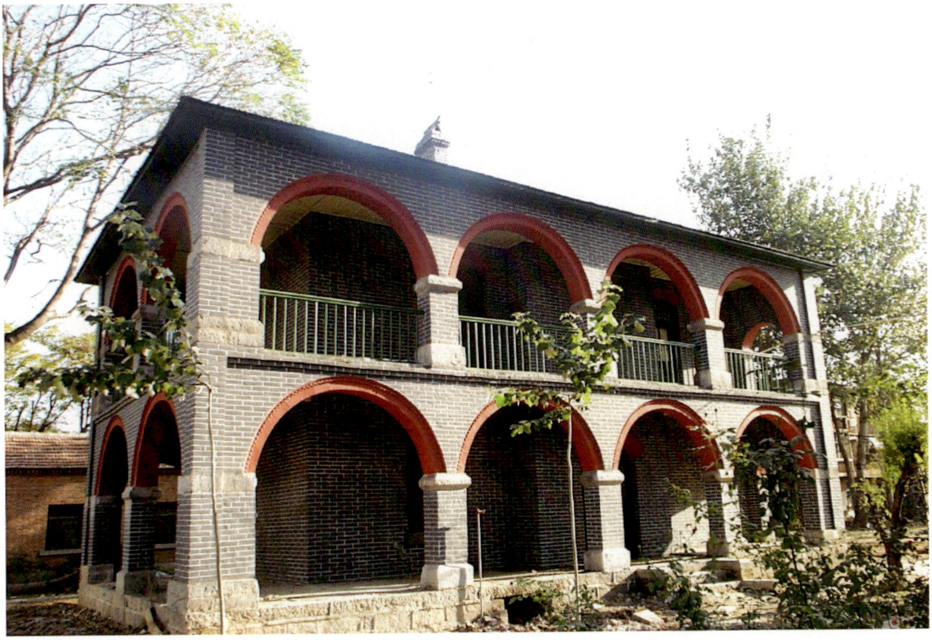

建成于 1913 年的原“基督教惠民医院”专家公寓（10 号楼）

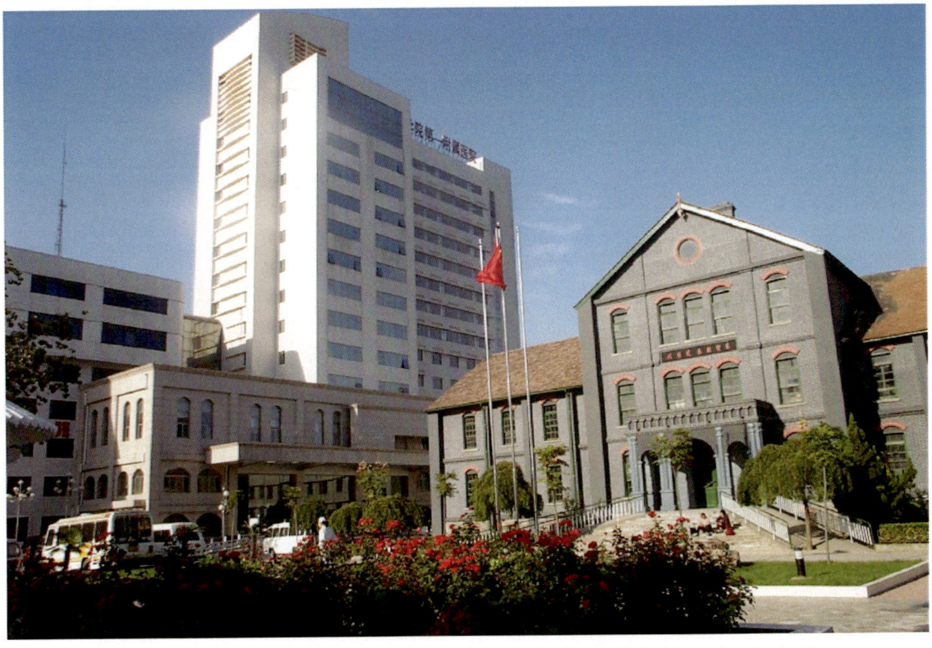

掩映在新乡医学院第一附属医院现代建筑群中的百年古建筑

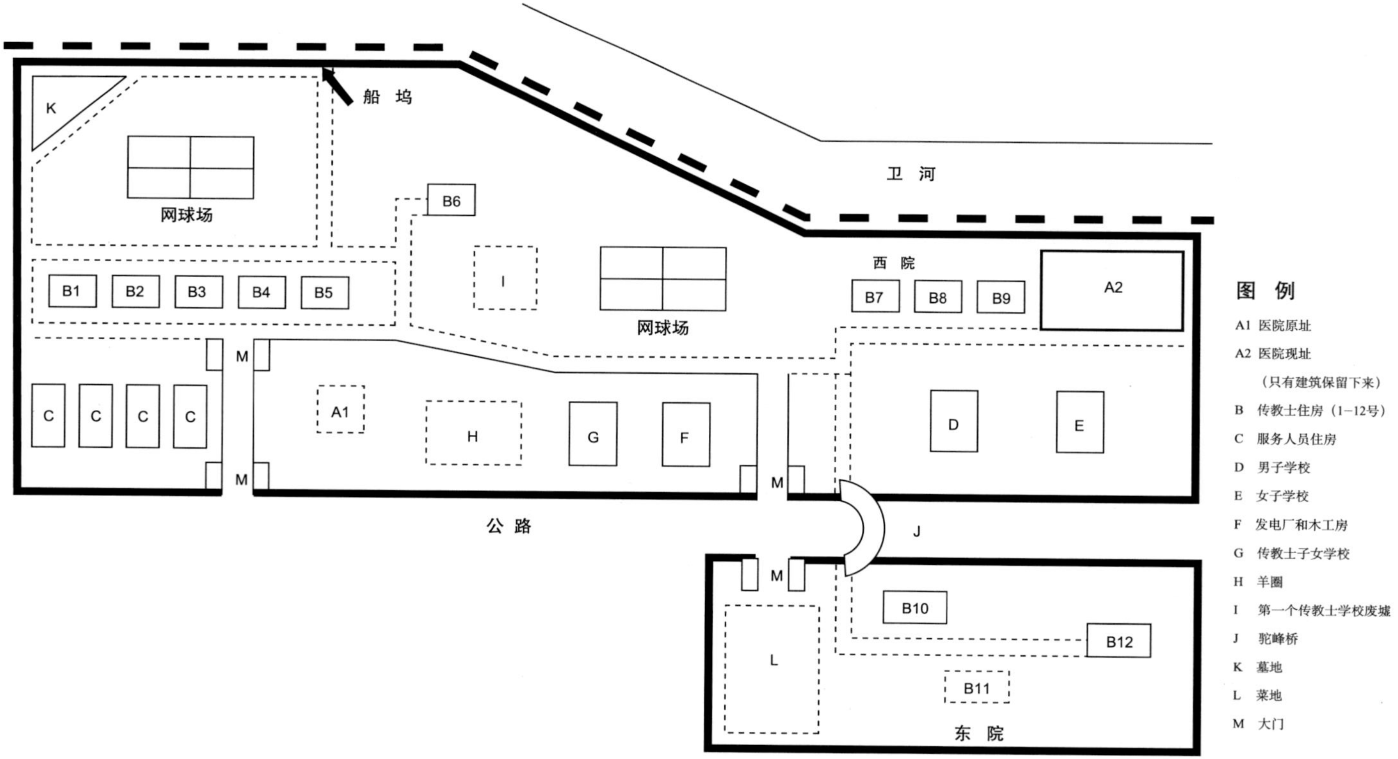

1938年卫辉惠民医院所在地简图（加拿大卫辉传教使团）

图片来源：新乡医学院第一附属医院院史馆馆藏

序

2014年6月，因参加邵金远博士的毕业论文答辩，第一次与他接触并拜读了他的论文《近代加拿大传教使团在豫北医学传教活动研究》。从交谈中得知，长期投身于医疗卫生工作最前沿的邵金远，选择这一研究课题的契机是学生时代亲眼目睹了加拿大传教士后代100多人来卫辉寻找先辈青春足迹时的震撼场景。而对于这一段历史，中国人知之甚少、语焉不详。走上工作岗位之后，他一直把研究新乡医学院校史、还原这段鲜为人知的历史作为自己责无旁贷的使命。该书可以说是他交出的一份答卷，不仅了却了他自己的夙愿，也是区域医学史与传教史研究的新成果。

该书将加拿大长老会在豫北近60年间（1888～1947）的医学传教活动划分为五个时期，试图回答为何选择豫北作为传教基地；采取了怎样的传教、传医模式，以长期扎根豫北；经营管理医院、引入护理卫生观念、开展医学教育等多方面的成就；医学传教目的在“本色化”运动中的转变，关于“疗灵”与“疗身”关系的反思等。阐述了西方医学在豫北建制的主要表现：从下乡巡诊、教堂诊所、旧式医院到正规化近代医院的转型；医院各科疾病分科诊疗及医疗、药剂、护理各类专业的建立；病人托管、医生职业准入、医生定期培训、医疗档案建立、护士职责体系等医疗制度的创立；致力于公共卫生理念的传播和人才的分级教育培养；建立中华护士会区域护理分会等。

该书分析了加拿大长老会豫北医学传教的历史成就与不足，同时指出西方医学的本土化程度受到了当地经济水平、教育程度、文化习俗及中西方利益关系的制约；揭示了豫北医学体制化与本土化的关系，二者相伴而生，不能截然分割，在中西文化间的妥协、折中和融合过程中，双方都有所改变和调适。

该书参见既往研究并论证指出，豫北的医学文化既非纯粹的加拿大文化，也非纯粹的中国文化，而是重新融合、具有豫北特色的新文化。这种新文化，在历史的演进和不断的磨合中寻找新的平衡点，并用这一论点解释加拿大总会与豫北差会在传教和传医问题上的分歧、外国传教士和中国教徒在文化上的磨合、外国管理者与中国有志者在话语权上的争夺，以及加拿大分会与欧美其他差会之间所发生的种种问题。该书以新颖的切入点，对似乎常见的话题进行了历史爬梳，选题很有新意，在方法上也有创新。

1943年，范行准先生的《明季西洋传入之医学》的问世，揭开了天主教和西方医学在华传播史研究的序幕，此书系统考察了欧洲解剖生理学、药物学、病理学与治疗、医事教育及其反响等方面，成为中西医学交流史研究的典范之作，被学界广为征引。近年来，随着中西文化交流的深入，多种明清档案的出版和医学著作的影印，以及欧洲医学书籍、档案的电子化，使得传教士和医学史的研究成为一个热门的研究课题。例如，关于耶稣会士和《泰西人身说概》、《人身图说》的翻译和介绍，康熙时代西方医学在宫廷的传播（如耶稣会士白晋、巴多明等人和满文解剖学的翻译），引起了众多学者的广泛讨论。对传教士所用欧洲医学著作底本的重新审视，对西洋药物（如吸毒石、奎宁、德里雅葛）的传播，明清士人对西方医学的接受，以及医学传播和神学、宗教之关系，方济各会士、多明我会士的医学传播活动，也都有深入的讨论。

乾嘉之际，由于禁教的影响，宫廷的中西交流相对减少。而广州作为贸易口岸（一口通商），成为中西接触的重要场所。西方医学随着商人的到来，经沿海港口传播到内地，如牛痘的传入，即通过东印度公司和十三行先介绍到广州，进而传播到全国。1807 年，新教传教士进入中国，西方医学随后传入。关于晚清医学史的研究，其内容比明清之际更为丰富，主要集中于某些传教士的研究（如伯驾、嘉约翰、德贞等人），已有学者发掘大量文献和档案，进行了系统、深入的探索。

有关新教传教士在中国的医学活动，尽管国内外的研究成果不少，但大多集中在沿海城市，针对内陆地区的区域性案例研究还不多见，关于加拿大传教团在中国医学传教全面、系统的研究更为罕见。邵金远博士的研究，以近代加拿大基督教长老会在豫北的医学传教为例，用丰富的史料、清晰的脉络，将豫北医学传教置于近代中国的大背景下，发掘、梳理并尽可能地还原医学传教的历程、特质、影响及与社会的互动关系，开拓了医学史研究的新领域。

加拿大长老会在豫北的医学传教，历程曲折而复杂，作为集个案与区域于一身的研究课题，因其典型性、独特性，具有很高的学术价值。同时，又由于医学不同于其他科学技术门类，兼有人道关怀，从医学传教视角来考察中西文化的碰撞，解读加拿大长老会在近代豫北医学传教过程中所创造出的颇具特色的医学“新文化”，让该书同时成为中西科学文化交流史上的典型案例，使其学术研究价值又多了一层意义。

邵金远博士花了七年的时间来完成学位论文《近代加拿大传教使团在豫北医学传教活动研究》，作为一名在职研究生，既要完成自身繁忙的工作，又要坚持学术研究，其中的艰辛可想而知。没有坚强的毅力与坚持不懈的努力，不可能完成这篇 20 余万言的论文。“近代加拿大传教使团在豫北医学传教活动研究”被选为山西大学优秀博士论文，既是对他之前工作的肯定，也是对他今后研究的激励。

今天看到他精心修改、充实了内容的书稿即将出版，由衷地为他感到高兴。作为科学史界的同行，有幸为此书作序，希望邵金远博士能再接再厉，结合自身多年从事医学管理、教书育人的经验与对科学史、传教史的思考，将此课题继续深入地研究下去，并拓展新的领域，期待看到他更多、更新、更好的研究成果。

韩 琦

2015 年 3 月

目 录 CONTENTS

引　言

一、责无旁贷的使命感

传教士及其在华的传教活动，是中外文化交流史研究领域的一大热点问题。新中国成立后，国内学者的研究内容和视角也经历了一个曲折的变化：从最初作为“义和团运动”史研究、反洋教斗争史研究，以及中外关系史研究的附属和分支，发展为20世纪90年代自成体系的独立研究领域，即从零散走向体系；从单一的教案研究走向文化传播、科技交流、教育转型的综合研究，对其评价的角度也从改革开放前的帝国主义侵略工具转向20世纪80年代中外文化交流的中介桥梁等。

其中，医学传教史又是热点中的热点。它不仅是历史学，而且是科技史（特别是医学史）、中外科技文化交流史日益受到瞩目的研究领域。自20世纪80年代以来，国内的研究主要基于个案研究、区域研究及其社会影响方面。而且，就个案来说，不仅涉及的个案较少，案例分散，研究也不深入；就区域来说，也仅局限在澳门、香港、广东、福建、上海、山东、四川、台湾等地；就社会影响来说，对教会医疗事业与近代中国政治经济、思想观念、风俗习惯等的关系也缺少系统的研究，对西方传教士的医学传教活动与西方医学在中国的本土化、体制化关系的研究更是接近空白。①

无论是作为个案的研究，还是区域史的研究，国内外关于近代豫北医学传教史的研究受到了越来越多的重视，但目前主要还是集中在对史料的整理、发掘和梳理方面，尚未见有系统和深入的研究。

笔者30多年前所就读的新乡医学院，就是当年豫北加拿大长老会医学传教活动留下的成果之一。有幸的是，笔者毕业后留校任教，后来又从事管理工作，一直以来，对校史进行寻根溯源是笔者的一大夙愿。20世纪80年代初，作为学生，笔者目睹了加拿大传教士带领后代100多人来卫辉寻找青春足

---

① 李传斌．20世纪基督教在华医疗事业研究综述．南都学坛（人文社会科学学版），2006，26（4）：33－38.

迹时的那份激动和虔诚，让笔者为之深深震撼；2003 年，作为教师，笔者又亲自接待了多批传教士后代（第二代、第三代甚至第四代）的寻访，因深感其产生的国际与政治影响，特别是中外科技文化交流的重大影响，而转向医学史研究，思考豫北西医的起源与基督教的渊源，以及现代中国医生对医学精神的理解与当年西方传教士医护人员的某些差距，尝试着借鉴百年前基督教传教士在豫北的医疗、护理、医院管理及医学教育理念，用于医院经营管理包括文化建设，竟然取得了意料之外的丰硕成果。这些更加坚定了笔者对西方传教士及其医学活动怎样深刻地影响了豫北近代医学的传入，以及体制化、本土化这一主题（也是新乡医学院校史的源头、核心及重要组成部分）进行深入发掘的信心，甚至油然生出了某种责无旁贷的使命感。这应该是本书撰写的缘起。

近代河南尤其是豫北是近代西方传教的一块“真空”地带，而且封闭落后，医疗卫生条件极差。加拿大作为刚刚独立的英属殖民地国家，长老会又是其国内最大的教会组织，继欧美国家之后派遣传教士入华，以医学传教进入这块异质的土地，并且站稳脚跟，其发展延续了半个世纪之久，建起了新中国成立前河南最先进的三所教会总站医院，对豫北乃至河南近现代西方医学的本土化、体制化产生了重要的影响。加拿大长老会在近代豫北的医学传教活动及其影响，不仅是一个单纯的兼个案与区域于一身的研究课题，而且极具典型性、独特性和纯粹性。它是以医学传教为视角来考察中西文化碰撞、交流史的一个完整的案例，也是西方医学在中国本土化、体制化的一个纯粹的研究对象。对其进行系统的研究和深入的剖析，能够以小见大、具体而细微地理解医学传教的共性与个性及其关系。同时，以尽可能翔实与原始的资料，发掘和还原豫北医学传教的历程、特质和影响，是科学技术史学科规范的要求。最后，笔者将豫北的医学传教置于近代中国的大背景下做比较研究，有望揭示若干学术谜团，譬如：①加拿大长老会为什么会选择豫北作为传教基地？是一个偶然的选择，还是历史的必然？在全国包括河南一带激烈的传教竞争中，加拿大长老会为何会长期独霸豫北？②与英国、法国、德国、美国等先行的老牌殖民国家不同，后发的、同为殖民地、相对不带政治、经济等目的的加拿大，出于更纯粹的传播上帝“福音”的宗教目的，在面对全新的受众时，采取了怎样的传教模式？③加拿大长老会在豫北的医学传教背景、模式与其他地方有何共性，还有哪些特性，其规律性是什么？其成功的要诀是什么（医院经营理念、管理模式、护理卫生、医学教育等）？④加拿大长老会对近代医学在豫北的本土化、体制化具体内在的影响是什么？在这种影响中，加拿大长老会适应豫北社会的因素有多大？换言之，如何看待基督教教会“本色化”运动在豫北医学传教中的作用？⑤在豫北医学传教的历程中，加拿大长老会关于“疗灵”与“疗身”关系的认知经历过怎样的演变？社会福音（Social Gospel）运动对加拿大长老会在豫北医学传教的成功有何内在的影响？⑥除了以上需要回答的科技史的外史问题或者说科学社会学的问题之外，如何细致梳理和系统把握豫北医学传教的内史诸如分期、进程、特点、规律和影响等？以上六点，即是本书需要解决的问题。

加拿大传教士在豫北的医学传教案例是一个很值得研究的课题。首先，加拿大教会来华传教虽较西方各国为晚，但背景相同，而且传教活动持续的时间很长，从19世纪末开始直至20世纪40年代末，历时60多年，是西方基督教对华传教史中的一个重要组成部分，在西方对华传教过程中占有一定的地位。其次，加拿大又有其特殊性，一是后发者，海外传教活动起步较晚；二是它本身还是刚刚建立自治领的英国殖民地，尽管在一定程度上会秉承宗主国英国的旨意，但其本身的传教活动相对而言不带政治、经济等目的，更多的是出于传播上帝“福音”的宗教目的，因此，加拿大传教士的医学传教活动属于更纯粹的科学与宗教的关系范畴，是鸦片战争之后第二次西学东渐中西学在中国传播的一个相对特例。再次，河南地处中原，相对闭塞，贫穷落后，缺医少药，民风守旧，排外性强，是一个典型的乡村社会，医学传教活动开展有着很多不同于沿海地区的特征；加拿大在华传教士是一个人数众多的群体。“宗教福音”（Religious Gospel）时期，第一代传教士（福音传教士与医学传教士）之间在对待“传医”与“传教”的关系上，存在很大的差异。到了1920年以后的“社会福音”运动时期，第二代传教士从思想及行为上推进了“传医”与“传教”的分离，因此在很大程度上，加拿大长老会华北使团（同下文的“豫北差会”①）成了一个轻福音传播而重医疗的机构。② 由此可以看出，加拿大长老会在豫北的成功绝不是一个偶然，自有其内在的必然，以及自己的独到之处。加之当前我国正处于新一轮医疗改革的关键时期，医患关系紧张、医患矛盾冲突依然是重大的民生问题。对加拿大长老会豫北医学传教及其成功经验进行科学技术史、科学与文化、科学与社会等视角的发掘、梳理和总结，探索西医的本源及西医与中医的文化差异，探讨“科学家的大脑”与“传教士的心灵”对于培养好医生的重要意义，以史为鉴，也具有很强的现实借鉴意义。

---

① 一般来说，“差会”指西方教会派遣到中国来传教的各宗派团体。由于有关文献出处、记载、翻译存在差别，故在本书中，“豫北差会”与“加拿大长老会华北使团”通用。

② Letter from W. Harvey Grant to Mrs. Anson Spotton, 30 October 1933, UCCVUA 83.058c, box 56, file 2, series 3// Sonya Grypma. Healing Henan: Canadian Nurses at the North China Mission (1888 ~ 1947). Vancouver: The University of British Columbia Press, 2008: 110.

二、文献资料与先行研究

（一）新中国成立前大陆关于在华医学传教活动的相关资料与研究

教会的医学传教活动开始于19世纪上半叶，有关教会医学传教活动的研究则始于19世纪下半叶。

19世纪40~50年代，传教士所办的《中国丛报》（*The Chinese Repository*）就刊发了一些医院的报告和涉及早期教会医疗事业的文章。《中国丛报》刊登的19世纪初在华外国医生、传教医生及医学团体的活动，留下的大量传教士医学传教的第一手资料，为我们研究医学传教提供了方便。

自19世纪60年代开始，陆续有一些医学传教士的回忆录、传记出版。自传性著作比较著名的有：1861年英国医学传教士雒魏林（William Lockhart，1811~1896）出版的著作《医学传教士在中国：一个20年亲历的故事》①，以其亲身经历详细记述了1860年之前传教士在中国的医学传教活动；司督阁（Dugald Christie，1855~1936）的《满洲十年》②、《马根济：来华的医学传教士》③ 和《伯驾生平、书信和日记》④ 等，分别以翔实的材料记述了英国医学传教士司督阁、马根济（John Kenneth Mackenzie，1850~1888），以及美国医学传教士伯驾（Peter Parker，1804~1888）在中国的工作、生活及医学传教经历。

进入20世纪，基督教在华的传教活动已经有一个世纪的时间，各国差会对在华传教的历史进行了总结，除教会刊物上发表的相关文章外，中英文的教会史和医学传教史的著作也相继出版。其中，通史类的著作较著名的有：加拿大医学传教士季理斐（Donald MacGillivray，1862~1931）的《基督教差会在华百年史》⑤，该书对1807~1907年来华的基督教差会包括医学传教活动的历史做了较为具体的介绍；齐鲁大学医学院院长、英国医学传教士巴慕德（Harold Balme，1878~1953）所著的《中国和近代医学：医学传教研究》⑥，则对医学传

---

① William Lockhart. The Medical Missionary in China: A Narrative of Twenty Years Experience. London: Hurst and Blackett, 1861.

② Dugald Christie. Ten Years in Manchuria: A Story of Medical Mission Work in Moukden (1883~1893). Paisley: J. and Parlane, 1893.

③ Mary Isabella Bryson, Mrs. Bryson. John Kenneth Mackenzie: Medical Missionary to China. London: Revell, 1891.

④ George Barker Stevens, William Fisher Markwick. The Life, Letters, and Journals of the Rev. and Hon. Peter Parker. Boston: Congregational Sunday-School and Publishing Society, 1896.

⑤ D. MacGillivray. A Century of Protestant Missions in China. Shanghai: American Presbyterian Mission Press, 1907.

⑥ Harold Balme. China and Modern Medicine: A Study in Medicine Missionay Development. London: United Council for Missionary Education, 1921.

教的起源、方式、教会医院的变迁、医生和护士等新式职业、医学研究与公共卫生及前景展望等方面进行了系统整理；英国传教士马雅各（James Laidlaw Maxwell，1836～1921）的著作《中国的教会医院》[1]，则在全面调查统计的基础上，对当时中国教会医院的分布、设备、运作等做了详细的分析；美国医学传教士蓝华德（Walter Russell Lambuth，1854～1921）的著作《医学传教：两重任务》[2]，以世界各地的教会医疗事业为着眼点，在许多地方以中国为个案，对研究中国教会医疗事业有一定的参考价值；美国教会史家赖特烈（Kenneth Scott Latourette，1884～1968）在《基督教在华传教史》[3]中，利用英文文献对基督教在华的医学传教活动做了全面深入的研究；而王治心的《中国基督教史纲》一书，则是关于中国基督教史的汉语著作中的代表，其中对西方传教士在近代中国的医学传教活动进行了扼要的叙述。专门史的著作主要有：撒切尔的《医学传教在中国》[4]，古尔慈的《杭州医学传教会的故事》[5]等。前者是关于英国循道会在湖北、湖南等地进行医学传教活动的记录，后者则是有关英国安立甘会医学传教士在杭州从事医学传教活动的记载。与此同时，一些教会医院对其院史进行了整理，如广州博济医院、上海仁济医院、北京协和医院、长沙湘雅医院、华西协和医院等。[6]这一时期，中国医学界学者王吉民等也开始了中国人关于西方传教士医学传教活动的研究，特别是王吉民所著的《中国医学史》和陈邦贤所著的《中国医学史》对西方医学传教活动有所关注，但主要侧重于医学史，对医学传教本身及其影响所涉较少。不过，史学名家张星烺的《欧化东渐史》却从中西文化交流史的角度，肯定了西方传教士的医学传教活动在传播西医中的作用。

（二）新中国成立后大陆学者关于在华医学传教活动的研究

新中国成立后相当一段时间，国内学术界将传教士的医学传教活动贴上了“文化侵略”的标签，不仅医学史家王吉民[7]、顾杏元[8]等如此，而且史学家如

---

① Elijah C. Bridgman et al. The Chinese Repository，1833（1）.

② Walter R. Lambuth. Medical Missions：The Twofold Task. NewYork：Board of Missions，Methodist Episcopal Church，South，1920.

③ Kenneth Scott Latourette. A History of Christian Mission in China. London：Society for Promoting Christian Knowledge，1929.

④ W. Arthur Tatchell. Medical Missions in China：in Connexion with the Wesleyan Methodist Church. London：Robert Culley，1909.

⑤ Kingston De Gruche. Doctor Apricot of “Heaven-Below”：The Story of Hangchow Medical Mission. London，Edinburgh：Marshall Brothers，LTD，1952.

⑥ 李传斌．20世纪基督教在华医疗事业研究综述．南都学坛（人文社会科学版），2006，26（4）：33－38.

⑦ 王吉民．伯驾利用医药侵华史实．医史杂志，1951，3（3）：173.

⑧ 顾杏元．基督教会医院与帝国主义侵略．人民保健，1960（1）：34－36.

刘大年[①]、卿如辑[②]等也都将美国传教士的医学传教活动视为美国对中国进行文化侵略的一个重要组成部分。

改革开放以来，“拨乱反正”，思想解放，国内学术界对西方传教士的医学传教活动的定性逐渐从“文化侵略”转向“中西文化交流的桥梁”，特别是1995年以后，医学传教活动的研究迎来了一个前所未有的高潮。中国社会科学院、上海社会科学院、北京大学、中国人民大学、复旦大学、南京大学、中山大学、浙江大学、四川大学等陆续成立了基督教研究机构，关于医学传教活动的研究，无论在文化史、地域史等的广度和深度上都向前推进了一大步，成果不断涌现。顾长声[③]、赵璞珊[④]、顾卫民[⑤]、陶飞亚[⑥]、高晞[⑦]、张大庆[⑧]、梁碧莹[⑨]、田涛[⑩]、吴义雄[⑪]、何小莲等[⑫]，李传斌的研究尤为令人瞩目。李传斌的博士学位论文《基督教在华医疗事业与中国近代社会（1835～1937）》，是专门研究基督教在华医疗传教活动的论文，系统介绍了医学传教活动的缘起、展开及其对中国近代社会的影响。2008年4月18～20日，山东大学召开了“身体·灵魂·自然——中国基督教与医疗、社会事业研究国际学术讨论会”，会议收录了来自国内外的20多篇学术论文，内容涉及历史、宗教和医学等领域。与此同时，一些研究也注意到医学传教活动在中西文化交流中的作用，如龚书铎的《中国近代文化史》、史全生的《中华民国文化史》、熊月之的《西学东渐与晚清社会》等；此外，甄志亚的《中国医学史》及新近出版的《中国医学通史·

---

① 刘大年．美国侵华史．北京：人民出版社，1951.

② 卿汝楫．美国侵华史．北京：生活·读书·新知三联书店，1952.

③ 顾长声．传教士与近代中国．上海：上海人民出版社，2004；顾长声．从马礼逊到司徒雷登——近代来华新教传教士评传．上海：上海人民出版社，1985.

④ 赵璞珊．西洋医学在中国的传播．历史研究，1980（3）：37－49；赵璞珊．合信《西医五种》及在华影响．近代史研究，1992（2）：67－83.

⑤ 顾卫民．基督教与近代中国社会．上海：上海人民出版社，1996.

⑥ 陶飞亚．基督教与近代山东社会．济南：山东大学出版社，1995；陶飞亚．1949年以来中国基督教史研究述评——近代东西方文化交流国际学术讨论会述评．历史研究，2003（1）184－192.

⑦ 高晞．传教和行医：道不同不相为谋．自然辩证法通讯，1996（4）：39－47；高晞．在近代中国的医学传教//朱维铮主编．基督教与近代文化．上海：上海人民出版社，1994.

⑧ 张大庆．早期医学名词统一工作：博医会的努力和影响．中华医史杂志，1994（1）：15－19.

⑨ 梁碧莹．嘉约翰与西医学在中国的传播．中山大学学报，1996（3）：25－133；梁碧莹．“医学传教”与近代广州西医业的兴起．中山大学学报，1999（5）：86－92.

⑩ 田涛．清末民初在华基督教医疗卫生事业及其专业化．近代史研究，1995（5）：169－185.

⑪ 吴义雄．在宗教与世俗之间——基督教新教传教士在华南沿海的早期活动研究．广州：广东教育出版社，2000.

⑫ 何小莲，张晔．藉医传教与文化适应——兼论医学传教士之文化地位．西北大学学报（哲学社会科学版），2008，38（5）：91－95；何小莲．略论晚清西医的文化穿透力．社会科学，2003（3）：104－109；何小莲．晚清新教“医学传教”的空间透析．中国历史地理论丛，2003，18（2）：95－103，160；何小莲．西医东渐：晚清医疗制度变革的人文意义．史林，2002（4）：66－75.

近代卷》、马伯英等的《中外医学文化交流史——中外医学跨文化传通》、李经纬的《中外医学文化交流史》等专门医学史著作，对医学传教活动在西医传播中的作用给予了充分的肯定，同时也关照到了医学传教活动的一些社会影响。①

新中国成立后包括改革开放特别是1995年之后，直到今天，国内学者的研究为我们积累了丰富的资料，也进行了不少梳理，拓展了内涵与视野，但总体来说主要是基于个案研究、区域研究及其社会影响方面，还缺乏深入、系统和全面的研究，尤其是关于医药传教过程中西方医学与中国本土相适应并建制的研究十分缺乏。

（三）港台学者关于在华医学传教活动的研究

20世纪下半叶，港台地区基督教史的研究开展得较早，成果也较多，但与其他方面相比，有关教会医疗事业的成果较为逊色，但在个案和区域研究上依然可圈可点。

香港的李志刚对教会医疗有着较深入的研究，他在《基督教早期在华传教史》一书中专辟“基督教士之医药传教事业及其影响”一章，对鸦片战争前后的医学传教活动进行了实证研究。② 在《基督教对近代中国文化的影响》一文中，他概述了早期医学传教活动及其在文化传播中的作用，认为“中国近代医学之建立及发展，应该说是以教会医药事业为基础的”③。

蔡永业（Gerald H. Choa）所著的《新教医学传教士在中国》④，对在华新教医学传教士的活动进行了发掘和梳理，以伯驾、合信（Benjamin Hobson，1816～1873）、雒魏林等医学传教士为个案，论述了医学传教士在传教、行医及传播西医中的作用，最后几章介绍了几所教会医学院校的发展变迁历史。

香港汤清的《中国基督教百年史》⑤，论述了基督教“开创时期”（1807～1842）、“广传时期”（1842～1907）的医学传教活动及其影响。

台湾学者杨森富⑥、邵玉铭⑦、苏云峰⑧等将西方传教士的医学传教活动纳

---

① 李传斌．20世纪基督教在华医疗事业研究综述．南都学坛（人文社会科学学版），2006，26（4）：33－38.

② 李志刚．基督教早期在华传教史．台北：台湾商务印书馆，1985.

③ 李志刚．百年沧桑，沧海一粟——近代中国基督教文化掠影．北京：今日中国出版社，1997：15.

④ Gerald H. Choa. “Heal the Sick” was Their Motto：The Protestant Medical Missionaries in China. Hong Kong：The China University Press，1990.

⑤ 汤清．中国基督教百年史．香港：道声出版社，1987.

⑥ 杨森富．中国基督教史．台北：台湾商务印书馆，1968.

⑦ 邵玉铭．二十世纪中国基督教问题．台北：正中书局，1980.

⑧ 苏云峰．中国现代化的区域研究：湖北省．“中央研究院”近代史研究所专刊，1981，（41）.

入中国近代区域，如湖北、山东、福建、浙江、台湾、湖南和江苏等省的现代化研究中，将之作为不可忽视的外力冲击，令人耳目一新。此外，还有个别学者对上海仁济医院、长沙湘雅医学院进行了专题研究，资料发掘比较细致。总的来说，这些研究区域面较窄，时间跨度也较早，主要集中在1860～1916年。

（四）海外学者关于在华医学传教活动的研究

除港台地区之外，国外学者也对传教士在华传教的成败得失进行了分析，相关论著相继出版，其中费正清（John King Fairbank）等国外学者的研究很重要，以至于《剑桥晚清史》就对医学传教活动作用进行了充分的评估。[①] 此外，小海亚特（Irwin T. Hyatt，Jr.）的《新教在华的传教活动（1877～1890）：慈善工作的制度化》[②]、张延华的《教会医学在中国》[③] 是对在华医学传教活动较为全面的研究。

除了综合性的研究之外，国外学者对医学传教士的个案研究尤其是传记也较为丰富，如斯科特的《罗维灵》[④]、怀特的《她的心留在中国》[⑤]、小布利丝的《一个美国教会医生在中国》[⑥] 等。但相对来说，西方学者的个案研究还是比较少的。

关于医学传教活动的区域研究，国外则以加拿大教会在四川的研究较为突出，主要著作有文佳兰的《传教士、医学和现代化：加拿大医学传教士在四川（1925～1952）》[⑦]、张延华的《教会医学的社会组织：在华两个加拿大教会研究（1911～1937）》[⑧] 等，对加拿大教会在中国的医学传教活动及其与社会的互动进行了相对专门、深入的探讨，但时间跨度较为狭窄，仅是截取近代史上的一段时期（约30年的跨度），就历史线索而言不够完整。相较加拿大教会而言，美

① 聂资鲁．百年来美国的基督教在华传教史研究．近代史研究，2000（3）．

② Irwin T. Hyatt Jr. Protestant Missions in China 1877～1890：The Institutionalization of Good Works. Papers on China，1963（17）：74.

③ Yuet-Wah Cheung. Missionary Medicine in China：a Study of Two Canadian Protestant Missions in China Before 1937. Lanham：University Press of America，1988.

④ Muroe Scott. McClure. Markham：Penguin Books Canada Limited，1979.

⑤ James Frazer Smith. Life's Waking Part：Being the Autobiography of Reverend James Frazer Smith. Toronto：Thomas Nelson and Sons，1937.

⑥ Edward Bliss Jr. Beyond the Stone Archer：An American Missionary Doctor in China，1892～1932. Hoboken：John Wiley & Sons，Inc，2001.

⑦ Minden Karen Paule. Misionary，Medicine and Modernization：Canadian Medical Missionaries in China，1925～1952. Toronto：York University，1981.

⑧ Cheung Yuet Wah. The Social Organization of Missionary Medicine：A Study of Two Canadian Protestant Missions in China（1911～1937）. Toronto：University of Toronto，1982.

国、英国等国医学传教活动的研究较为薄弱，个案研究与整体研究均显不足。即使如此，加拿大的研究也还不能说已成系统或已成熟，还有许多可以挖掘的空间。①

（五）国内外关于河南和豫北医学传教活动的研究

就国内外整体而言，第一，与近代中国基督教史其他方面的研究相比，医学传教活动的研究还显得比较薄弱，尤其是全面、系统的研究几乎没有；第二，国内关于加拿大在华医学传教活动的研究，与国外的情形恰好有些相反，即相对于关于美国、英国、德国等国的研究又显薄弱，个案研究与整体研究均显不足；第三，与国内其他地区相比，河南尤其是豫北的基督教研究显得相对比较滞后，医学传教活动的研究起步更晚。

国内关于加拿大教会在中国的医学传教活动研究的文献，首推山东大学加拿大研究中心的宋家珩团队。这一团队曾先后两次分五路赴河南进行社会调查。第一次前往豫北的安阳、卫辉、沁阳和林县等地，第二次深入开封、商丘和郑州。在大量地方史志资料和口述访谈资料的基础上，以调查报告的形式编纂成资料集《加拿大传教士在中国》②，但侧重点在加拿大传教士在华传教活动的概述研究，仅对几位著名的加拿大传教士如古约翰（Jonathar Goforth，1859～1936）、罗光普（Robert Bob Mclure，又名罗明远，1900～1991）、怀履光（William Chartes White，1873～1960）、明义士（Rev. James Mellon Menzies，1885～1957）等有过专题介绍，所涉豫北的史料最多。

关于西方传教士在河南医学传教活动的专门研究，目前仅有毛光骅的《基督教在河南的传播与西方医学的传入》③、梁润英和王国富的《河南省近代医学

---

① 在加拿大，有关研究在华传教士的学术著作比较重要的大体上有4类：第一类是关于加拿大传教士在华传教活动的全貌研究。例如，Alvyn Austin. Saving China：Canadian Missionaries in the Middle Kingdom. 1888～1959；Peter Stursberg. The Golden Hope：Christians in China 等。第二类是著名在华传教士的研究。主要包括传教士本人的回忆录，传教士亲友或传记学者为传教士写的传记，如 James G. Endicott. Rebel out of China；Lewis C. Walmsley. Bishop in Honan. Mission and Museum in the Life of William C. White；Munroe Scott. McClure：The China Years；Margaret H. Brown. MacGillivray of Shanghai. The Life of Donald MacGillivray；Rosalind Goforth. Goforth of China 等。第三类是关于中国各地区的差会活动和涉及医疗、教育，以及对妇女解放的影响等专题研究。例如，Margaret Brown. History of the Honan Mission of the United Church of Canada；Hugh Angus Becking. A History of the United Church of Canada's South China Mission；Lewis C. Walmsley. West China Union University；Peter M. Mitchell. Canadian Missionaries and Chinese Rural Society：North Henan in the 1920s；Peter M. Mitchell. Women and the Building of the Christian Church in Rural North 等。第四类是资料介绍。较重要的是 Peter M. Mitchell 和 Alvyn J. Austin 等编著的 *Guide to Archival Resources on Canadian Missionaries in East Asia*。该书对加拿大国家档案馆，以及各教会档案馆等馆藏的有关东亚传教士的资料做了详细的介绍，为研究者查阅提供了极大的方便。

② 宋家珩主编．加拿大传教士在中国．北京：东方出版社，1995.

③ 毛光骅．基督教在河南的传播与西方医学的传入．中华医史杂志，1995（4）．

教育发展概略及启发》[①] 2 篇论文，以及齐小新的《口述历史分析——中国近代史上的美国传教士》[②] 1 部著作。《基督教在河南的传播与西方医学的传入》一文，对基督教各教派在河南的活动及其医疗传教活动进行了概述，不仅对教会创办的医院进行了考察，也对教会的医学护理学校做了研究，指出“行医施药是西方传教士在中国取得信任和能够立足的手段”，“教会所办的医院，客观上也促进了西方医学在河南的传播与普及”。《河南省近代医学教育发展概略及启发》一文，对河南历史上的教会医院和护士职业学校进行了考察。《口述历史分析——中国近代史上的美国传教士》一书，最大的特点是丰富的口述资料，其中的第六章专门讨论美国路德会传教士在乡镇行医的经过，以及在河南特别是许昌开办诊所、创立医院、开设护士学校等医学传教活动。此外，河南大学李娜的硕士学位论文《基督教会医疗事业与近代河南社会》（2009），对河南近代基督教会的医疗事业进行了较为详尽的梳理，也查阅到了较为丰富的第一手资料，同时也关照了这些活动与近代河南社会的互动关系，但侧重点主要在豫南，对豫北的关注相对不够。

对近代豫北医学传教活动的专门研究可以说尚未系统展开，到目前为止，仅有为数不多的几篇论文，包括冯秋季的《“疗灵”与“疗身”：近代加拿大传教士在卫辉的借医传教》[③]、《近代豫北加拿大传教士借医传教与妇幼卫生观念变革研究》[④] 和《加拿大传教士与近代豫北医学话语权的进与退》[⑤]，梁育红的《天主教、新教对近代豫北社会早期现代化进程影响的比较》[⑥]、《加拿大长老会女传教士在近代豫北地区的活动及影响》[⑦]，以及刘志庆的《加拿大传教士在安阳的四进四出及其影响》[⑧]、《加拿大传教士与安阳》[⑨] 等。

20 世纪 80 年代以来，曾经在豫北工作过的加拿大传教士及其后代多次来豫北省亲。加拿大护理博士索尼娅·格瑞姆（Sonya Grypma）为研究加拿大护士在华工作的历史，也多次来豫北调研，拍摄了影像资料《治愈河南》，并将研究论

---

① 梁润英，王国富. 河南省近代医学教育发展概略及启发. 中华医史杂志，1999（1）.

② 齐小新. 口述历史分析——中国近代史上的美国传教士. 北京：北京大学出版社，2003.

③ 冯秋季. “疗灵”与“疗身”：近代加拿大传教士在卫辉的借医传教. 史学月刊，2010（4）：61－62.

④ 冯秋季. 近代豫北加拿大传教士借医传教与妇幼卫生观念变革研究. 河南大学学报（社会科学版），2010，50（1）：105－110.

⑤ 冯秋季. 加拿大传教士与近代豫北医学话语权的进与退. 宗教学研究，2011（3）：124－129.

⑥ 梁育红. 天主教、新教对近代豫北社会早期现代化进程影响的比较. 历史教学，2008，557（16）：24－28.

⑦ 梁育红. 加拿大长老会女传教士在近代豫北地区的活动及影响. 历史教学，2007（10）：31－36.

⑧ 刘志庆. 加拿大传教士在安阳的四进四出及其影响. 世界宗教研究，2000（4）：83－92.

⑨ 刘志庆. 加拿大传教士与安阳. 殷都学刊，1999（1）：49－53.

文《治愈河南：华北教会的加拿大护士（1888～1947）》整理出版。[1] 此外，新乡医学院校史馆及新乡医学院第一附属医院院史馆珍藏的院志及大量图片、实物资料更是对那段历史的最好见证。

尽管有着重要的研究价值，还有着丰富珍贵的第一手馆藏文献资料、加拿大传教士遗赠给其后人的文献，以及建筑、图片实物史料和口述历史资料，但对于加拿大长老会传教士在豫北的医学传教活动的研究还处于起步阶段，更不要说系统的分析了，甚至连完整的资料发掘和整理工作还远未完成，遑论对一些关键问题的解释了，譬如，对豫北医学传教活动能否作为一个专题、对象或学术单元进行独立的研究？如果能，价值是什么？有多大？加拿大长老会对豫北的选择和一以贯之的器重，是一个偶然的选择还是历史的必然？与当时其他地区甚至全国的情况相比，豫北医学传教活动的模式是什么？有独特的个性吗？这与近代豫北的社会有内在的关联和互动吗？豫北医学传教活动是否具有典型性和独特性？其成功的要诀是什么（医院经验理念、管理模式、护理卫生、医学教育等）？对近代豫北医学本土化、体制化的具体影响是什么？一方面，"社会福音运动"对豫北医学传教有何影响（从以传教为主转向以传医为主）？另一方面，基督教教会"本色化"运动对豫北医学传教又有何影响（由传教士把持医院转向国人自主管理）？关于"疗灵"与"疗身"关系的认知，经历过怎样的演变？豫北医学传教的历程如分期、进程、特点、规律和影响是什么？……这一系列问题，都是重要而且需要解答的。

三、豫北医学传教研究的思路与方法

基督教自第一次西学东渐（1582～1723），在经过近百年的沉寂之后，从19世纪初开始又重新启动了第二次西学东渐。只不过这次传教的主体已是基督教新教了。基督教新教在中国的传教活动开始于1807年英国伦敦会传教士马礼逊（Robert Morrison，1782～1834），之后普鲁士传教士郭士立（Karl Friedrich August Gützlaff，1803～1851）、美国传教士伯驾继承马礼逊之衣钵，前赴后继地在中国进行医学传教活动。自马礼逊开始，所谓的"医学传教"，就是由差会派遣受过医学专业训练的医生，到作为传教对象的国家，开办医院、诊所及医疗教育机构，以协助传教士的传教活动为目的，以向所在地居民提供义务性的医疗服务为主的活动。

比起沿海地区，河南地处中原腹地，封闭保守，直到1875年才由英国人戴德生（James Hudson Taylor，1832～1905）创立的中国内地会（China Inland Mis-

---

① Sonya Grypma. Healing Henan：Canadian Nurses at the North China Mission（1888～1947）. Vancouver：The University of British Columbia Press，2008.

sion，CIM）派遣2名传教士进入河南宣教，经过9年的不懈努力，1884年终于在河南周口得到一间住所，作为固定的布道所，站稳了脚跟。1887年秋，黄河决口，洪灾泛滥，消息传到加拿大，长老会捐了一笔救灾款，并派遣多伦多诺克斯学院（Knox Conege）的古约翰、女王大学（Queen's College）的史美德（James Frazer Smith，又名史雅格，生卒年不详）夫妇来豫北的彰德（今安阳市）、怀庆（今沁阳市）、卫辉（今卫辉市）三府调查灾情，寻找传教的突破口。1888年9月，他们乘船越过了漳河，进入河南省的北部，开启了加拿大长老会豫北60年（1888～1947）医学传教活动的历史。在整个中国以至整个河南，西方各国差会的竞争十分激烈，到1920年基督教差会在河南全面发展时期，共有16个宣教会，所属国籍为美国10个、加拿大2个（加拿大圣公会、加拿大长老会）、欧陆各国2个、国际共有2个（内地会、男青年会）。[①] 这些基督教差会在河南各有地盘，甚至有若干交叉重叠的区域，加拿大长老会在河南甚至全国其他地方如四川也有基地，但豫北是其独霸之地，医学传教活动投入最大、最为重要，也最成功，正如时人所说："因教旨和易近人，传播骤广，开封有循礼、圣公、内地、浸礼等会，设有医院学校，根深蒂固。豫西各县有多信义会、内地会传播。豫北各县为长老会独霸。"[②] 加拿大长老会不仅独霸豫北，而且是最早真正进入河南进行医学传教的基督教新教差会。另外，同样作为殖民地的加拿大，其本身的传教活动更多的是出于传播上帝"福音"的宗教目的，相对而言不带有政治经济等目的，因此，加拿大传教士的医学传教活动属于更纯粹的科学与宗教的关系范畴；尽管有几次挫折、起伏，但与河南境内的其他差会相比，加拿大长老会在豫北医学传教活动延续贯穿的时间最长，历史也相对彻底和完整；同时，加拿大长老会是在河南医疗投入最大、医学水平最高、医院规模最大、设备最为先进、开办护校最早、开创农村医疗网并对新中国成立后河南地区医学事业影响最为卓著的医学传教差会；加之豫北作为当时中国乃至河南最封闭、保守、落后和排外之地。这些因素的叠合，便使得近代豫北医学传教活动完全能够成为一个关于中西科学文化交流史上具有典型意义和巨大学术价值的独立案例。这就是本书写作的缘起和价值所在。

明确了选题的价值，本书便从问题出发，根据史料特别是大量的第一手资料，循着历史的线索，在近代中国的大背景下，发掘、梳理和尽可能地还原加拿大长老会在豫北60年的医学传教活动，分析其分期、走向、特色、规律、影响，以及与近代豫北社会的互动，以期为当今我国现代化医院管理及医学教育提供有益的借鉴。

---

① 中华续行委办会调查特委会编．中华归主．蔡泳春等译．北京：中国社会科学出版社，1985：183.

② 时经训编．河南地志．上海，商务印书馆，民国八年（1919）：62－63.

为此，本书选取从加拿大长老会传教使团进入豫北进行医学传教的 1888 年为开端，到 1947 年加拿大长老会传教使团永久地撤离豫北这 60 年的跨度作为研究对象，将加拿大长老会医学传教活动分为创业期（1888 ~ 1903）、发展期（1903 ~ 1927）、鼎盛期（1927 ~ 1937）、动荡期（1937 ~ 1945），以及恢复-撤退期（1945 ~ 1947）这五大时期。不过，在具体分门别类的论述中，又不完全拘泥于以上的五大分期时间，而是遵循着西学东渐从器物到制度再到精神三个层面的大的走向，譬如，关于医学教育的分期、“传教”与“传医”关系及其演变的分期等，以及在这种走向中从以“疗灵”为主导到以“疗身”为主导，从以加拿大人为主导到以中国人为主导的转向，包括“社会福音运动”、河南基督教“本色化”运动、加拿大传教士“四进四出”等的影响。

全书分以下 8 章展开。

第一章，加拿大长老会何以会选择豫北？——近代豫北医学传教的背景。

本章是在当时中国的大背景下，分析豫北何以成为加拿大长老会的必然选择。作为全书的基础，主要讨论 1888 年前后中国医学传教的时代大背景，重在分析 19 世纪初就开始的西医东渐发源地沿海口岸城市的医学传教到这时遇到了哪些阻力（政府、官绅反对，中医抵制，百姓拥护）？为什么转而选择内陆封闭、落后的地区？为什么选择河南？为什么选择豫北？对于西医，豫北当地各界怎么看（百姓接受快，士绅们理解，官方承认并默许，同时对于洋教，河南包括豫北有相对独立的处置权）？与沿海口岸城市有什么不一致？传播的路径又如何？结论是彼时豫北地区的医疗需求和精神需求，都成为加拿大长老会凭借医学传教活动扎根豫北的切入点和吸着力量。

第二章，近代豫北医学传教是怎样开始的？——西方医学的植入，为生存而战。

本章梳理了医学传教活动在豫北的开始，以 1888 ~ 1903 年为期，这是加拿大长老会为生存而战的时期，分析在古约翰的开径辟路下，加拿大长老会进入豫北的具体线路及传教士初入豫北建立传教点有哪些考虑；对于西医的引入，政府、士绅、中医及百姓各持什么态度；加拿大传教士如何处理借医传教中碰到的各种冲突。经过分析发现，无论背景、过程如何不同，西方医学传教活动都有一个共性，即从个人巡诊到教堂诊所再到现代化医院的雏形；百姓对西医态度的转变也经历了从疑惑到试探再到完全相信的过程，从而对洋教也能在一定程度上理解、宽容甚至接纳。有趣的是，这一时期传教士的态度却从以传教为主向“传教”与“传医”相结合，再向以“传医”为主的路径发展。由于医学传教士们的亲历实践，社会福音理念比起原先的宗教福音理念逐渐占据上风，在医学传教士的心目中，治病救人、救死扶伤本身就是在传播“福音”，而且是看得见的“福音”。

第三章，近代豫北医学传教是怎样发展的？——近代医院的雏形。

既往研究均未对豫北医学传教加以分期，本章通过对史实的发掘和梳理，确定了20世纪二三十年代为豫北近代医院“雏形时期”与“正规化时期”的分期节点。其分期标准为：在这个重要的时间节点，从豫北三所近代医院的医疗水平、设施规模上有了跨越式的提高；加拿大长老会的第二代传教士医生在豫北的工作重心向传医转型；随着“本色化”运动的兴起，豫北本土教会开始争取医院的话语权和管理权。研究确定了20世纪二三十年代豫北近代医院正规化集体启动的历史分期，从而豫北近代医疗卫生事业发展的脉络和医院两次易主纷争的历史探因问题便迎刃而解了。

第四章，近代豫北医学传教是怎样深入的？——正规化医院，器物层面的移植。

托管制、住院医疗是医院正规化的一大标志。本章以20世纪二三十年代为历史分期，从分期的前后比较中考察豫北近代医院的发展变化。首先探讨医院正规化转型中的豫北近代医院的发展成果，并由此廓清对于近代豫北有限的社会条件来说，加拿大长老会的传教士和医护人员们尽其最大努力达到的正规化的近代医院的概念；其后分析了正规化发展中伴随的“医学”与“传教”关系的争议，以及最终向“医学”倾斜的历程演进，去宗教化使医院在转型后迎来了十年兴盛；最后，分析了十年兴盛前后由于北伐战争和抗日战争出现的两次管理权争夺冲突的历史原因。随着解放战争局势的明朗，加拿大长老会的传教士和医务人员最终退出了中国的历史舞台，医院则将作为人民医疗卫生事业的有形组织机构而继续转型发展。

第五章，近代豫北医学传教是怎样支撑的？——近代豫北的医学教育。

本章分析了近代豫北正规医学教育的启蒙与开展，将近代豫北本土医学人才的培养归纳成三个阶段——识字扫盲阶段的医学人才培训、教会中小学校教育的开展、教会正规医学教育的发端，认为这条教育路径完整地构建了近代豫北医学的教育体系，展现了豫北医学教育循序渐进的发展历程。本章回答了为什么近代河南第一所护理学校会产生在豫北，以及为何加拿大教会没有在豫北创办医学高等教育这两个关键性的问题。本章通过对东西方文化与医学体系差异的分析，指出尽管中西医不可能融合成为一种统一的医学教育模式，但可以而且必须“和而不同”，并存双赢，整合互补，多元发展。

第六章，近代豫北医学传教是怎样拓展的？——公共卫生意识，农村医疗网。

本章从传教与公共卫生的关系入手，对比国内外公共卫生问题的产生背景与解决方案，先对传教的沿海口岸城市与豫北的公共卫生项目开展的情况进行比较，在全面梳理加拿大长老会在近代豫北发起、完成的启迪乡民、传播知识、提高农村医疗卫生水平等公共卫生事业的基础上，着重介绍并评价了由第二代传教士医生罗光普创建的怀庆农村医疗网建设经验。最后得出结论：加拿大教会在豫北所进行的公共卫生知识的普及，以及农村医疗网的建立，是与时俱进的自身发展的需求和结果，一方面扩大了加拿大教会医院的社会影响力，另一方面也顺应了当时中国社会进步的迫切需求。

第七章，豫北近代医学的衰落与新生——教会医学的终结与新中国医学的诞生。

本章分析了 1947 年后传教使团的撤离与医院、学校的重生。在“国共战争”的大背景下，加拿大传教士依次撤离卫辉、安阳，传教活动几近停滞。其中，重点梳理了卫辉惠民医院和安阳广生医院最后的经营与衰败。本章对加拿大华北使团缓慢而痛苦解体的原因进行了分析，指出外部的支持不断削弱与内部的矛盾逐渐激化是其主要原因。最后，通过对安阳广生医院和卫辉惠民医院在新的历史条件下进行的变革、平原省省立医院的筹建过程进行发掘、梳理和呈现，客观、系统地展示了新中国豫北医学事业（医院、医学院）的重生历程。

第八章，在之前对关于加拿大长老会在近代豫北医学传教历程发掘、梳理的基础上，就其中的西方医学在豫北的体制化、本土化历程及其影响专门予以提炼和总结，以期发现其中的走向与规律，然后从中汲取教训。本章认为，对于西方医学在豫北的体制化、本土化的过程，不能截然将之分割开来。换言之，体制化的过程中伴随着本土化；同样，本土化的过程中也伴随着体制化。体制化、本土化的历程，是二者碰撞与融合的过程。不过，总体来看，本土化的历程是在体制化的大框架下展开的，是一个隶属于体制化的过程。除了医院、管理制度、医学教育、公共卫生理念、农村医疗网等有形和无形的遗产之外，人文精神、生命关怀、无私奉献是加拿大传教使团在豫北医学传教活动中留给今天最大的一笔遗产。

最后结语部分对加拿大长老会在豫北 60 年一个甲子的医学传教历程、特点、规律、影响和对当今的启示进行了回顾和总结，并对未来的研究进行了展望。加拿大长老会在豫北医学传教活动的历史，本身就是一个西方医学在豫北体制化（医院、管理、制度、护理、护校、公共卫生理念、护理分会等）、本土化（男护士、男女合校、汉语教材、汉语讲授、不办医学高等教育、渐进式人才培养模式、农村医疗网等）的历程，更确切地说，是体制化与本土化相结合的产物，是中西间的妥协、折中和融合，双方都有改变，既不是完全的体制化（因规模和目的的局限，不可能是全面的体制化，如缺乏豫北的医学“共同体”及其制度和章程，也没有专门固定的出版物等），也不是完全的本土化（尽管中方教职人员多方争斗，也未做到完全由中国人管理、运作；特别是这种本土化始终是在西方医学体制化的大框架下进行的），而是豫北特色的西医体制化，但也大致遵循着从器物层面到制度层面再到精神层面三个层次的发展大主轴。可以说，本书的撰写思路既是历史的脉络，也是西方医学在豫北体制化、本土化的脉络，是逻辑和历史的统一。

近年来，中国近现代科技史的研究已引起国内外学界的重视，并取得了一定的成果。但由于这一阶段中国社会的剧烈变革，政治变动复杂，史料极为零散。特别是辛亥革命后连年战乱，新中国成立后又经历了多次特殊事件，史料的破坏相当严重，加之对历史文化遗产的保护意识缺乏，致使留存下来的具有重要历史价值的实物随着年代的延长越来越少，因而对中国近现代科技史研究史料的搜集很难保证全面性与准确性。同时，该阶段科学技术的发展多表现为在中国传统文化背景下西方科学的传播与技术移植，由于当时中国社会物质和思想的准备不足，势必导致中西方两种文化的强烈碰撞与冲突。在一些根据经过考证的史料进行的各种比较性研究和根据史实及其逻辑关系，以及一定的历史背景线索进行的“再加工”类的研究成果中，难免会受不同历史时期社会政治导向的影响和研究者个人对历史事件认识相对性的影响，使得部分史实描述的客观性受到扭曲，在某些研究环节尤显薄弱。

医学不同于一般科学，正如意大利著名的医学史家卡斯蒂廖尼（Arturo Castiglion，1874～1953）所说：“医学随着人类痛苦的最初表达和减轻这种痛苦的最初愿望而诞生，由于最初需要解释人体发生的各种现象和以人类心灵为主题进行的辛勤探索而成为科学。”①

医学史也不同于一般科学史。医学史的研究是考察医学发展的历史，其中包括医学观念与技术的演化，以及疾病的历史变迁。需要站在不同的历史背景下，带着哲人的洞察力和不同的宗教观点，对医学的总体进行评述，鉴赏不同医学传统的情怀，明确医学的社会功能；需要以历史的眼光来看待现实，用未来的理想来改变现实。

基于上述种种认识，笔者在前人和时贤们的研究成果之上，一方面广泛搜求现存的民政部门资料、地方志、教会教务档案、清末民国官方档案、院史档案内部资料、报刊和回忆录等文献与口碑史料，另一方面综合运用历史学、文化人类学、社会学、宗教学和社会整体史的理论和研究方法，从科学思想史、科学社会学的角度，把基督教的医学传教活动置于近代豫北地区政治、经济、文化和社会生活方式变迁的大环境中，力图对近代基督教教会在豫北地区的医学传教活动及其对豫北乡土社会的历史影响做一个全面和系统的研究，重点在于对客观事实的发掘和梳理，同时也对教会的各项活动及其历史作用做些必要的分析和总结。

---

① ［意］卡斯蒂廖尼．医学史（上册）．程之范译，桂林：广西师范大学出版社，2003：8.

西方医学在豫北的本土化是一个客观的结果，本书先是以“四位一体”的方式获得大量的第一手资料，进而运用比较的方法、历史的方法、矛盾分析的方法，尽可能地还原这一体制化、本土化的历程，探讨传教与传医这对矛盾交织在近代豫北社会发展中的作用和结果。加拿大传教使团在豫北的医学传教活动历时半个多世纪，是一个动态的历史过程，本书则揭开了历史背后遗留的一个个谜题：加拿大长老会为什么会选择豫北作为传教基地，何以会长期独霸豫北，其成功的秘诀何在（医院经营理念、管理模式、护理卫生、医学教育等），“社会福音运动”与河南基督教“本色化”运动在其中有怎样的影响，以及豫北医学传教的分期、进程、特点、规律和影响是什么，等等。而由实证材料和逻辑思辨梳理出的隐含的历史线索，呈现出了一个动态浑成的世界：即加拿大长老会在豫北发起了兴建医院、管理建制、办学教育、传播公共卫生理念、组织学会等西方医学的体制化改革，在变革过程中又结合本土环境培养男性护理人员、促成男女合校教学、编制汉语教材、尝试渐进式人才培养模式、推进农村医疗网建设等，使得中西方医学文化在妥协及借鉴中相互融合，尽管在管理运作权利的分配上仍存在对中方人员加以限制，在豫北的西医建制中缺少系统的制度、章程、固定出版物等许多不尽如人意之处，但总体上还是形成了具有豫北特色的西医体制化。中西两种文化在西医东渐的历史演进中不断冲突与磨合，不断寻找新的平衡点，遵循矛盾—冲突—妥协—融合—平衡……的不断循环演进的过程和规律。

总之，本书的研究不仅是西方医学在中国体制化、本土化的一个典型和纯粹的研究标本，弥补了西医东渐个案研究，以及近代豫北医学传教研究的不足，而且以实证的案例揭示和证明了西学东渐中的一个现象和规律，即相对于科学技术的其他门类如数学、物理学、化学、天文学、地质学，以及各类应用技术和实用工程等来说，医学是兼科技与人道于一身的“仁术”，所以，西方医学的传播相对较少受到经济、交通、文化等发展水平的制约，而能在相对封闭、落后的乡村地区如近代的豫北迅速、深入并全面地展开和发展。究其原因，与沿海中心城市因上层反对、官方不支持正好相反，下层民众因贫穷而接受了看来是更“实用”的西医。相应地，西方教会通过医学这种“仁术”在表达和传播基督教博爱精神的同时，也传播了上帝的“福音”。加拿大长老会在豫北的医学传教活动，无论是外在的器物，还是内在的制度和精神，给今天豫北、河南乃至中国的医院经营、医学教育和公共卫生管理等事业留下了一笔宝贵的遗产。全书对这笔遗产进行了系统深入的发掘、整理和展示，特别是对人文关怀、人道主义的精神和实践力量进行了展示。

第一章

近代豫北医学传教的背景

自1860年进入中国内地传教的政策被弛禁后，传教士们迫不及待地涌入，将以往偷偷摸摸的行为改为“正大光明”的传教。地处中原的豫北，因其广阔的土地和重要的内陆地理位置备受传教士的关注，虽然农业资源丰富，但经济非常落后，交通闭塞。初入豫北的加拿大传教士受到冷遇，传教事业步履维艰。

基督教在其传播过程中，除注重拯救灵魂外，还注重治病救人，这也是传教的主要方式。而以医药作为进入一个地区的钥匙，也跟中国长期以来的传教政策有关，尤其是康熙以来的禁教政策，对传教士们的传教方式有着极大的影响。最早将新教传入中国的传教士马礼逊就是凭借医药事业博得中国人的好感和信任，从而达到传教目的的。1835年12月，郭雷枢（Thomes Richardson Colledge，1796～1879）在《中国丛报》上呼吁英国、美国派医生来华传教，“请医务界的善士来行好事，以博取人民的信任，为此而为……基督教铺平道路”①。医学传教在很大程度上消解了中国人对基督教的排斥，“早期的传教士接近中国社会下层人民的有效方法是，兴办医院，为病人治病”②。加上豫北地处黄河流域灾害频发地区，经济发展水平和医疗卫生条件非常落后，当地民众就医难和无钱就医等状况，为教会医药事业的进入和发展提供了一个良好的契机。

本章将铺陈19世纪末豫北地区开展医学传教活动的时代与文化背景，运用对比的方法探讨豫北地区相对于沿海先发医学传教城市的特殊性，进而从不同视角分析19世纪末初成系统的加拿大长老会进入中国选择豫北传教的原因。

第一节　时代与文化背景

1907年，在上海举行的“传教百年大会”（China Centenary Missionary Conference at Shanghai）上，传教士们最终对“医学传教”的认识达成一致：“救死扶伤应被视为传递耶稣福音的一种方式；医学传教不仅仅是教会的附属物，而

① Elijah C. Bridgman et al. The Chinese Repository，1836（4）：386.

② 顾长声．传教士与近代中国．上海：上海人民出版社，1991：135.

是整个基督教传教事业中不可或缺的一部分。"① 在医学传教活动开展的百年时间中，传教士对这种活动本身的认识也从将"施医送药"作为达成传教目的的"手段"、"工具"转向了将"施医送药"作为传播福音的"内容"、"义务"。西方学者霍夫曼（R. E. Hoffman）则从医学视角对此总结说："医药布道的目的，在于使人民看到医治疾病，有比较他们古老而迷信的办法更好的方法，使他们改正对于疾病与生活的错误观念与态度。"②

人的认识随时代变迁、事物发展以及观察视角的不同不断发生着变化。基督教入华开展医学传教活动近百年后才进入"封闭、落后、贫穷、战乱"的近代豫北地区，百年来西方传教士从中国沿海地区以医学传教的方式开启了中国百姓的心门，打开了进入中国内陆的大门，欲将主的"福音"传遍中华。百年中传教士、清廷、地方官绅、普通百姓的思想认识都发生了巨大的变化，近百年后在豫北地区初起的医学传教活动的时代背景与文化背景即是这百年来人们的认识变迁，豫北地区与沿海先发医学传教城市相比的特殊性，也尽在此迟来的百年历史及其结果之中。

一、医疗服务与宗教福音事业

基督教建立伊始，在其"济贫救弱"普世理论的指导下，就采用简单的医疗方法，在瘟疫和社会灾难中，通过治病救人，实施社会救助，逐步赢得了民众与社会的信任，从而得以迅速兴起并成为罗马帝国的国教。《圣经》中包含着许多驱除恶魔与神迹显现治愈疾病的故事，《圣经·新约·雅各书》说："你们中间有病了的呢，他就该请教会的长老来。他们可以奉主的名用油抹他，为他祷告。"由《圣经·新约》中引申出的基督教关于医护慈善的教义，把帮助病人的医学活动视作教会及教众应尽的社会责任，因而医护伤病成为宣教的主要工作之一，甚至为接待和庇护朝圣者所建的小旅店成了医疗机构的前身。海珥玛（Irma Highbaugh）③ 认为："一个人要成为真正的基督徒，他必须在灵性方面、智能方面以及身体方面，都要尽他所能的予以发展。""主教工作人员与医务人员相仿，都更加觉得身、心、灵三方面是互相依赖的。身体上的痛苦影响了心

① Records of China Centenary Missionary Conference. Shanghai: Centenary Conference, 1907: 625.

② R. E. Hoffman. Journal of the Christian Medical Association. of India, Burma and Ceylon, Efficiency in the Task of Medical Missions, Jan. 1940//海玛珥．基督教会的乡村工作．何慈洪译．广州，广学会出版社，1939: 3－4.

③ 海珥玛系美国基督教女传教士，于1917年到达华北，曾任"中国基督教全国委员会"（National Christian Council of China）秘书，负责该机构"基督化家庭委员会"（"Christianizing the Home" Committee）的工作，并在大约20年的时间里专门研究中国家庭生活。第二次世界大战期间，她在中国西部先后从事与金陵女子大学"农村重建计划"（rural reconstruction program at Ginling College）和"循道卫理农村中心"（Methodist Rural Center）有关的工作。

与灵，一个人的心灵精神的情况如何，亦会使他的身体起感应。"[①] 基督教与医学的这种联系，就是宗教与世俗、灵魂与肉体的联系，但比起关心病人的肉体，早期传教士更关注于其灵魂，治愈疾病的方式也更多地与精神关怀相联系。因而医疗卫生"作为一种福利机构为社会提供服务"[②]，既可以体现宗教的宗旨，又能引起人们对基督教的好感，职之所故，发展医疗卫生事业成了基督教的重要传教方式。此后一直到文艺复兴的一千多年中，医学和其他自然科学一样，一直处于从属于基督教神学的"侍女"地位。

晚清时期，西方医学科技取得了巨大的进步，相对于中国传统医学而言已具有较大的优势，为传教士在中国开展大规模、普遍性的医药活动提供了强有力的支持。自此，基督教会纷纷将谋求一份教育、医疗等方面的世俗事业在海外的发展视作己任，这为近代中国基督教教会医药卫生事业的兴起奠定了基础。"医学传教"首先作为一种传教方法，促进了基督教在近代中国的传播。

二、中国沿海初期的医学传教

1583 年，天主教耶稣会意大利传教士利玛窦（Matteo Ricci，1552～1610）来到中国，除传播天主教教义外，还传播西方天文、数学、地理等科学技术知识，广交中国官员和社会名流，并成为第一位阅读中国文学并对中国典籍进行钻研的西方学者。利玛窦的传教策略和方式，一直为之后到中国传教的耶稣会士所遵从，是为"利玛窦规矩"。利玛窦非常重视尊重中国的礼仪文化，但其继承人龙华民（Nicolas Longobardi，1559～1654）来华后发起了中西"礼仪之争"，而致传教士内部的分裂，加之教皇的错误决策，终于导致了康熙帝下令禁教。从此，中西文化交流中断了百余年之久。

在 18 世纪乃至 19 世纪初清政府严厉禁教的宗教政策下，来华的基督教传教士很难再找到与中国百姓交流的切入点。但传教士认为："将福音传播给这一伟大民族的首要困难，不在于这个帝国物质上和政治上的状况，而在于人民自身的冷漠。"[③] 这说明政府行为或政治导向并不是阻碍文化交流的决定性因素，重要的还是运用怎样的传教方法，使民众感受到切身利益的存在从而追随这种信仰。[④] 1807 年 9 月 7 日，英国传教士马礼逊受伦敦传道会的派遣抵达广州，揭开了近代基督教新教在华传教的序幕。1831～1833 年，德国传教士郭士立先后三

---

① 海珥玛．基督教会的乡村工作．何慈洪译．广州：广学会出版社，1939：1.

② 罗纳德·L·约翰斯通，社会中的宗教：一种宗教社会学．尹今黎等译．成都：四川人民出版社，1991：410.

③ Elijah C. Bridgman et al. The Chinese Repository，1834（2）：565.

④ 邓恩．从利玛窦到汤若望．余三乐，石荣译．上海：上海古籍出版社，2003：12.

次在中国沿海航行，进行传教活动。他的深刻体会是："西方传教士最先需要克服的困难，就是当地人的疏远和不信任。而为他们治病送药可以立刻赢得百姓的好感，这就意味着传教机会的存在。"① 所谓"医学传教"（Medical Mission），是新教来华传教士为适应中国社会的实际需要所总结出来的一种传教方法：由差会派遣受过医学专业训练的医生，到作为传教对象的国家开办医院、诊所及医疗教育机构，以协助传教士的传教活动为目的，向所在地居民提供义务性的医疗服务。传教医生的行医送药活动，与传教士的布道、派发宣传品、举行宗教仪式等活动相辅而行，但并不把医治对象接受或信仰基督教作为提供医疗服务的前提。传教医生的使命同时包括照料传教士和其他西方人士的身体健康。②

既有的研究表明，广州是基督教入华的大门，也是医学传教活动最早施行的起点。1835 年 11 月 4 日，美国公理会传教士伯驾主持的广州眼科医院（新豆栏医局）开业，可视作基督教在华医疗事业的起点。该医局一直为广州及其附近的老百姓免费治病，以赢得中国人对基督教的好感。随着西医在华的传播，在广州最早出现了一个全国性的西医学术组织，这就是中华医学传教会（The Medical Missionary Society in China，1938）。促成该组织产生的当首推英国医生郭雷枢，他在澳门、广州从医时很快就发现，医生治疗病人的心灵、身体，病人会把医生看成是朋友。

1835 年 12 月，郭雷枢在《中国丛报》上发表了《关于任用医生作为对华传教士商榷书》一文（下文简称《商榷书》），表达了当时在华的新教传教士的共同看法。该文提出了"借医传教"，呼吁英国、美国医务界人士到中国行医，以博取中国人的信任，"为中国逐渐接受那美好无疵的基督教铺平道路"③。郭雷枢认为，伯驾在中国的行医经验是他文章的最好佐证，他赞扬伯驾既是医生又是传播福音的传教士。在华的传教士极力推荐《商榷书》，认为没有比医学和外科治疗更好的途径和方式，可使中国人体会到基督教施于他们的慈善心怀了。④《商榷书》在美国的影响很大，美国新教各差会纷纷派传教医生来华。

1838 年 4 月，中华博医会（Chinese Medical Missionary Association，CMMA）的会长英国传教士郭雷枢和副会长伯驾、美国传教士裨治文（Elijah Coleman Bridgman，1801～1861）共同署名发表了一份宣言，系统、深刻地论述了"医学

---

① 雷田雨．近代来粤传教士评传．上海：百家出版社，2004：154.

② 吴义雄．在宗教与世俗之间——基督教新教传教士在华南沿海的早期活动研究．广州：广东教育出版社，2000：294-295.

③ Elijah C. Bridgman et al. The Chinese Repository，1836（4）：386－389.

④ Elijah C. Bridgman et al. The Chinese Repository，1836（4）：386.

传教”理论的现实意义[①]：

第一，鼓励在中国人中进行医药实践，可以为基督教慈善和人道精神的充分体现创造机会。

第二，要让中国人和他们一样，从科学、病例调查，以及对真理的不断探求中获益。

第三，可以慢慢“培育”中国人对传教士的信赖和友谊，为基督“福音”的引进铺平道路。

第四，用科学取代迷信，能够激发中国人对真理的探求。

第五，能够为中国人解除肉体的病痛，治愈顽疾。

第六，可以让中国的年轻一代接受西医教育。

第七，在行医过程中的新发现，有助于推动整个医学的不断进步。

那么，医学传教活动在广州初起之时，传教士是如何迂回于清政府的宗教政策之间立足于广州的？彼时上至政府、官绅，下至平民百姓是否能将西医诊疗视作寻常的看病就医？当地中医是如何看待西方医学的施治方法的？传教士医生又是如何将传教目的建立在医学活动之上的呢？本章将就现有关于西医传入与基督教入华的研究进行归纳和总结，回答以上这些问题，勾勒出基督教入华时在沿海地区医学传教初起时的情景。

首先，19 世纪至 20 世纪初，基督教在广州医学传教的百余年发展应分为 1807～1842 年和 1842～1910 年两个阶段[②]，1842 年中英《南京条约》的签订，广州成为五口通商口岸之一，宗教政策的松绑使得包括“医学传教”在内的基督教传教事业取得了较大的改观。1807～1842 年，传教士借助在广州的外国驻华商业机构任职之便进行秘密传教，此时开展的翻译《圣经》的文字布道、借施医赠药传播福音的医药布道、与华人私交的个人布道等活动，都为 19 世纪下半叶的传教工作奠定了基础。1812 年，马礼逊因出版汉译《圣经》和收徒招致清廷治罪，马礼逊及伦敦会牧师米怜（William Milne，1785～1822）将传教基地移至南洋马六甲。可以看到，在东南沿海城市传教，以英荷属殖民地作为稳定的保护地，利用华侨作为福音传播的中介，避开清政府禁令伺机向东南沿海城市传教成为 19 世纪上半叶基督教入华，迂回于清政府严厉的宗教政策间的有力对策。

其次，在医学传教方面，鸦片战争前，1820 年马礼逊在澳门开设中医诊所，后又开设医馆。1835 年，伯驾在广州开设眼科医院，正如上文所述，在此期间，郭雷枢、伯驾、裨治文等召集英国、美国的在华商人捐助成立中华医学传教会，向整个西方社会游说医学传教在中国的必要性，以扩大他们的传教事业。这一

---

① Elijah C. Bridgman et al. The Chinese Repository，vol. 7. 1839（7）：39－44.

② 贺璋琼. 19 世纪初—公元 20 世纪初基督新教在广州发展之概略//李世安主编. 史学论丛. 北京：中国书店出版社，1999：277－291.

时期艰辛的医学传教活动为鸦片战争后至清朝末年的70余年间，广州门户大开进入15个西方国家差会[①]铺平了道路，每个差会都相继创办了自己的医院，不仅开展施医赠药的慈善医疗服务，传教士医生嘉约翰（John Glasgow Kerr，1824～1901）、合信等还广译西方医学著作，开办医学教育，形成体系化的医学传教活动，在社会文明的发展层面产生了更深刻的影响。

在封闭的中国，医生的医疗活动对与中国人沟通、交往，拓展与中国的关系，起到了最佳的效果。1842年五口通商以前，西方人在广州的施医赠药并没有遭遇地方官府的迫害，相反从两个事例来看，医学传教的效果正如传教士所估计的——他们与地方官员的会面和联络，可以使他们在这个城市落脚，使得他们本人得到威信和尊重，以便为未来的医疗传教活动服务。1805年，东印度公司的英国医生皮尔逊（Alexander Pearson，1780～1874）的《种痘奇法详悉》由斯坦顿（G. Staunton，1781～1859）翻译，于同年刊行[②]，并在广东出版中译本，书中借助中医阐述其原理，虽历经曲折但得到中国当局的支持，在广州许多地方开设施种牛痘的场所，为儿童接种牛痘。皮尔逊认为，中国有人痘接种的传统，老百姓对预防天花的方法是熟悉的，要使西医立足，选择牛痘术介绍给中国人是最好的办法。[③] 彼时西方人虽不能在广州传教但可以居住，对于西人的医学活动官方并没有特意禁止，反而可以被中医阐释，而且疗效显著的西医救助手法也得到了地方官府的认同。这一时期，伯驾在广州开的眼科医院就因疗效显著而受到达官显宦的追逐。伯驾在报告中说："没有什么反对被激起。相反，我一直确信医院不仅被政府官员所知，而且为他们所赞同。"[④]《中国丛报》曾刊登伯驾为时任两广总督的林则徐看病的始末，求医之初亦是通过南海知县和浩官向伯驾索取"治疗他疝病的药品"。伯驾也极力通过这次接触向林则徐灌输其"友好条约"的建议。[⑤] 中华医学传教会成立时，清政府也未加干涉。单就医药慈善活动本身来说，即使是在19世纪初也不受官方限制，传教士医生甚至欲以此与官方建立良好的信任关系，以图谋传教事业的发展。1839年，广州的医学传教界甚至说中华医学传教会"正为在中国获取永久的基地而前进，它的活动正获得中国官方的默许"[⑥]。

鸦片战争后，从《南京条约》到《望厦条约》、《黄埔条约》，以及片面最惠国待遇享有特权等条约的签订，清政府承担了允许外国人在华创办医院的条

---

① 中华续行委办会调查特委会编．1901～1920年中国基督教调查资料（上卷）（原《中华归主》修订版）．北京：中国社会科学出版社，1987：425.

② 张大庆．中国近代疾病社会史（1912～1937）．济南：山东教育出版社，2006：55.

③ 赵春晨，雷雨田，何大进．基督教与近代岭南文化．上海：上海人民出版社，2002：129.

④ Elijah C. Bridgman et al. The Chinese Repository，1836（4）：472.

⑤ Elijah C. Bridgman et al. The Chinese Repository，1841（8）：624－639.

⑥ Elijah C. Bridgman et al. The Chinese Repository，1839（7）：551.

约义务。[①] 然而，传教士在条约的保护下只能在通商口岸城市自由行医传教，却被阻拦在内地之外，若有违反则严加处置。1844～1860 年，不平等条约既成了医学传教活动的保护伞，同时也是清政府的抵制手段，在一定程度上也是此时官方“以民制夷”的政策激化了民众的偏见情绪。例如，1850 年，福州地方官员告示城厢居民，不准赴神光寺找医学传教士听经就诊。[②] 1860 年，第二次鸦片战争后，医学传教士凭借篡改条约“租卖田地，建造自便”的特权，广泛进入内地传教建立医院和学校。一方面，清政府、地方官员均怕频繁滋扰事端，而对传教士创办医院持默许态度，东南沿海一些地方官府甚至公然保护教会医院等传教事业；另一方面，传教士进一步利用上层通道，借为官绅及其家属治病的机会得到信任和支持。

正如何小莲在其著作《西医东渐与文化调适》中所总结的那样，在西医东渐中，最先尝试接触西医的中国人实际是两部分人：一是无钱求医购药的穷人；二是在中医系统中久治不愈的病人。后一类人中包括一些上层人士、精英人士。[③] 起初，伯驾在广州开设眼科医院，据说开诊 6 周内有 450 人来求诊，第一年一共诊治病人 2152 人次，其中治眼疾种类有 47 种，其他疾病 23 种。第二年病者日增，每日平均就诊者 200～300 人不等，多时竟达 600 人。[④] 可以说，彼时的广东民众对西医及传教士医生也是颇有好感，“中国之人民，平常尽皆恨恶我等，不欲与我等往来，况又有官府之严禁，致我等虽用尽法子解除中国人恨恶我等之心，惟总不能得之。在我等各样事业之中，只有医学乃系中国之人颇肯信之。医痊之人，多有写信到来感谢，致医道之名，传遍各处”[⑤]。

纵观 19 世纪医学传教事业在中国发起的 100 年，所致百姓与教会医院间的冲突有三种原因：第一，鸦片战争后，西方国家发动的多次侵华战争激起了中国百姓极端民族主义的反抗，致使各地医院被毁等教案频发。第二，清政府、地方官员“以民制夷”的态度，激化了民众的偏激情绪。“义和团运动”爆发时，北方地方官员依从清政府的排外政策对教会医疗事业遭到民众破坏等事不置可否，而南方沿海不少教会医院的传教士在地方官员的公开保护下成功撤离[⑥]，多得救于传教士早期与地方官员建立的往来私交。第三，中国百姓固有的

---

① 李传斌．条约特权制度下的医疗事业：基督教在华医疗事业研究（1835～1937）．长沙：湖南人民出版社，2010：118.

② （清）贾桢等编．筹办医务始末（咸丰朝）第一册．北京：中华书局，1979：83.

③ 何小莲．西医东渐与文化调适．上海：上海古籍出版社，2006，104：105.

④ 李志刚．基督教早期在华传教史．台北：台湾商务印书馆，1985：248.

⑤ 消息．澳门新闻纸，1840－7－11//邓铁涛主编．中医近代史．广州：广东高等教育出版社，1999：26.

⑥ 李传斌．条约特权制度下的医疗事业：基督教在华医疗事业研究（1835～1937）．长沙：湖南人民出版社，2010：123.

愚昧偏见及文化差异，致使民间谣言四起。1874 年，传教士威廉·史卡布罗（William Scarborough，1811～1896）在当年《教务杂志》上发表的《医学传教士》长文中，揭露了医学传教在减轻中国百姓偏见上的有限作用，传教士协会在广州城已经 33 年，但“妖精毒粉”的流言仍使人恐慌不已，使新患者 3 个月不敢到医院就诊。① 而教会医院在广州及沿海城市开办大半个世纪之后，在中国近代引发教案次数最多的“采生折割”的反教谣言，直至 1870 年天津教案的爆发才远传至广州②，这说明沿海是医学传教活动进入较早的城市，百姓相对于内地而言还明智些许。

19 世纪前少有传入的西方医术大多是以介绍、借鉴形式进入中医视野的，而 19 世纪之后随着医学传教的入华，中医逐渐遭遇了理论体系完全不同的西方医学。19 世纪初在广州传医开诊时，中西医间并未出现非此即彼的冲撞，甚至看起来相得益彰。观察中医疗效也是李文斯敦（David Livingston，1815～1873）和马礼逊开办澳门诊所的主要目的之一。该诊所备有中药、聘请中医师，300 人就诊治愈后，李文斯敦才开始正视中医的意义。③ 在伯驾的眼科医院中，也有经过培训的中医师来协助治疗。④ 汉口的史密斯（F. Simth）医生通过开会，示范及交换书籍与当地医生增进交流，宣传西医知识，并试图与中医携手合作。⑤ 事实上，来西医院就诊的病例多是因中医束手无策，在病源流动上，中西医之间并没有绝对的抢夺。⑥ 除此之外，北京大学医史研究中心的甄橙教授认为，“19 世纪西方临床医学尚未全面发展，中医学仍有很多优势”⑦。而以抗生素为单纯优势的西医在除肺炎的发热疾病上也无较好的疗效。⑧ 在早期医学传教活动中，可以说中西医处于一种无正面冲突甚至有时也能开展合作的态势中。第二次鸦片战争后，合信和德贞（John Dudgeon，1837～1901）撰写的多部中文西医著作，就是在中医师的帮助下写成的。《“国医”之殇 百年中医沉浮录》的研究表明，当时许多广东中医，包括有中医素养的知识分子，对西医知识都像尝试会通中西医的陈定泰一样抱着求知和探索的欲望，并没有贬斥的心态。⑨《基督宗

---

① 刘天路．身体·灵魂·自然——中国基督教与医疗、社会事业研究．上海：上海人民出版社，2010，270.

② 龙伟．民国医事纠纷研究（1927～1949）．北京：人民出版社，2011：50－51.

③ 谭树林．英国东印度公司与澳门．广州：广东人民出版社，2010：223－228.

④ 赵春晨，雷雨田，何大进．基督教与近代岭南文化．上海：上海人民出版社，2002：130.

⑤ 张大庆．中国近代疾病社会史（1912～1937）．济南：山东教育出版社，2006：60.

⑥ 刘天路．身体·灵魂·自然 中国基督教与医疗、社会事业研究．上海：上海人民出版社，2010：270－271.

⑦ 海天，易肖炜．中医劫：百年中医存废之争．北京：中国友谊出版公司，2008：91.

⑧ 海天，易肖炜．中医劫：百年中医存废之争．北京：中国友谊出版公司，2008：91.

⑨ 郑洪，陆金国．“国医”之殇 百年中医沉浮录．广州：广东科学技术出版社，2006：11.

教与近代中国》中称："在传教士对中医议论纷纷之际，中国人一方是失语的。"中国人在接触西医后也会对中医进行批评。[①] 直到世纪交替之际，才因八国联军侵华之耻、亡国灭种危机空前的社会大环境骤起中西医论争。一种倾向是，为图强计，主张全面接受西医，对中医大加抨击，甚至主张废除中医；相反的一种倾向是，大力宣扬中医的优势，作为中国维持民族尊严的工具。总体来说，19 世纪的中国中医界对西医持有一种会通与默许的态度。

早期传教士非常注重他们在华医学传教的效力，如英国著名传教医生雒魏林所说："要在外国人从未居住过的地方开辟一个新的传教基地，非常重要的一点就是要采取一种方式，能够迅速赢得民众信任。目前为止，没有一种方式要比开设诊所或医院，向民众提供医疗服务来得更为有效。这种影响不仅直接而且会永久地铭刻在民众记忆里。"[②] 与开设诊所、医院等实际行医活动相当的医学传教方法，在 19 世纪还有出版的医学著作，由广州博济医院翻译出版的涉猎西医内科、外科、妇科、解剖、西药等知识的医学著作 20 余种；英国伦敦会传教医生编译的西医著作 7 种；傅兰雅（John Fryer，1839 ~ 1928）编译的 10 多种西医普及读物等。[③] 早期随医学传教活动兴起的西医教育形式主要为师带徒方式。以 1866 年博济医院附设南华医学堂为开始，西方教会在中国开办了较为正规的医学教育。1857 年，受到早期在广州传教医生马礼逊的帮助，近代最早留学西方学习医学的中国人黄宽回国后在博济医院执教[④]，1888 年，福建等沿海城市也迎回了留学欧美的中国医学生。[⑤] 沿海城市中的编译西医书籍、医学教育培养，以及召回中国的西医学生等，都为彼时及 20 世纪上半叶的医学传教活动奠定了良好的社会文化基础，使得西医更易融入社会，民众更易了解并接受西医。而在借助医药手段的实际传教方面，19 世纪上半叶的医学传教活动并不在于发展信徒的数量，而在于立足广州、亲近民众，以及调查城市的医疗需求等方面，就翻译基督教经典著作、渗透些许宗教文化，对于早期医学传教活动来说已算

---

① 中国社会科学院近代史研究所，比利时鲁汶大学南怀仁研究中心．基督宗教与近代中国．北京：社会科学出版社，2011：47.

② William Lockhart. The Medical Missionary in China：A Narrative of Twenty Years Experience. London：Hurst and Blackett，1861：116 – 117.

③ 冯志杰．中国近代翻译史（晚清卷）．北京：九州出版社，2011：77 – 80.

④ 黄宽，近代最早去西方学医者，起初在我国澳门读书，后前往美国获医学博士学位。1857 年回国后，初在香港开诊所，后在博济医院从医并任教，成为我国第一代著名的西医学家．

⑤ 此期间西洋医学传入福建，除外国传教士来闽创办医院、医校外，尚有部分出国留学的中国医学生，毕业后来闽从医，带来西医知识。例如，浙江的金韵梅，1881 年留学美国获医学博士学位，1888 年返国曾在厦门行医。莆田的李熙春、闽侯黄绮春均系留学美国的医学博士，清末民初在福清创办医院和医校。

卓有成效[①]；就长期来看，如时人克罗来齐克（A. Krolezyk，1823 ~ 1902）说："我一直认为医疗工作是接近人们心灵的工具，然后可能开展我的传教工作。但我在一个地方呆得越久，我需要这种支持的程度就越小。"[②] 1874 年，《教务杂志》开始有声音对医学传教的价值提出质疑，系统地指责教会医疗对传教事业功能贡献的有限性。

由此，一条清晰的西方基督教在华传教的脉络便展现在眼前：科学传教→学术传教→医学传教（理论）→医疗传教（实践）。其中，又呈现出如下特点：

第一，19 世纪两次鸦片战争及其后西方国家的侵华战争，是引发民族情绪致使医学传教活动陷入困境的导火索。第一次鸦片战争、第二次鸦片战争、1900 年八国联军侵华和"义和团运动"成为医学传教活动在中国发展中顺境与逆境交替的拐点事件。

第二，第一次鸦片战争之前与第二次鸦片战争后在官方默许情况下的医学传教活动，在沿海城市社会上层和下层中都获得了声誉和信任，为广州、厦门、福州等南方沿海城市日后医学传教活动的大发展奠定了社会基础。

第三，内地亦因缺乏 19 世纪上半叶的准备期，加之地方官府靠近京都而更受清政府的钳制，"义和团运动"发起于北方，使得 20 世纪前后北方内地的医学传教进展难以适应南方沿海的速度，事业虽有进展但倍感艰辛。

第四，中西医相遇之时，西方传教士一直抱着傲居于上的优越感，却随着医学传教事业的发展而难以拿捏医疗与传教的投入力度；在 19 世纪中医则几乎失语，亦有尝试会通中西医者，致成 20 世纪"西医在朝，中医在野"的逆转。

三、豫北医学传教的特殊之处

豫北地区的历史源远流长，是中华民族的重要发祥地之一，拥有 3 个主要的府城——彰德（今安阳）、卫辉和怀庆（今沁阳市）。纵观 19 世纪，西方基督教医学传教活动在中国沿海城市和内陆豫北地区的比较中，主要差异便是先行与后继的时间差。这个时间差甚至接近一个世纪之久，19 世纪初传教士居住广州开办诊所择机传教。而在河南，1884 年以前，基督教会还没有固定的宣教事业。1884 年，内地会在豫东周家口（周口）得房舍一所，开始宣教活动。直到 1894 年，才有加拿大长老会到达彰德开始宣教活动。20 世纪前后，才有更多的

---

① 广州华南师范大学历史系的贺璋瑢认为，至 1840 年，广州先后受洗的华人不过 7 人，但评价新教早期传教成就的标准，并不在于它吸收了多少信徒，而在于它为后来的工作所奠定的基础。贺璋瑢．19 世纪初—公元 20 世纪初基督新教在广州发展之概略//李世安主编．史学论丛．北京，中国书店，1999：278.

② 刘天路编．身体・灵魂・自然——中国基督教与医疗、社会事业研究．上海，上海人民出版社，2010：270.

一些教会进入河南。[①]

豫北与沿海将近百年的医学传教的“时间差”，具体表现为社会、文化、心理等方面的差异，而这些差异又构成了西方医学在豫北传播的背景及其特殊性。

首先，河南所在的中原文化是最具有代表性的中华文明之一，这里也是保持中国传统医学秩序最完整的地方，清末传统医学体制的弊端在这里也有所体现。传统中医既无医院组织，也没有西医那样由社会支持的资金来源、人员力量和不断更新药物与设备的能力。医生以个体为单位独立而分散地执业，他们或坐堂开店，或应请上门施诊，走乡串户，悬壶行医，治百家病，吃百家饭，世代沿袭以“家庭”为医疗单位和护理空间，医生对病人的诊治、把脉、开方，以及病人家属照方抓药、全程护理等过程皆在病人家中完成。政府对从医者也缺乏必要的管理，致使从医人员庞杂，良莠不分，医疗秩序常被庸医所扰乱。有文献记载：“近世人心不古，生涯日促，借径于医，以为糊口计。朝《汤头》而暮《本草》，《素问》、《金匮》，茫乎未闻，而一线残喘，遂悬于诞妄无知之手矣。”[②]

民间医生主要由从儒生中分化出来的儒医和游方郎中充任，尽人皆可为医。在谋生日益艰难的晚清社会，众多下层士人的无奈选择是“读书不成，弃而服贾。服贾失业，然后习医”[③]。“凡稍读《汤头歌诀》者，便栩栩然出而问世，于是治病者百无一愈。”[④] “及叩其所以病所以生之理，而肤浅支离，不待其词之毕，而已掩耳之不及矣。”“胡乱开方，草菅人命。死也，而委之数，律无抵。偶然徼幸。病者之称道也，人情也，而医者亦居之不疑，以为非我莫汝生也。”[⑤] 这种情况在河南尤甚，“豫省医学讲术者少，肘后、悬壶诸公于《灵素》精蕴殊少会悟，病者不死于病，即死于医”。庸医、劣医混迹医林，如此，就不难理解西医东渐后，“以致人有沉痼难治者，反改而求西医”[⑥] 了。

其次，经世致用之学于两次鸦片战争时期在河南兴起，西学则随其后进入河南地区，在中国沿海和南方省份已经取得很大成绩的时候，河南才刚刚起步。自16世纪利玛窦入华以来便有西学自沿海而来，经世志士纷纷从自己的学科领域研习西学，以求中西会通之法。西医东渐的情况也正如上述沿海城市医学传教活动所显示的，自19世纪初到鸦片战争的几十年间，在很少有政治和民族主义的干扰下，传教士在沿海城市的民众中培养起一定的社会文化基础，为开禁后的大规模传教行医奠定了基础。河南是理学故乡，基督教新教虽于19世纪末

① 中华续行委办会调查特委会编．1901～1920年中国基督教调查资料（上卷）（原《中华归主》修订版）．北京：中国社会科学出版社，1987：183.

② （清）吴有如编．点石斋画报·子集．广州：广东人民出版社，1983：39.

③ 《申报》（1893年11月27日（影印本）．上海：上海书店出版社，1983～1987.

④ （清）吴有如编．点石斋画报·文集．广州：广东人民出版社，1983：6.

⑤ （清）吴有如编．点石斋画报·乙集．广州：广东人民出版社，1983：81.

⑥ 《申报》（1895年10月13日）影印本．上海：上海书店出版社，1983～1987.

踏足中原，但时值20世纪初河南依然存在浓重的“泥古而不通今，尊中而不重西”[①]的氛围，在大办学校的光绪三十一年（1905），一位洛阳举人自豪地说：“方今学术淆乱，弃夏就夷，惟吾乡尚保洛学不失。”[②]其他如镇平、郏县、武安、宝丰、滑县、确山等地根本没有研求西学的教师。时人亦评说河南开西学风气最晚。[③]1894年，零星的西学开始挤进河南的文化思想界，祥符人刘曾騄作《西法议》，提倡仿行西方经济政策，准许官绅合资组建公司，从事造船、开矿、铸钱、邮政、保险等事业，制造磨面、纺纱、枪炮子弹等各种机器。[④]1897年，河南省的河北道谕令所属各员，购买传播新思想的《时务报》，让书院诸生阅读，以广见闻。[⑤]自此，西学西事才进入河南思想界的视野，并开始逐步向民间渗透（图1-1）。可以说，与沿海城市相比，河南特别是豫北地区，随着19世纪西学东渐的热潮，西学西事实在是像空降一样涌进了河南的社会文化中，思想界尚很难接受，更不要说普通民众了。也是比较才知，沿海城市半个世纪的磨合与铺垫尤其重要，当西医尚在中原边缘徘徊之时，沿海及南方的一些城市已经建起一定规模的西式教会医院、开办医学教育，甚至有史料记载曾有当地地方官员违背圣命保护传教士。

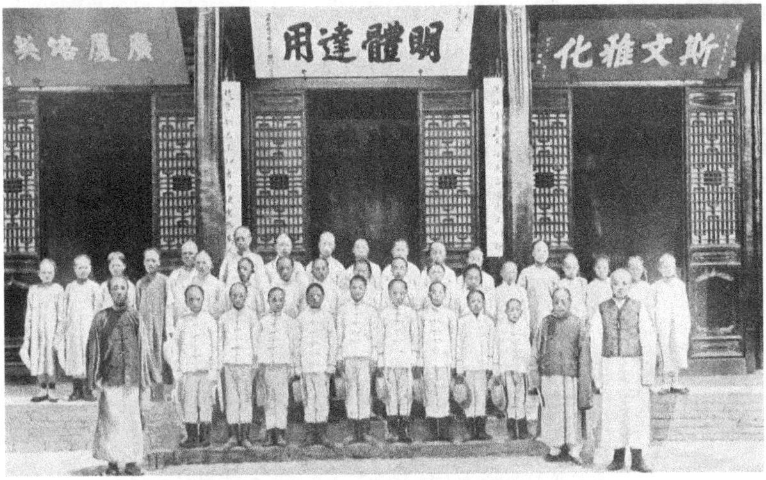

图1-1　晚清河南郑州学堂

（图片来源：Broomhall，Marshall. The Chinese Empire：A General & Missionary Survey. London，Missions Publisher：Morgan & Scott，217.）

---

① 佚名．河南大学堂办理不善议．大公报，1902－08－11.

② 豫报，1905（2）：60.

③ 张文彬．简明河南史．郑州：中州古籍出版社，1996：357.

④ 王天奖，庞守信，王全营等．河南近代大事记（1840～1949）．郑州：河南人民出版社，1990：93.

⑤ 张文彬．简明河南史．郑州：中州古籍出版社，1996：357.

再次，自古以来河南就为兵家必争之地，由于天灾人祸及河南社会经济的衰颓，相对来说，这里比沿海城市有更巨大的医疗需求，活在生死边缘的民众更为实际，也更容易受到宗教的感化。鸦片战争以后，中国逐渐沦为半封建半殖民地社会。河南因地处中原腹地，交通不便，环境闭塞，半封建半殖民地化的速度和程度与沿海各省区又有所不同。鸦片战争后的半个世纪内，外国资本主义只能通过漫长而又不发达的传统水路通道向河南倾销商品、掠夺原料，其数量远较南方和沿海省份为少。正如黄亮宜、孙保定所指出的，“虽然某些州县在资本主义浪潮的冲击下商品经济有所发展，但总体上说，河南依然是封建经济的一统天下，连当时风靡全国的洋务运动都没有在这里留下明显的印记”①。1911 年，辛亥革命推翻了中国两千多年的封建帝制后，中国本该有一番新气象，但紧接着又是连年的军阀混战。河南在中国居中的独特地理位置，以及其丰富的人力、物力资源，成为各路军阀都想抢占的战略要地。在长达近 10 年的时间里，河南战火不断，民众流离失所，大片良田荒芜，加上各派军阀的强抢豪夺，河南人民生活在水深火热之中，河南的社会经济更加凋敝不堪。近代豫北不时就会遭受水涝、旱灾、蝗荒、虫疫、风雹雪霜等自然灾害的侵袭，再加上战乱与盗匪横行，使这里残破不堪，民不聊生。“封闭、落后、贫穷、战乱”不仅是对近代河南的高度概括，更是近代豫北的真实写照（图 1-2）。河南地区的传统医疗体系远远解决不了这样棘手的身体病痛和社会病痛，当巨大需求突显之时，便给基督教的医学传教活动留下了进入豫北及河南的路径。医疗犹如楔子，能帮助其打开许多不友好家庭的大门。

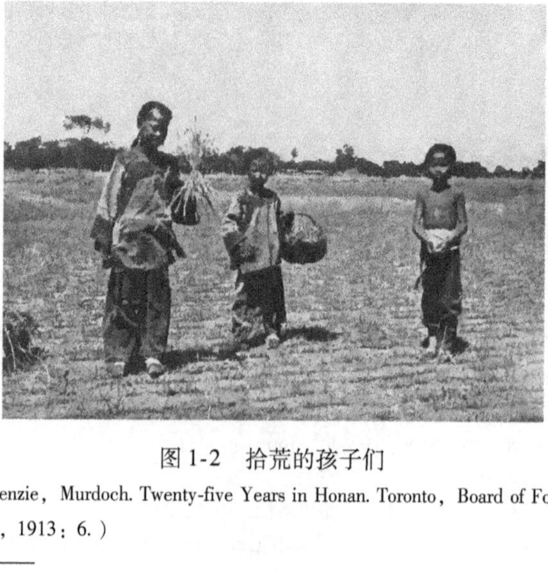

图 1-2　拾荒的孩子们

（图片来源：Mackenzie，Murdoch. Twenty-five Years in Honan. Toronto，Board of Foreign Missions，Presbyterian Church in Canada，1913：6.）

---

① 黄亮宜，孙保定．河南省情概论．北京：中国统计出版社，2002：28.

最后，近代豫北是一个典型的乡村地区，除卫河航道外，交通闭塞，“甚至在铁路和通讯设施发展起来之后，豫北仍旧是一个农业性质的内陆地区，在相当程度上与沿海港口和长江盆地上的中心城市以及华北其他地区缺少联系”①。豫北的百姓更是中国传统农耕文明孕育下的典型：一方面人们朴实憨厚、易怒，而且易受极端民族主义情绪的诱使盲目排外，在几次国家战败与被侵略和侮辱的情绪下，成为清廷“以民制夷”政策的主力；另一方面，摆脱贫穷、落后、疾病的希望，又可以承载一切向善向美的信仰寄托，从而可以在民众中激发出巨大的精神力量。

近代的豫北百姓正站在绝望与求生的临界点上，这是宗教信仰最易切入给予抚慰的罅隙。

第二节 豫北：何以成为加拿大人的必然选择?

19 世纪中晚期，西学东渐之风日盛（图 1-3）。“欧风美雨”之中，近代西学传入河南，传教士的身影出现在河南广袤的土地上。河南地处中原腹地，环境封闭，交通不便，封建势力统治严密，是一个典型的农业省份。“封闭、落后、贫穷、战乱”高度概括了近代河南的历史状况。然而，在西方各教会的眼中，河南不仅有地处中原的地理优势，又有丰富的资源优势，包括人力资源、产粮资源和矿藏资源；更是一块基督教尚未开垦的处女地，虽然充满了艰辛，但是也充满了诱惑。河南成为各国教会争相传教的重点地区。加拿大传教士把到中国传教当作是“难得的冒险机遇”，希望通过传教活动来“治愈”河南、“拯救”河南。那么，加拿大长老会何以选择豫北作为他们的宣教地呢?

一、基督教传教士深入河南腹地传教

鸦片战争后，基督教纷纷深入中国内地，1868 年《天津条约》的签订，鼓舞了西方传教士的野心，英国内地会②要求向中国内地传教，并保证说：“到内地后，不论遭到任何损失，都不要求清廷赔偿。”③ 这一保证对西方的入华传教

---

① ［加］密北德．加拿大传教士与中国乡村社会：20 世纪 30 年代的豫北//宋家珩主编．加拿大传教士在中国．李巍译．北京：东方出版社，1995：33.

② 1865 年 6 月，由英国戴德生成立内地会。内地会不代表一个宗派，是由十几个国家，而后发展到 30 多个国家的教会宗派组织起来，向中国内地联合传教的大布道团。该会派遣大批传教士，深入中国内地、边疆和少数民族地区进行活动，活动范围广，办医院较多。

③ 蒋宝德，李鑫生编．中国地域文化（上册）．济南：山东美术出版社，1997：1375.

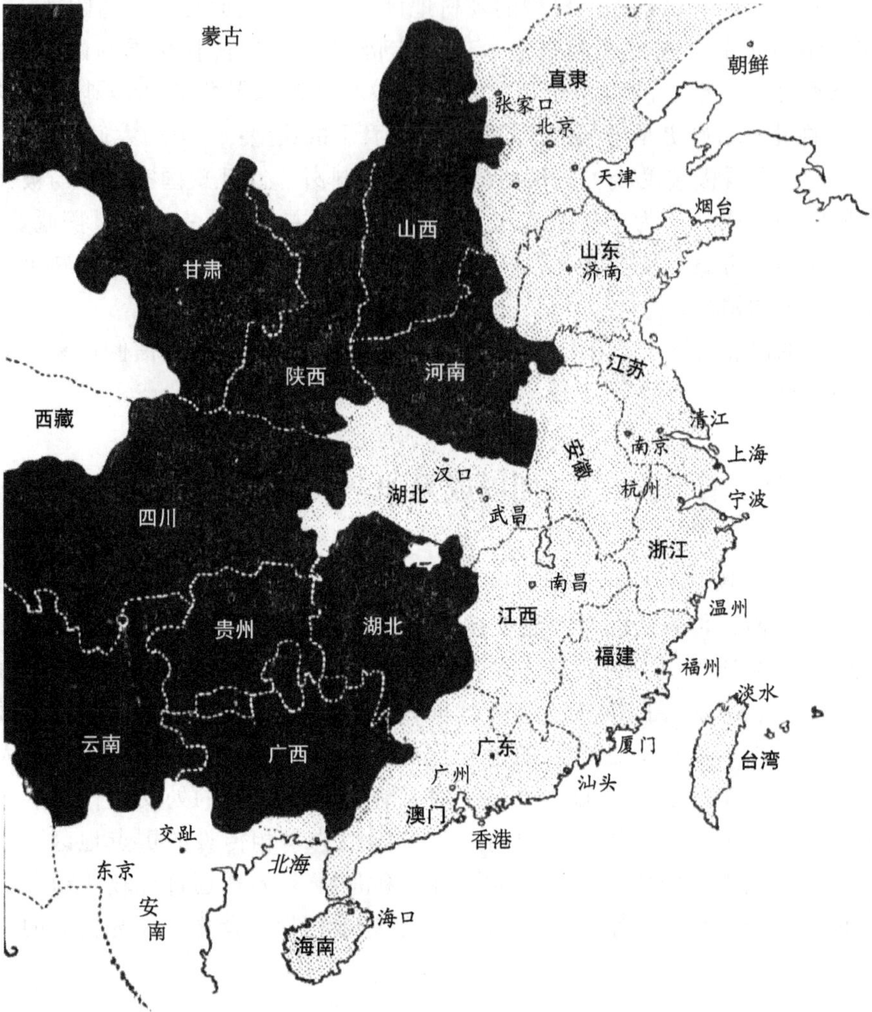

图 1-3 基督教未进入的中国九省（黑色部分）

（图片来源：http：//en. wikipedia. org/wiki/China's_ Spiritual_ Need_ and_ Claims.）

形成了巨大的感召效果，1859 年整个中国仅仅有 81 名新教传教士，1889 年来华传教士则增加到 1296 人，已经接近当时英国或美国本土新教传教士的数量。[①] 英国内地会即是最早进入河南传教的基督教教会。

19 世纪末，周口是河南重要的商埠，南至上海十分便利，社旗通汉口亦为南北交通要道，襄城有沙河可通周口，因此，由上海经南京、武汉进入河南的

① Murray McCheyne Thomson. A Daring Confidence：The Life&Times of Andrew Thomson in China（1906 ~ 1942）. Toronto：Murray M. Thomson，1992：39.

内地会创始人戴德生，选择了周口、社旗、襄城三地作为传教差会在河南最早的传教基地。[①] 究其原因，还是在于周口退能往教会势力稳固的沿海城市，进可北上省会开封，此地周围又有与山西、山东等省的贸易往来。内地会来华的传教士，多精通医术、技艺，以开办医院、设立学校作为扩大影响的手段。1887年，内地会又向周口东南的上蔡县发展布道。1888 年，其将重点移向周口西北的许昌，东北一方达到开封附近。

1894 年，加拿大长老会在彰德（安阳）开始宣教。1898 年，美国路德会（今为豫鄂信义会的一部分）进入河南南部，在信阳、确山建立总堂。1899 年，瑞华会（内地会系统）在河南西北部新安开展工作。1900 年，“义和团运动”爆发前，河南共有 4 个基督教宣教会：豫鄂信义会占据豫南，有总堂 2 所；加拿大长老会占据豫北，有总堂 3 所；内地会成为河南势力最大的教会[②]，有总堂 8 所；瑞华会在豫西北，有总堂 1 所。[③]

在 19 世纪最后的十几年中，河南被基督教各教会迅速占据，河南省省会开封在《中华归主：中国基督教事业统计》调查中，却被认为是“全国最后一个开放为基督教宣教区的省城”[④]。与广州、厦门、上海等现行的南方沿海城市相比，基督教在门户大开后深入中国腹地的行动中，为何被河南拒之城门之外？

19 世纪末，河南的排外之风极盛。曾有人评说：“本省农民居多，性极守旧，拘墟固陋，变化实难；且忿怒时形于色，尤有北方强悍之风。其对于道路及卫生诸事，漠不经意。昔年排斥西人之举动最烈，至今乃稍敛迹。”[⑤] 由于这些原因，当时传教士在河南极难获得立足之地，在大城市中更难。因此，传教士不得不暂住于偏僻地区，以应付各方面的攻击，耐心地等待开展工作的机会。1898 年，一名内地会传教士混入开封城内散发小本福音书，被店铺掌柜留宿一夜。在开封，以地方士绅的反对最为激烈，声言“谁再留洋鬼子住，就烧谁的房子”。自此传教士多次被拒绝在开封城外。开封大门亦是在《天津条约》之便下开启的，内地会在英国副领事的支持下联袂进京，上书慈禧太后及光绪帝，

---

① 单远慕．中华文化通志・地域文化典（2－012）中原文化志．上海：上海人民出版社，1998：157.

② 内地会传入中原后，发展极为迅速，在淅川、邓县（今邓州市）、社旗、上蔡、周口、襄城、许昌、临颍、杞县、开封、巩县（今巩义市）、新安等地，都有他们的福音堂和信徒，是在河南势力较大的一个教会。

③ 参见中华续行委办会调查特委会编．1901～1920 年中国基督教调查资料（上卷）（原《中华归主》修订版）．北京：中国社会科学出版社，1987：184.

④ 中华续行委办会调查特委会编．1901～1920 年中国基督教调查资料（上卷）（原《中华归主》修订版）．北京：中国社会科学出版社，1987：184.

⑤ 中华续行委办会调查特委会编．1901～1920 年中国基督教调查资料（上卷）（原《中华归主》修订版）．北京：中国社会科学出版社，1987：183－184.

历述进开封之难，请求按照《天津条约》给予方便。慈禧太后时在西安下上谕：饬开封当局“慎接上宾”。河南巡抚陆应穀遵太后懿旨，差人去太康、杞县接传教士进开封，并说：“请其来汴训民，妥为保护”，为基督教的传入敞开了大门。[①] 1902 年，内地会在开封租得房屋一所正式建立总堂，并在开封大纸坊街教会院施医舍药，以治疗白内障、膀胱石，在开封乃至河南大开影响。[②] 1895 年，加拿大长老会领袖古约翰亦有在开封立会之意愿，无奈于守城旗兵拒绝[③]，缺乏内地会对政治机巧的利用而错失争夺开封城地的机会。

与内地会从东南沿海由上海经南京、汉口进入河南不同的是，加拿大长老会传教士是由山东烟台到达临清，然后又沿着卫河，进入河南北部的内黄县楚旺集。[④] 光绪十二年（1886）黄河决口，豫北平原灾情严重。古约翰等在豫北调查灾情，施放赈济，进行传教，扩大了加拿大长老会的影响。

二、近代豫北的医疗卫生实况

近代豫北地区的贫穷、多灾、公共卫生环境恶劣等问题的叠加，造成了当地巨大的医疗需求，而传统医疗水平的低下及秩序的混乱，则更放大了这一百姓难以求生的基本问题。

河南省境内有黄河、淮河、海河、长江四大流域，有大小河流 1500 多条。同时，河南又处于气候上的亚热带向温带过渡和地理上的山区向平原区过渡的特殊气象和地理环境中，多水时，大浪滔滔，洪涝成灾；少水时，干枯断流，旱灾、虫灾频繁。再加上清政府的腐败，水利不兴，河道管理不善，清代河南河决、大水近百次（图 1-4）。

1887 年（光绪十三年）7 月 21 日，黄河曾在开州决口，但未引起当地官员的重视。9 月 30 日，河南在遭受暴雨袭击后，黄河在流经郑州的急转弯处再次大决口，围郑州城，毁中牟城，完全淹没开封以东数千个村镇。虽然对这次水灾缺乏精确的死亡统计数字，但最保守的估计为 150 万人，也有学者测算为 700 万人。[⑤] 这一次的黄河洪灾成为世界历史上有记载的最严重的一次。

“大灾之后必有大疫。”这在旧中国几乎是一个不变的规律。大规模的自然灾

---

① 开封市地方志编纂委员会．开封市志第 6 册．北京：北京燕山出版社，2001：122.

② 中国人民政治协商会议河南省开封市委员会文史资料研究委员会．开封文史资料第 10 辑．郑州，政协开封市委员会文史资料研究委员会，1990：142.

③ 中国人民政治协商会议河南省开封市委员会文史资料研究委员会．开封文史资料第 6 辑．郑州：政协开封市委员会文史资料研究委员会，1987：101.

④ 内黄是黄河故道，汉高祖九年（公元前 198）置县，河以北为内，以南为外，因处河北，故名内黄。内黄夏商为冀州之域，周初属卫国。春秋属晋。汉高祖九年（公元前 198）始置内黄县。明清属太明府，清雍正二年（1724），为方便卫河漕运管理，改归河南彰德府．

⑤ 刘大澄．中国科普文选：共享一片蓝天．北京：科学普及出版社，2000：80－81.

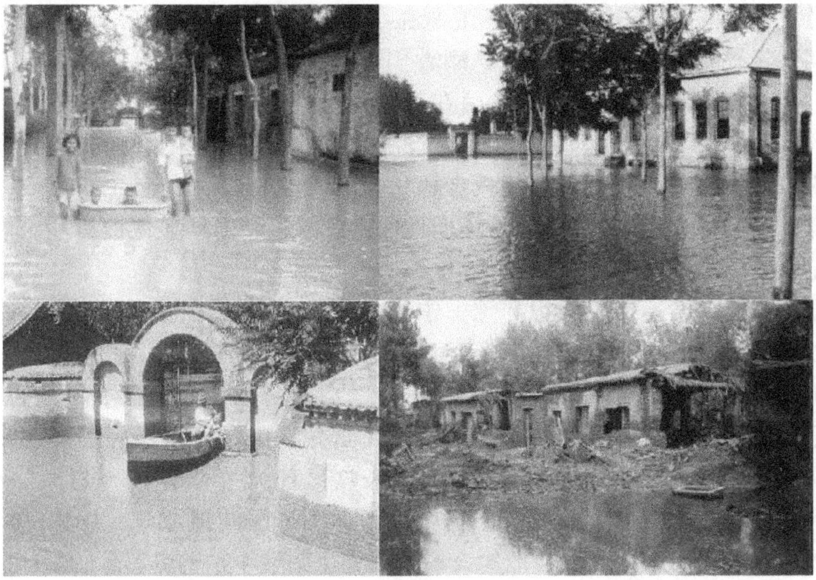

图 1-4　周期性黄河洪灾
（图片来源：新乡医学院第一附属医院院史馆馆藏）

害，如地震、水灾、旱灾等，往往会破坏卫生设施，造成人畜伤亡，疫病流行。民谚云：五月五，磨刀水，六月六，晒掉一身毒，不赐我磨刀水就不管你一身毒。恰逢七月，天气闷热，洪水退去的河南，道路上堆满了污泥和垃圾，河南本就是历史上的传染病高发区，加上当时缺乏有意识的公共卫生消毒措施，蚊虫滋扰，便使霍乱、伤寒、天花、疟疾、脑炎等传染病更是迅速、大规模地暴发和流行。

据 1935 年的一则报道记载，河南修武县“七、八月间，人民因食物之不洁，每患霍乱，死者颇多，且民间疾病因无卫生或防疫机关之设置，施救甚属不易”①。河南特别是豫北，似乎到处都是传染病、牙龈肿胀、感染和肿瘤，被戏称为“全世界的伤口”，这就是早期传教士来到河南特别是豫北最真切的感受。

最早在豫北传教的史美德（James Frazer Smith）医生曾写道：

> 之所以这么多人生病，承受痛苦，是因为普遍缺乏科学知识和技能，各个阶层的人都完全忽视健康和卫生的基本准则。再加上营养不良、温暖住所的匮乏，缺少基本的卫生预防，无数的携带病菌的蚊子，成群的跳蚤、苍蝇、臭虫、虱子以及各种传播疾病的昆虫。②

---

① 各县社会调查．河南统计月报，1935（12）：72－77.

② Sonya Grypma. Healing Henan：Canadian Nurses at the North China Mission（1888～1947）. Vancouver：The University of British Columbia Press，2008：41.

豫北百姓的卫生习惯极差。索尼娅在《治愈河南》一书中曾有这样的描述：在早期基督教所建的旧式医院里，病人们都自带被褥一排排地挤在一起，躺在“狭小、黑暗、肮脏的病房”里，睡在砖砌的炕上或砖铺的地板上，甚至是睡在露天的院子里。[①] 有些病人几十年从来没洗过澡，在手术之后，还要继续穿原来的脏衣服，用原来的脏被褥。传教士医生杜儒文（Dr. R. Gordon Stmthers，生卒年不详）曾自嘲道：“或许最好是体面地保持沉默，用薄纱盖住被褥和衣服，掩盖它昆虫学的真实内容。”[②]

同时，民众的迷信思想很严重。中国的传统观念认为：“人之生死系于天，非可以人力为也。天欲生之则生，天不生之则不生，非可强以生也。”[③] 一些巫师趁机利用迷信的手段欺骗百姓，谋取钱财。他们鼓吹疾病是因为鬼怪在作祟，必须把鬼怪驱走疾病才会痊愈。他们通常带着钹、鼓和号角还有崇拜物，在很多随从的辅助下，伴随着钹声、鼓声，众人吆喝着，念动咒语，进行“驱鬼”。奇怪的是，真有少部分人康复了，这就更增加了巫医的神奇与神秘感。但更多的时候是病人死了，巫师就会把病人的死因完全归咎于别的更邪恶的鬼怪。

豫北妇女的地位更是低下，对妇女病的防治更被看作伤风败俗之事，一般是不去诊治的，而民间积累的一些经验仅靠妇女之间口耳相传，传播对象相当有限。治疗妇女经、带、胎、产诸疾病的中医更少，因此在濮阳患月经病的妇女，竟占妇女人口的70%[④]；卫辉一带，“妇女常见病、多发病宫颈癌（俗称‘倒开花’）发病率颇高……而得不到治疗”[⑤]。

孕妇生产的风险更大。旧法接生是在家分娩，由于缺乏卫生知识，有的让产妇坐在秆子或草上及炉灰上分娩[⑥]，有的“产时蹲炕头，坐尿罐，甚至站着、跪着生”[⑦]，有的要躲到牲畜棚中，以免血光冲犯家运。接生婆多采用被细菌污染了的烂瓦片、秫秸秆、高粱篾剖开会阴，用生锈的破剪刀割脐带，用破棉絮包扎伤处等，以至于产妇产褥热、产后综合征经常发生，新生儿患脐带感染和破伤风（俗称“四六风”）的概率也很大，死亡率相当高。对此，各地

---

① Sonya Grypma. Healing Henan：Canadian Nurses at the North China Mission（1888 ~ 1947）. Vancouver：The University of British Columbia Press，2008：82.

② Sonya Grypma. Healing Henan：Canadian Nurses at the North China Mission（1888 ~ 1947）. Vancouver：The University of British Columbia Press，2008：83.

③ 《申报》（1893 年 12 月 16 日）影印本．上海：上海书店出版社，1983 ~ 1987.

④ 濮阳县人民委员会．河南省濮阳县卫生事业发展史：初稿（1937 ~ 1958）．濮阳：地方国营河南省濮阳县印刷厂，1959：1 - 2.

⑤ 河南省汲县卫生局．汲县卫生志：上册．汲县：河南省汲县印刷厂，1986：353.

⑥ 沁阳县卫生局．沁阳县卫生志．沁阳：地方国营河南省沁阳县印刷厂，1986：177.

⑦ 获嘉县妇幼保健所所史编写组．获嘉县妇幼保健所史．获嘉：地方国营河南省获嘉县印刷厂，1985：9.

方志、卫生志都有惊人的数字记载：汲县新生儿患破伤风者达30%左右[①]；新乡更是高达70%～80%[②]；汲县唐庄镇双兰村一产妇曾生育14胎，竟有10胎因“四六风”而死亡![③]

三、医疗需求与加拿大的选择

19世纪初的加拿大为英国的殖民地，顺应英国以苏格兰长老会为国教。1843年，苏格兰的400多位牧师宣布脱离苏格兰国家教会，另外组织了“苏格兰自由教会”。不久这一事件便影响到加拿大，许多以苏格兰长老会为国教的教会纷纷加入加拿大“自由长老教会”。1861年，这一组织更名为“加拿大长老教会”（Canada Piesbyterian Church）。[④] 加拿大长老会于1871年入华，其传教士偕睿理（George Leslie Mackay，1844～1901）、费赖赛（J. B. Fraser）先后到中国汕头和台湾地区传教，创立其台湾北部教区。此后，古约翰和季理斐等1888年于山东烟台入华，1894年创立河南北部教区，1902年成立华南区（广东区）。[⑤]

根据以上历史背景，从不同视角分析，直到19世纪末才形成体系的加拿大长老会进入中国选择豫北传教，有以下几点原因。

第一，加拿大为建立其独立国家的国际声誉和形象，积极投身于如火如荼的海外传教大潮中。1867年，加拿大自治领建立。加拿大长老会脱离苏格兰教会的管辖，急于建立自己组织的事业。此后20年中，加拿大的经济发展加快，国家趋于统一，为海外传教准备了物质条件。与此同时，各教派纷纷联合，为海外传教提供了组织上的保障。19世纪下半期，西方国家掀起的海外传教高潮（图1-5）影响到加拿大，很多大学生报名要求到海外“传播基督教文明”，在人力上提供了可靠的保障。[⑥] 加拿大长老会只有确定了自己向海外传教的基本意愿，才有入华及选择豫北的可能。

第二，加拿大长老会传教士古约翰对前往中国传教的个人热忱，以及河南洪灾发生为他带来的机遇。古约翰决心来华传教，曾向英国伦敦“中国内地传教会”提出申请。此时，加拿大“学生志愿者运动”兴起，仅诺克斯学院和女

---

① 卫辉市地方史志编纂委员会．卫辉市志．北京：生活·读书·新知三联书店，1993：574.

② 新乡市卫生局．新乡市卫生志：1368～1985．新乡：河南省新乡市国营印刷厂，1988：192.

③ 河南省汲县卫生局．汲县卫生志（上册）．汲县：河南省汲县印刷厂，1986：342.

④ 加拿大沦为英国殖民地时，教会有若干派，于1826年才组成加拿大联合长老教会，但该组织极不稳定，经常四分五裂，在1875年由4个长老会联合成为加拿大长老教会（Piesbyterian Church in Canada），该教会曾于1848年派葛德（John Geddie）牧师前往南太平洋群岛传教。

⑤ 卓新平．中华文化通志·宗教与民俗典（9－084）基督教犹太教志．上海：上海人民出版社，1998：233.

⑥ 宋家珩，董林夫．中国与加拿大——中加关系的历史回顾．济南：齐鲁书社，1993：62－69.

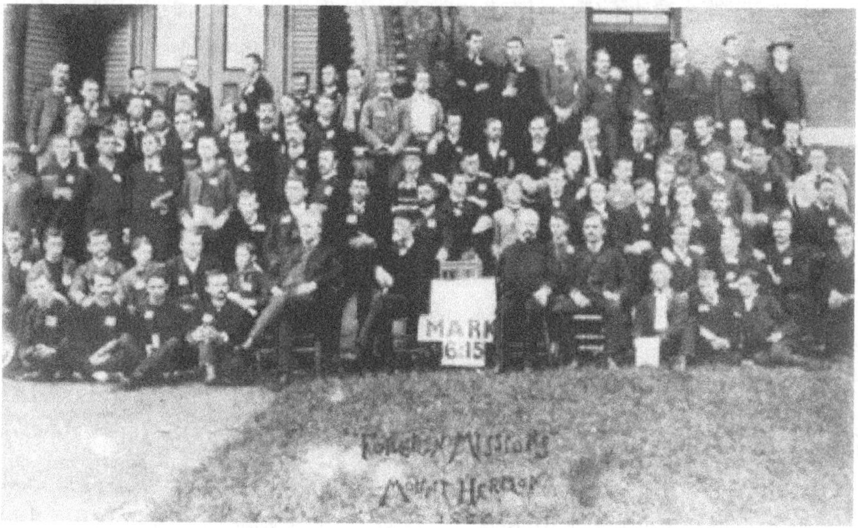

图 1-5 1886 年学生志愿差传运动

（图片来源：http：//www. thetravelingteam. org/historicalbasis/student-movement.）

王大学（图 1-6）就有 33 名学生报名志愿去国外传教。这激励了古约翰向加拿大长老会申请赴海外传教。也是在这样的大环境下，加拿大长老会于 1887 年 6 月任命古约翰为牧师来中国传教。1888 年 1 月，中国河南发生灾害，加拿大长老会决定让古约翰携救灾款前往中国。古约翰临行时讲：“我们对去中国有着一种莫名其妙的感觉，好像在一个洞穴里正向下走去。如果我家乡的同辈们答应紧紧抓住绳索，我们愿意去冒这个风险。”这番话表达了他对来中国这块陌生的土地传教产生的神秘感和渴望得到国内大力支持的迫切心情。① 不得不承认的是，19 世纪末 20 世纪初来华的传教士更为关注这个古老国家的百姓正在被饥饿、痢疾、肺结核、斑疹、伤寒等种种疾病所困扰，国家的环境和社会性的病变也在所难免，传教士坚信只有基督教的“福音”才能解决中国面临的困境，因而他们并非被古老的东方文化所吸引，也很少关心中国古老的信仰。

第三，从 19 世纪末河南自身的历史境遇来看，这里兼有人间的悲凉和富庶的自然资源，对于这样一个未开化之地也不失是传播基督“福音”的最好选择。从人文地理环境来看，加拿大长老会有充分的理由选择河南。河南省地域辽阔，在加拿大人的眼中，它的面积 2 倍于爱尔兰、3 倍于他们早期移民至加拿大时建立起的新斯科舍省。人们世代生息繁衍、聚居在这块土地上，到 20 世纪 20 年代河南人口总数已超过 2500 万人。豫北，西接太行山，北至戈壁沙漠，东临渤

① 李巍．基督教福音的忠实传播者古约翰//宋家珩．加拿大传教士在中国．北京：东方出版社，1995：229.

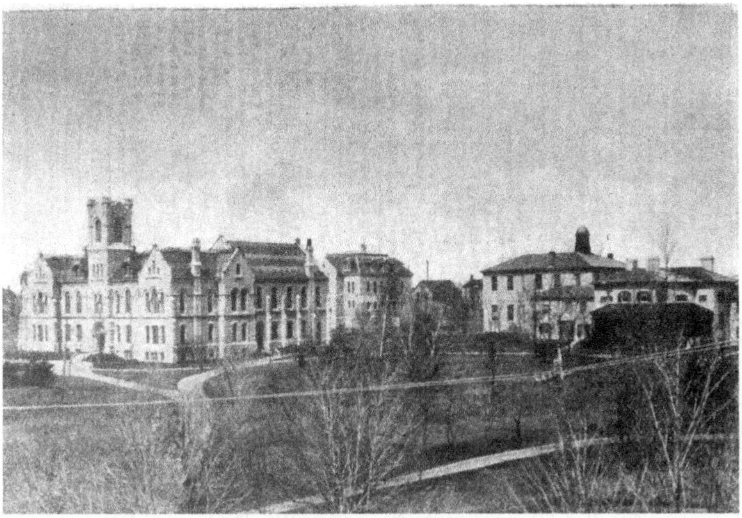

图 1-6　加拿大的女王大学

（图片来源：Presbyterian Church in Canada. Historic Sketches of the Pioneer Work and the Missionary, Educational and Benevolent Agencies of the Presbyterian Church in Canada. Toronto, Murray Printing Company, 1903: 83.）

海，南至黄河，是华北平原中最重要的一块土地。然而，沉重的历史负担，使河南特别是豫北的政治、文化、经济发展步履蹒跚，经济和社会等各方面都相对落后于周边和沿海地区。“天下民之苦，孰如豫民之苦；天下事之坏，孰如豫事之坏。”① 这句流传甚广的话充分反映了封建统治在河南的日益腐败和没落，以及河南百姓在这种苛政下的悲惨境遇（图 1-7）。就是这样一个贫穷、落后和闭塞的处女地，在西方传教士眼中也充满着机会和诱惑。

加拿大传教士玛格丽特·布朗（Margaret H. Brown）在描述她所见到的豫北地区的前途与危险时曾说：

> 这是黄土的国家，由蒙古沙漠在无数岁月里吹来的沙尘已经覆盖了中国北方的整个表面及深层土壤，灌溉时土壤肥沃，但当降雨量少时土壤干旱而严重沙质化。也许在中国没有其他地方与征服自然的斗争比此更艰巨、更突出。
>
> 千百年来该地区规律性的因旱灾和水灾而经历饥荒，因而许多农民年复一年地修筑沿河的堤坝，以防止河水泛滥。
>
> 豫北位于北温带，冬季气候干燥寒冷，不适宜种植水稻。雨季在七八月份，每年收割两次庄稼。春天这块土地看上去像是巨大的麦田，绿色宜人。五月底和六月初男子挥舞起镰刀，妇女携带着儿童一起收割麦子。
>
> 土地没有空闲的时期，在小麦脱粒前，会播种小米、玉米、高粱、黑

① （清）阿思哈嵩贵撰修．乾隆《续河南通志》卷 77．清乾隆二十二年（1757）刻本．

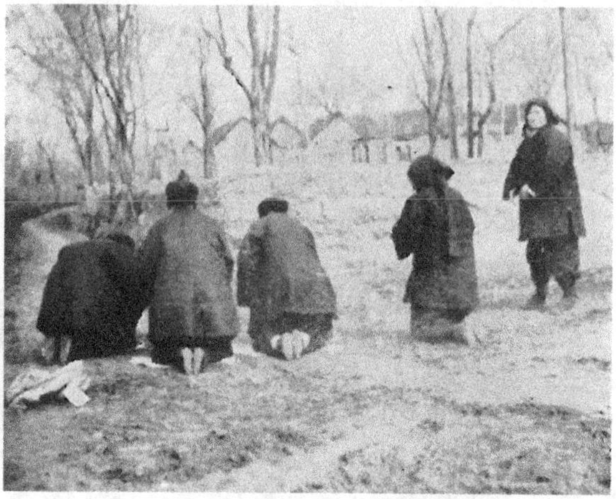

图 1-7 祈雨的河南百姓

（图片来源：Gustav Carlberg. Thirty Years in China1905 ~ 1935. The Board of Foreing Missions of The Augustana Synod，1937：37.）

麦、豌豆、豆类、芝麻、花生、西瓜等秋季作物和各种蔬菜。其中，也有一些棉花和烟草。这些秋季作物将在九十月份成熟收获，随之土地又立刻要为冬小麦的播种做好准备。①

在各国差会的眼中，河南包括豫北处于中国的心脏地带，有着大量的人力资源，天然的粮仓，丰富的矿藏，虽然充满艰辛，但却蕴藏着潜能。正是由于这一点，使河南包括豫北成为后期各国教会争相传教的重点地区。

第四，沿海城市的传教活动仅仅为基督教进入中国内陆传教开启了大门，而进入内陆实现“中华归主”始终是基督教来华传教的终极愿望。19 世纪末，加拿大长老会决定入华传教时，沿海、沿江及较为富庶的地区已被先来的西方传教使团抢占一空。当时相对贫穷、落后和闭塞的地区就成为后来者可选的少数选项。据史料记载，“本省农民居多，性极守旧，尤有北方强悍之风，昔年排斥西人之举动最烈”，所以，各国教会一直没有渗入到当时河南省首府开封。②相较英国、法国、美国、意大利、荷兰等国，加拿大传教使团在中国的传教活动就要晚得多③，1888 年河南发生严重的洪灾，在一片少有教会争夺，既有赈灾医疗等慈善活动需求又蕴藏着丰富自然资源的广袤平原，豫北何尝不是加拿大传教使团最好的选择呢？

① A History of the North Honan Mission，by Margaret Brown，Unpublished Manuscript，United Church Archives，Toronto.

② 李源河．河南省文史研究馆馆员文选之一：中原文史萃编．郑州：中州古籍出版社，2002：219.

③ 长老会（the Presbyterians）属基督教新教教派的一个分支。它在中国的传教活动早于中国内地会，但组成传教团的时间较晚。

第五，避开教会之间在中国因划分宣教势力范围而引起正面冲突是十分必要的，国际基督教组织也有所协调。尽管起初加拿大长老会选择了仅有少数教会刚刚进入的河南地区，还是与先进入者英国内地会产生了争议。戴德生于1889年写信给加拿大长老会海外委员会，称“你们拟派众多的毫无经验的传教士进入该地，已惊动了当地的官员，因而极大地增加了传教的困难。然而，我们正在取得经验。祈祷的力量和上帝将在适当的时候把河南的大门完全打开。我们希望不要有不明智的蠢举推迟这一天的到来”。古约翰得知戴德生的态度后，于1890年5月与季理斐一起去上海会见他，但会谈毫无结果。[①] 上海宣教师大会期间，又经第二次误判，终于说服了戴德生，使内地会放弃了豫北。各差会代表同意将河南省黄河以北地区划归加拿大长老会为特别宣教地，并指出该会必须进行适当的工作。[②] 加拿大长老会选择豫北地区作为自己的传教范围并不是偶然选定，而是就19世纪末形成的传教形势和各教会势力范围争夺与妥协后的必然划归。

对于加拿大长老会传教使团来说，如何在豫北立足并扩张地盘才是最重要的。如上所述，灾疫病民的现实使豫北地区蕴含着巨大的医疗需求，当人不再有与命运抗争的力量时，更需要心理期望与寄托的归处，彼时豫北地区的医疗需求和精神需求都成为加拿大长老会凭借医学传教活动扎根豫北的切入点和吸着力量。从加拿大传教使团首批成员的受教育程度，亦可以看出加拿大长老会在此方面的用心。其4名男性成员均有大学学历，团内的医生拥有神学和医学双学位。而当时，在中国内地会的330名成员中，仅有4名医生和屈指可数的数名授职牧师，拥有大学学历者寥寥无几。[③]

可以说豫北缺医少药、迷信风行的落后现状，使得医学传教成为一种可能和首要选项。整个19世纪，“借医传教”被认为是传播基督“福音”的最佳途径之一，也是欧美基督教教会在华传教的主要经验。医疗是接近中国百姓，打开中国家庭大门，赢得信任最有效和最实用的方法。也正是由于豫北的贫穷、落后和闭塞，激发了传教士们献身基督教而传教“创业”的“激情”和“豪情”，即由博爱、平等的人文理想所萌发的基督教精神在此找到了最好的发挥场所。以后在豫北漫长的医学传教过程中，我们可以一再看到这种基督教精神所起的精神支撑力量和人道主义关怀的作用。

史美德医生就一直梦想着有一天加拿大人能修建一所医院，让“所有遭受痛苦的病人都可以在那里得到治疗”。1894年，他在患上斑疹伤寒和肺炎时，这

---

① 李巍．加拿大传教士在河南活动述略//宋家珩主编．加拿大传教士在中国．北京：东方出版社，1995：49.

② 中华续行委办会调查特委会．1901～1920年中国基督教调查资料（上卷）（原《中华归主》修订版）．北京：中国社会科学出版社，1987：183.

③ 潘兴明．20世纪中加关系．北京：学林出版社，2007：35.

一梦想就变得更为强烈。他在回忆中写道：

> 我患病并出现神志错乱，最使我焦虑的就是脑海里常出现的画面：大量的中国人……排着似乎看不到尽头的长队站在我面前，到处是痛苦面孔，成千上万，他们饱受各种疾病与腐烂伤口的折磨，大声地哀求着希望解除身上的疼痛和折磨……在病床上我翻来覆去，反复地高声叫喊，“他们来了！他们来了！我需要病房！我需要病房！把医院建起来！”①

当时教会医生最普遍的想法是：中国当时最迫切需要的是医疗设施和“恰当的”医院治疗。在经历了近30年的生死磨难之后，第二次传教士的海外传教热情依然不减。

1923年6月17日，在加拿大多伦多布卢尔街教堂举行的一次对传教士进行任命的仪式，引发了基督教信徒们极大的热情与好奇，让那座能容纳1170人的圣殿激情澎湃，基督教信徒们聚在一起，庆祝最新一队传教士的成立，这其中有4人将前往豫北的加拿大长老会华北传教团。②

1922年，罗光普就是由于一直想感受第一次世界大战的“刺激”，而把接替孟恩赐（James R. Menzies，1849～1920）在中国继续工作的机会看成是一次“难得的冒险机遇”③。

本章小结

19世纪医学传教活动的开展，使基督教差会纷纷将谋求一份教育、医疗等方面的世俗事业在海外的发展视作己任，“医学传教”首先作为一种传教方法，促进了近代本土基督教的发展。医学传教活动在两次鸦片战争以前的沿海先发城市的开展，为近代中国基督教教会医药卫生事业进入中国内陆并大规模兴起奠定了基础。河南作为基督教最后进入的一个地区，基于该地闭塞的地理环境和近百年来落后于沿海城市的人文环境，相较沿海先发的医学传教城市，豫北地区有其传统医学秩序坚固、西学文化渗透较少、医疗需求极大、社会经济与百姓情绪衰颓等特殊性。豫北地区的闭塞对医学传教活动尽管有阻力，但近代的豫北百姓正站在绝望与求生的临界点上，是宗教信仰最易切入给予抚慰的罅

---

① Sonya Grypma. Healing Henan：Canadian Nurses at the North China Mission（1888～1947）. Vancouver：The University of British Columbia Press，2008：37.

② Sonya Grypma. Healing Henan：Canadian Nurses at the North China Mission（1888～1947）. Vancouver：The University of British Columbia Press，2008：1.

③ Dr. Robert McClure. Interview by Peter Strusberg，transcripts，1976－7－14，Library and Archives Canada. MG 31 Series D78 vol. 44. file 44－29// Sonya Grypma. Healing Henan：Canadian Nurses at the North China Mission（1888～1947）. Vancouver：The University of British Columbia Press，2008：1.

隙。直到19世纪末才形成体系的加拿大长老会进入中国选择豫北传教，从不同视角看有以下几点原因：第一，加拿大为建立其独立国家的国际声誉和形象而加入到海外传教的大潮中。第二，传教士古约翰对前往中国传教的个人热忱，以及河南洪灾发生为他带来的机遇。第三，从19世纪末河南自身的历史境遇来看，这里兼有人间的悲凉和富庶的自然资源，这样一个未开化之地也不失为彼时传播基督“福音”的最好选择。第四，沿海城市的传教活动仅仅为基督教进入中国内陆传教开启了大门，进入内陆实现“中华归主”始终是基督教来华传教士的终极愿望。第五，出于避开教会之间在中国划分宣教势力范围的正面冲突和国际基督教组织的协调。归根结底，彼时豫北地区的医疗需求和精神需求都成为加拿大长老会凭借医学传教活动扎根豫北的切入点和吸着力量。

附 勇敢的乡村冒险者——古约翰、史美德[①]

1. 加拿大籍传教士古约翰（Jonathan Goforth，乔纳森·高弗斯 1859～1936）

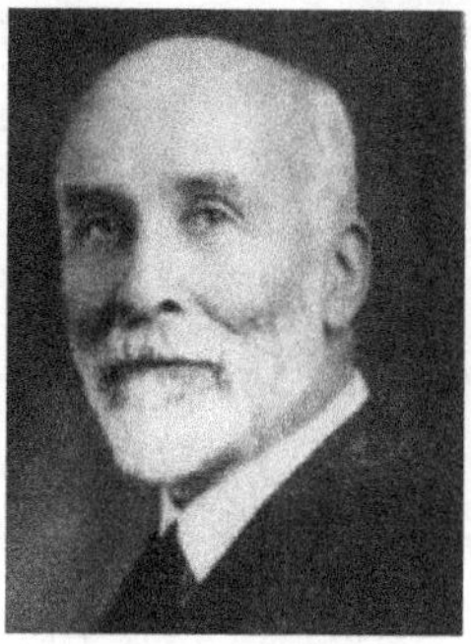

图：古约翰

1859年2月10日，古约翰生于加拿大安大略省西部小镇的一个农民家庭，家境贫困，因母亲珍妮（Jane Bates）敬虔爱主，所以他从小就接触《圣经》。用他的话说："回首童年的时代，有一件事使我终身蒙福的，即我的母亲惯于要我诵读诗篇给她听。我从五岁开始，就朗读诗篇，并且读起来毫不觉得艰难。由于大声朗诵诗篇，我不期然地产生一种背诵《圣经》的习惯；养成这个习惯，使我毕生受用不尽。"

古约翰年轻时一心只想将来能够从政，所以专心修读法律，暗自训练演说技巧。然因经常聆听坎墨伦牧师（Rev. Lachlan Cameron）的主日证道，在潜移默化下，于18岁时重生得救，之后毫不迟延地寻找机会侍奉主。他既决志委身给神，就不再有做法官或政治家的念头了。并在坎墨伦牧师的亲自督促下攻读拉丁文和希腊文——为考入多伦多的诺克斯学院准备了充足的条件。

1879年，受加拿大长老会差派到中国台湾宣教的马偕牧师海外宣教演讲的影响，古约翰决定献身于海外宣教。1887年6月，女王大学的史美德医生到中国去宣教，他们的"应许之地"（promised land）就是中国的豫北。同年10月，被长老会按立为牧师；并于10月25日在多伦多诺克斯教堂（Knox Church）与罗莎琳德（Mrs. Rosalind Goforth，1864—不详）举行婚礼。

1888年年底，古约翰夫妇与史美德夫妇先在中国山东省的烟台立足，突破汉语的语言障碍，同时汲取1864年到中国的美国长老会传教士郭显德（Hunter Corbett）和倪维思牧师（Rev. John Nevius）在中国多年所得的差传经验，接受了他们的忠告和劝勉。

1889年，古约翰夫妇进驻河南省进行试探性传教。起初的传教充满艰辛，经常受到居民的敌视，叫骂、追逐，被投掷泥块、粪便，甚至享以石头亦成惯常之事。每次告别妻儿出外布道时，他的夫人罗莎琳德都担心丈夫能不能平安

① 资料来源：宋家珩主编．加拿大传教士在中国．北京：东方出版社，1995；Sonya Grypma. Healing Henan：Canadian Nurses at the North China Mission（1888～1947）. Vancouver：The University of British Columbia Press，2008；何晓东编译．古约翰传．台北：大光文字团契，1985；陈福中编译．古约翰小传．香港：基督徒出版社，2002；新乡医学院第一附属医院院史馆馆藏资料．内部资料，2012.

回来，常常不断祷告，向神汲取力量。但古约翰谨记戴德生的告诫，要“以膝代步”（go forward on your knees），以最忍耐的心态戮力以赴，再接再厉冒死前往讲道。甚至在他的第一个孩子因急性痢疾而不幸夭折后，他仍坚信：“神把我心爱的女儿收回去，当然有他的美意，我们祈祷说，因着这件事使我们更加配得传福音给那些千千万万走向死亡深渊的人，告诉他们主耶稣已经战胜了死亡的权势!”

为了节省开支，古约翰坚持步行，有时一天步行七八十里路，但他没有发出一句怨言，他认为一切付出都是为了主。经过长时间的接触，居民感念其诚，态度逐渐有所转变，讲道时为他提供椅子，还带来安放《圣经》的茶几，并以茶水招待。到了1890年10月，他终于在彰德府内黄县楚旺镇租得了一处民宅，在河南有了第一个立足点。

取得居民的好感之后，差会重新分配工作，每一位牧师搭配一个医生，目的是通过医疗工作，引领当地百姓信主。在1892年6月收获了基督教传教的最初成果，一个低层衙役周老常（Chou Lao-Chang的音译）因被史美德、孟恩赐医生治愈了盲病，而和儿子一起接受了洗礼，成为豫北基督教的第一个皈依者。

为了遏制社会上的谣言，赢得民众的信任，古约翰夫妇开放住宅，欢迎民众进来参观，这种开放家庭式的布道法收效很大，1899年秋季的参观人数，男士有1835人，女士有500人。

在1900年的豫北“义和团运动”中，古约翰夫妇带着4个年幼的孩子逃亡，历时20多天才安全到达武汉。途中经历了许多苦难，古约翰的脖子被刀砍伤，几乎丧命。

1919~1923年，应“基督将军”冯玉祥之邀，古约翰时常到部队向官兵讲道，曾替960位军人施洗，最多一天为4000多名官兵主持圣餐。

1926年春天，古约翰将宣教场伸展到了吉林、长春等地，并向辽宁推进，也曾渡过鸭绿江，深入朝鲜传讲“福音”。

在40多年的宣教生涯中，古约翰经历各种苦难，疾病缠身、晚年失明，11个子女中有5个夭折，但他的信念始终坚定。直到1935年因病回到加拿大，1936年10月7日夜在睡眠中“被主接走”。

2. 加拿大籍传教医生史美德（James Frazer Smith，詹姆斯·弗莱则·史密斯，又名史雅格）

史美德毕业于女王大学医学院，是最早来河南的医生，虽具有宗教与医学双重学位，但他在豫北的7年中，倾注精力最多的是医疗工作。在他的回忆录中，讲述最多的也是治疗某个病人的过程，以及豫北对于医生和护士的巨大需求。

早在1888年9月13日，他就和古约翰从上海启程，经河北省南部渡过漳河，进入河南做初步的访察。

初到豫北不久，他和罗维灵（William McClure，又名罗威廉，1855—不详）医生乘坐骡子拉的马车在乡间四处走访，走访时的医药箱里有“袖珍器械包，少量的药品和三把拔牙用的钳子”，期望找寻病人和可能的皈依者。随着“陌生的外国人是医生”这一消息的传播，大量的“病人……残疾人员，尤其是盲人”聚集到他们过夜的客栈里。他现场就给其中很多人进行医治，估计每7人中也只能治疗1人，大部分病人需要进行医院内的正规治疗。

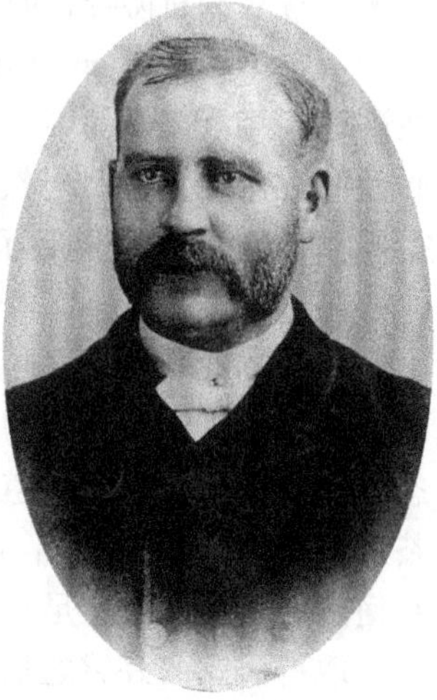
图：史美德

所以从1888年起，他就梦想着有一天加拿大人能建立一所设备齐全的医院，规模适中，拥有3名医生和至少两名正规护士，使“每一位患者都能在那里得到治疗”。

豫北的第一位皈依者周老常就是被他用手术治愈白内障后复明的“盲人”。

史美德是加拿大长老会华北使团中早期唯一提倡建立护士岗位的传教医生，并明确提出护士的岗位职责是在医疗过程中协助医生来安慰病人、换衣服、管理医疗器械，以及在病人家中或客栈内照看病人。他始终支持在河南发展护理专业，四处游说建立护理岗位。早期护士萨瑟兰（Miss Harriet R. Sutherland，婚后称为Mrs. Harriet Corbett，不详—1937）、马多士（Miss Margaret I. Macintosh，1857—不详）和詹妮·格兰罕姆（Jennie Graham）被派到豫北来工作，很大程度上是因为他的积极争取，并坚持向宣教委员会要求来的人一定是一名女护士。后来萨瑟兰因婚辞职，詹妮·格兰罕姆因病辞职，留下唯一的护士马多士又因在豫的医生不看重护士的工作，没有一个像样的医院可以让她在里面工作，没有其他护士前来互相配合，所以只能转而从事宣教。直到25年后，史美德医生建立正规医院的梦想依然未能实现。

他也是最早关注医疗与公共卫生关系的传教医生。曾总结豫北多病的主要原因是缺乏科学知识与技能、忽视卫生健康的基本准则、居民营养不良及生活环境差，并感叹：“令人惊奇的是在中国仍有这么多人是健康强壮的。‘适者生存’这一理论得到充分例证。婴幼儿死亡率非常高，只有最强健的孩子才能存活。”

早在1894年之前，他就提出过这样的公共卫生问题：“数百名毫无传染病知识的人群拥挤在传教士及其子女居住的地方”，这会带来危险。并提出：出于自我保护的目的，也应单独建造收留“卧床病人”的住院部和门诊部。在早期简陋的医疗条件下，积极推进近代医院的管理理念与公共卫生意识：“1900年之前，在早期的诊所和小教堂之间，连接专门的房间，供病人候诊用。让小教堂增添‘医院’的功能，需要过夜的病人或在客栈住宿，或投亲靠友，或在小旅店里租个房间。饮食和护理由其家人完成。需要特别护理的病人，比如，白内障术后病人，可以留在驻地：或待在街区小教堂里，或待在专门腾出的两间小房间里。”

而最让他感到头疼的则是豫北人的迷信观念：“疾病是因为鬼怪在作祟，必须驱走鬼怪疾病才会痊愈。他们驱鬼的方式非常怪异，巫师的酬劳很高，有很多随从，带着钹、鼓和号角，还有他们的崇拜物……伴随着钹声、鼓声，众人吆喝着，念动咒语，你会怀疑是否真的有人由此得到康复！……就像经常会发生的那样，如果病人死亡，巫师就会把病人的死因完全归咎于别的更邪恶的鬼怪。”

下面的事例反映出了他对待豫北人的“贫、病、弱、私、愚”有着自己的机智与勇敢：“1894 年初到安阳不久，一群被称为‘流血帮’的人员，挥舞着刀剑冲进了使团的院子，脸上和手上涂抹着他们自己的血液。他们袭击了传教士麦克维卡和季理斐，把他们关押了 5 个小时。史美德刚好出行回来，在毫无防备的情况下就陷入了这场骚乱中。绑匪告诉他说，有人在加拿大人的院子里遇害，他们是来索要赔偿金的。并将他带到身上涂着血、躺在木板上的那个‘死人’旁边。他感觉那人的心脏还在跳动，便明白这是在讹诈。于是‘非常聪明地在那人身体敏感部位轻轻地敲击一下，使他身体蠕动并叫出声来’，敲诈的阴谋也随之破灭。”

为了生存而不断冒险也成为在豫北传教的主要特征。在 1892 年夏季的瘟疫流行中，他失去了自己年幼的孩子。1900 年 7 月在“义和团运动”的逃亡路上，又失去了一个幼子。

他也客观地评价过传统中医的价值，称赞中国人“努力进行研究，有些药品的研究可以追溯到公元 2500 年前”。

1894 年，他患斑疹伤寒。繁重的医疗任务与管理责任，以及“排斥异邦的环境”导致他紧张过度，出现失眠。斑疹伤寒刚好，他又得上了肺炎，随后右下肢出现血栓。重病缠身的他不得不回加拿大去，但回国的路途充满艰辛，8 个人用担架抬着他走了 1 英里[①]的路来到一条河边，坐着小船经过水上航行到达天津港，换蒸汽船经过一个多月的航行回到加拿大，再从温哥华港口乘火车沿刚建好的加拿大太平洋铁路到达安大略。他承受住了艰难考验，但并未完全康复，无法返回中国在恶劣的环境下生活。1896 年，他退出了加拿大长老会华北使团。

---

① 1 英里≈1. 609 千米.

第二章

近代豫北医学传教活动的肇始

1910年前甚至更早时期，来华传教士的乡村笔记或著作中都提到了中国是一个农业大国，80%～85%的人生活在乡村里，绝大部分靠种地为生。在他们的笔下，每个村庄就是一个或几个大家庭，每家都有至少5个孩子；农民每年除了要遭受旱、水、虫等自然灾害外，还要遭受盗匪、军队的祸害，终年所得不及温饱；由于农业耕作技术落后，种子老化，产量无法提高；农民大多愚昧迷信，没有受教育的机会；乡村卫生和医疗条件极差，经常暴发流行性疾病，夺去了成千上万人的生命。[①] 面对中国乡村的穷、弱、病、愚，来华传教士最先想到的就是用医药救治伤病这种最实际的工作来改善中国的社会生活，借此赢得当地百姓的信任和好感。

19世纪末，加拿大传教使团在豫北地区医学传教活动的初步尝试不是一个特例，但却以其丰富细腻的史料记载为我们呈现出了彼时的社会境况——传教士的艰辛努力，特别是中西文化间最初相遇时的碰撞与磨合。

第一节　古约翰：开径辟路初入豫北

河南是基督教在中国涉足较晚的地区之一，历史上基督教曾在河南传播，但均没有形成广泛深入的局面。鸦片战争以后，国门被打开，河南的大门也随之洞开，但由于河南地处内陆，洞开的速度和程度显著滞后于沿海省区，外国宗教势力仅仅渗入到少数地区，有少量活动，整个河南包括豫北三府仍然是封建经济和传统文化一统天下。

基督教就是在河南陷入这种封闭、落后、贫穷、战乱的境地下，逐步进入和发展的。19世纪中期以前，是个别、试探性、小范围的传教，19世纪末，加拿大、英国、美国、德国、俄罗斯等多个国家近10个差会的大量传教士涌向了河南的大部分县区。[②]

---

① 这方面的著作很多，可参阅美国传教士明恩溥（Arthur Smith）著的 *Village Life in China*，*A Study in Sociology*（New York，1899），中译本：中国乡村生活．午晴，唐军译．北京：时事出版社，1998.

② 19世纪末，各国在河南的基督教差会主要有内地会、圣公会、路德会、信义会、救恩会、循礼会、瑞华会、浸礼会、青年会、长老会等。英国的内地会和美国的公理会最先到达河南，影响最大的是加拿大的长老会和圣公会．

据方志史科《安阳教志》、《省档案李敏修志》、《民国河南卫生志》追溯考证，最初涉足豫北的外籍传道者，从天津或经山东登州（即烟台）登陆，或直溯卫河而上，至临清顺御河（即卫河）进入豫北内黄县的楚旺镇和胡张村，继而沿卫河逐步深入浚县、道口、新镇一带传教。由此可见，早期渗透华北地区的传教士大多是利用河道舟船交通运输的便利选择进入的。关于加拿大长老会进入河南的初始过程，一般认为是1888年传教士古约翰据加拿大长老会的授权组建了豫北差会，进入豫北彰德府（今河南安阳）内黄县楚旺镇传教，为加拿大长老会在豫北大规模传播基督教的起点。其后，长老会传教士开辟了卫辉府（今河南卫辉）、滑县、新镇传教阵地，形成了该会在豫北的立足点。加拿大传教士主要是通过行医的方式在乡镇进行传教，以获得民众的好感，其后慢慢扩展到了县城（图2-1）。

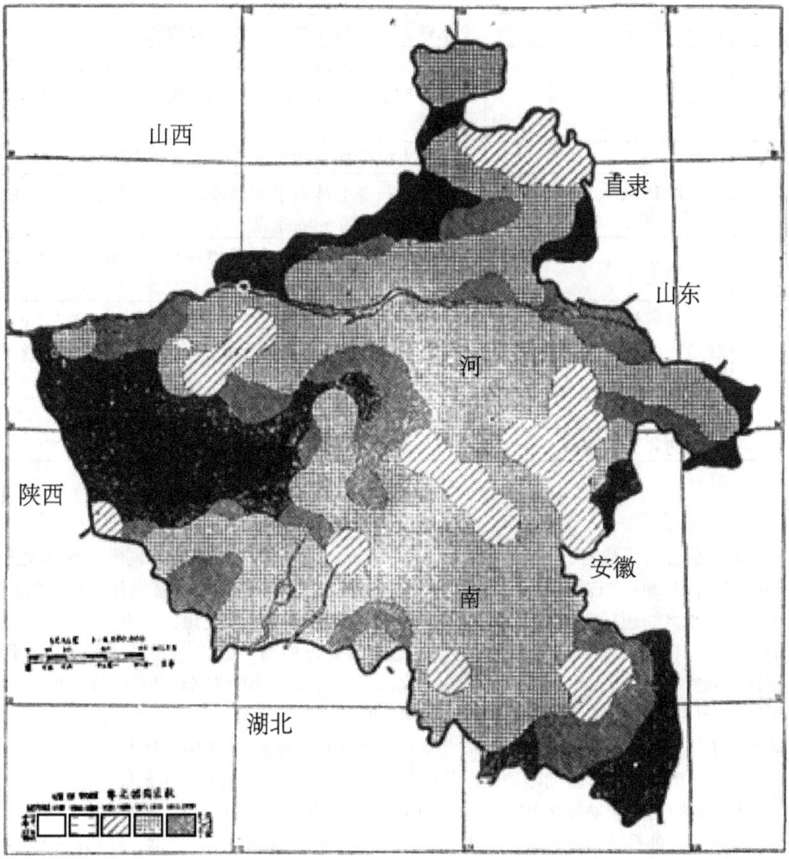

图2-1　河南省各教区创业时期图

（资料来源：中华续行委办会调查特委会编．1901—1920年中国基督教调查资料（上卷）（原《中华归主》修订版）．北京：中国社会科学出版社，1987：184.）

正如第一章所述，加拿大长老会选择河南作为中国内陆的传教地与传教士古约翰的个人选择有极大关系。由此，本章将根据台湾大光文字团契出版部编译的《古约翰传》(*Goforth of China*) 和香港基督徒出版社出版的《古约翰小传》，梳理出一条传教士古约翰为加拿大长老会开径辟路的线路表（表2-1)。

表2-1 加拿大长老会传教士古约翰初入豫北路径表

时间	地点	重要事件及进程
童年时期	安大略省伦敦附近的冲达尔（Thorndale)	凝视地图上非洲、中国等遥远的地方①
1879年	英格索尔（Ingersoll）的诺克斯教堂	知遇在台湾北部的加拿大长老会牧师马偕（George Leslie Mackay）医生
1885年	多伦多差会协会（Toronto Mission Union）东区分会	邂逅罗莎琳德，决心同往中国传教。中国内地会传教士兰道尔（Randal）赠古约翰内地会创办人戴德生所著的《中国属灵方面的需要》(*China's Spiritual Need and Claims*)（图2-2)。古约翰大受鼓舞
1886年	诺克斯学院、女王大学	论证并支持古约翰推动海外传教的请求
1887年6月	多伦多	加拿大长老会差派古约翰和史美德医生到中国去宣教。10月，古约翰按立为牧师，与罗莎琳德结为夫妻，两人动身前往中国
1888年3月	上海	古约翰夫妇受加拿大长老会派遣抵达上海
1888年	山东烟台毓璜顶（Temple Hill)	拜访美国长老会传教士郭显德。②古约翰夫妇暂住魏礼模牧师（Rev H. R. Williamson）家
暂住3周后	烟台码头	迁居一栋二层洋楼。学习汉语并向郭显德牧师和倪维思牧师了解在华差传经验
1888年9月	至恩县庞庄美国公理会传教站③，越过漳河初见河南北部	古约翰、史美德初见豫北，赞为“应许之地”④。戴德生来信忠告，其中“以膝代步”成为加拿大长老会在豫北宣教的“口号”
1889年7月	山东西北县城临清	迁居并建立差传中心，试图从临清沿着卫河，进入豫北
1889年12月	山东西北县城临清	加拿大长老会又差派8位传教士在临清会合

---

① 加拿大浸信会的领袖斐宁博士（Dr. Andrew Vining)，童年时是古约翰的同学。他如此追述古约翰在学校里的一些生活片断：“古约翰有一个习惯，就是在课余的时间，站在课室里挂在墙上的地图前，凝视着地图上的遥远地区，包括非洲、中国等地方。好几次我觉得纳闷，就想，是否仍是小孩子的古约翰，在他幼嫩的心灵里，已经有一个使命感，要委身给遥远的地球的另一边。”（陈福中编译，古约翰小传．香港，基督徒出版社，2002，http：//www. bodani. cn/article/？bk＝100585&v＝5#103316&9.）

② 郭显德1864年到山东，在中国宣教50多年，是带动山东大复兴的主要人物。

③ 卓新平主编．中国基督教基础知识．北京：宗教文化出版社，2005：216.

④ 关于这次历史性之行，古约翰如此记载：“我们渡过了漳河，展现在眼前的，是一片肥沃的土地，那些密集的、富庶的村落，正如加拿大安大略省（Ontario）的大部分农场一样。往西一望，可以目睹山西省的美丽峰峦。我所喜乐的是，我终于踏足于我们的‘应许之地’当我在马车之前，徒步而行的时刻，我祈求神将河南省的北部赐给我，作为我差传的工场。正当此时，我读到以赛亚书五十五章十至十一节：雨雪从天而降，并不返回，却滋润地土，使地上发芽结实，使撒种的有种，使要吃的有粮。我口所出的话也必如此，绝不徒然返回，却要成就我所喜悦的，在我所命定他去成就的事上，必然亨通。”（陈福中编译．古约翰小传．香港，基督徒出版社，2002，http：//www. bodani. cn/article/？bk＝100585&v＝5#103316&9.）

续表

时间	地点	重要事件及进程
1890 年 2 月	以临清立足往返豫北	两路[①]深入河南做宣教工作
1891 年 8 月	河南内黄县楚旺镇	迁居。楚旺并不是理想的立足点，在此建立了福音堂（诊所）
1892 年	河南卫辉县新镇	建立宣教站。步行向新镇以西 48 公里的彰德县城拓展
1894 年	河南彰德县城安阳	古约翰和季理斐在彰德安阳城北的铸钟街兴建教堂，继从楚旺和新镇后的第三个宣教站[②]
1897 年	河南彰德县城安阳	教堂竣工落成

资料来源：何晓东编译．古约翰传．台北：大光文字团契，1985；陈福中编译．古约翰小传．香港：基督徒出版社，2002.

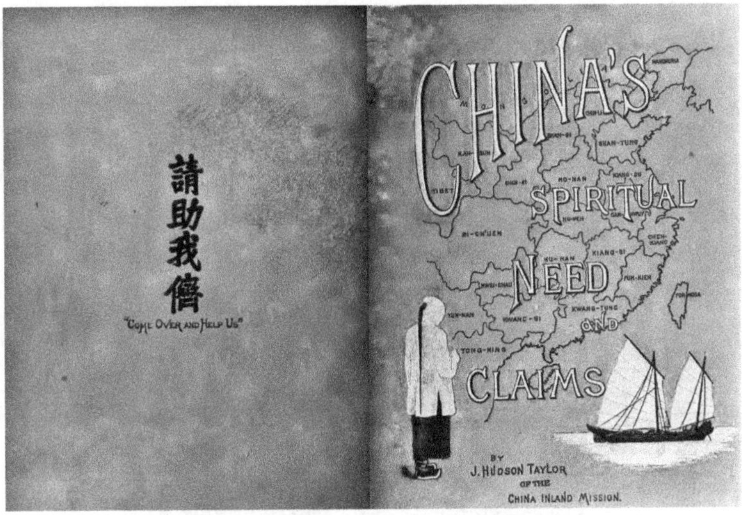

图 2-2　戴德生赠予古约翰自己所著的《中国属灵方面的需要》

（图片来源：Hudson Taylor. China's Spiritual Need and Claims. London，Morgan & Scott，1884.）

通过以上线路表的梳理，可以较为清晰地了解到以古约翰为开拓者及其后派遣至河南的其他加拿大传教士初入豫北时的路线及情形。对于开创豫北医学传教活动的古约翰来说，他童年至青年的经历，是他一定要不远万里来到东方布道的出发点。这一时期形成的精神气质转变为他日后欲实现“福音传遍天下万国”理想的坚韧不屈的作风，正如弗洛伊德（S. Freud）和荣格（Carl G. Jung）的心理学理论中所强调的那样，一个人从儿童时代进入青年时期的经

① 一路为古约翰和史美德医生；一路为季理斐和罗维灵医生。季理斐为古约翰在诺克斯学院最好的朋友，系古约翰自己出资邀请而来。陈福中编译．古约翰小传．香港：基督徒出版社，2002，http：//www. bodani. cn/article/? bk = 100585&v = 5#103316&9.

② 1894 年，古约翰携妻儿回加拿大度假，安阳城北铸钟街购地转名手续交季理斐办理。古约翰在加拿大，是年秋，古约翰只身赶返彰德。陈福中编译．古约翰小传．香港：基督徒出版社，2002，http：//www. bodani. cn/article/? bk = 100585&v = 5#103316&9.

历，对其一生发展有着重要的影响。除此之外，关于加拿大传教士初入豫北的过程还有几个问题可在此稍加讨论。

第一，古约翰的个人热忱与黄河决口的历史机遇，上一章已做详细论述，此处不再赘言。古约翰实则是受到各国基督教传教士在华传教事迹的影响和基督教教义挽救世人的精神所感染而走上真实的豫北传教之路的。古约翰初到中国时，除维持生计外，把他们夫妻的大部分收入都奉献给了进入河南传教的准备工作，甚至资助好友季理斐前来河南与他一同传教。可以说，古约翰前往东方传教的信念伴随着他的一生，是甘心事主，为传遍基督“福音”忍受苦难、倾其所有。

第二，继加拿大长老会后续差派的传教士与古约翰会合后，1890 年所分的两组人员构成均为一位牧师，搭配一位医生，即古约翰和史美德医生（图 2-3）一组，季理斐和罗维灵医生一组（图 2-4）。这是按照新约的办法，每到一处，在客店必租下两个房间，一间为布道之用，一间为诊病之用，配合布道医病。①寻求借医传教的途径是基督教差传的惯例，而在豫北缺医少药则更促进了加拿大长老会的进入。

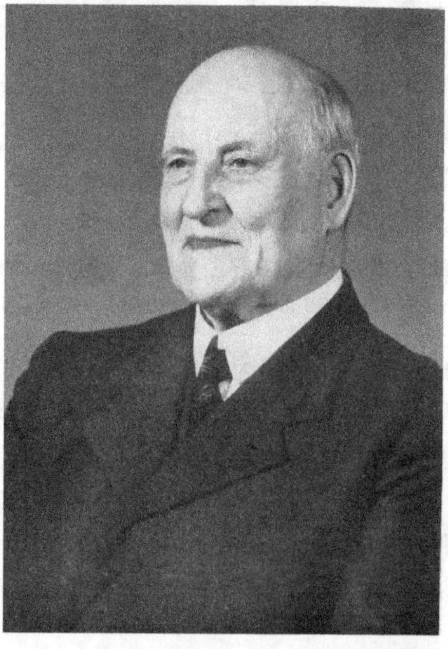

图 2-3　河南第一个加拿大医学传教士史美德医生

（图片来源：http：//www. waughfamily. ca/Waugh/RobertWaugh. htm）

① 陈福中编译．古约翰小传．香港：基督徒出版社，2002，http：//www. bodani. cn/article? bk = 100585&v = 5#103316&9.

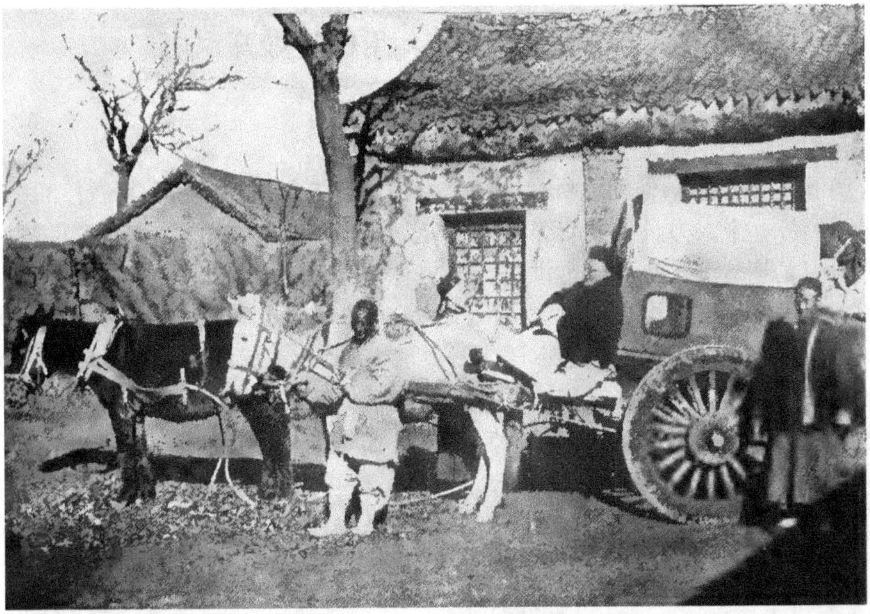

图 2-4　传教路上的季理斐

（图片来源：Mackenzie，Murdoch. Twenty-five Years in Honan. Toronto，Board of Foreign Missions，Presbyterian Church in Canada，1913：81.）

第三，古约翰为何选择彰德县城安阳购置土地、大兴土木作为比楚旺更为稳定的加拿大长老会的立足和中心站点?

从楚旺的地理、生活、传教环境来看，古约翰认为此处绝对不是一个理想的差传据点，这个小镇不外乎是几间泥土砌成的破落茅草房屋。经过多次水灾的冲刷，加上旱灾的剥落，楚旺几近一片不毛之地。此外，那时长江一带的居民，对基督教有抵触情绪，到处张贴了侮辱外国宣教士的告示。尽管如此，罗维灵还是于此阶段在楚旺主持了福音堂及附属的小型诊所，古约翰则将楚旺作为向西 48 公里的豫北重镇彰德进发的踏脚石。

彰德府地处中原，位于华北平原南部，在山西、河北、山东、河南四省的交界处；地理位置优越，交通便利，东边靠着卫河，北边贯穿着漳河直通北京，南接郑州，是河南省北部的门户，素有“豫北冲要，四省通衢”的咽喉之称。彰德的府城安阳，遂成为加拿大长老会宣教的中心据点。另外，在安阳教堂及医院建立之初，并没有抽调楚旺和新镇的传教力量，加拿大长老会在豫北楚旺、新镇、安阳三处形成了较为稳定的势力范围。

第二节　初显身手，用医学敲开家门

一、初到豫北，屡遭冷遇

19世纪末，古约翰和他所在的加拿大长老会进入豫北开始基督教传教活动，是国际形势、个人力量的推动等相关历史交织而触发的，而其中1887年黄河决口致河南尤其是豫北遭受严重洪灾，是史称“河南七贤”进入豫北的最直接原因和历史机遇。1890年夏，古约翰（图2-5）、罗维灵和尹兹谋（Murdo Mackenzie，默多·麦肯齐，生卒年不详，图2-6）等受命在豫北的交通门户、卫河岸边的楚旺（今内黄县楚旺镇）建立豫北第一个传教站。[①] 然而，他们刚踏上这块土地就发现，人们看他们的眼光是惊异甚至是仇视的。

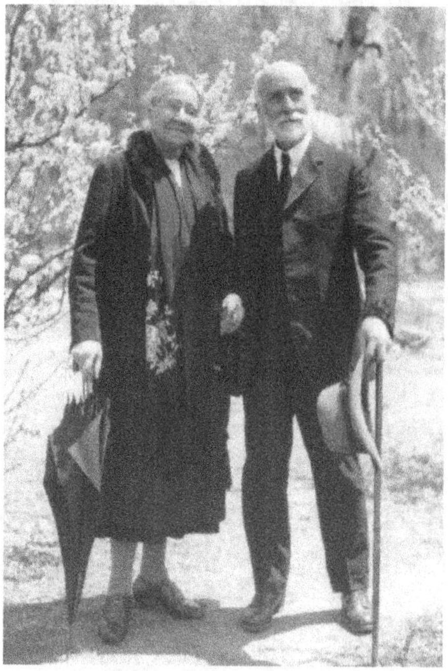

图2-5　古约翰与妻子罗莎琳德（1935）
（图片来源：http：//www.sermonindex.net/modules/myalbum/photo.php？lid=369.）

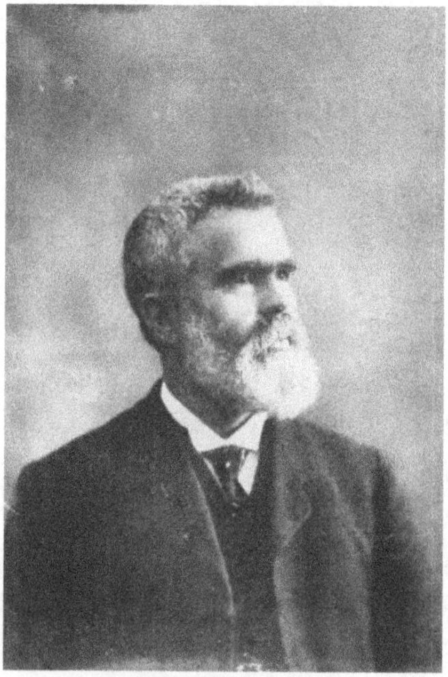

图2-6　尹兹谋牧师
（图片来源：Mackenzie，Murdoch. Twenty-five Years in Honan. Toronto，Board of Foreign Missions，Presbyterian Church in Canada，1913.）

早在1888年，自古约翰最早进入河南传教起，中国内地会（今海外基督使团）的创办人戴德生就曾告诫古约翰，河南有着反抗异邦的天性，“兄弟，如果

① 王国玉．安阳市人民医院院志．内部资料，2003：4.

你前往那个省份，你必须小心谨慎，以膝代步”①。古约翰在出外传道时，经常受到居民的敌视，被叫骂、追逐，投掷泥块、粪便，甚至享以石头已是惯常之事。他每次出外布道时，他的妻子都害怕他不能平安回来，唯有不断祷告，向神汲取力量刚强壮胆。

正如加拿大传教士所期望的那样，医疗成为他们打开中国家庭，以及豫北百姓心门的钥匙。史美德在1937年的回忆录中，提供了关于早期在豫传教士的珍贵记录。1888年到达中国后不久，史美德和罗维灵两人乘坐骡车在乡间四处走访，找寻病人和可能的皈依者（图2-7）。当时的豫北是一个贫穷、落后、偏僻、闭塞的乡村地区，传染病、牙龈肿胀、感染和肿瘤等疾病到处肆虐。他们进行走访时携带的医药箱里有“袖珍器械包、少量的药品和三把拔牙用的钳子”。很快，“陌生的外国人中有一位是医生”这一消息不胫而走，不久他们过夜的客栈庭院里便聚集了大量的病人、残疾人员，尤其是盲人。

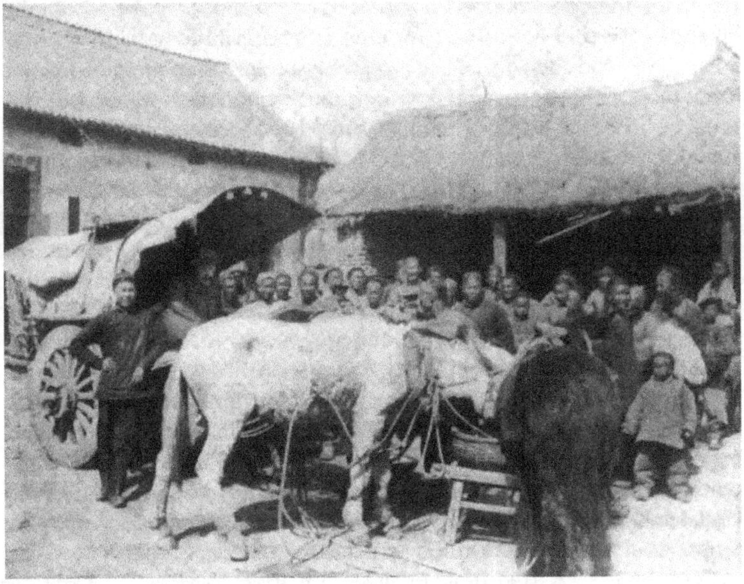

图2-7 1900年罗维灵在一个乡村客栈

（图片来源：Mackenzie，Murdoch. Twenty-five Years in Honan. Toronto，Board of Foreign Missions，Presbyterian Church in Canada，1913：143.）

败血症、痢疾、伤寒、天花、肺炎、疟疾、瘟疫、疥疮、瘰疽、脓肿、牙痛、肿瘤，以及由白内障和沙眼引起的失明，是当时常见的疾病。史美德当场给其中很多人进行医治，在因好奇而聚集起来的300多人中，大多数都是需要

① R. Goforth. Goforth of China. Toronto：McClelland and Stewart，1937：80.

医疗与手术的病患（图2-8）。

而当史美德梦想着有一天加拿大人能修建一所医院，让“所有遭受痛苦的病人都可以在那里得到治疗”时，反教话语也同时在悄悄蔓延着。中国人对于外国药品的神奇功效非常震惊，认为效果这么好的药品里肯定含有珍贵的东西。长期以来，积压在豫北百姓中间的传言和疑虑，时值1893年随着一场反对基督教运动的掀起而爆发，民间谣言四起：“洋鬼子专门诱捕小孩，挖心挖眼用来制药。”①

反教话语与反教运动之间之所以会形成某种联动关系，首先起因于民间对陌生空间切入传统社区的疑虑和恐惧。教区进入中国基层社会虽然并没有完全取代其原有生活方式的企图，但是其“社会基督化”的使命和信念使得教区在吸引教众方面所进行的拓展，始终与传统社区的生活模式很难有效地融合。从组织形式和心理接受状态而言，两种不同的场域也缺乏必要的沟通渠道。② 而人们相互处于熟悉化程度很高的地方社会，人际关系的透明度也很强，正如费孝通所言，乡土本色常常会表现为“一个‘熟悉’的社会，没有陌生人的社会”③。

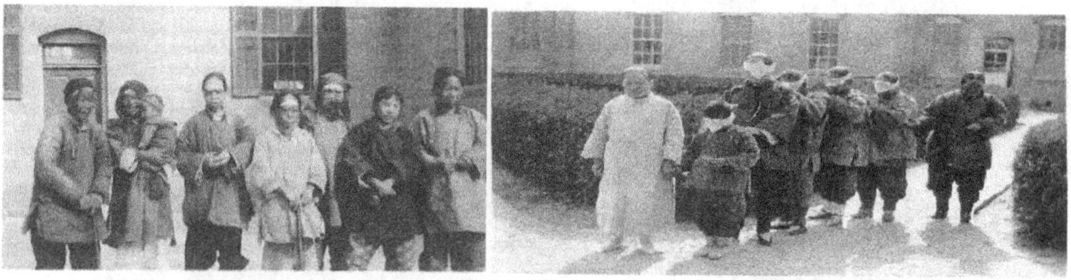

（a）1915～1930年大量需要手术的眼科病人　　（b）眼科手术后的病人

图2-8　20世纪初豫北有大量因为白内障、沙眼而失明的病人④

（图片来源：（a）加拿大联合教会．维多利亚大学档案馆 UCCVUA 1999.001P-2395N//Sonya Grypma. Healing Henan：Canadian Nurses at the North China Mission（1888～1947）. Vancouver：The University of British Columbia Press，2008：55.；（b）新乡医学院第一附属医院院史馆馆藏）

河南彰德一带的一份揭帖中所描述的“采割”歹徒就是“装扮如乞丐状，于村中见小儿，以手摸其面，小儿即随伊走”，到目的地后“卖于洋人，将小儿

① Sonya Grypma. Healing Henan：Canadian Nurses at the North China Mission（1888～1947）. Vancouver：The University of British Columbia Press，2008：43.

② 杨念群．再造“病人”：中西医冲突下的空间政治，1832～1985. 北京：中国人民大学出版社，2012：108.

③ 费孝通．乡土中国．北京：生活·读书·新知三联书店，1985：5.

④ 这些因白内障、沙眼而失明的病人，被“洋人”医生做了眼科手术后，当拿掉绷带后就会神奇地重见光明。这是豫北百姓享受到的基督教最实实在在的“福音”。

倒悬半天，即挖其眼睛，取其心肝”①。甚至有地方官下令警告所有父母要看好自己的孩子，不要让其随意外出玩耍，否则不能保证安全。中国百姓一向迷信这类传言，故而人人自危，对西方人及中国教友恨之入骨。在每一次接触的表面之下都存在对外国人的恐惧和厌恶。即使非常友好礼貌的接触交流也会演变成暴力，好奇的民众态度突然转成敌视，猛推猛搡、乱踢乱打、刀剑出鞘或对传教士施以雨点般的“土块或砖块”。以后，危险与暴力事件不断，但传教士们却毫不胆怯，不以此为羞辱，仍抱持大无畏的精神，以极大的忍耐心态戮力以赴，再接再厉，一代又一代地坚持着。

二、仁术仁心，融化坚冰

1890 年，古约翰、罗维灵和尹兹谋在楚旺南街（今内黄二中所在地）租得一处住所，开设福音堂及其附属男科诊所。有限的几间房子，一间用作罗维灵的诊室，兼治内科、外科、儿科、眼科多种常见病，备有粉剂（磺胺类）、片剂（阿司匹林等）、针剂（奎宁）等药物，有常用的注射器具、手术器械和高压消毒设备。一间用作古约翰等牧师传道的讲堂。当时，为了吸引和发展教徒，诊所不收治疗费用。

在楚旺，传教士们虽然不惜劳苦，也有些收获，但阻碍很大。古约翰等传教士在这里工作了四五年，饱尝了孤立、不被信任的辛酸，经过艰苦的努力和长时间的坚持与磨合，民众终于被他们的诚意感动，主动聆听讲道，为其搬来安放《圣经》的茶几，并用茶水招待他们。

在取得民众的好感之后，古约翰与史美德搭档，借医传教，逐渐建立起当地民众对他们的信心，取得了当地民众的初步信任，发展了第一批信徒，并培养他们成为教会工作的重要力量。最早皈依基督教的河南人中有一位叫周老常（图 2-9）的，就是被史美德和孟恩赐治愈的盲人。此前，他是一个吸食鸦片上瘾的底层衙役（警察），40 多岁时视力开始下降。1889 年，他在一个集市上遇到了古约翰和孟恩赐，一年后史美德为他清除了白内障，使他终于在失明 7 年后又重见光明。1892 年，周老常与儿子作为使团的首批皈依者接受了洗礼。这作为标志性事件被载入了使团的传教史册，来证明使团存在的价值。1923 年，周老常的孙女成为卫辉惠民医院首批接受护士培训的人员。这种传教与行医合一的方法打消了当地民众对于基督教的偏见和疑惑，有效地实现了基督教传教事业的扩展和影响，这是基督教在河南医疗事业的肇始。

1894 年 12 月，有 14 人参加了楚旺的查经班，24 人参加了新镇的《圣经》

---

① 台湾“中央研究院”近代史研究所编．教务教案档（第五辑），第二册．台北：“中央研究院”近代史研究所，1977：685.

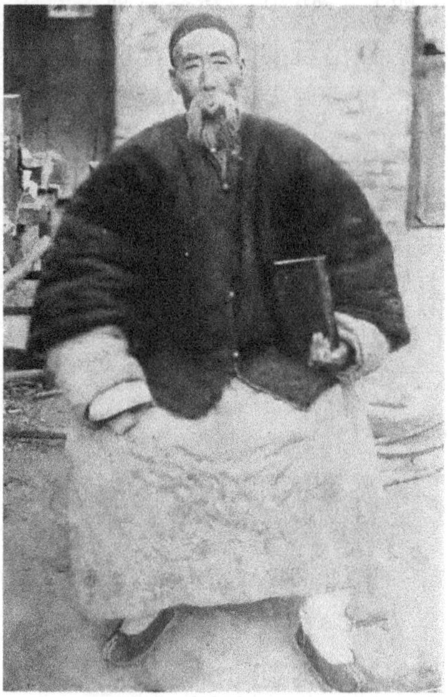

图 2-9　最早皈依基督教的河南人之一周老常

（图片来源：Mackenzie，Murdoch. Twenty-five Years in Honan. Toronto，Board of Foreign Missions，Presbyterian Church in Canada，1913：183.）

学习班，学习费用均由个人承担。1894 年年底，豫北教会共吸收了 14 名教徒，另外还有不少慕道友。① 自加拿大长老会在楚旺、新镇、彰德三处的传教点建立起来，短时间内，在豫北发展了听道者数万人。

与此同时，如“洋鬼子专门诱捕小孩”、“掏心挖肝制取仙药”、“周老常为洋人走狗，靠贩卖小孩取得酬金”等谣言挥之不去，不断激化着当地民众的排外情绪。尽管在万般无奈下加拿大传教士求助于英国大使馆，依靠官方的震慑力继续立足于豫北，但反教风气仍未得到改变。

1897 年，加拿大传教士出于传教、医疗和居住的初衷，在彰德修建的西式洋楼（图 2-10），因其外形结构与中式建筑不同，又引来了百姓的疑心和猜测。人们认为这些房子稀奇古怪，房下的地窖和地洞正好是用来隐藏拐骗孩子的处所。包括医药、医院建筑在内的西方医疗系统之所以遭到中国百姓的疑惧，一个主要原因在于西方医院治疗的隐秘性与中国医疗过程的公开性具有很大的不同。这种空间感的差别就集中表现在，治疗过程是在一个熟悉和公开的环境下展示连续的技术动作，还是在一个陌生空间里的隐秘行为。这不仅关涉中西医学体系的差异，而且也关系到中国人与西方人对空间感知的巨大差别。在非

① 李巍．季理斐与广学会//宋家珩主编．加拿大人在中国．北京：东方出版社，1998：65.

西方社会中，诊断与治疗通常都是公开进行的。以家庭为单位的治疗程序仍足以证明治疗有相当公开的透明度，其基本特征是医生全部的治疗过程需在病人家属或朋友目光可及的观察范围之内连续地加以完成。西方医生要想得到中国人的充分信任，就必须被迫使西医技术认同于这种公开性的特征，以克服中国病人的陌生感与距离感。古约翰正是意识到了这种中西医疗活动空间感的差异，为了消除患者及中国百姓的疑心，他把自己的住所公开开放，欢迎人们前来参观。据 1899 年的资料统计，仅这年秋天前来参观的男人就达到 1835 人，妇女 500 人。在家里接待参观者，也成了传道的一种方式，为其提供了接触民众的机会，使许多人的心对“福音”敞开了。特别是与那些不了解或反对传教的人拉近了关系，便于消除阻隔，以后再到村庄布道就容易得多了。

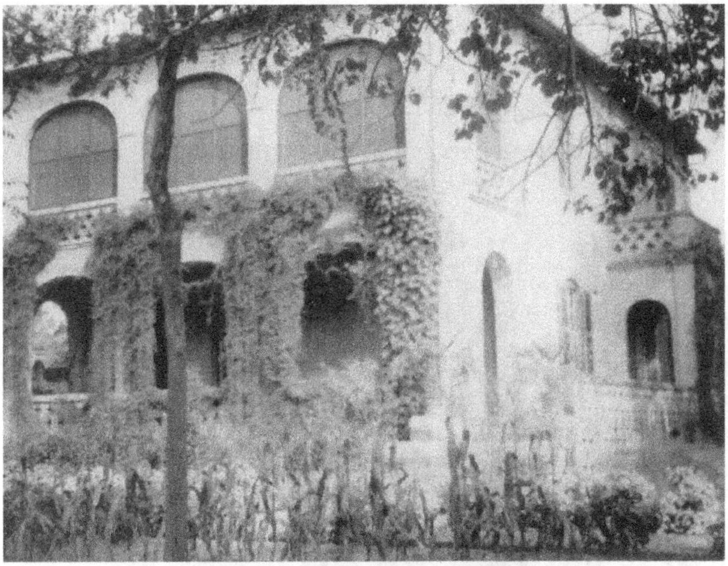

图 2-10　传教士居住的洋楼

（图片来源：新乡医学院第一附属医院院史馆馆藏）

19 世纪末的中国传统儒生是一个不易接受“福音”的群体。每年秋季是彰德府周围各县的学生来彰德城赶考的日子，趁着他们参观洋房，古约翰专门订购了地球仪、地图和星云图，给他们讲地球和天文知识，启发他们对天文学产生兴趣，然后给他们宣讲天父和儿子耶稣的故事，结果使几百个儒生接受了基督“福音”。[①]

---

① 卓新平．中国基督教基础知识．北京：宗教文化出版社，2005：217.

三、入乡随俗，扎根豫北

传教士们认识到在中国传播基督教必须与中国的实际环境结合起来，“医生的医务工作，不但表现在形式上，而且要深入到患者的家中，医生治疗并安抚他们的心灵，诊治他们的身体，耐心倾听患者反复诉说的重重心事，因病痛带来的苦恼和忧郁，用同情的语言抚慰、鼓励患者。陌生人立即觉得医生是个朋友，是可以信任倾诉的，从而获得慰藉”。用传教士的语言阐释医学真理是他们所期许的“能引起刺激的最佳理论”①。

为此，他们重视培养当地人作为助手。当时，彰德府约有 10 万人口，古约翰有计划地带人走上街头，挨家挨户访问。他训练了 12 个传道员作为预备队员，必要时派他们上前工作（图 2-11）。例如，吸食鸦片者王富林，穷困潦倒，在楚旺被收为徒，古约翰在彰德将他招来，经过培养成了得力的助手。他非常勤奋，讲话充满了激情和感染力，5 个月内，就吸引了 25 000 人前来听道。这些助手帮助传教士奠定了彰德传教工作的基础。

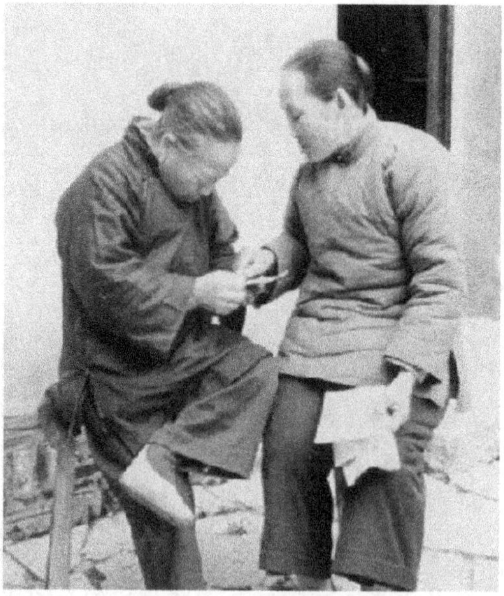

图 2-11　本土的传教人员

（图片来源：Sonya Grypma. Healing Henan：Canadian Nurses at the North China Mission（1888～1947）. 新乡医学院第一附属医院院史馆馆藏影像资料）

加拿大长老会的传教方式是结队走村串户，边为村民治病（尤其是替村民

① Elijah C. Bridgman et al. The Chinese Repository，1833（1）：270.

拔除坏牙等），边传教。传教士们发现，豫北的庙会和集市是接近群众非常有利的场所，于是就“入乡随俗”。在一些中国助手的帮助下，他们在庙会上高搭布篷、击鼓鸣锣，以吸引听众，进行巡回传教。古约翰和史美德甚至还用上了幻灯机和手风琴。这些举措往往能够吸引大批听众，收到很好的效果（图 2-12）。

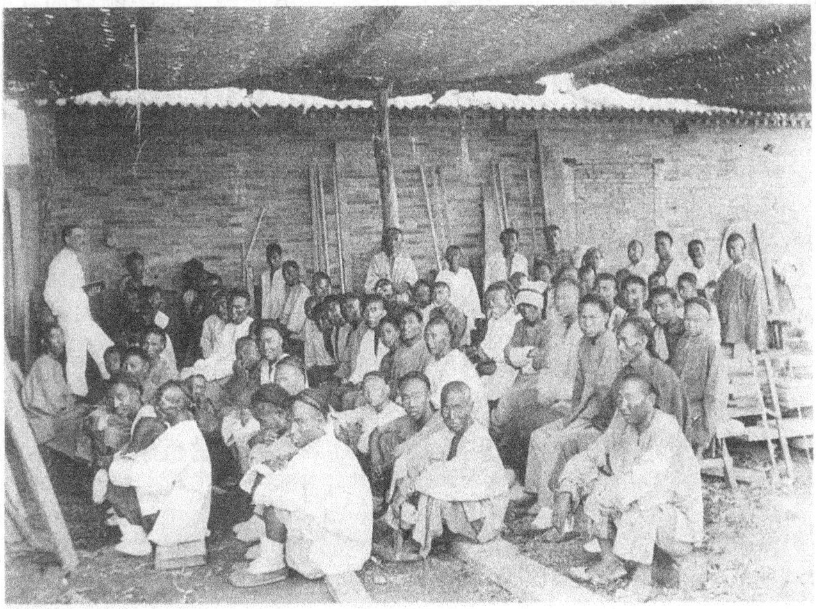

图 2-12　1910 年向病人讲道

（图片来源：加拿大联合教会/维多利亚大学档案馆 UCCVUA 1999. 001P/1712. N// Sonya Grypma. Healing Henan：Canadian Nurses at the North China Mission（1888～1947）. Vancouver，The University of British Columbia Press，2008：38）

工作刚刚形成局面，利用礼拜堂讲道就成了最常用的布道方式。在圣诞节或其他节日，在教堂或广场举办特别大会，邀请著名牧师讲道，组织社会各界参加以扩大影响，也是传教士们经常采用的重要方式。

除此之外，加拿大传教士们还通过家庭访问的方式，引导豫北百姓一起祈祷，在分享简单饭菜的同时，相互诉说生活的艰辛。但是，直至 20 世纪 20 年代，加拿大传教士在豫北仍被叫作“洋鬼子”，跟随入教的豫北教徒也会受人责备。那么，传教士的家庭传教方式为何还会行之有效，豫北贫穷的百姓为什么愿意冒着授人口实的风险和“洋鬼子”一起进餐呢？传教士认为其中一个重要的原因是，贫苦的百姓认为耶稣和他们一样是遭受极大苦难的农民。而大多数生活在河南的贫困农村百姓几乎没有希望，在传统民间神祈不再奏效的时候，传教士给他们分享了食物、传授以德报怨的道理、治愈他们的疾病。

教会医疗工作很快也有了起色，就诊者增加很快，每年达到 4 万多人次。

罗维灵精湛的医术，为特困病人提供免费医疗，使当地的百姓充满了感念，对发展教众十分有利。例如，内黄县南伏恩村王求贤的母亲有病，罗维灵从楚旺步行几十里为她免费治好病，之后全家人都皈依了基督教，王求贤后来曾任斌英中学副校长；安阳土楼村张颜臣的父亲患有严重的胃病，全家倾其所有也不见好转，罗维灵为他治好病后，全家人也皈依了基督教，后张颜臣的女儿张恩珠任安阳教会的秘书长；安阳县周家营村的韩华庭原是六合沟煤矿矿主，因染上了大烟瘾，教会医院为他戒了毒，之后全家信教，其孙女韩玉琴后为安阳教会骨干。

通过这种乡土接触和治病救人的善行，到1900年时，加拿大传教使团在豫北地区站稳了脚跟，在3个重镇——彰德、卫辉、楚旺设立了传教点，共有传教士23人。加拿大长老会为了凭借医学传教在中国扎下根基，不惜耗费5000加元。①

西医作为最初的传教手段之一，因其相对于古老的中医显得见效快等原因，经过一段时间的观察和体会，而使人们相信了它的治疗功效。尽管如此，传教士们在进入豫北之前也做好了心理准备，但初期传教的艰辛与危险还是超出了他们的想象。经过艰苦的努力和眼见为实的疗效，教会的医学传教活动终于在彰德扎下了根。

第三节　屡挫屡奋，为生存立教而战

19世纪末，传教士的选拔是以对基督教教义的忠诚度为标准的，后来，也要求传教士具有良好的教育和职业经历。基督徒加入使团的动机是出于“上帝”的召唤，响应这种召唤标志着进入到一个群体之中，共享自我救赎与生命的真谛。

这些传教士刚一到达驻地，就被笼罩在恐惧之中。他们开始担心起自身的安全与传教的成败，他们也开始怀疑自身的精神和道德。在经历了磨难之后，更证实了他们的看法：中国是一个危险之地，而传教士自有上帝在庇护，“转而更加坚定地依靠和信仰基督与上帝为他们的保护神”②。

一、在与疾病抗争中前进

以下的事例，充分说明早期抵豫的传教士及其家人不断地在与危及生命的

---

① 潘兴明.20世纪中加关系.北京：学林出版社，2007：35.

② Gagan. Sensitive Indepenence；Gagan，“Methodist Background”，129// Sonya Grypma. Healing Henan：Canadian Nurses at the North China Mission（1888 ~ 1947）. Vancouver：The University of British Columbia Press，2008：13.

疾病抗争，以求在豫北艰苦的环境中生存下来。

1889 年，马多士和詹妮·格兰罕姆受命来中国接替因结婚而辞职的萨瑟兰。在前往中国的路途中，詹妮·格兰罕姆得了感冒，寒冷的冬季、艰难的旅程，以及中国内陆落后的卫生条件又加重了她的病情，因而健康状况一直很差。在河南待了不到一年，就于 1891 年辞职返回了加拿大。

1892 年 8 月，疟疾与痢疾在河南肆虐，詹妮·格兰罕姆的妹妹露辛达·格兰罕姆（Lucinda Graham）大夫受命来到中国接替姐姐。1894 年夏天，在为患天花、霍乱的马宽医生（William Malcolm）的第一任夫人克里斯蒂娜·马尔科姆（Mrs. Christina Malcolm）进行治疗后，露辛达·格兰罕姆也患上了"一种严重的亚洲霍乱"，发病仅仅 18 个小时后便不幸去世。马宽夫人也不治身亡。

1894 年，最早来河南的史美德医生患上了斑疹伤寒。刚刚痊愈，又得上了肺炎，紧接着右下肢又出现血栓。重病缠身的他不得不选择回到加拿大去。虽保全了性命，却终未完全康复，无法返回中国继续在恶劣的环境下生活，不得已于 1896 年退出了加拿大长老会华北使团。

1900 年 6 月 19 日，古约翰 7 岁大的女儿弗洛伦斯（Florenth Goforth）死于脑膜炎；史美德的幼子、孟恩赐 6 个月大的儿子和罗维灵的小女儿也在同年死亡。

1902 年，牧师 T. 克雷吉·胡德（T. Craigie Hood）死于霍乱。古约翰 1 岁的女儿康斯坦丝（Constance Goforth）死于痢疾。

1903 年，马宽的儿子又身患重病。为了给儿子治病，曾经遭受过丧妻之痛的马宽医生极不情愿地辞去职务，带领家人返回加拿大，后来孩子还是离开了人世。

疾病对早期传教士及其子女是严重的威胁。加拿大人要面对霍乱、痢疾、斑疹伤寒、天花、疟疾等劣性传染病的威胁。瘟疫中孩子的死亡率最高，在使团开始工作的前 25 年里，有 19 个孩子死亡，仅古约翰夫妇在中国就失去了 5 个子女。①

二、用知识诚意战胜暴力

在豫北加拿大长老会和教会护理工作的文献中，对生存艰难的记录，对危险的描述常常是主要内容。

古约翰等初到豫北时，对传教士最为反感的是地方官和士绅。士绅指责传教士在治病时使用的是挖眼掏心之术，一些民众也因此围攻和骚扰这些洋教士。罗维灵称士绅是"有学识的蠢蛋"。据记载，楚旺的地方官甚至进入罗维灵医生的住处，用刀顶住他的颈部，要他放弃租约走人。路过的传教士解救了他，并以外国教会的名义，通过英国领事出面，要求地方政府赔偿道歉。此事最终在

---

① James Frazer Smith. Life's Waking Part: Being the Autobiography of Reverend James Frazer Smith. Toronto: Thomas Nelson and Sons, 1937: 275.

清政府总理大臣李鸿章的调停下，以地方官赔偿 1800 两白银，并在衙门的庭院内摆下 36 道菜的“和解宴”赔罪了结。①

19 世纪的怀庆是一个贫穷地区，土匪很多。基督教教义擅用兄弟般的关爱解除危机，实际上却没有那么幸运。社会动荡和各种不稳定因素是暴力恐怖活动和穷凶极恶的匪徒存在的根源，豫北传教士的生命随时都面临着危险。20 世纪初，来到豫北道口的汤善夫人（Mrs. Margaret Mckay Thomson，生卒年不详）曾在发回加拿大的信中描述：“豫北的所有传教站都筑有高高的砖墙。为应对土匪，绝对有必要建造这些砖墙。”②

1894 年，加拿大人在安阳安顿下来没多久，就有一群被称为“流血帮”的人员，挥舞着刀剑冲进了院子，脸上和手上涂抹着他们自己的血液。他们袭击了传教士约翰·麦克维卡（John H. MacVicar）和季理斐，并把他们关押了 5 个小时，对刚出行回来的史美德医生进行恐吓，说有人在加拿大人的院子里遇害，他们是来索要赔偿金的，并将史美德医生带到那个身上涂着血、躺在木板上的“死人”旁边。当史美德感觉到那人的心脏还在跳动时，便明白了这是一起讹诈事件。于是他“非常聪明地在那人身体敏感部位轻轻地敲击一下，使他身体蠕动并叫出声来”，讹诈的阴谋也随之破灭。在这场事件中，史美德医生凭借在疾病、伤痛和死亡方面所拥有的知识，求得了自保（图 2-13）。

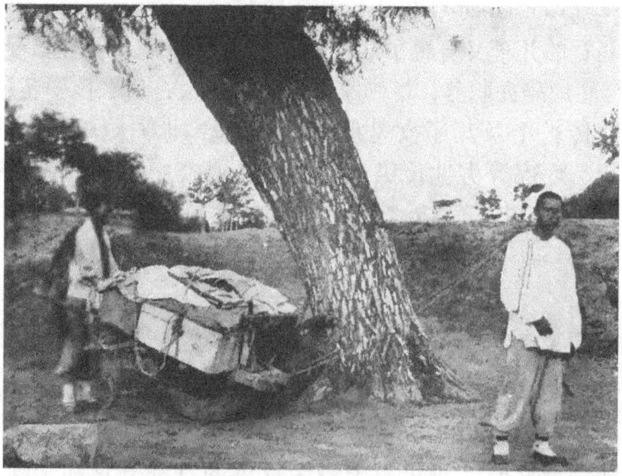

图 2-13　传教时所需的物品

（图片来源：Mackenzie，Murdoch. Twenty-five Years in Honan. Toronto，Board of Foreign Missions，Presbyterian Church in Canada，1913：81.）

---

① Margaret Brown. History of the Henan（North China）Mission of the United Church of Canada，Originally a Mission of the Presbyterian Church in Church in Canada（1887～1895）. Manuscript，1970：7.

② Murray McCheyne Thomson. A Daring Confidence：The Life&Times of Andrew Thomson in China（1906～1942）. Toronto：Murray M. Thomson，1992：49.

三、为传教豫北不懈奋斗

1900 年 5 月，华北一带兴起了以“扶清灭洋”为口号的“义和团运动”，并很快由山西蔓延到山东，波及豫北一带。在“杀洋人”、“灭洋教”、“烧教堂”的呼声中，安阳的传教士纷纷关闭教堂、停办医院逃难。① 此时，正值豫北大旱，禾苗枯死，饥民遍地。楚旺的教堂被焚毁，杀害传教士的事件时有发生。6 月，传教士们决定南逃，经上海回国。安阳教会前任秘书长王惠广老人在回忆这段往事时写道：“义和团运动期间，华北一带的教会遇到严重挫折，安阳教会也未能例外。”②

豫北的传教士们在撤离途中多次遭袭遇险，他们与手持大刀长矛的人群发生混战，衣物遭劫，古约翰头部被击伤。后来在安阳道台之子的帮助下，由卫辉知府曾培祺派员护送至荥泽渡口③，才离开豫北，到达樊城（襄樊市），所幸没有一个人受到致命伤害，他们称这段逃离为“千里奇迹”，逃到汉口，由美国长老会传教士韦丰年（G. Comwell）送上轮船④，抵达上海英国租界。

虽然医学传教士们的性命差一点丢在中国，可是他们基本不怨恨中国人。他们很清楚，中国人之所以痛恨洋人，是由于列强侵略中国造成的。清朝末年，中国被帝国主义列强瓜分。在当时的中国人眼里，所有外国人都是剥削中国人民的豺狼虎豹，不论是商人、工程人员，还是宣教士，全是一丘之貉。古约翰等人回国期间，各处教会请他们去讲死里逃生的经过。他们则将中国人排外的理由做了详细的说明，要求各国政治领袖停止对中国的侵略，废除不平等条约，停止向中国贩卖鸦片。

1901 年，“义和团运动”失败之后，许多教堂和设施被毁，传教士们的伤痛还未愈合，他们受教会的指派，又纷纷回到中国。古约翰带领着传教士们也返回彰德。他们放弃了被焚毁的楚旺和新镇传教站，向加拿大长老会申请增派了牧师、医生、护士和其他辅助人员，新辟卫辉、怀庆（今沁阳市）、道口（今滑县）⑤、修武等传教点，成立了彰德、卫辉、怀庆 3 个传教总站，并分别附设

---

① 安阳市北关区地方史志编纂委员会编．安阳市北关区志．北京：国际文化出版公司，1997：441.

② 政协开封市委员会文史资料研究委员会．开封文史资料第 2 辑．郑州：政协开封市委员会文史资料研究委员会，1989：210.

③ 中国第一历史档案馆，福建师范大学历史系编．清末教案（第 3 册）．北京：中华书局，1998：29.

④ 据 1900 年向美国驻烟台的领事约翰·法勒写的书面报告可以了解到当时加拿大传教士的处境：河南那一批（加拿大长老会）共有 10 人，5 个大人，5 个小孩，上午 8 点来到后就是这样直接被送上船去的。（韦丰年．山东传教士的逃脱．义和团研究会刊，1983（2）：56.）

⑤ 滑县位于豫北平原，与濮阳、延津、浚县、长垣、封丘、内黄接壤。滑县之名始于明洪武七年(1374)。至于“滑”，盖因滑台城而得名。清雍正三年（1725），滑县改属河南卫辉府。1914 年，裁并府、州，滑县隶属于豫北道。1949 年 11 月，县政府自万集村迁至道口镇，隶属于平原省濮阳专区。1952 年 11 月，平原省撤销，滑县复归河南省，仍属于濮阳专区。1986 年 2 月，改属安阳市。

近代教会医院。

本章小结

梳理医学传教活动在豫北的开始，以 1888 ~ 1903 年为期，这是加拿大长老会为生存而战的时期。本章分析了在古约翰的开径辟路下，加拿大长老会进入豫北的具体线路，以及传教士进入豫北，最终在彰德建立传教据点等周密的考虑。加拿大传教士初到豫北受到冷遇，但他们决心以施医送药打开豫北百姓的心门，尽管在借医传教的过程中仍因中西方的医疗文化不同而引发冲突，但加拿大传教士凭借他们的仁心仁术，消除了隔阂，入乡随俗，扎根豫北。经过分析发现，无论背景、过程如何不同，西方医学传教活动始终有一个共性，即从个人巡诊到教堂诊所再到现代化医院的雏形；百姓对西医态度的转变也经历了从疑惑到试探再到完全相信的过程，从而也能在一定程度上对西方教会理解、宽容甚至接纳。

附 为了信仰而坚守——第一代医疗女传教士马多士、科玉贞[①]

1. 马多士（Miss Margaret I. MacIntosh，玛格丽特·麦克茵托什）

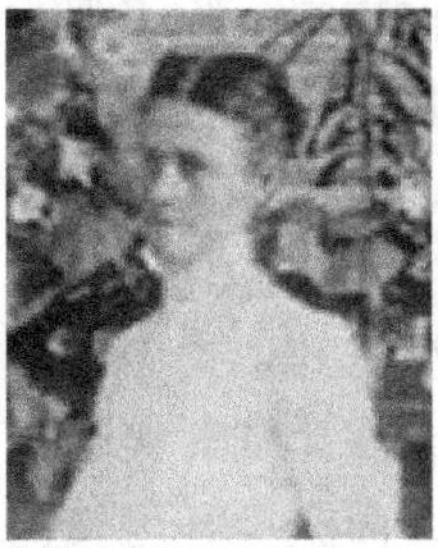

图：马多士

马多士，1857年出生于安大略省，1889年毕业于加拿大多伦多总医院，那时“正式护士”和“毕业护士”意味着护理中的佼佼者。1889年12月受加拿大女性传教士协会（Woman's Missionary Society，WMS）的派遣，32岁的马多士与31岁的詹妮·格兰罕姆小姐一同来到河南，接替因婚辞职的萨瑟兰。在接受护理培训前，她已经工作多年，熟悉各项宗教工作。为了“使自己更加适合海外工作”，又去接受了护士培训。无论从经验、受教育程度，还是宗教信仰方面考虑，她都是派往河南的最理想人选。

1891年，詹妮·格兰罕姆因为身体原因，不得不辞职。在接下来的24年中，马多士成为豫北唯一的护士，直到1914年梅齐·麦克尼利小姐（Miss Mary Elizabeth Maisie McNeely，生卒年不详，婚后称 Mrs. Marisie McNeely Forbes）的到来。

在1891～1914年的24年间，豫北的护理工作没有受到加拿大长老会华北使团的重视，除了照料生病的传教士及其子女的身体，以及在他们的康复期进行陪护，马多士只是偶尔协助史美德医生进行医疗，照看并观察手术后的中国病人，更多的时间，是和古约翰夫人等女传教士一起，在集市上、周末的教室里，以及妇女们的家里，进行福音传教。她努力工作的目的是“为基督争取更多女信徒”。那个时候，困扰她的不是豫北妇女和儿童的身体健康状况，而是中国女性的文盲率，妇女们看不懂小册子，不会写圣歌。

在1893年1月25日的一封信件中，她曾讲述过这样一个例子：“我们刚到达（新郑）就有任务，我受派去彻夜陪护一个下午刚做了手术的小姑娘，手术比较大，她的康复有赖于她所受到的护理，尤其是在最初阶段。”但结果是，这位特别需要“精心护理”的姑娘在手术后只享受到了马多士一个夜晚的专业护理，第二天就只剩下母亲单独照顾了，因为马多士重新忙于传教工作。由此可以看出，相对于护理工作来说，马多士本人更热衷于传经布道。

在1894年，她的护理技术通过了考核，同年夏天，负责照顾患了天花的马宽医生的妻子克里斯蒂娜·马尔科姆，并陪同马宽一家去日本疗养。同年10

① 资料来源：Sonya Grypma. Healing Henan：Canadian Nurses at the North China Mission（1888—1947）. Vancouver：The University of British Columbia Press，2008；宋家珩主编．加拿大传教士在中国．北京：东方出版社，1995；新乡医学院第一附属医院院史馆馆藏资料．内部资料，2012.

月，和他们一起回到了天津，又发现克里斯蒂娜·马尔科姆患了霍乱，露辛达·格兰罕姆医生在为她治疗的过程中被传染，发病18小时后就不幸去世。马尔科姆夫人也在8天后不治身亡。一周内，目睹了两位朋友死于严重的亚洲霍乱，马多士的精神受到了严重的打击，被建议随刚刚丧妻的马宽医生一同回国休假。

尽管后来她又返回了中国，却放弃了护士职业，而转为传道者，除了偶尔帮助照看患病的传教士，没有证据显示她再次正式承担起护理工作，直到70岁退休。很多人认为她放弃护理职业是对一个天才的极大浪费，但她本人对此似乎并不感到后悔。一是因为彼时的豫北没有像样的“医院”让她在里面工作，除了史美德外，没有医生认为医疗过程需要护士的帮助，也没有其他护士前来相互配合；二是她的好友露辛达·格兰罕姆医生以身殉职，或许让她对接触传染病人产生了恐惧心理，所以她最终选择完全放弃护理职业，而全身心地转向宣教工作也成为可以理解的必然。毕竟对第一代传教士来说，如何生存是摆在眼前的一个最严峻的问题，也是难以回避的客观事实。

她终身未婚，在河南工作了38年（1889～1927年），成为“弃护从教”的典型人物。

2. 科玉贞医生（Dr. Jean Isabel Dow，简·伊莎贝尔·窦）

科玉贞自1895年开始在河南工作以来，一直把传播“福音”贯穿于毕生的医疗实践中。她的传教士同事曾经说过，“科玉贞医生会在每周的某个上午抛开一切工作，和助理们一起来到病房和院子里，然后一上午都进行布道和福音的教诲，以确保来来去去的人们都能听到福音”。这段话足以证明她对于传播福音所作出的非凡努力。

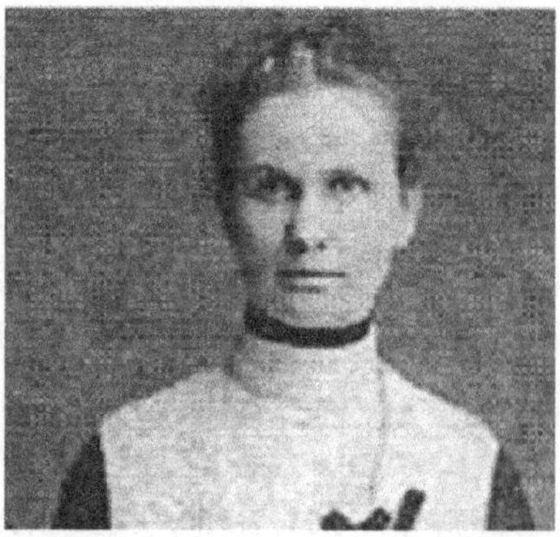

图：科玉贞

1901年“义和团运动”散去，加拿大长老会决定在安阳北关铸钟街开办一所较为正规的新式女子医院。1903年新建了6幢大楼，原来的旧楼分成了3部分：一个宽敞明亮的候诊室（教堂诊所），一间教堂和一个专门的女子医院，科玉贞医生任院长。她在这所医院工作了20余年。到了20世纪20年代，为了节约资金、人力及空间，华北使团计划把女子医院与男子医院合并，但她和当时在那里工作的另一位女医生梅秀英（Dr. Isabelle McTavish，生卒年不详）坚持认为要开办单独的女子医院。出于对科玉贞医生的尊重，加拿大长老会勉强同意了在安阳的男子医院旁边建一所新的女子医院，还同意了在安阳买更多的地，为女医生和女护士们建一所房子。

在20世纪20年代初的大饥荒中，她拯救了400位母亲和孩童的生命，受到当地政府的褒奖，并和罗维灵一起救治当时被视为绝症的黑热病患者，为该病的临床医学作出了卓越贡献。但她自己却因感染了一种不明原因的疾病而于1927年1月17日去世，被安葬在她工作了33年的安阳。

她的逝世，让河南失去了加拿大“赐予中国的珍贵礼物”。而对于马多士来说，则意味着失去了一位32年亲密无间的挚友。

千里奇迹①

从春天开始在河南出现的骚乱似乎是地区性的，起源于我们深受其害的严重干旱，连续三季的庄稼都没有收成了。早在3月，在不同的几个地方就出现了骚乱，其中有的比较严重，百姓和士兵在骚乱中发生了冲突，双方都有人丧命。到6月，事情变得确实非常严重，每天都有关于一群群饥饿的人寻找谷仓、抢劫富户的新报告。知县们把小队的乡勇派驻到所有的集镇上，仍然不能维持平静。他们承认自己无能为力，因为他们拒绝惩治那些被指控偷盗粮食的人，声称惩处饥饿的人并没有用处，那些丢失粮食的人应该把它看作是向他们不幸的邻居提供了帮助。

6月15日，我们极其震惊地收到了一封来自天津的电报。电报说：“向南方逃离。”我们也得到了两名比利时人在保定府被杀的消息。由于已经好几个星期没有从天津得到任何可信赖的消息，我们对那里发生的事情一无所知，也不想在不知道为什么要我们逃离的情况下舍弃我们的教站。我们焦急地等待着，期待着信件，但一直没有信来。

同时，我们联系到了史美德先生，以及北京福公司的人，他们在前往怀庆府的途中路过我们的城镇。作为回答，史美德先生来了一封信，信中说他看不到任何逃离的理由，因为他没有从在天津和北京的机构那儿得到任何消息，如果事情变得严重的话，他们会给他发来指示的。但是为了让我们安心，他补充说，如果我们认为有必要离开的话，他会把他的一切——武器、金钱等——交由我们使用，同时他和里德（Reid）、费歇尔（Fisher）先生都愿意提供个人帮助。

6月19日，我们得到消息说，我们在楚旺的朋友被一群一千多人的暴徒围

---

① 本部分选自路遥主编的《义和团运动文献资料汇编》（英译文卷，上），系明恩溥（Arthur H. Smith）所著的《动乱中的中国》（*China in Convulsion*）一书中的一节，原节名“河南北部的加拿大长老会”，由“义和团运动”中加拿大撤离成员之一斯利蒙（Slimmon）应作者明恩溥请求而撰写。明恩溥（1845～1932），美国基督教公理会来华传教士，1872年来华，初在天津，1877年到鲁西北赈灾传教，兼任上海《字林西报》通讯员，在鲁西北传教30年，写了大量有关中国的著作，包括《中国文明》、《中国人的素质》、《中国乡村生活：社会学的研究》、《中国在动乱中》、《王者基督：中国研究大纲》、《中国的进步》、《今日的中国与美国》等。（摘自：路遥主编．义和团运动文献资料汇编（英译文卷，上）．济南：山东大学出版社，2012：256－261.）

困了。这一骚乱是由一名妇女引起的，她声称看到尹兹谋夫人在一座楼的窗户上演练神秘的仪式，驱赶天空中的云彩。尹兹谋夫人实际上是在擦拭她新房子里的一个窗户，而从外面看上去，就像是在向云彩做各种动作。暴徒们聚集了两三天，但似乎缺少一个领袖。接到求助要求的官员答应提供帮助，但他首先试图解除我们的朋友们的武装，要求交出他们拥有的枪支或者其他武器。这一直率的要求被有礼貌地拒绝了，另外被拒绝的还有一个要他们拿出几千两银子以“给士兵们购买武器”的要求。

从这时开始直到 24 日，情况变得越来越危险。我们的钱庄拒绝再向我们支付金钱，尽管我们的账上还有相当的余款。我们听说义和团在一些城镇里出现，并逐渐向我们靠近。到了 24 日，几名义和团的师父来到这里，建立了一所义和团学校。这一支义和团的口号是：“先杀洋人，再灭满人。”

6 月 25 日，我们得到消息，我们在彰德府和楚旺的朋友决定逃走，他们正在计划一起前往济南府，这看上去像是最佳路线。后来，他们被迫放弃了这一计划。因为他们发现，无法雇到大车来进行这一旅行，也找不到任何人护送他们穿过横亘在河南和山东之间的直隶省，也没有办法与山东巡抚迅速联系上。我们的朋友决定采取这一步骤，是因为收到了另外一封电报，告诉他们大沽炮台已经被联军占领。这时，我们知道确实有麻烦了。我们派出了信使，一名去要求史美德先生及其一伙与我们在黄河会面，另一名去见卫辉府的知府，还有一名去见许县的知县。我们担心被耽搁，所以才一个衙门一个衙门地去。

我们从知府那儿没有得到任何帮助，但知县答应派一支卫队，并且给了我们友好的回复。但是他拒绝负责我们的房子，声称在现在的情况下，他不能保证保护我们的财产。

27 日，形势达到最危险的地步，我们已经收拾好了准备随身携带的一些物品。不过，我们觉得应该在晚上逃跑，而且不要携带太多的东西，只带自己能够拿得了的。原先答应带我们走的马车夫反悔了，不敢来找我们，尽管我们可以支付比平时多四五倍的费用。我们的仆人们被吓坏了，因为我们听说一帮亡命之徒计划在我们离开居住的地方时攻击我们，而在城市另一头，另一帮歹徒计划在我们离开以后攻打我们。

那天晚上我们没有睡觉，实际上我们也没有几个晚上能够睡好觉。这一天晚上，我们一直试图让我们的仆人们鼓起勇气，激励我们在城里的几个朋友为我们采取积极的措施。我们说动了一个人——我们的先生，一名通过科举考试的人——去见一帮歹徒的首领，通过讲道理、劝告和威胁，要他们让我们安全地离开。另一名朋友到另一帮歹徒那儿，进行了同样的工作。但是，对这两帮人最起作用的是，他们知道我们没有能够得到车辆，因此带不走任何东西。

28 日黎明来到了，尽管我们很高兴它的到来，因为它驱走了夜晚的恐怖，但我们也害怕它的来到，因为在这一天，我们必须要在没有做好旅行准备的情况下上路出发。我们之前派出一名信使到邻近的镇子，要他不惜花费在那儿找到车辆，由于他没有回来，我们一直担心他未能完成任务。让我们大大地松了一口气的是，就在我们准备吃早饭的时候，他回来了，带着四辆大车。我们没有用多少时间，就把我们的箱子和被褥装到车上。

就在这时，发生了一个事故，迫使我们相信上帝的特别眷顾。就在我们几乎就要登上大车去面对门口聚集起来的那些暴徒的时候，负责我们镇子乡勇的军官回来了，他刚刚去镇压了一些强盗，带回了一些犯人。在我们的请求下，他来见了我们。在我们的劝说下，他答应派一些士兵在路上护送我们几英里。这让暴徒们感到迷惑，使他们认为这名军官是专门被派到这里来保护我们的，而他又带着犯人，更让那些暴徒们感到，他担任这样的职位，可不是光吃干饭的。

整个镇子的人都出来了，来看我们离开。人们排列在街道两边，每边都有三四层人，从我们的房子一直排到镇子的出口，但是整个离开过程十分平静。走出几英里以后，我们的特别护卫离开了我们，把我们交给知县事先安排的四个人照顾。我们第一站停在了卫辉府，立即把我们的名帖送给了文武官员及杰拉德（Gerrard）神父。神父于黄昏时来拜访了我们，我们向他解释了形势，并且邀请他参加我们一行。他回复说，没有主教的批准，他没有权利这样做。如果主教认为神父们继续留在他们的岗位上不安全的话，他们将会退避到已经准备好的位于山区里的某处地方，在那里，他们所有的教徒都武装了起来，能够抵御一支军队。

军官及时赶到，驱散了在客栈门口聚集起来、越来越超出我们的护卫控制的暴徒。当地的士兵驱散了他们，使我们晚上剩余的时间过得十分平静。第二天，我们在新乡县停下吃午饭，我对这个地方十分熟悉。我们住在一家客栈里，这里的老板多年以来一直十分友好。我们在那里待了大约一个小时，客栈老板告诉我们，一些义和团一两天前已经到达这里，其中一人刚刚来找他询问有关我们的事，问了我们准备到哪儿去等问题。我们立刻把我们的名帖呈交给官员，通知他并且请他提供保护。我们得到的唯一成果是，人们告诉我们，官员现在不在家，而我们的送信人立即就被衙门的人叫住，要他马上离开我们。我们离开的时候，认为义和团一定会追随我们，但到晚上抵达客栈时，再也没有听到他们的消息。从那时开始，“义和团”似乎成了一个无人知道的名词。

第二天，30 日，我们到达了原武县。这里离黄河渡口非常近，我们要在这里会见史美德先生一伙。这里的官员立刻就派了一支强大的卫队到我们客栈门口，从而保证了我们在客栈里十分平静。

晚上，史美德先生派出的一名信使骑马来到，告诉我们他和他的一伙人正在前来这里的路上。有一大队护卫护送他们，而且带了许多银子和一些热兵器。这一消息让我们大为安心。

第二天是7月1日，星期日。我们先来到了黄河边上，等史美德一行等了两个小时。当他们到达的时候，我们看到他们穿着中国人的衣服。他们发现无极县（笔者认为是武陟）——他们最后停留的地方——的百姓非常野蛮，知县不仅说除非他们换上中国人的衣服，否则就不能保护他们，而且强迫他们放弃了许多行李。这些衣服不仅不能成为一种伪装，反而更加突出他们是逃难者。这名官员的意思一定是要羞辱他们，要不就是一个真正的笑话，因为他们穿上后确实十分滑稽可笑。

就在我们到达黄河南岸的时候，我们看到彰德府和楚旺的一伙人到达了北岸，于是我们就等到他们过河。我们现在有很多人了——人员组成如下：楚旺一伙有尹兹谋夫妇和一个孩子、雷实礼医生夫妇、马多士小姐和科玉贞小姐，彰德府一伙有古约翰夫妇和三个孩子、皮克（Pyke）小姐和玛格丽特·华莱士（Margaret Wallace）女医生、费约翰（Griffith）牧师和胡德（Hood）先生，新郑一伙有米切尔（Mitchell）夫妇、斯利蒙夫妇和一个孩子，另一伙有史美德、里德和费歇尔先生。传教士只有很少的护卫，但史美德一伙有一支精良的马队护送，还有一名很好的军官，他在与一路上的官员们打交道安排护卫、客栈等事情上非常有用。现在有黄河隔挡在我们和义和团之间，我们开始快活起来。第二天一早，所有人的精神都很好，只有斯利蒙夫人例外，因为她开始为她的孩子担心，这个孩子在紧张的旅行中表现出一些崩溃的迹象。

史美德这天早上想到一个好主意，派了一个人出发，到开封府去给汉口的英国和美国领事发送一份电报，通知他们我们的行踪，并且请他们提供援助。信使需要走七十英里到那里，再走七十英里回来，然后去追赶每天旅行三十五英里的我们一行。这是一件很大的事情，但史美德先生不是一个被困难打倒的人。完成这一重大行动的代价是一匹勇敢的小马，它在到达樊城以后死去了。发送这份电报被证明是一个聪明的举动，因为它向我们的朋友们传达了我们还活着的第一个信息，也使得我们的领事们让张之洞提供了我们所需要的帮助。

此后两天，我们忍受着炎热的痛苦，因为我们在穿越黄土地区。强烈的太阳光照射在道路上，道路变得像个火炉，而且由于道路低于田野平面三四十英尺，所以一丝风也没有。到达襄县的时候，我们发现格拉丝（Gracie）夫妇还在那里平静地生活着。他们很惊奇地得知我们正在逃命，并且邀请斯利蒙夫人、我和他们一起待一段时间，以让我们的这位女士能有机会恢复一下。她的身体这时确实非常糟糕，我们非常想冒险接受这一邀请。但是，到了深夜，格拉丝先生来到我们的客栈，告诉我们，教徒和朋友们强烈建议他们加入我们一伙。他们决定这样做，但是发现难以找到车辆。他们希望到日间能够找到车辆，然后试图赶上我们。后来，我们得知，他们借道周家口逃到了安徽，一路上的经历极其痛苦。

我们现在接近南阳府地区了，这是唯一一个我们预感要出事的地方。果然，我们的担心是有道理的。7 月 7 日，我们到达了南阳府北面三十里的新店，想在那儿停下来过夜。但是当我们到达的时候，我们发现我们这伙人难以找到住宿的地方。史美德先生以其惯有的周到思虑，感到在这里停留会非常危险，于是为了女士和孩子们，决定直接向南阳城行进。

讲到这里，我想要说，史美德先生及其一伙高尚地实现着他们本人及其所有物品都由我们支配的承诺。在有可能进行选择的情况下他们不仅把客栈中最好的房间给了我们，而且和我们一起分享他们的物品，在知道我们的朋友用光了自己的食品以后，把他们最后的一听牛奶送给了我们的朋友。他们让我们使用我们需要的所有银子，如果没有他们的帮助，我们就不可能一路走过来。史美德先生还证明了自己是一个天生的领导者，把一切交给他，让我们省心不少，因为我们知道，所有的具体安排，比如，会见官员、争取在当地派人护送、找到客栈，以及这类旅行中总有可能遇到的各种各样的事情，现在都由最有能力的人来处理。他似乎从来没有担心和着急过，在一天一天的旅行中，总是用快乐的语言鼓励着每一个人。

在离开豫州的拂晓时分，古约翰先生的仆人带错了路。后来，有一伙人和我们分开了，走了另外的一条路。结果，我们的一大群女士和孩子们在路过一个镇子时，走进了一些跳舞祈雨的人中间，不过他们安全地过去了。当时，史美德先生和他的朋友们骑在马上，走在我们的大车前面五百码，突然发现被一群手持武器的人包围了起来。他们有二百多人，后面还跟着一大群乌合之众。跳舞祈雨的人头上戴着绿色的花冠，手里拿着大刀，向一座著名的庙宇行进，准备去祈雨。他们看到外国人，立刻把他们包围起来，叫喊着："这里有把雨赶走了的洋鬼子!"一名首领建议立即杀掉他们，我们的朋友花了十分钟，告诉人们如果这样做是非常危险的。这时，我们来到那群人旁边，知道是求雨的队伍以后，我们并没有停下作进一步的询问，而是急忙转向第一条胡同，这被证明是一个正确的决定，我们的车停在那儿，把车尾朝向大街，这样可以把我们和暴徒屏蔽开来。他们安静地经过，不知道他们附近有外国女士。当穿过城镇以后，我们看到了史美德先生和他的朋友，他们一直在担心着我们的安全。

天黑以后，我们到达了南阳府，在城里寻找住的地方，最后分散地住进了一些非常低劣的客栈里，但后来证明这反而对我们有利。我们从南面走向我们的客栈，让那些在北面等待我们的人失去了目标。在试图见到官员的时候，人们告诉我们，他会在第二天早上 8 点会见我们。这看上去是个不详之兆。午夜时分，来自新店的一伙派来一名信使，说他们居住的客栈被一伙人给包围起来，要求给予帮助。我们试图见到官员，为我们的朋友寻求帮助，但只是成功地得到了一个许诺，称将派一些衙役去平息骚乱。史美德先生明白要得到官员们的帮助十分困难，就把他的一半骑马护卫派了过去。

我们的一些仆人告诉我们，一伙天主教人士被围困在四英里以外他们的一个堡垒里，一名士兵被官员们砍掉了脑袋，因为他太认真地执行了官员们的命令，在试图驱散围困者时伤害了其中一人。我们也得知，已经制订了计划，要杀死我们所有的人，正是出于这一原因，才让我们等到第二天早上 8 点。

意识到我们的危险以后，我们立即把我们疲惫的牲口重新拉起来，在 3 点钟出发，行进到了新野县。在这里，被派到新店去帮助我们朋友的一些骑马护卫回来了，告诉了我们所发生的事。我们的朋友与包围他们的人进行谈判，他们要求得到一大笔钱。我们的朋友在客栈里一直等到 8 点，希望能得到我们的帮助。在看到没有希望以后，他们离开了客栈，却惊奇地发现城镇十分平静。

在到达城门的时候，他们得到解救的感觉变成了一阵惊慌，因为他们穿过城门时突然看到若干人组成的一群暴徒正在外面等着他们。有二百多人排列在路边，等最后一辆车出了城以后，突然向我们的朋友发起了进攻。我们的朋友跳下车，向他们的头上放了几枪，试图把他们吓退。雷实礼夫人由于旅行的劳累已经十分衰弱，从她的车上下不来了。在试图保护她的时候，雷实礼先生严重受伤。除了大量的皮肉之伤以外，他的右手腕和右腿都伤到了骨头，两处的大肌腱都被切断了。古约翰先生头上也受了几处刀伤。史美德先生的两名护送者勇敢地战斗，都多处受伤，后来证明这些伤口是致命的。当我们的朋友们离开大车以后，这些暴徒立即开始打破箱子，看到劫掠物品，这伙武装歹徒忘了他们的计划，从而使得我们的朋友成功地逃脱。

在日间，他们又都返回到大路上，设法找到了空着的大车，继续他们的旅行。尽管丢掉了所有的东西，但他们很庆幸保住了生命。第二天拂晓，迷路了的仆人重新回到了我们中间。他属于古约翰先生，于是我们给了他一块银子，让他回去找古约翰先生一行。

我们向着樊城行进，快到中午的时候，到达了湖北省边界，看到了襄阳府根据张之洞的命令派来迎接我们的一队精良士兵。我们认识到这是真正的、充分的帮助，我们的危险终于结束了，心里由此产生了感恩之情。到达樊城以后，我们发现，为了我们的安全和舒适，一切都准备好了。我们在这儿等待我们的朋友们，他们于 10 日夜间到达，处在一种真正悲惨的状态中。可怜的雷实礼医生的情况尤其糟糕，不得不在车上躺了三天，他的伤口一直没有能够得到治疗，只是最初由科玉贞医生撕下她剩余的外衣为他做成绷带，简单地进行了包扎。

第二天，我们一天都在为他们准备所需要的东西。史美德先生和他的朋友向男士们提供了内衣等物，而女士们则不得不穿上一套中国衣服。我们可爱的小爱利诺尔（Eleanore）11 日去世了，才刚刚九个月大。尽管我们心里悲痛得都说不出话来，但我们还是庆幸她一直活到了樊城，这样我们就能够从那里带走她的尸体，把她埋葬在汉口的英国人墓地里。

我们沿着汉江行进到一个港口，在那儿等了两天，然后乘上了美国领事派来的汽艇。

21 日，到达汉口，我们直接登上了一艘开往上海的汽船，结束了为期二十四天的旅程。

第三章

近代豫北医学传教活动的开展

清末民初的中国，教会医院救治的多是无望的病人、无助的穷人，这些都是社会的弱势群体。因此，医学传教活动从一开始就带有浓厚的人道主义色彩。开办大医院当时在全国还是个别情形，而在各地却散落着由传教医师主持的小型诊所。通常诊所的医疗设备比较落后，技术水平也很原始，在偶然的情况下才拥有现代的医疗护理和使用较好的器械。在整个19世纪，传教医生的人数如此之少，一个传教使团往往只有唯一的一位医生，更没有助手和护士的帮助。加拿大长老会华北使团初到豫北时，当中只有少数医师，而且在资源极为贫乏的情况下，几乎不具备开设医院的财力。在这样的医学传教环境中，传教医生个人的努力更值得赞扬，他们一方面发挥个人能力积极诊治中国患者，另一方面向教会和教徒宣传向中国输入现代医学的必要性和可行性，通过各种方法筹措资源，在豫北大地上建设起早期的教会医院。

本章首先综述1894～1920年加拿大长老会传教士在豫北安阳、卫辉、怀庆等地兴办起的多家医院的早期形态及其初建时在豫北地区发挥的效用，然后就历史发展的脉络指出豫北教会医院在20世纪二三十年代出现了大规模的改扩建变化，并由此挖掘这一历史变化背后的原因，探讨加拿大长老会传教士及医护人员极力建设趋近于正规化的近代西式医院的仁爱奉献与医学专业精神。

第一节　豫北三府教会医院的初建

基督教倡导“博爱”精神，教会医院多以“普爱医院”或“博爱医院”为汉语名称，也是这种精神的反映。[①] 1894～1920年，加拿大长老会传教士先后在豫北地区修建起了安阳北关铸钟街女子医院、安阳广生男子医院、卫辉博济医院、怀庆教会医院4所西式医院，早期有形医疗机构的建立为日后传教士在豫北开展专业化的医护服务和兴办正规化的近代医院奠定了基础。

① 吴义雄. 在宗教与世俗之间. 广州：广东教育出版社，2000：295.

一、使团兴办医院的原因

首先，加拿大长老会在豫北兴办医院是迎合其打开医学传教局面的需要。

自清光绪十三年（1887），英属加拿大传教使团在中国坚持不懈地传教、救治，十余年来医学传教的局面逐渐打开，由于传教士下乡巡诊建立了广泛的医患信任基础，越来越多的病人会到使团驻地来看病。诊所和教堂紧连在一起，中间常常隔着一个用于等候的房间，教堂借助治疗宣教，业已形成一批受惠于教会、倾向于教会的中国教众。这便是加拿大长老会继1872年开辟中国台湾北部教区淡水传教总站之后，于1888年由古约翰开辟的豫北教区。1901年“义和团运动”后，教会被迫放弃被毁的楚旺和新镇（今属浚县）传教站，同时加拿大长老会又向豫北教区派出大批牧师、医生、护士和其他辅助人员，新辟卫辉、怀庆（今沁阳市）、道口（今滑县）、修武等传教点，成立了彰德、卫辉、怀庆3个传教总站。1902年，加拿大的传教使团就成为河南最大的外国使团。1904年，北京到汉口的铁路通车，途经卫辉和安阳，使得这两个地方同外界的交通更为便捷。从后来加拿大长老会在豫北地区投入的人力、物力、财力的规模来看，该会从一开始就已计划将此处建为加拿大长老会在华最大的传教基地。

其次，兴办医院是医疗卫生事业发展的必然结果。

传教士初来楚旺伊始，没有固定的传教点，为破除当地民众对“洋鬼子”的仇视心理，才以行医为名，深入农村，医治病患。传教士在所到的集镇租房数间用以传道行医，这样的流动医疗诊所形成了传教士开办医院的初始想法。1890年，罗维灵在楚旺南街开办的福音堂中所设的诊所，可以说是加拿大传教士办医院的雏形。1894年，传教士进入安阳，开始修建相对独立的教堂和原始的医院。

随着教徒数量的增加，西医实效性的治疗越来越为当地人所接受和信任，到教会看病的人也日益增多。1894年之前，史美德就对此表示关注，“数百名毫无传染病知识的人群拥挤在传教士及其子女居住的地方”，鉴于当时混乱的医疗服务秩序，在没有任何防疫措施的情况下，教会中的传教士、他们的家庭成员及其在这里服务或等候的民众都有着被疾病传染的危险。由此，史美德认为，出于自我保护，应单独建造门诊部和治疗“卧床病人”的住院部（图3-1）。①

① Sonya Grypma. Healing Henan: Canadian Nurses at the North China Mission (1888～1947). Vancouver: The University of British Columbia Press, 2008: 53.

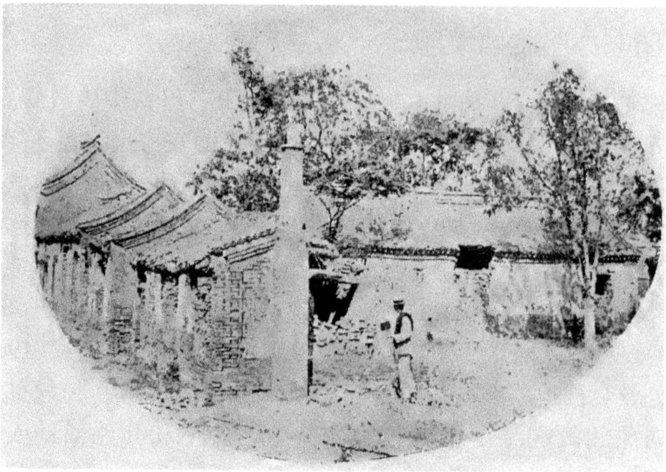

图 3-1 早期传教士在河南的落脚点

（图片来源：Mackenzie，Murdoch. Twenty-five Years in Honan. Toronto，Board of Foreign Missions，Presbyterian Church in Canada，1913：95.）

1900 年之前，需要过夜的病人只能在客栈住宿，或投亲靠友，或在小旅店里租个房间，其饮食和护理均由其家人完成。需要特别护理的病人，比如，白内障术后病人，可以留在使团驻地，或待在街区教堂里，或待在专门为此目的腾出的两间小房间里。在新郑，小教堂本身也具有“医院”这样的双重功能，由病人的亲属“进行护理工作”。1900 年之后，有的病人会长途跋涉，甚至步行 100 多英里前来诊所和原始的医院。尤其是经过中医治疗失败的病人，通常会把来教堂就诊西医当成最后的希望，随着教堂诊所的接诊量激增，建立有秩序的医院开展医疗服务，也就成了传教士在豫北医疗卫生事业发展的必然选择。

再次，传教士医生受基督教教义的驱使，义无反顾地投身于改观豫北医疗状况的事业中。

加拿大长老会华北使团的传教士医生与当时中国其他地方的传教士医生不约而同地碰到了共同的问题，例如，1892 年身在福建的美国传教医生福益华（Edward Bliss，1865～1960）在最多容纳 30 名病患的诊所里，接诊 70 人时，目睹中国人为就诊需步行六七天，有人拿药睡在街上，有人则死在了归途中。[①] 基督徒的仁爱和奉献精神是不能允许这种情况一再发生的。那么，正如福建福益华医生自己出钱修建医院，华北使团也一直坚持认为每一个传教士的居住地都应有诊所和医院，全国各地的教会组织都纷纷建立医院，与其说基督教入华

① 何小莲．西医东渐与文化调适．上海：上海古籍出版社，2006：137.

是为了从认识上改变中国人的思想观念的文化侵略，不如说是基督教倡导“博爱”精神必须要做到的济世救人的行动。基督教新教所倡导的“博爱”精神，这种无论在多么艰难困苦的情况下都会落地开花的普世精神，是基督教入华进行医学传教活动并建立起有形的医疗设施——医院的最重要的精神动力之一。

二、安阳广生医院的初建

1894～1920年，加拿大传教士迁入安阳，为了借医疗事业继续扩大教区，分别在安阳建立了“女子医院”（1894年筹办，1903年扩建）和广生男子医院（1912年），两院在安阳百姓中被称为“东、西洋房”。此为河南首开的教会医院之一，有医生数名，能诊治内、外、小儿、眼科疾病。1931年，两院合并为一所综合性医院，仍称为“广生医院”，并进行整修和扩建。两院初建时的概况分别如下。

光绪二十年（1894），罗维灵①等执行加拿大长老会决议在安阳北关铸钟街一带（现安阳市人民医院处）购置土地，先后建起教堂、斌英学校、医院等十余栋建筑②，均有地下室、木制地板、水泥洗衣池、玻璃门窗，四面坡红瓦楼顶。继而原楚旺镇“福音堂”诊所除一部分人员迁往汲县（卫辉博济医院所在地）外，大部分人员迁往安阳。罗维灵及古约翰夫妇等即是此时迁往安阳的，并于安阳北关铸钟街医院接诊，开展医疗及传教工作。该院院长为加拿大籍女医生科玉贞，主要应诊医生是罗维灵。据《安阳县志》记载，该医院每年施医四五万人次，全县信徒达4000余人。③ 因当时医院专收治女性患者，从事吸引妇女信教等活动，所以俗称“女子医院”。光绪二十六年（1900），义和团“杀洋人”、“灭洋教”、“烧教堂”的呼声从山东蔓延到豫北，安阳传教士暂停了教堂和医院的事务，纷纷南逃。光绪二十七年（1901），“义和团运动”进入尾声，加拿大传教士返回“女子医院”，不仅整理了旧有的处所，又扩建6幢大楼，女子医院拥有宽敞明亮的候诊室（教堂诊所）和一间专门教堂，又称“东洋房”④。

在安阳，与专门收诊女性患者的“东洋房”相对，城北西段河堤外（今安阳市解放路西段）另有一座建于1912年的男子医院，取名广生医院（今安阳市

---

① 创办安阳广生医院的加拿大传教士罗维灵大夫，来华前已是加拿大著名的医生，蒙特利尔大医院的总监，不但医术高明，在管理运营医院方面同样经验丰富。

② 刘志伟．古都遗韵　百年安阳．郑州：中州古籍出版社，2006：75.

③ 贵泰武，穆淳等．安阳县志 1－2．台北：成文出版社，1968：1424.

④ 孔祥涛．加拿大长老会豫北差会与彰德近代妇女解放（1889～1947年）//宋家珩主编．加拿大传教士在中国．北京：东方出版社，1995：128.

人民医院的前身），人称“西洋房”。该院由教会雷实礼（Dr. Percr. C. Leslie，生卒年不详）和梅秀英医生主持①购地 55 亩②规划修建所成。③ 医院的建筑情况是：在东侧临街处是一座欧式结构的门诊楼，建筑面积约 1300 平方米。医院门诊楼东侧，建有三排简易病房，俗称“三道院”（该处直至 1987 年才被拆除）。门诊楼北侧建有一座供传教士及医生居住的欧式结构小方楼。1920 年，广生医院初建完工时，门诊楼设正规病床 20 张，三道院设简易病床，住满为止，收治病人可达 80 ~ 100 人次，也有病人在地板上接受治疗。平均日门诊量 100 ~ 150 人次。④ 雷实礼擅长外科，急危重症病人的手术处理都由他负责。当时，广生医院招收中国籍学徒 4 人，均系基督教教徒（图 3-2）。⑤

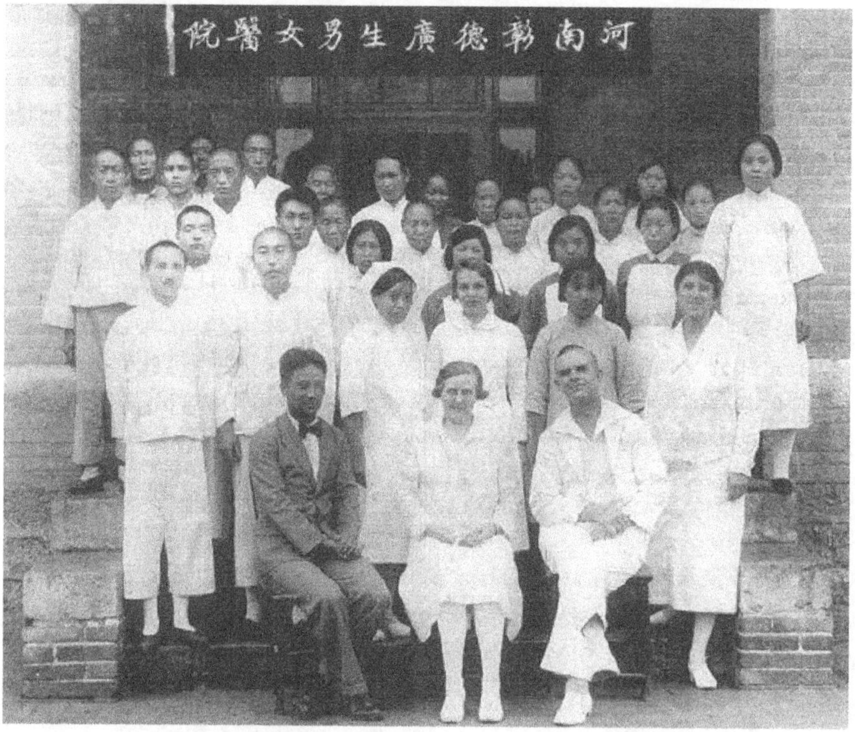

图 3-2　1930 年的安阳医院同仁（前排正中为梅秀英医生）

（图片来源：加拿大联合教会/维多利亚大学档案馆 UCCVUA 1999. 001P-1657// Sonya Grypma. Healing Henan：Canadian Nurses at the North China Mission（1888 ~ 1947）. Vancouver，The University of British Columbia Press，2008，118.）

① 接收帝国主义遗留财产广生医院的总结．安阳档案馆，卫生档，第 33 号．

② 1 亩≈666.7 平方米．

③ 安阳市郊区志编纂委员会编．安阳市郊区志．北京：中国标准出版社，1990：361.

④ 王国玉主编．安阳市人民医院院志．内部资料，2003：4 - 5.

⑤ 秦宝琦．五午年中外文化交流史（第四卷）．福州：福建人民出版社，2000：607.

三、卫辉博济医院[①]的初建

1896年，另有加拿大长老会传教士到达汲县行医传教。1901年，“义和团运动”后，传教士返回河南，游说官府获得支持，购得汲县沿淀街以南，徐庄以北，西濒卫河、东临大道的“怀盐场”旧址及其周围一段土地开始筹建医院、学校等教会机构，1902年动工，1903年落成，定名为“基督教博济医院”。由宋家珩主编的《加拿大传教士在中国》一书认为，1901年以前加拿大传教士在汲县边行医边传教的活动，是其早期在各地活动的惯用方式，故应认为博济医院的历史应从1902年建院开始。[②] 另外，今新乡医学院第一附属医院院史馆珍藏有该院彼时悬挂于大门上方的青石雕刻横额门匾，上行由右向左书“耶稣堂”三个大字，下行由右向左为“长老会”三个小字，右纵排有“耶稣降世一千九百零三年”的字样，左纵排有“大清光绪二十九年建”的字样（图3-3），故本章以汲县始建的“博济医院”动工之1902年作为建院开始，该院竣工投入使用为1903年。

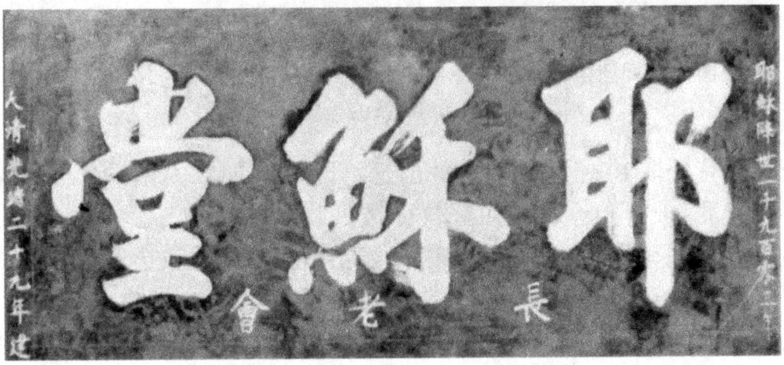

图3-3 博济医院初建时的青石雕刻横额门匾图
（图片来源：新乡医学院第一附属医院院史馆藏）

卫辉惠民医院建筑群为加拿大籍牧师贺雅格（Rev. J. B. MacHattie，J. 麦克哈迪牧师兼建筑设计师，生卒年不详）设计的，先期落成4座砖木结构的西式方形小楼（旧称2、3、4、5号楼）（图3-4），下设地下室，上面两层用于传教士外籍医生居住。后又修建瓦房60余间，作为门诊、病房、割症房、客房及男女小学和一般人员宿舍。[③] 1908年，医院又建瓦房60间及方形洋楼3座（旧称

① 卫辉医院，1903年初建成时为博济医院，1923年另扯扩建后，改称为惠民医院。

② 李巍．惠民医院与西医在卫辉一带的传播//宋家珩主编．加拿大传教士在中国．北京：东方出版社，1995：82.

③ 新乡医学院第一附属医院的前身——惠民医院（1896～1949）．河南省卫生志参考资料，1985（33）：35.

1、6、7 号楼)。①

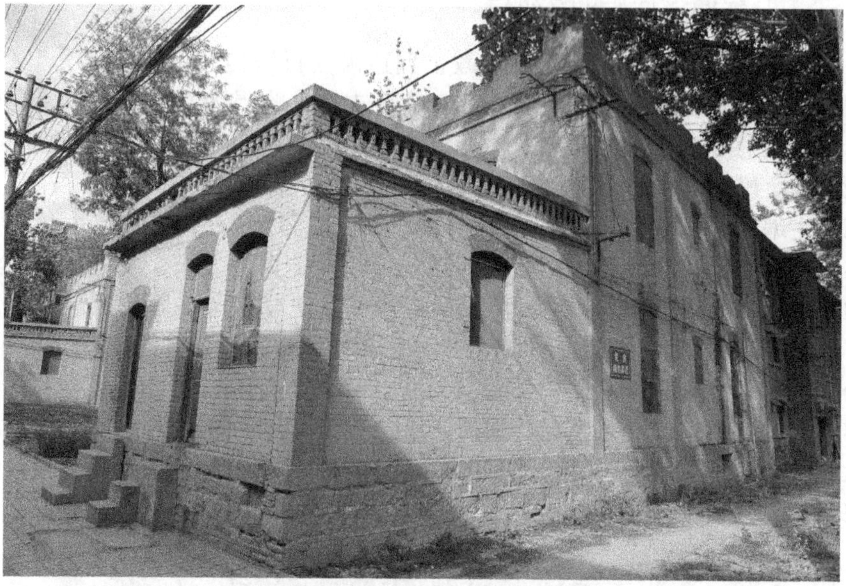

图 3-4 惠民医院时期遗留下来的 4 座砖木结构西式方形小楼(旧称 2、3、4、5 号楼)
(图片来源:2014 年 5 月笔者实地拍摄)

博济医院首任院长由罗维灵医生出任，医生有加拿大籍医生孟恩赐和另一位毕业于天津北洋医学堂的浚县籍教徒戴九城，还招收阳武县马纪良为助手，由教友杨逢春管理客房。1901 ~ 1919 年，加拿大基督教教会又调来加拿大籍医生敖尔德(Dr. Fred M. Auld Oerde，弗莱德 · 敖尔德医生，生卒年不详)、梅秀英及 3 位加拿大籍女护士盖麻姑(Miss Margaret Russell Gay，1886 ~ 1973)、饶秀贞(Mrs. Jeanette C. Mocalla Ratecliffe，1876 ~ 1982)和雷润田(Miss Isabel Leslie，婚后称为 Mrs. Isabel Leslie Fleming)等到医院工作，并增加了 2 名中国籍助手申启林和郭新来加强医院力量。②

尽管如此，这时看病仍不分科，只设男女门诊及男女病房，12 岁以下小儿归女门诊看病。医院每日接诊 50 人次左右，病房设病床 30 张，常可住满。③ 彼时该院可以接诊治疗一些眼科常见疾病，外科可做小手术；收住院的多为常见病及季节性多发病病人；若见肺结核一类在当时被认为无法治愈的病症，只给

---

① 新乡医学院第一附属医院的前身——惠民医院(1896 ~ 1949). 河南省卫生志参考资料，1985(33):37.

② 新乡医学院第一附属医院的前身——惠民医院(1896 ~ 1949). 河南省卫生志参考资料，1985(33):36.

③ 李巍. 惠民医院与西医在卫辉一带的传播//宋家珩主编. 加拿大传教士在中国. 北京：东方出版社，1995:83.

予对症处理，令其回家疗养。

医生的工作时间安排一般是上午先查房后手术，下午出门诊。星期日除 1 ~ 2 名医护人员在门诊应诊外，其余人员都要到教堂做礼拜。[①]

1916 年，院长罗维灵被加拿大豫北差会调到齐鲁大学任教，由加拿大籍医生敖尔德继任院长职务，另有齐鲁大学医科毕业生范元文来博济医院供职。[②]

1918 年，在院长敖尔德的主持下，博济医院同地方官府协商又购买沿淀街以南，毗邻医院北边（现医院院址）的土地 40 余亩，仍由工程师贺雅格设计，扩建医院设施并建造砖木结构病房大楼一座。博济医院由南向北迁移，并改名为基督教卫辉惠民医院，院长为加拿大籍医生杜儒文。[③] 据史料记载，这次扩建更名后的卫辉惠民医院成了当时豫北地区规模最大、最先进的医院。在卫辉、安阳和怀庆的 3 所现代化医院中，惠民医院是最新式、最现代的医院，也是除了上海和北京之外全国最好的医院之一。[④] 惠民医院的正式启用成为传教机构在医疗工作上新的、重要的里程碑。

四、怀庆教会医院的初建

1895 年，加拿大多伦多布卢尔教堂将孟恩赐医生派至河南，每月资助 1200 美元支持其在怀庆进行工作，后又募集额外资金在那里建起一座小型医院，由孟恩赐任院长。当时，教堂、学校与医院共处一院，被当地民众称为“北关洋楼”。大院里有一座方形小洋楼，由孟恩赐设计，供外籍传教士及医生居住。[⑤]

1904 年，怀庆医院的状况与卫辉医院相比差很多，孟恩赐医生开始着手改善怀庆方面的工作。1905 年，加拿大人高瑞士（E. Bruce Copland）、姚红道将基督教传入修武。在县城东南隅租耕地数亩盖瓦房 18 间作为教堂，后又盖 2 座西式楼房，每座楼房分两层，下面带有地下室，当地民众称之为“南洋场”，当时从教者很多。1909 年 5 月，已在河南从事 3 年传教士工作的斯考特（William J. Scott）医生向河南教务评议会报告有关怀庆地区的医疗工作情况时，提出该

---

① 新乡医学院第一附属医院的前身——惠民医院（1896 ~ 1949）. 河南省卫生志参考资料，1985（33）：37.

② 新乡医学院第一附属医院的前身——惠民医院（1896 ~ 1949）. 河南省卫生志参考资料，1985（33）：38.

③ 新乡医学院第一附属医院的前身——惠民医院（1896 ~ 1949）. 河南省卫生志参考资料，1985（33）：39 - 40.

④ Sonya Grypma. Healing Henan：Canadian Nurses at the North China Mission（1888 ~ 1947）. Vancouver：The University of British Columbia Press，2008：908.

⑤ 李艳青．基督教在沁阳传播述略//宋家珩主编．加拿大传教士在中国．北京：东方出版社，1995：182.

地护理工作和设备严重不足。

1920 年 3 月 17 日的土匪袭击事件造成了孟恩赐院长的死亡惨剧。孟恩赐医生去世后，瑞普·斯里门（Rev. Slimmon）接手成为医院监管，几个月后，“河南紧急救护委员会”关闭医院，等待下一位接受委任的加拿大医生的到来。加拿大长老会提议拨出资金，建造一所更加完善的医院，以表示对孟恩赐的纪念，并将怀庆医院正式更名为“恩赐医院”①。

1921 年，冯玉祥得知孟恩赐院长死亡的消息后，捐款 2 万元，一半给豫北差会，一半用来扩建怀庆恩赐医院。1923 年年底，传教士后代罗光普来恩赐医院接任院长职务。②

第二节　豫北教会医院的初步效果

加拿大长老会的传教医生在豫北安阳、卫辉、怀庆三处开办的西式医院，为豫北百姓提供了温暖且富有人情味的医疗服务，不仅消除了中国患者和百姓在西式医院建立之初的狐疑，赢得了中国百姓的信任，而且缩短了中国百姓与西方医院的感情距离。除此之外，西式医院的开办在改变豫北地区医疗卫生服务状况、传教士的生活条件和地方声誉等方面都发挥了巨大作用。

一、提供有序的医疗服务

中国传统医学中以民间悬壶、上门诊治的服务方式为主，中医的诊疗知识通常为家学或私人间的传授。西方传教士入华，伴随着基督教“仁爱”的教义，其救治实效也越来越深得中国百姓的信任，19 世纪中晚期传教士纷纷在中国各地开办医院，豫北安阳、卫辉、怀庆三处的加拿大长老会医院即是这一时期借医传教的产物，同时也带有医院最初形成过程中的典型特点，如医院规模仅有“诊所”大小，大小事务均由一两位医生处理，缺乏护理和行政人员；医院的接诊量大大超出了可承受的范围，医生只能尽力而为；亦同前文所述，为留治需要观察的病人，只能让其住在客栈或与多个病人共用院内的大病房，等等。1894～1920 年，可谓是豫北地区教会医院的初始阶段，在这个阶段不仅先后建立起了有形的医院设施，还逐渐形成了近代医院，提供了规范医疗服务的组织

① 李艳青．基督教在沁阳传播述略//宋家珩主编．加拿大传教士在中国．北京：东方出版社，1995：182.

② 李艳青．基督教在沁阳传播述略//宋家珩主编．加拿大传教士在中国．北京：东方出版社，1995：183.

系统。从在大树下公开手术，到在教会住所接诊治疗，再到医院实体的建立营业，约20余年加拿大长老会传教士在豫北地区开展了秩序井然、深入人心的医院服务活动，时值20世纪二三十年代，明显带有正规化近代医院特征、更加完整的组织系统和工作制度才在豫北的三处教会医院中形成。

本节首先介绍20世纪初始的20余年间加拿大长老会传教士和医务人员借助医院的有形实体开展的有序医疗服务活动（图3-5）。

第一，医院实行男女分诊制度。在安阳男女医院分立，除广生男子医院外，为了更好地向妇女传教和为其治疗疾病，专门建立了安阳北关铸钟街女子医院，并由女医生科玉贞任院长兼医生；在20世纪20年代初的大饥荒中，女子医院的科玉贞医生拯救了400位母亲和孩童的生命，受到了当地政府的褒奖。卫辉博济医院亦是建立了男女分科门诊，12岁儿童一般随母亲在妇女门诊就医，可见是随儿童的生理、心理和生活习惯所定，留存至今的图片资料显示了彼时男女门诊充足的门诊量和秩序井然排队就医的情况。

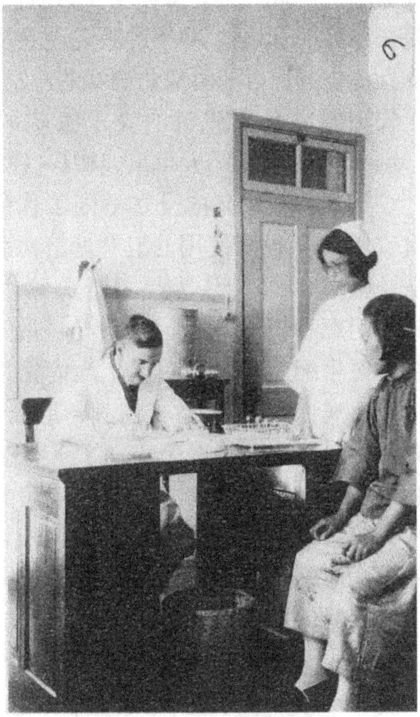

图3-5 诊疗中的医生

（图片来源：新乡医学院第一附属医院院史馆馆藏）

同时期，在中国其他地方的教会医院如济南华美女医院、济宁巴可门施医院等也有建立男女分诊制度。按照性别分诊并非完全出于西医所特设的医疗制度，其主要根源是随俗中国“男女授受不亲”的地方习惯和传统文化，医院初建时突发义和团对基督教“灭伦伤化”、“不分男女”的攻击，更使传教行为、教会医院注意入乡随俗以适应地方文化，男女分诊自然有其时代之必要。男女分诊制度无形中促进了对女性权益的保护和伸张，对于在家庭中处于弱势地位的中国女性，不难想象她们可以投奔教会得到保护和应有的治疗，甚至可以了解到如何争取自己在家庭和社会中的正当权益；对于西方女性来说，尽管她们可以同男性一样接受教育、工作和享有自由选择生活的权利，但是在争取女性应有的社会地位和理想方面尚需努力。

同加拿大长老会的本土组织一样，豫北的加拿大长老会本质上也是一种男性权利主导的组织。在加拿大长老会的辖区内，女性一般是无法担任领导职位的，而且在医院的等级体系中，女性必须服从男性的指挥。对于是否开设单独的女子医院，在传教士之间是存在争议的。卫辉教区的成员认为开设针对女性的医疗工作既没有必要也是一种浪费，因为在中国，对于城市地区而言，男女应当分开单独进行工作的想法可能是正确的，但对于河南来讲，主要是农村的病人，“卫辉和怀庆的综合医院在没有女医生的情况下，也在成功地为女性进行医疗救治”①。但是，在豫北的加拿大籍会员中，仅有1/3是男性，其余都为女性会员。除此之外，安阳女子医院的院长科玉贞医生却坚持要开办单独的女子医院，因为拥有超过20年的医院创立及管理经验，无可争辩地让她得到了教会对于女性能力的认可和对豫北妇女的尊重。她的成绩和坚持最终在20世纪20年代推动了安阳独立且更先进的女子医院的筹建，并由女医生梅秀英、女护士彭纯修（Miss Louise Clara Preston，1891～1959）二人协助规划建设。

第二，在医院内设立不同工作内容的部门。从一些院史文字和图片资料来看，1903年投入使用的卫辉博济医院，已设有门诊、病房、割症房等医院部门。从一幅1905年被认为是罗维灵医生在博济医院正在进行诊疗的图片中可以看到，门廊和柜台式的建筑格局将诊室和药房分属在不同的空间内，由中国助手协助医生配药发放给病人。当时医院已有可供留院观察或治疗的病房，博济医院设有病床30张，常可住满，形成了近代医院住院部的雏形。还有记载称，彼时罗维灵医生还为医院建立了X光室、无菌手术室和条件较好的化验室，使透视、拍片和化验数据成为诊治疾病的重要依据。院史记载中的“割症房”是博济医院已设近代医院重要科室组成部分最有利的佐证。同时，教堂和医院人员的生活区已和医院分开，保证了教徒及其家人的健康和安全。

同时，博济医院的设计也保持了豫北地方特色，贴近百姓的就医习惯。1903年，罗维灵医生与家人一起搬到了卫辉。据他的儿子罗光普回忆，最初的医院非常原始，就是围绕一个中心庭院建起几座面积不大，略成方形的典型“中式房屋”，一间当厨房，其他的当病室，因为“中国人习惯住在这样的房子里”。“这种医院的想法非常好。病人没有被带入陌生环境的感觉，能待在自己熟悉的环境里，吃到亲属提供的饭菜，饮食开支也很低。”②

第三，制定了一些医院业务活动规则。博济医院不但安排了每日例行的查房、手术、门诊时间，还将医务活动与教堂礼拜分开，保证礼拜时间不冲突门

① Margaret Brown. History of the Honan (North china) Mission of the United Church of Canada, Originally a Mission of the Presbyterian Church in Canada, United Church of Canada/Victoria University Archives [hereafter UCCVUA] 33: 21// Sonya Grypma. Healing Henan: Canadian Nurses at the North China Mission (1888～1947). Vancouver: The University of British Columbia Press, 2008: 55.

② Dr. Robert McClure. Interview by Peter Strusberg, transcripts, 1976－7－14, Library and Archives Canada. MG 31 Series D78 vol. 44. file 44－29// Sonya Grypma. Healing Henan: Canadian Nurses at the North China Mission (1888～1947). Vancouver: The University of British Columbia Press, 2008: 53.

诊营业。医院日常接诊采取“贫困病人，免费治疗”的措施，以致就诊病人日增。为了使诊治有序，规定诊治疾病和手术，依挂号先后为序。

二、形成了医疗诊治群体

今人看待20世纪初建的豫北地区教会医院，多会感叹当时医院医生和技术工作者的稀缺，而笔者将此20年来豫北地区由加拿大长老会建立的三家医院的所有医护力量统计至一个表格中（表3-1），从而可以发现这些同属加拿大长老会华北使团的传教士医生尽管在豫北地区分别建立了多家医院，但其在医疗工作中多有交叉，于安阳、卫辉、怀庆的3个站点巡回医疗。在外籍人士稀少的豫北地区，加拿大长老会这个严格的宗教信仰和组织的网链，将十几个西方医疗工作者联系成为一个开创豫北近代医疗事业的专家群体。20世纪20年代前，加拿大长老会传教士在河南的医疗事业情况如表3-2所示。

表3-1　20世纪20年代前加拿大长老会豫北教会医院的医务人员

医院	时间	协建	院长	外籍医生	中籍医生	中籍助手	护士	备注
安阳北关铸钟街女子医院	1894～1920年		科玉贞（女）	科玉贞 罗维灵				
安阳广生男子医院	1912～1920年		雷实礼					学徒4名
卫辉博济医院	1903～1919年	劳海德 贺雅格	罗维灵	罗维灵 孟恩赐	戴九城	马纪良		工人3名
	1903～1919年增派			敖尔德 梅秀英（女）		申启林 郭新	盖麻姑 饶秀贞 雷润田	工人1名
	1916年（罗维灵调任）		敖尔德		范元文			
	1927～不详		诺尔曼·奈特					
怀庆教会医院	1904～1920年		孟恩赐	孟恩赐				

资料来源：王国玉主编．安阳市人民医院院志．内部资料，2003：4．刘志伟．古都遗韵　百年安阳．郑州：中州古籍出版社，2006：75；赵琳．广生医院与安阳的医疗事业//宋家珩主编．加拿大传教士在中国．北京，东方出版社，1995：148；新乡医学院第一附属医院的前身——惠民医院（1896～1949）．河南省卫生志参考资料，1985（33）：1－37.）

表3-2　20世纪20年代前加拿大长老会在河南的医疗事业①

差会	医院(所)	药房(个)	病床(张)	每年住院人次(人)	外国医务人员总数(人)	中国医务人员总数(人)
长老会	4	2	307	4072	11	19

资料来源：中华续行委办会调查特委会编．1901～1920年中国基督教调查资料（上卷）（原《中华归主》修订版）．北京，中国社会科学出版社，1987：188，190，199.

创办卫辉博济医院的加拿大传教士罗维灵院长，来华前已是加拿大著名的

① 秦宝琦．五千年中外文化交流史（第四卷）．福州：福建人民出版社，2000：606.

医生，是当时早期脑炎和震颤麻痹症诊断的权威医生之一。他不但医术高明，还是蒙特利尔大医院的总监，在管理运营医院方面同样经验丰富。罗维灵是第二位受到加拿大长老会派遣来华的加拿大医生。[①] 他建立的X光室、无菌手术室、化验室，使博济医院成为当时河南设备最先进的西医医院之一；他热心指导华人，为豫北地区培养出一批医护人员。1917年，罗维灵到加拿大长老会参与建设的齐鲁大学担任医学院教授。在教学之余，他还翻译了许多医学教科书，促进了医学院教学水平的提高。

加拿大籍医生孟恩赐，毕业于多伦多大学（University of Toronto）获得药理学和宗教学双重学位，1895年成为怀庆府的第一位外国医生。1902年7月，安阳霍乱暴发时，他要求传教士们将水煮沸后饮用，不要购买水果，尽可能少买蔬菜，不要食用未烹饪的食品。1903年，他前去怀庆从事医疗工作，出任怀庆医院院长，1920年为营救女传教士而不幸被土匪杀害。

在诊治病例方面，卫辉博济医院开诊时病人不多，民众多以好奇之心前往诊治小伤小病，医生给病人涂以红汞、碘酒消毒，遇发烧病人求诊时，常用阿司匹林治疗，让民众感受到西药比中药退烧快。常见病及季节性多发病，如发烧、伤风感冒、肺炎、胃肠炎、痢疾、疟疾、黑热病及皮肤花柳病等一般收为住院治疗。能做疝气、小肿瘤、痔瘘、阑尾炎，以及眼科的眼睑内翻倒睫、翼状胬肉、刮沙眼等小手术。对于无特效药物而被视为不治之症的肺结核，则给予对症处理，嘱咐回家疗养。[②]

仅从上述两位20世纪20年代前豫北加拿大长老会医院院长的简历和二人在豫北之贡献，加之上述对医院设施、人员、诊治病例的介绍，便可见加拿大长老会对豫北医疗传教事业的人力投入之大。作为结果之一，20余年来豫北地区的医疗卫生水平也逐渐有所提高。

三、改善医务人员的生活

三处医院建筑，均以供传教士及外籍医务人员生活起居使用的欧式砖木结构小方楼最为突出，成为“洋场”的标志性建筑。安阳广生男子医院建有样式很讲究的欧式结构两层小方楼1座，专供外籍大夫居住。紧挨小方楼，在东北方向有花圃数亩，并雇用了两名花匠。[③] 卫辉博济医院除医疗设施在豫北3所医院中最完善最先进外，其医院内的生活居住环境也是规划建设最好的。1901年初建时，博济医院占地30余亩，医院、小学并举，由加拿大籍牧师贺雅格设计。供外籍牧

---

① 宋家珩．加拿大人在中国．北京：东方出版社，1998：168.

② 新乡医学院第一附属医院的前身——惠民医院（1896～1949）．河南省卫生志参考资料，1985（33）：40.

③ 王国玉主编．安阳市人民医院院志．内部资料，2003：4－5.

师、医生居住的4座西式砖木结构方形小洋楼，共有地下、地上3层，内设卧室、客厅、储藏室、饭厅、厕所、洗手间、壁炉、壁柜及阳台等，分别为劳海德(Rev. Arthur William Lochead，生卒年不详)、尹兹谋、罗维灵等居住。在另外的60余间瓦房中，除医院各部门外，还设有男女小学和一般人员宿舍。1908年新建瓦房60间，专为男女小学之用。1909年，博济医院又为加拿大籍人员建造方形洋楼3座，其中1号楼后为院长敖尔德居住、6号楼为加拿大女医生梅秀英及女护士居住、7号楼则为加拿大人子女上学的专用小洋楼。1913年，博济医院东又辟农田百余亩，新建基督中学堂1座（图3-6）。怀庆医院初建时亦有西式楼房两座。①

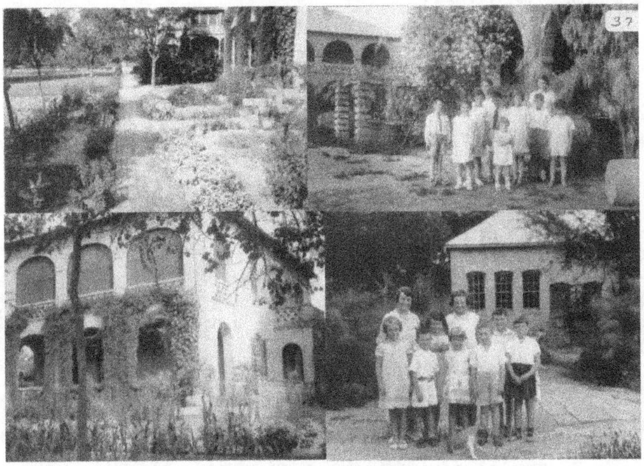

图3-6　传教士住所
（图片来源：新乡医学院第一附属医院院史馆馆藏）

加拿大传教士、医生入华并进入豫北时，最难以适应的就是艰难的旅程和恶劣的生活环境，尤其是常常被暴露在疾病中。史美德医生刚刚熟悉了豫北环境，在努力推进医药传教工作时，就患上了斑疹伤寒，几种并发症接踵而至，不得不回到加拿大医治，随即也由于健康问题而结束了自己的海外传教生涯。不仅是传教士自身的生命受到了疾病的威胁，他们还承受着自己的孩子接连不断地因感染痢疾、脑膜炎、肺炎等传染性疾病而夭折的痛苦，古约翰的几个孩子、詹姆斯的幼子、孟恩赐6个月大的儿子和罗维灵的小女儿在1902年这个豫北教会医院陆续建立的年月里不幸早逝。② 加拿大长老会华北使团在付出了如此之大的生命代价之后，在借医传教之中，极力改善他们的生活环境，首先保全自己和家人的身心健康也无可厚非。关于外籍传教医务人员子女的教育，从博济医院建造的中小学分

① 新乡医学院第一附属医院的前身——惠民医院（1896～1949）. 河南省卫生志参考资料，1985(33)：37.

② James Frazer Smith. Life's Waking Part: Being the Autobiography of Reverend James Frazer Smith. Toronto: Thomas Nelson and Sons，1937：275.

布可见，在传教士意愿和规章制度上是将中国学生和传教士子女严格区分开的，学习和成长在博济医院7号洋楼的外籍子女，由卫辉徐庄的刘汉为其服务，专为外籍小学生做饭、供水、打扫卫生。① 据艾美凤（Mrs. Mavis Knight Weatherhead）自述，她从小由中国的保姆带大，家里还有做饭的佣人、专职的花匠及牧羊人。大部分女传教士家里都有男佣人。

1910年，由加拿大长老会派遣来豫北差会工作的牧师、工程师明义士来华一个月后，在写给母亲的信中说道："我在这里生活得很好……我非常非常喜欢这个地方，尤其是我现在有了一间属于自己的小屋。传教士的生活并不像人们所想象的那样糟。"②（图3-7）

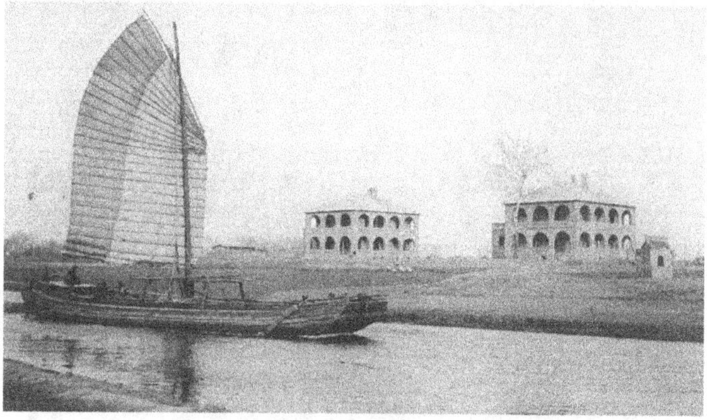

图3-7　1915年卫辉卫河沿岸的传教士住所

（图片来源：Sonya Grypma. Healing Henan：Canadian Nurses at the North China Mission（1888～1947）. Vancouver，The University of British Columbia Press，2008，53.）

四、拓展和维系与各界的关系

新中国成立后，带有深厚民族情感的院史书写中有如下记录：

> 每遇富商豪绅来院看病时，常享优先之权，因而从先富后贫的顺序上引起一般群众的反感。……对那些有钱富商大亨，就医时常派医生及护士到家出诊，收费加倍。③

无论是从中国儒家的"贫富虽殊，药施无二"的主张来看，还是从现代医

---

① 新乡医学院第一附属医院的前身——惠民医院（1896～1949）. 河南省卫生志参考资料，1985（33）：37.

② Dong Linfu. James Mellon Menzies：Sinology and Missionary Methodology in Canadian Presbyterian Missions to China. Paper for NAMP Forum，1998（3）：17－19.

③ 新乡医学院第一附属医院的前身——惠民医院（1896～1949）. 河南省卫生志参考资料，1985（33）：36－37.

疗的伦理道德来看，病人平等就医的权利和医生救死扶伤的职业道德，都不能因社会地位、权势、知识、贫富、年龄、外貌、亲疏关系等受到影响。然而，在文化壁垒、排洋情绪十分严重的清末，拓展和维系教会与地方势力的公共关系，对整个西方文化及西医体系的移植产生了重要影响。

1901 年《辛丑条约》的签订，使得西方人在华办学、建立医院的意愿“合法化”。卫辉博济医院就是在这种政治保护下，疏通地方各界人士才得以建立的。据时人回忆：

> 牧师劳海德，是个中国通，能讲一口流利的中国话。他和豫北道尹夔卯，商会会长张宇敬的来往密切，交情致厚，在传教与办院中得到他们的大力支持。……得到知县、道尹的多方协助，仍然选定了汲县沿淀街以南，徐庄以北，西临卫河、东临口道的“怀盐场”旧址及其周围一段基地。原产业主极力反对，认为这是祖传家产，又系村边良田，不愿交卖。……后经徐庄教徒卫有太的说合，才勘丈成契，登记造册，过割农田30余亩，土地所有权归英属加拿大基督教所有。①

1920 年，为营救被土匪骚扰的女传教士，怀庆医院的院长孟恩赐医生不幸中弹身亡。据记载，彼时有人提议募集 3 万加元在怀庆建一个正规化的近代医院，以表示对孟恩赐的纪念。加拿大长老会海外传教委员会得到英国驻华大使的暗示后，要求中国政府对此予以赔偿，但豫北差会反对，认为应承认中国政府不能保护外国人的现实。1921 年，时任河南督军的冯玉祥得知消息后，捐款 2 万元，一半给豫北差会，一半用来扩建怀庆医院。孟恩赐的死亡促使怀庆医院成了河南第一家近代化医院。② 后来接替院长职务的罗光普医生亦感受到自己比起孟恩赐在怀庆的威望和影响，资历尚浅，有一定的压力。③ 在罗光普就任的 20 世纪 20 年代，中国处于各种势力纷争动乱的局势，罗光普借助他的医术周旋于各种势力之间，保证了医院工作的正常开展。

如果不是通过私人交情、医患关系及其他各种人情往来，20 世纪二三十年代豫北 3 所教会医院是不可能与地方官府协商购地扩建的。同样，早期安阳新女子医院的建立，广生男子医院的不断扩建，通过官府购地扩建卫辉博济医院，等等，教会与豫北地方政商名流的关系也通过人们最关心的健康问题加以维系，这不仅关系到加拿大长老会在此地顺利开展传教工作，从历史功绩上看还无形中助推了地方医院正规化转型大门的开启，以致 20 世纪上半叶豫北教会医院都

---

① 新乡医学院第一附属医院的前身——惠民医院（1896～1949）. 河南省卫生志参考资料，1985（33）：34－35.

② 李艳青. 基督教在沁阳传播述略//宋家珩主编. 加拿大传教士在中国. 北京：东方出版社，1995：183.

③ 宋家珩. 加拿大人在中国. 北京：东方出版社，1998：172.

在努力维护着他们与地方政府、士绅、商贾的错综复杂的亲善关系。

五、促进卫生系统的形成

1893 年以前，河南尚无专门的西医医疗机构，更不用说豫北地区了。1894 年，加拿大长老会在安阳开设广生男子医院，是河南第一家教会医院。1901 年，卫辉博济医院始建。1906 年，在郑州建有华美医院。是年，建立开封福音医院。同年，据 7 月 24 日《开封简报》刊登广告称：开封鼓楼钟致安创立之“卫生医院”聘请日本医学士——漱忠之来汴应诊，大肆吹嘘日本人技艺高超，收费高昂。1909 年，郾城建立基督复生医院和洛阳复音医院及沧州浸礼会医院等。清宣统三年（1911），开封设立官办医院——河南官医院。据《开封简报》载：“本医院由巡警道详准开办。院内设牛痘局一所，每年春季定期施种牛痘。”① 随着西方教会势力的渗透，西医医院逐步发展起来，20 世纪初在河南境内建立起多家医院，该省卫生行政之管理也无法再搁置，西医院的建立促进了当地卫生医疗行政管理机构的形成。据民国时期的《河南卫生志》记载：

> 清光绪三十四年（1908）河南省奉颁清政府民政部所定城、镇，乡地方自治章程其要务为……设施药局，立医院、医学堂，成立戒烟会以及其他关于城，镇、乡卫生之事。惟，其时民智未开，自治难行，卫生各事除戒烟外，余皆未奏效？

是年，河南省再颁民政部关于各省巡警道分科办事章程设卫生科，掌管卫生警察之事，包括清道、防疫、检查食物、屠宰、医务及官立医院各事项。②

第三节　向正规化近代医院的转型

20 世纪前后，西式医院如雨后春笋般，从中国沿海扩散到内地，凡有传教士的足迹，就有西式诊所和医院。西方医学是近代以来传入西学中最迥异于中国传统文化的学科之一，也是中国近代化转型中必不可少的一部分。一般认为，中国历史上第一所近代医院的建立肇始于 1865 年，德贞在北京创办的双旗杆医院，即今天北京协和医院的前身。在医学史研究上，中国建立正规化近代医院的概念界定仍然显得十分模糊，大凡 1865 年以后在中国建立的教会医疗场所都被称为医院。上海医科大学马伯英教授认为，当初这些由传教医师建立的所谓

---

① 河南省预防医学历史经验编辑委员会编．河南省预防医学历史经验．南京：江苏科学技术出版社，1990：18.

② 河南省预防医学历史经验编辑委员会编．河南省预防医学历史经验．南京：江苏科学技术出版社，1990：18.

的诊所或医院，充其量只是诊所、住所、教堂三位一体的混合物。[①]《中国医史》中对于20世纪前后的中国西医机构的描述更是直言不讳：

> 当我们谈到当时的“医院”时，我们只能选择这个名词，因为没有其他的名词能更好地描述这些早期的组织。但应当强调指出的是，事实上这些机构——虽然对那些住院病人提供重要的手术而获得出色的成果，但却很难给予医院的名称。[②]

即使是当时在中国最早被西化之一的城市北京处所建立医院的传教士医生德贞也大为感慨，“欧洲人观念中‘医院’这个词所蕴含的意味，在北京人的意识中根本不存在”[③]。不仅是德贞，公共卫生学家伍连德、医史学家王吉民等亦有从中国西医机构现实情况角度出发，无可奈何地描述：

> 墙壁通常是多孔或晒干的土坯，地板是打干了的泥土、混凝土或砖块，窗户在早期都是纸张糊的，这种窗户很少是敞开的。应该承认，这些老式医院既谈不上通风，也谈不上清洁。
>
> 病房里的家具少得可怜，几乎除去少数中国床（木制的或竹制的），一二张桌子及若干椅子而外，别无其他。各种东西由病人自己带来，他们带来自己的衣服和被褥，由自己的亲友照料或喂养。[④]

近代意义上的“医院”应是一个完备的医疗场所，它包括候诊室、门诊室、住院部、隔离病房、手术室、药房，配备有一定的医护人员和诊疗仪器。近代中国较早具有一定规模的广州博济医院亦是在多次扩建后才达到这一基本水准的。豫北教会医院相较之，建立较晚，规模较小，亦是在不断的重修和扩建中逐步趋同于正规化近代医院水准的。

一、20世纪二三十年代的医院扩建

20世纪20年代，安阳女子医院的院长科玉贞凭借她执掌铸钟街女子医院20年来的能力和社会影响力，平息了在加拿大长老会内部是否需要在豫北再开设单独的女子医院的争议，最终同意在安阳的广生男子医院旁边修建一所新的女子医院，另外，还同意在安阳购买更多的土地专门为女医生和护士修建一所住房。新女子医院的兴建规划由科玉贞医生和梅秀英医生制定，为便于与广生男子医院协

---

① 马伯英，高晞，洪中立．中外医学文化交流史——中外医学跨文化传通．上海：上海文汇出版社，1993：401.

② K. Chimin Wong，Wu Lien-Teh. History of Chinese Medicine. Shanghai，Teintsin：Teintsin Press LTD，1932：298.

③ Peking Union Medical College Weekly Calendar. 1940－12－11：36.

④ Peking Union Medical College Weekly Calendar. 1940－12－11：36.

作，女子医院紧邻而建，两个大院之间步行仅需12分钟。在医院艰巨的土木兴建过程中，有可能成为该院护士长的彭纯修（图3-8）负责检查医院的建设进展，并参与院内设施筹备和最终决策。得益于彭纯修等参与建设者各种富有创造力的就地取材，工程进度虽然缓慢，却能平稳推进，新的女子医院于1926年年末竣工。

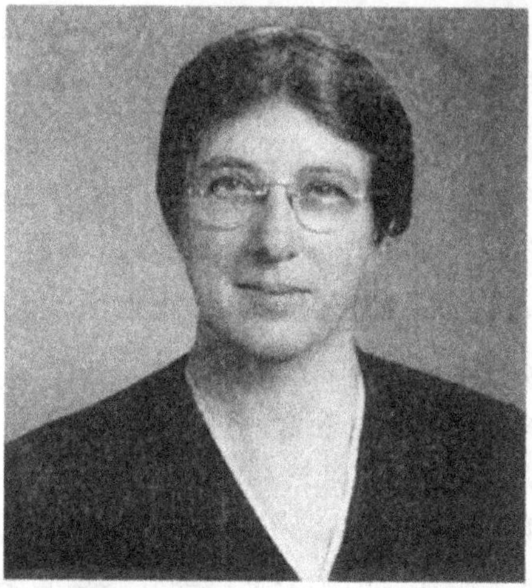

图3-8 加拿大长老会护士彭纯修

（图片来源：Sonya Grypma. Nursing History Review：Official Journal of the American Association for the History of Nursing. Nursing History Review，2004（12）：101.）

20世纪30年代以前，安阳的加拿大长老会医院共有铸钟街女子医院、广生男子医院和刚落成的新女子医院3处。1931年，3所医院并整扩建，铸钟街女子医院全部西迁入男子医院，男女医院合二为一，成为一所综合性医院，仍称作“广生医院”。铸钟街仅留教堂做宗教活动，另设一所教会斌英中学。新女子医院亦属于广生医院。这一时期的广生医院，由梅秀英任业务院长，贺雅格任行政院长，彭纯修任护士长。医院还有中国籍医生段美卿（汲县人）和李德普（安阳县人），二人均毕业于山东齐鲁大学医科。① 该院不仅增加了医护人员，增加了住院床位，还改善了医院的基本设施，增设了医疗仪器，新的广生医院成为近代安阳最先进的医院，也是当时豫北最先进的医院之一，当年治疗病人达

① 齐鲁大学医学院前身为1909年英国浸礼会和欧美长老会在济南合办的共和医道学院，其新建的医学教学楼内除教室以外，还有组织胚胎、药物化学、生理化学、临床病理4个实验室。1913年英国浸礼会派外科医生来济南，兴建附属共保医院。以后共和医道学院还从北京协和医学院和南京金陵大学医科充实师资，具有相当的实力。1924年，加拿大政府准予齐鲁大学立案，批准齐鲁大学具有学位授予权，同时，毕业于齐鲁大学医学院医科的学生可被授予由加拿大政府批准的“医学博士”学位。1925年，齐鲁大学医科更名为齐鲁大学医学院。加拿大传教士迫切要求建立第一流的医学院，因为他们更为重视教会教育中的医学部分，并且拥有医学人才，费用则由加拿大卫理公会负责。齐鲁大学医学院为近代中国医疗事业输送了大量中国自己的西医学人才。

到6820人次，手术166例。[①] 到了1933年，收治病人达到116 777人次。[②]

1920年，对于卫辉的博济医院来说亦是一个拐点。时任院长敖尔德主持购买毗邻医院北面（现医院院址）的土地40余亩，设计建造了当时豫北地区规模最大、最先进的医院。在卫辉、安阳和怀庆的3处近代医院中，卫辉的惠民医院将是最新式、最现代的医院，也是除了上海和北京之外全国最好的医院之一。[③] 医院落成后有大小楼房10座，平房200间，占地近百亩。围绕医院所建的教堂、医院和学校共占地约300余亩，建筑大小楼房16座，瓦房600余间。一方面医院规模颇大，建造艰辛；另一方面住院部主楼建设曾因资金短缺而延误工期[④]，时值1923年12月8日医院才得以竣工启用（图3-9）。原博济医院由南向北迁移，并改名为基督教惠民医院，院长为加拿大籍医生杜儒文。卫辉惠民医院的正式启用成为加拿大长老会在豫北医疗工作上新的、重要的里程碑。揭牌庆典十分隆重，出席庆典的官员、学者和商人等社会名流有近200人。

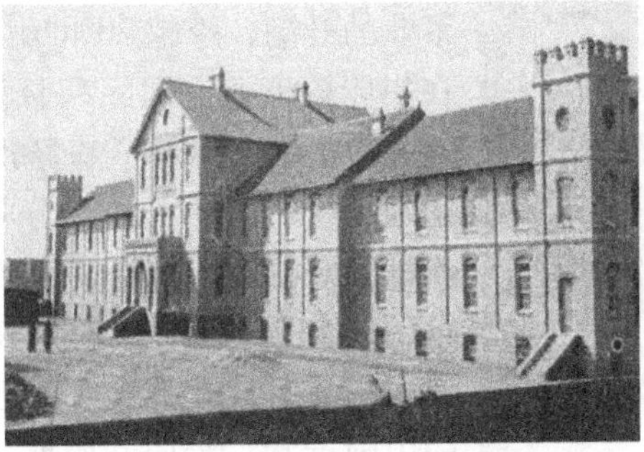

图3-9 1923年卫辉建成当时最新式、最现代的新医院——卫辉惠民医院

（图片来源：Sonya Grapma. Walls Fall Down：Canadian Missionary Kids Return to China. 2007（视频资料）. 新乡医学院第一附属医院院史馆馆藏）

怀庆医院孟恩赐院长的不幸罹难，使得加拿大国内教会开始重视河南的医学传教工作，促成了护理工作和医疗设备严重不足的怀庆恩赐医院扩建项目的启动，因此也促进了怀庆医院的近代化建设。然而，20世纪二三十年代对于怀庆的恩赐医院来说不仅仅是就医环境的改扩建设，更是新老两代传教士医生传递精神火种的年代。1923年年底，第一代进入豫北的罗维灵传教士兼医生的后代罗光普医生抵达恩赐医院，重修恩赐医院并接任院长职务。罗光普作为医院

---

① 刘志庆，尚海丽. 加拿大传教士在安阳四进四出及其影响. 世界宗教研究，2000（4）：88－91.

② 王国玉主编. 安阳市人民医院院志. 内部资料，2003：4－5.

③ Sonya Grypma. Healing Henan：Canadian Nurses at the North China Mission（1888～1947）. Vancouver：The University of British Columbia Press，2008：908.

④ Sonya Grypma. Healing Henan：Canadian Nurses at the North China Mission（1888～1947）. Vancouver：The University of British Columbia Press，2008：657.

设施的建设者、医疗技术的精进者、医院运营的管理者、乡村卫生工作的开拓者，使得怀庆恩赐医院在这个10年里跟上了安阳广生医院、卫辉惠民医院的正规化转型步调，并在他的领导下，怀庆恩赐医院在豫北、晋东南，以及河北的部分县市中影响越来越大。

从上述史实可以看到，20世纪二三十年代，加拿大长老会在豫北所建医院纷纷投入巨大的人力、物力、财力，对其医疗服务场所进行重修和扩建。历史分期惊人的突显，集体正规化转型启动的背后，是出于中国西式医疗机构正规化建设的大势所趋，是加拿大长老会在豫北地区的整体规划，还是各家医院针对自身问题革新医疗设施和医疗水平的一致反应呢？

二、集体正规化的转型启动

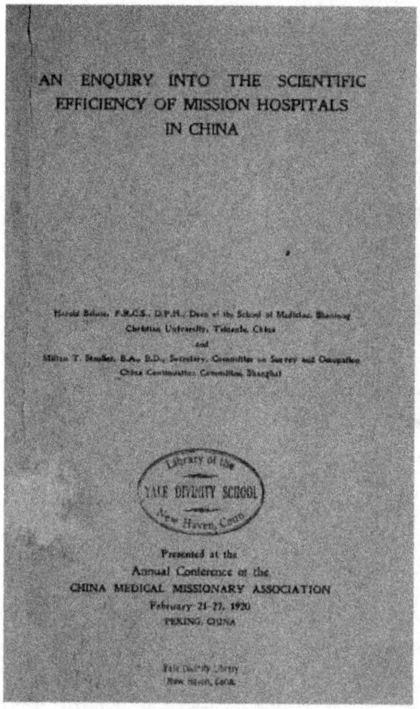
AN ENQUIRY INTO THE SCIENTIFIC
EFFICIENCY OF MISSION HOSPITALS
IN CHINA

Library of the
YALE DIVINITY SCHOOL
New Haven, Conn.

Presented at the
Annual Conference of the
CHINA MEDICAL MISSIONARY ASSOCIATION
February 21-27, 1920
PEKING, CHINA

图3-10 巴慕德博士的《中国教会医院科学效率的研究》

（图片来源：Harold Balme and Milton T. Shauffer. An Enquiry into the Scientific Efficiency of Mission Hospitals in China. The Annual Conference of the China Medical Missionary Association，1920（2）：21－27.）

随着19世纪后半叶兴起的基督教世界传教事业的升潮，跨越20世纪后，为了扩大基督教在华传教事业，国际基督教宣教协会和中国本地的教会教友掀起了基督教在中国的“本色化”运动、合一运动，本部分将研究中国基督教如何做到既能发扬国际基督教精神，又能“自养、自治、自传”，以致促成在华教会在中国本土化。国际基督教教会“急于要了解中国人眼中的中国近状、趋向和问题”①，就此中华续行委办会（The China Continuation Committee）在上海成立，由美国传教士司德敷（M. T. Stauffer）组织协调在全国开展“中国基督教事业统计”调查。1919年，齐鲁大学医学院院长、皇家外科学会会员、公共卫生学博士巴慕德所做的《中国教会医院科学效率的研究》（*An Enquiry into the Scientific Efficiency of Mission Hospitalsin China*，图3-10）正是该调查工作的一个必要组成部分，与其后的调查报告《中华归主》的全部研究有着很直接的关系。②

1920年，巴慕德博士的《中国教会医院科学

① 中华全国基督教协进会．中华基督教会年鉴．北京：商务印书馆，1927：148.

② 中华续行委办会调查特委会编．1901～1920年中国基督教调查资料（下卷）（原《中华归主》修订版）．北京：中国社会科学出版社，1987：1160.

效率的研究》[①] 公开刊行，该文汇总了国内 13 个省 192 所教会医院的情况，我们从其中的统计分析中可以将河南的教会医院情况剖析出来做具体讨论。鉴于巴慕德博士所在的齐鲁大学与豫北差会有着一衣带水的密切关系，加拿大长老会华北使团是最早联合开办齐鲁大学的 14 个教会团体之一，并在经费和人力两方面深深地卷入了对齐鲁大学的管理工作，后因财政困难，多伦多传教会当局暗示不再参与开办齐鲁大学；其公共卫生系统的建立也源于豫北传教士医生的努力，豫北教会学校所培养的中国学生也是通过在齐鲁大学深造而成为合格的医生和护理人员的，豫北教会医院的本土医疗人员也曾受训或就读于齐鲁大学（图 3-11、图 3-12）。因此，在齐鲁大学医学院院长巴慕德博士的关于中国教会医院的现状调查中，对于河南特别是豫北地区的教会医院的资料收集、调查分析和评价，显然是更为实际和中肯的。笔者下文将引用该研究中有关河南教会医院状况的原始描述，以供在后文探讨豫北加拿大长老会医院纷纷在 20 世纪二三十年代大规模改扩建、集体正规化转型启动的原因。

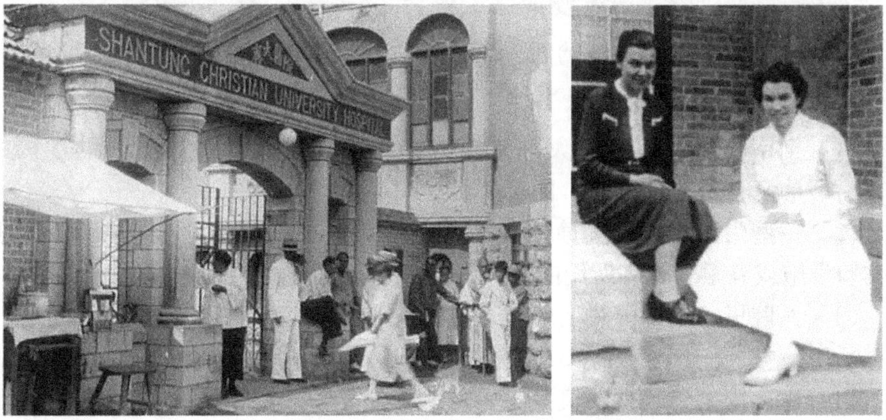

图 3-11　科拉尔·布劳迪与伊丽莎白·贝蒂·汤姆森在齐鲁大学医学院

（资料来源：Sonya Grypma. China Interrupted：Japanese Internment and the Reshaping of a Canadian Missionary Community. Waterloo，Wilfrid Laurier University Press，2012：71，153.）

《中国教会医院科学效率的研究》在比较分析后得出的结果，显示出河南境内 7 个教会所运营的各种形式的医院接近于同等级别医院的末尾，在包括医院建筑、门诊药房、医院病房、建筑用材、通风设备、医院空间、病人家属住房、饮食、厨房、供水系统、洗浴条件、洗衣房、卫生系统、实验室、专业化设施、科学的护理安排等方面，河南的医院与其他使团的医院相比都是最落后的，而且离新型医院的标准也相差甚远，具体表现在以下几个方面。

---

① Harold Balme，Milton T. Shauffer. An Enquiry into the Scientific Efficiency of Mission Hospitals in China. The Annual Conference of the China Medical Missionary Association，1920（2）：21－27.

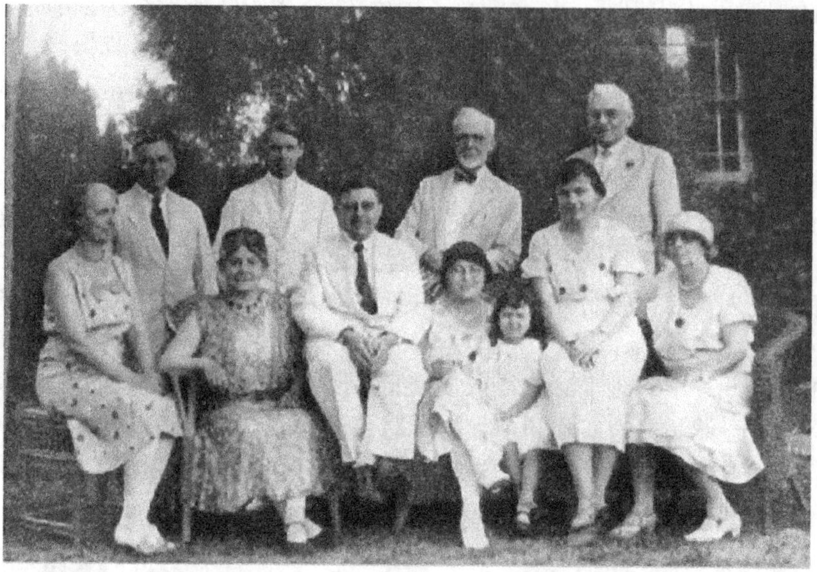

图 3-12 加拿大医生在济南合影（后排左二为卫辉惠民医院医生、左三为罗维灵）
（图片来源：新乡医学院第一附属医院院史馆馆藏）

（1）河南医院的建筑物大都是那些“纯中国式”或“改造过的中国式”的，而不是多层的“外国式”的。

（2）一些门诊设施极其简陋，没有方便且定期清洗的地板、墙壁、家具，连实验设施或者眼睛检查所用的暗房都没有。

（3）医院里每位外国医生或经外国医生培训过的医生拥有的病床数目最少：全国平均是 43 张，河南只有 31 张。

（4）医院用的建筑材料很差——尤其是在病房和手术室里，（墙体）连圆角都没有。

（5）医院的通风设备很不好，河南是全国仅有的两个继续用纸窗（不是玻璃窗）的省份之一，关于通风问题持反对意见的报告大部分来自河南，病人的呼吸空间也不大。

（6）医院没有为病人提供避免传染病和昆虫叮咬的保护设施，也没有屏风和帐子保护病人免遭苍蝇和蚊子传播疾病。

（7）医院准许病人带他们的朋友进病房和他们一起住。

（8）医院的病人不遵守医生的叮嘱控制饮食。

（9）医院没有自来水，病人住了院没办法洗浴。

（10）医院缺乏（几乎没有）洗衣、住宿的条件。

（11）医院没有排水系统，用的是“中国旧式的厕所”（又称“茅房”），而不是化粪池。坑厕每天清空一次。

（12）医院没有用来研究或培养细菌的设备，有一些实验设施，也经常被闲置着。

（13）河南报告说没有 X 光设备。

（14）河南的医院不参与研究工作，不是根据病理学检验结果进行治疗，也不进行尸体解剖检验。

在接受调查的 192 所医院里，只有 48% 的医院有一名（或几名）训练有素的外国护士，38% 的医院一名护士也没有。换句话说，在这些被调查的医院中，1/3 的医院里没有任何技能熟练的护士，60% 的医院里勉强可以认为有一个经过护士学校训练的护士。[①] 而在所有的省份中，河南又是医院员工配备最差的省份，几乎没有外国护士或中国护士。比较而言，在河南所有的医院中，没有技能熟练护士的医院所占的比例也最大。在所有被调查的医院中，41% 的医院有培训中国护士的计划[②]，但河南的医院却一个也没有。此外，河南还有一个“最差的记录”，就是把护理病人的事情都交给病人家属去做，而且没有最基本的夜间护理体系。

上述问题足以反映出当时河南的医院与全国其他地区同等级别医院之间的差距。要实现近代医院正规化，着实还有很长的一段路要走。

因此，1920 年扩建博济医院时，加拿大长老会认为，“已经没有必要再继续采用以前的一些旧方法了，那些旧方法同保健和科学护理，以及进行科学诊断和治疗的每个观点都背道而驰”[③]。以上为加拿大长老会决定将博济医院扩建为当时国内最先进的医院的时代背景，即从基督教扩大在华传教事业，解决自入华以来人财物供给困难、条件较差等实际问题出发所做的决定。

《中国教会医院科学效率的研究》中也呈现出另一种更积极的展望视角，河南的医院也确有几个方面做得很好，比如，为病人提供了干净的病床，并且有的医院还聘请了不止一位医师（能够聘请一位以上医师，在全国也就几家医院能做到）。同时，在所有被调查的省份中，河南医院的平均支出是最少的。旧式医院还有一些好处，就是“病人感觉更像在家里，妇女支付医疗费更容易些，管理相对比较宽松，使得医护人员拥有更多的时间去教病人阅读并给他们讲授卫生方面的知识。尽管旧式医院的条件不怎么好，但治愈病人的数量和取得的成果却是惊人的”[④]。

---

① Harold Balme，Milton T. Shauffer. An Enquiry into the Scientific Efficiency of Mission Hospitals in China. The Annual Conference of the China Medical Missionary Association，1920（2）：31.

② Sonya Grypma. Healing Henan：Canadian Nurses at the North China Mission（1888～1947）. Vancouver：The University of British Columbia Press，2008：78.

③ Cora E. Simpson，A Joy Ride through China for the NAC. Shanghai：Kwang Hsueh House，1926：26.

④ Louise Clara Preston. Nursing in China. Canadian Nuese，1947（3）：217－218.

这些成就在当时的中国教会医院中已经是难能可贵的了，在这次调查研究中发现，多数医院根本无从回答调查问卷，其医院没有医生负责或是医院已经关闭。相较之，豫北加拿大长老会医院在过去的20余年中，通过艰辛努力创建的医院和培养的乡土情谊必须适时得到拓展和发展，加拿大长老会在中国的传教或是医疗事业才能渐行渐远。而20世纪20年代的国际基督教传教事业在华升潮正是豫北加拿大教会医院正规化变革到来需要的时代契机，对于除博济医院外的其他加拿大长老会医院来说，安阳新女子医院的建立和男女医院的合并是当地就医意识培养形成及就医需求增大的必然结果，怀庆医院孟恩赐的罹难不仅是历史的偶合，也成就了恩赐医院改扩建从理想到现实的一种天时、地利、人和的机遇。20世纪80年代，卫辉惠民医院退休元老书写院史时，20世纪20年代被定义为从博济医院到卫辉惠民医院发展沿革中医院发展走向昌盛时期的历史拐点。20世纪二三十年代这个节点，在今天看来实是豫北加拿大长老会医院集体正规化逐渐成型的时期。

三、传教与传医重心转换

自清末民初第二次西学东渐以来，医学传教一直是来华医学传教士的本旨。教会的资金很多都用于教育和医疗等方面。据李提摩太（Timothy Richard）的统计，1897年大约1000名在华新教传教士中，约有100人将全部时间用于从事医疗工作，另有100人专职做教育工作。到1911年，来自美国的传教士，有一半以上都不从事直接布道。[①]

在思想的基础上，20世纪初期，正是美国社会“福音”神学思潮方兴未艾之时，它主张“福音”既有个人意义也有社会意义，而神职人员身为耶稣的使徒则应该努力解决社会问题，使耶稣的原则在社会生活的所有领域中得以贯彻。神职人员一方面向社会传达“福音”，另一方面也通过社会改革作出实际成绩，这种“社会的拯救观”不主张把人的内在灵性生活与外在物质生活、个人与社会截然分开，就像艾迪（Sherwood Eddy）在《中国的社会福音》（*The Social Gospel in China*）一文中所讲：

> 我们必须拯救人生的各个方面，包括其宗教的、经济的、社会的、政治的、民族的和国际的关系。……教会不应该放弃参与各个领域中道德问题的权利。[②]

由于受到社会“福音”思潮的影响，中国基督教教会的宣教政策也开始向

---

① 王立新．美国传教士与晚清中国现代化．天津：天津人民出版社，1997：37.

② Sherwood Eddy. The Social Gospel in China. The Chinese Recorder，1923（2）：81－82.

社会和经济方面倾斜，举办了很多社会服务事业。1915 年，《中国差会年鉴》（*Social Servicein China*）的一篇文章集中展示了基督教的社会服务事业的规模。该文根据 1913 年的统计，全国共有教会医院 265 家，有 435 名外国医生和 112 名护士，每年诊治病人达 225 万人次；大中小学校 4800 所，有外国职员 944 人，中国职员 6436 人，有 14 万名学生，约占全国学生总数的 13.5%；7 家麻风病院，13 所盲人学校，39 家孤儿院和戒毒所等。还有一些社会公益事业，如博物馆、讲演厅等。[①] 医学和教育是来华传教士最早用于传教的两种方法，也是使教会财力与人力增长最快的形式。

由此可知，从整个中国的视域看，通过直接布道的方式扩大教众越来越不普遍，而通过医疗、教育的方式宣扬基督精神则越来越普遍。医学传教是在传授知识、出版书刊、治病救人的同时，取得受众的信任，再进行传教的。

在豫北，卫辉惠民医院给每位新病人的宗旨卡不仅是医院借医传教的广告名片，也标志着来华加拿大传教士传教方式和重点的根本转变。由以上史实可以看到，从“传教”到“医疗”的嬗变是与豫北地区特殊的社会历史文化密切相关的，也是加拿大传教士的必然选择。

豫北地区的地理位置相对比较闭塞，在一定程度上决定了当地民众思想的保守性。作为中华文明的发源地，加上地理位置的闭塞，受儒家文化浸染几千年的豫北大众对于西方的基督教的抵触情绪非常强。豫北的彰德、卫辉、怀庆 3 个总站，到 1920 年，每个总站所发展的教徒平均不过 1100 人[②]，由此就可看出基督教在豫北传教的困难程度。

豫北的政治、经济状况决定了“宗教福音”的困境。“封闭、落后、贫穷、战乱”是对近代河南历史状况的高度概括。再加上豫北地区封建势力统治严密，以地主阶级土地占有制为基础的封建生产关系比较强固，革命思想传入较晚，劳动人民尤其是农民受到的盘剥不断加重。显然，在这样的情况下，加拿大传教士采用直接传道或借医传教方式所取得的效果不会太理想，这样就促使其改变旧式的直接传道和借医传教的方式，而积极参与豫北医疗体系的建设，将基督教的精神传播到大众中去。豫北的医学传教士是在用更实际、更适合当时豫北社会生活和文化背景需要的方式献身基督，他们将救死扶伤——解救陷于贫困、疾病、灾害与危难之中的民众，看作是比直接宣教更有效的“传播福音”的方式。

美国“社会福音运动”影响到了加拿大长老会来华的传教士，从而改变了加拿大长老会在豫北的传教策略。正如高晞所言：“决定传教医师以传播福音为主（The Medical Missionary as Evangelist），还是以医疗诊治为先（The Medical

---

① Herbert Cresey. Social Servicein China. Christian Mision Year Book，1915：321－322.

② 宋家珩，董林夫．中国与加拿大——中加关系的历史回顾．济南：齐鲁书社，1993：88.

Missionary as Physician）并不完全取决于传教团或传教医师本身，传教医师究竟以哪种角色出现，必须以适应中国的社会生活和文化背景为前提。"① 尽管老一代传教士非常看重宣教，但新一代传教士却对直接传教使人皈依不感兴趣，他们满怀激情，以旺盛的精力和对医疗护理事业的热爱与追求，逐渐淡化了传教的功能，全身心地投入到医疗护理工作中，将传播基督教的激情转化成提高自己的独立性、专业技能和社会地位的具体目标。由此可知，加拿大长老会的第二代传教成员受到美国"社会福音运动"的影响是很深远的。从加拿大传教士所进行的医疗活动来看，为抵消日益增长的医疗成本，不得不取消福音传播的成本。加拿大教会从实际行动上完成了"传道"与"医疗"地位的转换。

近代以来，豫北加拿大长老会传教使团"传教"与"医疗"地位的转换，是在多方面因素的相互作用下完成的。从表面上看，1920年中华博医会关于中国教会医院的综合报道中对河南的差评，直接刺激了加拿大长老会传教使团加大近代医院的建设，以及近现代医疗思想在传教使团中的普及。但本质上却是：首先近代豫北地区交通闭塞、民众思想保守，对直接布道传教或借医传教的方式有很大的抵触情绪；其次，近代以来豫北地区自然灾害与战争带来的破坏性结果，以及严重缺医少药的现实，深深地触动了加拿大传教士治病救人的博爱情怀；最后，在美国"社会福音运动"的推动下，社会福音的思想得到大部分加拿大传教士的赞同，促使传教医生与护士把主要的精力转向救治伤员、病人和难民身上，从而加速了加拿大长老会华北使团将首要任务从"传教"转向"医疗"。

西方医学知识和医疗技术的传入，不仅需要获得医学界、知识界的认可，而且还需要得到广大普通百姓的认同。这种认可与认同的过程可被看作是西医的本土化过程，即外来的医学知识与技术如何被接受和适应于异质的环境。② 在20世纪前后，加拿大华北使团带着浓厚的西方基督教宗教色彩来到中国内陆封闭、落后、贫穷、多难的豫北，"扶贫济困、行医送药"，在传播基督福音的同时，在与中国传统文化习俗相遇、冲突、退让、影响的过程中，逐渐使西方文化、科学技术，以及就医观念在豫北生根，起初以建立几所具有近代医院雏形的诊所或医院来接近豫北民众，通过采用既非完整的西医文化又全然不是中医文化的本土化、专业化、世俗化的医院建设和医疗活动的运营方式，让越来越多的中国人从排斥、好奇到尝试、接受西医疗法。经过20年的磨合与发展，西医逐步替代中医而成为豫北、河南乃至全中国的医疗主体。时值1920年国际基督教入华传教工作思路的重新规划，以及"本色化"运动、"合一运动"、"社会福音运

---

① 高晞．传教和行医：不同道不相为谋．自然辩证法通讯，1996（4）：39－46.

② 张大庆．中国近代疾病社会史1912～1937．济南：山东教育出版社，2006：60.

动”等多种思潮的涌起，加之全国教会医院调查中对“河南的差评”，这些综合因素警醒了加拿大长老会“已经没有必要再继续采用以前的一些旧方法了，那些旧方法同保健和科学护理，以及进行科学诊断和治疗的每个观点都背道而驰”①，就此加拿大长老会豫北差会决定按照西方正规化近代医院模式、看齐近代医疗的世界水准，对该会所属的豫北教会医院进行大规模的改扩建。

本章小结

在一切都只能靠手工完成的传统中国，早期的教会医院的土木建设就不是一件简单的事情。有的在华传教士医生写道：“你可能不明白建一个房子怎么需要这么久，但这是在中国。这里没有锯木机，也没有制作门窗的工厂，每一件东西都要靠手工来完成，工人们也不善于这类工作，经常出些问题。”② 尽管很多学者在讨论近代教会医院时，经常以“简陋”、“物质技术得不到保证”来形容其特征，但这些西医在东方扎根初期建设的医院，在中国近代医学史上具有特殊的意义。如果剖除站在基督教教会角度扩大医院和基督教的影响，争得教徒的难以定性的影响，可以肯定的是，加拿大长老会传教士在豫北建设的多所教会医院，在一定程度上弥补了传统中国社会医药供给的不足，为百姓看病治病提供了机会，赢得了普通百姓的好感和信任。当人们看到这些简陋的医院为病人所做的手术而获得出色的成功时，就不会在意这个地方像不像医院，而不能不对这些医学先驱所做的努力，以及他们所付出的代价和勇气表示由衷的敬意。③

医学无国界，基督教以“人道主义”、“博爱”的精神不分国界、种族、阶级，从心灵和肉体上抚平贫穷和战乱给人们带来的创伤。教会医院建立所彰显的医教合一的特征，为在19世纪末20世纪初的传统中国社会中开展最为实际的人道主义活动开辟道路，显得更为重要。在物理空间中，医疗活动从走街串巷、医家自由行医完成了到医院有序治疗的转换，近代医疗制度在中国得以出现，从而确立了新型的医患关系，这些从医院建立生发的变化对于中国传统医疗体系来说是一种革新，正如台湾学者王尔敏先生指出的：“中国医药现代化，或直接称其为医学之西化，对于近代中国医疗体系、医学教育、医院组织、公共卫生知识，均具有全面性、革命性的影响。”④ 正值20世纪二三十年代国际基督教

---

① Cora E. Simpson. A Joy Ride through China for the NAC. Shanghai: Kwang Hsueh House, 1926: 26.

② Edward Bliss Jr. Beyond the Stone Archer: An American Missionary Doctor in China (1892～1932). Hoboken: John Wiley & Sons, Inc, 2001: 78.

③ Haroll Balme. China and Modern Medicine: A Study in Medicine Missionay Development. London: United Council for Missionary Education, 1921: 88.

④ 王尔敏. 上海仁济医院史略//林治平主编. 基督教与中国现代化（论文集）. 台北：宇宙光传播中心出版社，1994：420.

组织反省过去百年来在华宣教效果、成就之时，“社会福音运动”方兴未艾，加拿大长老会的第二代豫北传教士们又掀起了豫北近代医院正规化的大规模整建，随着传教工作重心从传教向传医的转变，将豫北近代医疗卫生事业带入了新的历史时期。

近代西方医院在豫北地区的兴建，在中国近代医学史上的革命性意义，这种不失时机的革新、酝酿和开端的关键突破，本身就是它的书写意义，在剖析当中又蕴含了“医学无界限，患者病至重”，对人类自身健康关注的丰富的普世价值。

附　为了信仰而前仆后继——孟恩赐医生夫妇和他们的后代①

1. 孟恩赐医生（Dr. James R. Menzies，詹姆斯·孟席斯，1849～1920）

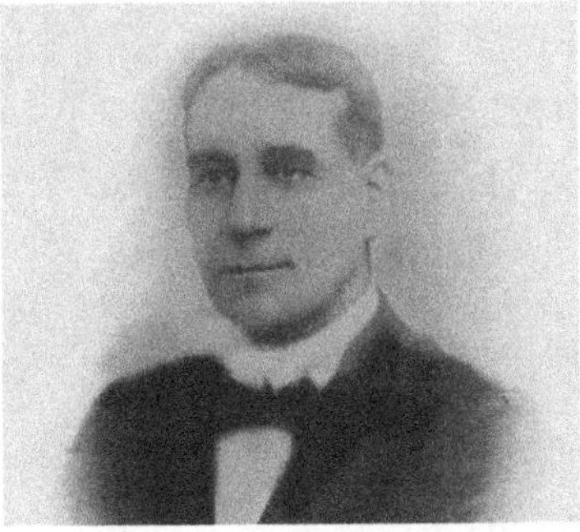

孟恩赐

孟恩赐毕业于加拿大的多伦多大学，获得药理学和宗教学双重学位。1895 年受加拿大多伦多布卢尔教堂的派遣来到河南，教堂每月资助 1200 美元支持孟恩赐在怀庆进行工作，后又募集了额外资金在那里建起一座小型医院。这也标志着布卢尔教堂成为加拿大最早向海外派遣传教士的长老会教堂之一。

1900 年 8 月，他半岁的儿子在“义和团运动”的逃亡途中染疾，返回加拿大后不久，就不幸夭折了。

1902 年 7 月，霍乱病在安阳突发流行，由于霍乱通过受污染的饮用水传播，孟恩赐强调食物及饮用水的煮熟、煮沸处理，使得许多人避免被霍乱感染。1903 年，在怀庆教堂大院内设立医院，孟恩赐任院长。1904 年，孟恩赐医生在怀庆开始进行医疗工作。

1920 年 3 月 17 日，孟恩赐为营救两名女传教士而被匪徒杀害。为了纪念他，加拿大长老会将怀庆医院正式更名为“恩赐医院”。

他在河南传教 25 年（1895～1920）。在即将退休时却不幸殉职。

2. 孟恩赐夫人戴维娜·罗布·孟席斯（Davina Robb Menzies，生卒年不详）

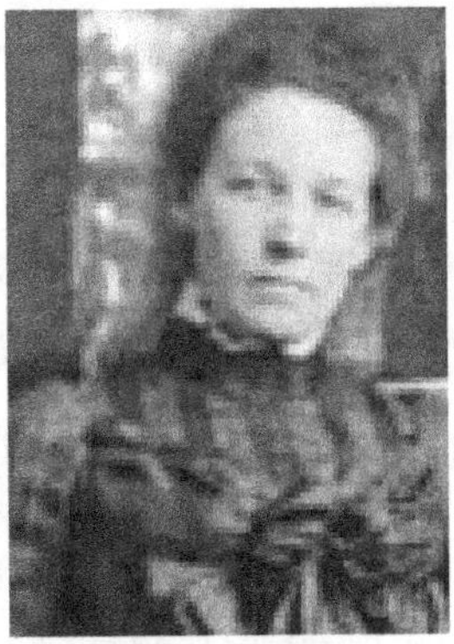

孟恩赐夫人戴维娜·罗布·孟席斯

戴维娜·罗布·孟席斯婚前曾于 1896 年作为女性传教士协会的一名传教士到过河南。1920 年孟恩赐遇害时，她因在中国感染上“口炎性腹泻”而回加拿大治疗，同时照顾上学的子女们。得到丈夫遇害的噩耗，已经是在丈夫去世后第 9 天了。在丈夫逝世 3 年后（1923 年），寡居的她又坚持以传教士的身份，带着护士学校毕业的女儿重返河南，一直工作到 1942 年回国。

① 资料来源：Sonya Grypma. Healing Henan：Canadian Nurses at the North China Mission（1888～1947）. Vancouver：The University of British Columbia Press，2008；宋家珩主编. 加拿大传教士在中国. 北京：东方出版社，1995；新乡医学院第一附属医院院史馆馆藏资料. 内部资料，2012.

3. 孟恩赐的长女琼·麦克卢尔·孟席斯（Jean McClure Menzies）

琼·麦克卢尔·孟席斯，1898 年 3 月 9 日出生于安阳，在怀庆度过了她早期的童年生活，13 岁时（1911 年），在卫辉专为传教士子女开设的由饶秀贞任女舍监的学校里读书，寄宿在麦克卢尔家中，所以她的名字中间多了“麦克卢尔”，成了罗光普的姐姐。1923 年护士学校毕业后重返豫北，和罗光普一起在北京的语言学校学习时，由于有儿时的汉语基础，他们不用学习怎么说汉语，只需去改正他们的河南口音和方言，并学习如何写汉字。

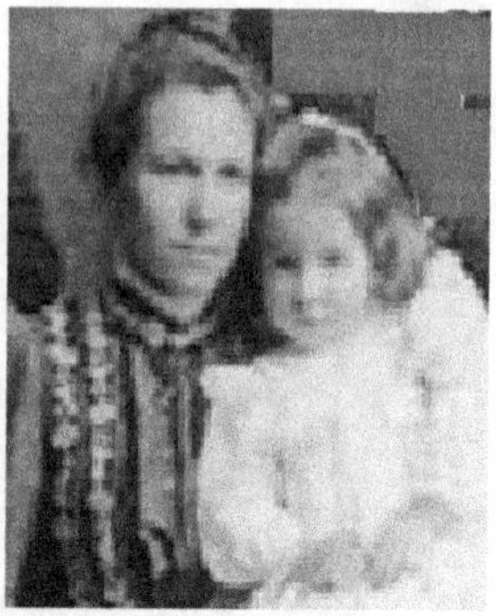

孟恩赐长女琼·麦克卢尔·孟席斯

1920 年，她的父亲在中国被害时，她还是多伦多综合医院护士培训学校的一名实习护士。1922 年毕业后，她能够勇敢地选择与母亲一起回到豫北，在父亲倒下的地方，和父亲用生命救下的女护士一起朝夕相处，一起工作，去完成父亲未尽的心愿，实在是勇气可嘉，令人钦佩。当然这也离不开她母亲的支持、罗光普一家的支持和好友科拉尔·布罗迪（Miss Coral May Brodie，1897—不详）的支持。

她是豫北传教士子女中最先学成回来的一个。她和第二代传教士一样，都抱着坚定的信念：不管工作多么艰辛，多么危险，上帝与她们同在；不管事业是否能取得成就，但在中国护士可以寻求个人的发展，可以使工作更有意义。在近代豫北护理事业的发展史上，琼·麦克卢尔·孟席斯的名字不会被人忘记。

1926 年，她与来自英国浸礼会使团的汉德利·斯托克利医生（Dr. Handley Stockley）订婚，1927 年 1 月在卫辉举行婚礼，此后，被称作琼·孟席斯·斯托克利夫人（Mrs. Jean menzies Stockley），婚后辞职，又在中国居住了至少 16 年。1943 年，她在西安还援助过河南的流亡学生。

4. 孟恩赐的次女乔治娜·孟席斯（Georgina Menzies）

乔治娜·孟席斯是琼·麦克卢尔·孟席斯的妹妹，1906 年出生。1929 年毕业于多伦多综合医院护士培训学校，1931 作为传教护士重返河南。于 1939 年嫁给了浸信会传道会的约翰·刘易斯（Dr. John Lewis）医生，此后，被称作乔治娜·孟席斯·刘易斯夫人（Mrs. Georgina Menzies Lewis）。婚后辞职。1943 年与丈夫一起沦为平民囚犯。

第四章

近代豫北医学传教活动的深入

近代医院的起源与基督教的兴起紧密联系，基督教教义强调人有责任向病人和穷人提供帮助，文艺复兴和基督教改革运动后，越来越多的教会医院归于世俗政权的控制，宗教特征逐渐消退。近代医院在教堂的影响下派生出来以下三个基本特征：第一，旨在帮助其他人的服务观念成为医院工作人员完成工作所必需遵循的指导原则；第二，医院是普遍可得的，要接受生病和受伤的所有人；第三，把病人安置在一个限定范围内的做法，形成了医院照料的监管特征。[①] 在西方社会中，近代医院逐步走向正规化，是从 19 世纪中叶到 20 世纪 60 年代，从发展年代来看由教会向中国引进的医院的进步发展并没有落后于西方。本章将主要探讨在西方近代医院正规化、"社会福音运动"兴起、基督教"本色化"的时代大背景下，经历了 20 世纪二三十年代医院正规化转型的豫北近代医院的发展成果，以及在医院正规化过程中经历的去宗教化争议和加拿大与中国争夺医院管理话语权的历史纷争。

第一节 豫北正规化医院集体转型

如果说《中国教会医院科学效率的研究》这一报告是促进豫北加拿大长老会近代医院正规化逐渐成型的主要契机之一，那么从上述报告中分析提出的缺陷出发，对比改扩建后的医院规模和就医环境，即可廓清彼时国际基督教教会组织对正规化近代医疗机构的定义。《中华归主》就巴慕德的调查资料，按照宣教会的分类重新论述和分析，笔者将以《中华归主》的分类为基础，从医护人员数量及住院医护水平、医院卫生设施与服务、分科意识及辅助部门的建立、诊治范围和医疗水平等方面，分述 20 世纪 20 年代改扩建后的豫北加拿大长老会教会医院的情况。

一、医患比例及护理水平

从医护人员数量及住院医护水平来看，在 1920 年的报告中，165 个医院有

---

① 顾海编著．现代医院管理学．北京：中国医药科技出版社，2004：2.

效样本中74%的医院达不到有2名外国正规医生的最低标准，医生较高效率地照顾住院病人的医患比例一般在1∶15或1∶20。①

1931年合并重建后的广生综合医院，由梅秀英任业务院长，贺雅格任行政院长，彭纯修任护士长。医院有毕业于山东齐鲁大学医科的中国籍医生段美卿（汲县人）和李德普（安阳县人）；还有女护士3名，每天工作10小时，主要负责看护病人。医院床位增加到70张，其中男病床40张，女病床30张。② 作为一个地县医院，其专业医务人员与住院床位比率已有很大提升。

1929年，卫辉惠民医院的情况更好，院长杜儒文做兼职医生，除原戴九城、马纪良医生，新增加拿大籍女医生付印德（Margaret B. Forster）、梅秀英，护士长饶秀贞、雷润田、盖麻姑等；中国籍医生范允文、申启林、郭新林等，化验师冯哲修（教徒），药师郑富生、张天恩等。③ 医院大约有90张正规床位，扩充后的床位总数可以达到130张。惠民医院医护人员的高标准配备仅是一个开始，整个20世纪20年代，惠民医院一直在持续不断地引进各类人才。1923年开始，加拿大长老会与山东齐鲁大学一直保持着良好的协作关系，1917年罗维灵调任山东齐鲁大学以后，不断介绍安排山东齐鲁大学医科学生来院实习，同时，也不断介绍在该校医科毕业的优秀学生来豫北地区各教会医院工作。例如，1925年，卫辉惠民医院聘齐鲁大学医科毕业的王国宝来院工作。1927年，加拿大籍秦医生来中国旅游，途经卫辉惠民医院，受邀在医院工作一年。④ 1930年，毕业于齐鲁大学医科的马金堂受聘来院当外科医生。马金堂是安阳人，精于外科技术，1935年因成功摘除了重达80斤的大瘤子而远近闻名。⑤ 他曾去卫辉惠民医院道口分院会诊，在设备简陋的条件下做了乳腺癌手术。在安阳广生医院工作的崔义田大夫也常来医院参加外科手术。1937年，毕业于齐鲁大学医科的段美卿来院工作。这时医院实行的仍然是看病不分科的制度，他虽然是一名优秀的外科医生，除了做外科手术，还要诊治内科、妇科、小儿科等疾病。1933年3月，加拿大长老会在浚县道口镇成立卫辉惠民医院道口分院⑥，医院以普通外科与妇产科为主，设病床20张。先后由加拿大籍牧师汤善（Rev. Andrew Thomson，生卒年不详）、中国籍牧师范某负责宗教及医院工作。齐鲁大学医科毕业的张敬

---

① 中华续行委办会调查特委会编. 1901～1920年中国基督教调查资料（下卷）（原《中华归主》修订版）. 北京：中国社会科学出版社，1987：1161.

② 安阳市人民医院. 河南省安阳市人民医院志. 内部资料，2003.

③ 新乡医学院第一附属医院的前身——惠民医院（1896～1949）. 河南省卫生志参考资料，1985（33）：40.

④ 新乡医学院第一附属医院的前身——惠民医院（1896～1949）. 河南省卫生志参考资料，1985（33）：42.

⑤ 冯普友，张莉. 西医传入河南小考. 河南史志，1990（6）：44.

⑥ 张兴耀. 新乡医学院第一附属医院院志. 内部资料，1984：7.

波和由卫辉惠民医院调去的郭兰田、王明远任医生，配有一名司药，一名管账先生。卫辉惠民医院护士学校毕业的栗秀真任护士长，苏秀英、胡美秀、蒋爱莲等任护理。卫辉惠民医院的医生马金堂和当年护士学校毕业留校的刘泽常去会诊（刘泽在卫辉惠民医院手术室做器械消毒、敷料准备及巡视病人等护理工作）。[①] 表4-1和表4-2为《河南统计月报》1935年的记录，足以显示当时卫辉惠民医院总院及浚县卫辉惠民医院道口分院的基本医疗情况。

表4-1 河南省各县教会医院概况统计表（1935）[②]

县别	医院名称	所属教会	设立年月	医师数（人）			病房（间）	病床（张）	医治人数（人）
				共计	男	女			
浚县	卫辉惠民医院	加拿大长老会	1933年3月	1	1	0	15	20	2543

资料来源：各县教会医院统计．河南统计月报·第二卷．1936（5）：53.

表4-2 河南省各县教会医院概况统计表（1935）[③]

县别	医院名称	所属教会	设立年月	医师数（人）			病房（间）	病床（床）	医治人数（人）
				共计	男	女			
汲县	卫辉惠民医院	加拿大长老会	光绪二十二年	3	2	1	5	160	17 251

资料来源：各县教会医院统计．河南统计月报（第二卷）．1936（5）：53.

在怀庆恩赐医院，罗光普医生因从小随父亲罗维灵医生在豫北，而深知当地教会医院医护人员少、病人不但多又缺乏基本医疗卫生常识的棘手状况。面对农村医院不能满足众多医疗需求这一事实，罗光普医生发起了一场革新，形成了一种适用于那个医疗服务专业资源紧缺时代的分诊调节系统。

罗光普医生建立了一个由传统中医和受过西式培训医生组成的、包含农村医院和农村诊所在内的医疗网络体系，以怀庆为中心，辐射到周围55公里的地区，大大扩大了当地有限的医疗卫生资源的覆盖面积。不久，经加拿大长老会的推广，普及到豫北约150万人，5000平方公里的广大地区。在这个区域内，居民点20公里范围内就可以找到A、B、C三级医疗人员，每个村民在8公里范围内可以找到与医院合作的“赤脚医生”[④]。分院解决不了的病症，便送往总院。如果遇到怀庆总院也解决不了的疾病，可以送往卫辉惠民医院。怀庆开创的农村医疗网建设，提高了豫北农村地区的医疗卫生水平，推动了豫北医疗卫生事业的进步，在国内产生了较大的影响，受到了各国教会的赞许。

一些教会医院认为，恐怕没有任何事情比缺乏正规护士更能影响医院的效率了。消除病房的混乱，使一切事物保持整洁有序，减轻病人的痛苦，使病房

---

① 新乡医学院第一附属医院的前身——惠民医院（1896～1949）．河南省卫生志参考资料，1985（33）：42.

② 各县教会医院统计．河南统计月报·第二卷，1936（5）：53.

③ 各县教会医院统计．河南统计月报·第二卷，1936（5）：53.

④ 当时没有“赤脚医生”的名称，其作用与后来的“赤脚医生”相似。

里充满着炽热的基督之爱，这一切全都依靠护士。[①] 鉴于1920年《中国教会医院科学效率的调查研究》报告中关于"河南几乎没有外国护士甚至中国护士，没有最基本的夜间护理系统，也没有护士培训机构"的报道所造成的影响，促使加拿大长老会华北使团加快了推动护理工作的步伐。经已在豫北工作的护士饶秀贞和布莱登（Miss Janet Lillian Brydon，1886～1982）的努力，加拿大女性传教士协会又聘用了6名加拿大籍护士，雷润田、彭纯修、埃莉诺·加尔布雷斯（Eleanor Galbraith）、玛格丽特·斯特雷斯（Margaret Straith）、琼·麦克卢尔·孟席斯和科拉尔·布罗迪[②]等赴豫北工作。1923年，卫辉护士学校通过了中国护士学会的注册批准，学校定名为"惠民医院护士学校"，校长为饶秀贞。近现代护理体系的建立，使得豫北的各医疗机构在近代化发展的过程中都收益良多。

表4-3显示的是1937年抗日战争全面爆发前夕，卫辉惠民医院各类人员的配比情况，从中可以进一步了解到医院发展的规模与规范的管理程度。

表4-3　1936～1937年卫辉惠民医院人员分类统计表[③]

分类	院长	医生		护士		护生	助理护士	药房	化验	发电机房	挂号收费	会计	消毒员	其他工人	总计
国籍	加拿大	加拿大	中国	加拿大	中国							加拿大			
人数	1	2	3	3	8	24	6	2	1	5	1	1	2	37	96

资料来源：新乡医学院第一附属医院的前身——惠民医院（1896～1949）．河南省卫生志参考资料，1985（33）：45.

表4-3的数据显示：1936～1937年，全院工作人员总数达96人，其中在人员结构中所占比例最高的是各类工人（包括门卫、木工、铁工、泥水工、花工、油漆工、客房招待员、伙夫及擦地板工），其次为护生及助理护士。这些人员多属于简单劳动者，所获得的人力成本要比作为复杂劳动者的医生低得多，但他们却分担了医院大量的服务性工作，可以让医生专心于新业务的开展和诊疗技术的提高。这样的人员结构比例充分地体现了医院"治病、养病、传教、诵经"的办院理念及高效率的经营管理。

科学概念上的医院必须配备专职医生、护士、技术人员、行政管理人员和辅助勤杂员工等一系列相关人员，不是一两名医生，或是边传教边行医的传教医师所能担负得了的。上述20世纪二三十年代改扩建后的安阳广生医院和卫辉惠民医院都出现了医院行政与业务管理的分工、医治与护理的分工、一线救护

① 中华续行委办会调查特委会编．1901～1920年中国基督教调查资料（下卷）（原《中华归主》修订版）．北京：中国社会科学出版社，1987：1163.

② Sonya Grypma. Healing Henan：Canadian Nurses at the North China Mission（1888～1947）. Vancouver：The University of British Columbia Press，2008：60.

③ 新乡医学院第一附属医院的前身——惠民医院（1896～1949）．河南省卫生志参考资料，1985（33）：45.

人员与二线技术支持人员的分工。从3所医院的医护人员数量仅此一项标准衡量可见，加拿大长老会及其医务人员所共同运营的豫北教会医院，完全是按照现代化医院流程和管理的要求来进行工作环节和岗位设立的，从下面这幅摄于1935～1937年的照片中，可以看出当时豫北加拿大长老会医院的员工数量已非一般的西医医院可比，国内中医馆更是无法与之匹及（图4-1）。

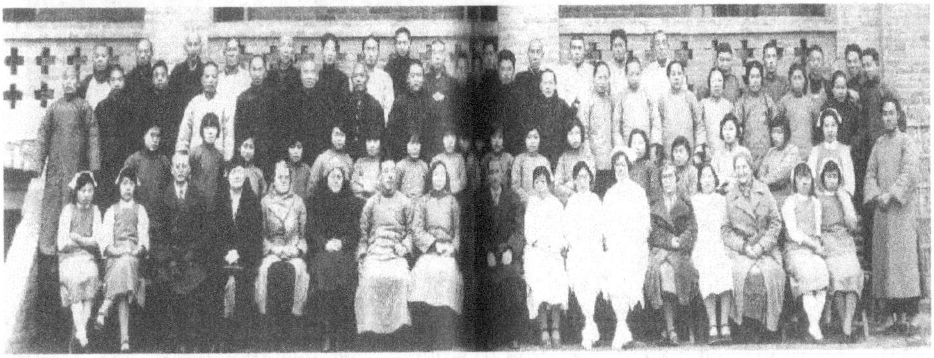

图4-1 1935～1937年卫辉惠民医院的职员

（图片来源：Sonya Grypma. Healing Henan：Canadian Nurses at the North China Mission（1888～1947）. Vancouver，The University of British Columbia Press，2008：126－127.）

二、医疗卫生设施与服务

教会医院在中国初建时，往往将病人安置在一间中国式敞开的大房间内，与陪护的家属一同居住，被服、膳食由病人家属准备，排污设备几乎得不到过多的重视。尽管这些入乡随俗的设施曾在20世纪前后的几年帮助一些传教士医院获得了声誉，但这并不符合正规近代医院建立准则中的卫生条件和防疫要求（图4-2）。众所周知，医院是最易发生二重感染和疫病流行的地方，其主要来源除了病人和带菌者外，还包括医院卫生设施不足、污物处理不当、消毒灭菌不够彻底等多方面的因素。因此，医院的卫生服务设施也是豫北加拿大长老会近代医院正规化成型过程中需着力建设的重要环节，特别是在如电力、自来水等许多基础生活设施尚不完善的20世纪二三十年代的豫北乡村社会，豫北加拿大长老会的传教士及其医生、护士们对近代医院正规化的认识和创造性的努力，更是中国医疗事业近代化过程中来之不易的浓墨重彩。下文将就笔者所能找到的关于改扩建后医院整体布局设施、隔离设备、消毒设施、被服膳食、厕所、洗澡和洗衣设备在内的卫生服务设施的史料内容进行探讨。

比起过去让地方百姓更有安全感的中式平层瓦房建筑和敞开式的医治空间，新建医院从建筑风格上是完全依照近代西方建筑样式建造的。惠民医院的新建西式病房楼就颇为宏伟，历经70多年的风雨侵蚀，现今主楼经修复仍在作为新

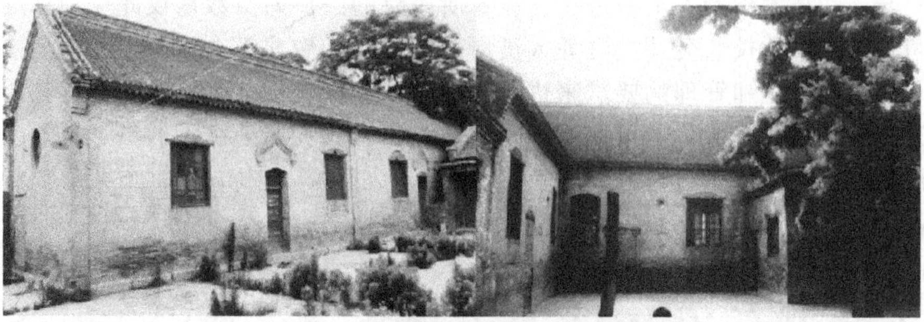

图 4-2　1903 年建卫辉博济医院门诊
（图片来源：新乡医学院第一附属医院院史馆馆藏）

乡医学院的院史馆使用。据《河南近代建筑史》一书编委会测量考证，病房楼占地30余亩，呈“十”字形平面，南北长61.8米，主楼4层、配楼3层。主楼进深20米，两侧配楼进深分别为14米、11米；砖混与砖木结构相结合，现浇钢筋混凝土梁板楼面。病房楼有近百个房间，总建筑面积3767平方米。基础、地下室墙体为青条石砌筑；屋面体系由木质桁架支撑在墙体上，大红瓦两坡屋面，楼四角设4幢古堡式角楼。主楼山墙面宽12米，主出入口设在此，大门雨篷加柱式、拱券等装饰，雨篷上为砖砌花栏杆平台，门前为15级踏道。正立面山墙为矩形玻璃窗，窗洞上方设凸出墙面约4厘米的砖拱过梁；南北山墙窗及西立面窗则为跨度2.7米的砖拱过梁木质异形组合窗。①

医院不仅采用了西式多层建筑群的风格形式，还在楼内布局上迎合医生和病人的不同需要颇费心思。主楼中部设为楼梯和预留电梯间，两侧对称布置内廊式双面病房楼，并设一宽大可容病人活动的防晒西廊，保持病房内的清凉适宜。双面病房楼再向外延为单面病房楼。在双、单病房楼结合处设医护办公室，既可监护两个病区，又不互相干扰。楼内另设有防火墙4道；地下室设4个干气炉，加热钢板，通过管道及走廊的散热孔向全楼输送热气。②

除住院部设有的单、双人病房和可接收26名特殊病人的特护病房。医院门诊部设有男女宿舍各两个，可容纳250个病人住宿，可供承受轻微神经不安的病人、从严重疾病中恢复的病人，以及病人的朋友和亲属住宿。新门诊部的启用使病人数量增长了40%。门诊部公共病房，大而明亮、通风条件很好的每间病房有16个床位。地下室还有两间大公共病房作为备用，其中一间为儿童准备，另一间为传教士准备。总之，大约有90张正规床位，扩充后的床位总数可以达到130张（图4-3）。

① 河南近代建筑史编辑委员会编．河南近代建筑史．北京：中国建筑工业出版社，1995：327.

② 杨永生，顾孟潮．20世纪中国建筑．天津：天津科学技术出版社，1999：11.

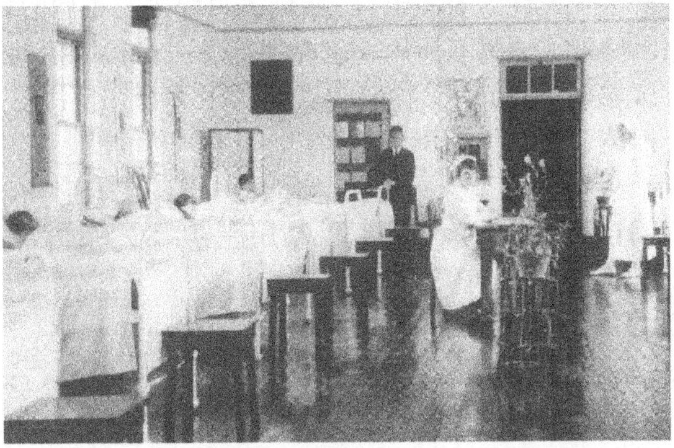

图 4-3　1924 年卫辉惠民医院病房（中间坐着的人是琼·麦克卢尔·孟席斯）

（图片来源：加拿大联合教会/维多利亚大学档案馆 UCCVUA 1999. 001P-1938// Sonya Grypma. Healing Henan：Canadian Nurses at the North China Mission（1888 ~ 1947）. Vancouver，The University of British Columbia Press，2008：84.）

卫辉惠民医院内种有各种花草树木，尤其是在病房大楼前及两侧种有红白榕树、芍药、牡丹、紫丁香、红月季等名贵花木。门诊与病房之间，各有崎岖花径相通，卫辉惠民医院病房大楼（始建于 1920 年）被翠柏夹道环绕，院周空地种植了大量高大茂密的槐树、榆树，映天蔽日，在病房大楼的陪衬下，院境幽雅，不失为治病、养病、传教、诵经的理想之所。新扩建的卫辉惠民医院与同时期的加拿大医院设计条件不相上下（图 4-4）。

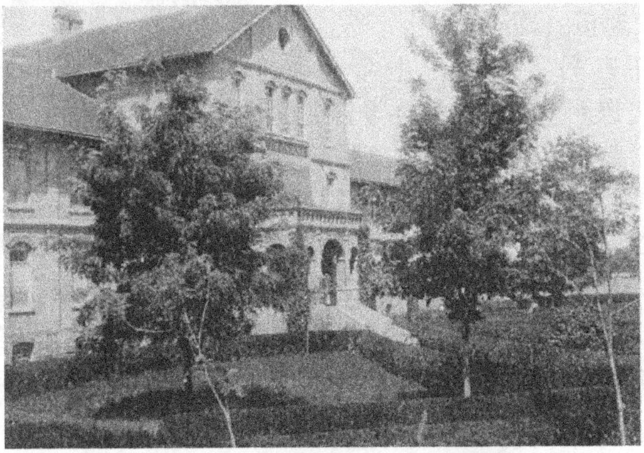

图 4-4　卫辉惠民医院的幽雅远景

（图片来源：新乡医学院第一附属医院院史馆馆藏）

在安阳新女子医院的建设中，力求使医院内的家具设施符合近代医疗护理标准，但因近代豫北缺工少料而进展艰难，在护士长彭纯修、其他医护人员及其工人的创造性发明和努力下，才得以完成适合于近代女子医治和母婴护理的设施购置陈设。护士长彭纯修曾写道："我们大家都关心柜橱的设计，窗户建在何处——家具怎么摆放才能物有所用，怎样才能使工作得以便利开展。"医院的布置通过反复尝试才得以完成。"我们在培训时每天都在使用靠背椅、床边桌、床边凳、床垫、摇篮、婴儿摇篮床、电烤炉，似乎很简单，其实不然。"① 彭纯修甚至外出到店铺里帮建筑工人买螺丝与合页。没有机械设备，工具不足，找不到漆刷，她们就自己想办法。粉刷医院是用废丝绢浸到油漆里，然后用手来刷的。直到1926年年末，医院终于竣工。

1920年由工程师贺雅格设计修建3年完工的惠民医院，安置了电力照明和流动水等，新建大楼的中央部分还预留有电梯道(是否安置电梯不详)。近代化卫生设备的优势最先显现在卫辉惠民医院，不仅让医院内的全体员工和病人获益，也让整个传教士的生活、工作区域共享。1931年，整建的安阳广生医院安装了发电房和供电系统，修建了水塔，铺设了自来水管道。同年，罗光普在筹划怀庆恩赐医院的建设中，出于建立近代化医院的长远考虑，与焦作煤矿合作扩建了医院的发电厂；安装了热水管道；还协助县城建立了电话，近代化通信系统的建设为后来怀庆农村医疗网的运行打开了一条在彼时最快的无形生命通道（图4-5）。

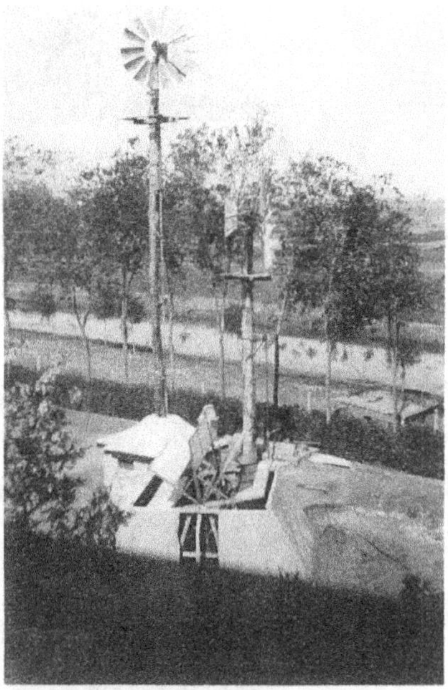

图4-5　医院的风车
（图片来源：新乡医学院第一附属医院院史馆馆藏）

在豫北，还有另一条有形生命通道。1920年，豫北遭遇严重旱灾，教会报告加拿大总会，代募赈款30万金，除散急赈于妇女老弱、无家可归者外，还修筑磁县武安、汤阴等处的公路，长22～30公里②③，为了使病患到达医院的交通便利，劳海德用这笔救灾款以工代赈修筑了连接医院和火车站的石子马路。④ 但因违背专款专用的原则，劳海德被调回了本土。以工代赈在近代援助中国救灾的形式中并不少见，包括兴办浚河、修路、筑城等公共工程项目，20世纪20年代河南连年灾

① Louise Clara Preston. Flowers amongst the Debris：A Canadian Nurse in War Torn China. Brockville，ON：Preston Robb，n. d.，1990：48.

② 贵泰武，穆淳等．安阳县志（1－2）．台北：成文出版社，1968：1424.

③ 1公里=1千米。

④ 宋家珩．加拿大基督教长老会在卫辉//宋家珩主编．加拿大传教士在中国．北京：东方出版社，1995：79.

荒历史罕见，旱灾、涝灾、蝗灾、水灾相继交加，无一年无之，灾民无数（图4-6）。从医疗机构视角来看，从火车站到卫辉惠民医院的这条石子马路是为尚有求医意愿及能力的灾民修建了一条生命通道，或许赈灾款项在饿殍遍野的彼时还有其他更好的使用方式，但作为医生能想到为病人修通“最后一公里”求生之路也是无可厚非的。这条路的修通对卫辉惠民医院近代医疗服务的迅速展开发挥了长久的历史效用。

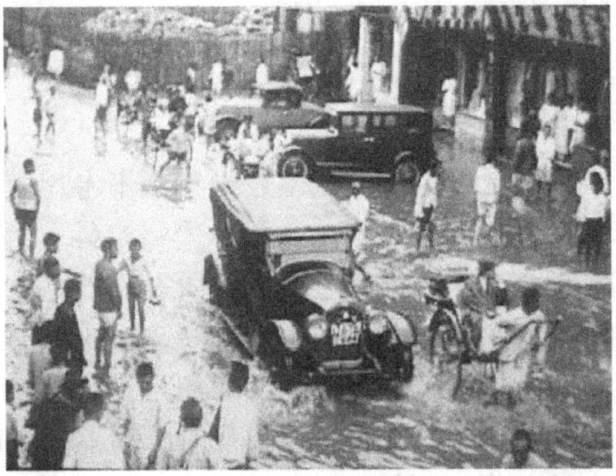

图 4-6　河南水灾街景
（图片来源：新乡医学院第一附属医院院史馆馆藏）

在近代豫北，尤其是灾荒之年，“大灾之后必有大疫”，传染病的仅仅有的暴发和流行接连不断。1920 年的调查报告中提到，豫北加拿大长老会医院是全国使用纸窗的两个省份之一，病房的通风设备不好；没有防蚊蝇的纱窗设备；尽管向病人供给铺盖，但没有一所医院为病人准备住院服装，更谈不上洗澡，洗衣设备；医院仍使用“中国旧式的厕所”，而无化粪池；医院的消毒污水坑只是作为倒便桶的蓄水池。在以上医院卫生设施的改造完善方面，惠民医院的历史资料最为翔实，下文先以此为例讨论。

1923 年扩建启用的卫辉惠民医院的设计，尽量完善了以上十分不规范的医院设施，不仅具有同时期加拿大式病房的规模和基础，又增加了营养食堂、X 光室、手术室、外科更衣室、灭菌室、洗澡间、一间候诊室和一条供所有病人使用的走廊。医院管理严格，住院病人进入病房之前需要洗澡，换上特制的病号服，医院为病人提供干净的铺盖，由护士照料他们的生活。病人的饮食根据病情和伙食质量论价，费用较高，每天上班后供应，由护士先做清洁卫生，再由布道员进行教义宣传。远路而来的轻病患者可住门诊病房，每日收费 0.1 元，在对外营业的食堂就餐，白天到门诊挂号就医。[①]

① 宋家珩．加拿大基督教长老会在卫辉//宋家珩主编．加拿大传教士在中国．北京：东方出版社，1995：86.

过去常说若叫病人必须洗澡，中国人就不到医院来了，这个借口现在不能再用了。医院为病人准备了洗澡间和洗衣设备，凡是接受医疗服务的病人就首先要遵守入院卫生制度，这样才能最大限度地降低交叉感染。入院病人需按时作息，不得打闹，要服从医生、护士的管理，一般不得走出病房，病人的饮食由医院整洁、卫生的食堂配合治疗和病人情况进行规划控制，所有食品都是在医护人员的监管下制作的，价格也比较合理。这些对病人的管理规定，都较为接近现代的“托管制”住院医疗管理制度。

三、分科意识促建辅助部门

1920 年以前，中国各教会医院大多不设专科，不考虑内外科的区分，当一所医院只有不到 3 名医生时，几乎不可能划分这些专科。然而，多学科专业化协作是正规近代医院的主要发展特征之一，具体表现即是医疗组织结构的分科化。如果按照严格的近代医院分科化①，1920 年后豫北地区改扩建后的加拿大长老会医院是达不到近代化分科医院水平的，即使是当时规模最大、条件最好的惠民医院依然延续着男女分诊、分病区住院，但看病不分科的诊治规则。这是由近代中国动乱不定的时局、百姓的就医意识及医用物资少、医护人员稀缺、教育力量薄弱及艰苦的医疗条件等综合环境造成的。但是，各医院能够大致做到分科不分诊的就医形式，医院设一个咨询室引导病人到合适的医生处就医治疗，医生接诊时按照该病所在学科的诊断程序进行判断和治疗。

例如，惠民医院有形的科室组织中设有咨询室（挂号室）、眼鼻喉室等医生门诊、化验室、放射线科、手术室、药房等具有科室特征的设置，其中咨询挂号室能够尽量按照病人的病情和医生的专长分诊病人，以确保医院工作的有序开展；特别设立了眼鼻喉室，是出于分诊并不严重的常见病的考虑，而其他医生则按照挂号顺序接诊，诊治范围包括内科、外科、妇科、儿科、眼科、传染病科、泌尿科、肿瘤科和皮肤病、性病科的常见疾病等。就其诊治范围来看，在医护人员的诊疗过程中已形成了一定的分科意识。分诊情况按照实际情况和医生的专长而定，男病房及门诊由杜儒文负责；女病房及门诊由付印德、雷润田负责。在以往的文献中，对各位医生的专长也多有介绍。例如，院长杜儒文

---

① 在内科学中不仅分出了独立的精神病学科、神经内科、内分泌学科、传染病科、皮肤病科等，而且又进一步分出消化系、呼吸系、心血管系、血液病等专业；在外科学领域，也同样分出了独立的妇产科、眼科、耳鼻喉科等。同时，又进一步分出骨伤科、泌尿外科、肿瘤外科、胸外科、普通外科等专业。小儿科也几乎分出了类似于成人临床医学的所有各专业。其他各临床专业还有结核科、肛门科、麻醉科、职业病科、烧伤科、营养科等。在辅助医疗部门，不仅形成了各自的独立学科，而且各学科中也分出许多专业，特别是检验科、病理科、放射学科、药剂科、理疗科、核医学科等部门，都已成为构成医院业务系统的重要组成部分。

擅长外科，尤其是眼科技术精湛，其他手术遇有疑难，也常请他会诊（图 4-7）。[①] 1937 年，毕业于齐鲁大学医科的段美卿来到卫辉惠民医院工作，他虽然是一名优秀的外科医生，但除了做外科手术，还要诊治内科、妇科、小儿科等疾病。怀庆恩赐医院的罗光普医生也常带镭锭前来惠民医院协助治疗恶性肿瘤。1933 年，惠民医院道口分院成立，遇疑难重症者由总院的马金堂医生和刘泽护士前去会诊。以上卫辉惠民医院根据具体情况采行的分诊、协作、会诊制度，实际上就是在特殊的历史环境下，既是在某分科领域上精进医生的业务能力，使病人对症求医，又能发挥近代医院专业化协作的临床诊断及对症治疗的效果。检验科、病理科、放射学科、药剂科等辅助医疗部门的形成，是近代医院分科化业务系统的重要组成部分。1920 年以前，在中国很多教会医院还缺乏 X 光机等专业化医疗设备时，罗维灵医生就在博济医院建立了 X 光室、无菌手术室和化验室，使博济医院一直位居河南最先进的西式医院地位。1921 年，更名后的惠民医院，又增置一台带有小型发电机可做胸透、拍片的英制 100 毫安 X 光机。[②] 医院有设备齐全的化验室[③]，可以做血、尿、便三大常规化验及康华氏实验（梅毒血清反应）。[④] 1920 年的报告显示，此前在中国的教会医院中竟有因缺少操作和修理 X 射线设备的技术人员，而使得价值昂贵又颇具近代医疗手段的仪器设备被搁置不用的情况。[⑤] 因此，合格的药剂师、放射科医师、化验员等专业技术人才在近代医院的建设中也相当重要。据 1936～1937 年卫辉惠民医院人员分类统计表中的统计，药房有黄文兴、张天恩；化验室有冯哲修；X 光室由医生轮流拍片、透视，黄文兴负责机器保养。[⑥]

整建后的安阳广生医院也有类似的分诊、协作、会诊制度和辅助技术医疗部门。医院增加了一台 X 光机和 1 个手术台。[⑦] 一些最新的医学技术也在医院得到应用，如镭放射器开始被用于治疗恶性肿瘤，血、尿和康华氏化验[⑧]已经被作

---

① 宋家珩．加拿大基督教长老会在卫辉//宋家珩主编．加拿大传教士在中国．北京：东方出版社，1995：88.

② 新乡医学院第一附属医院的前身——惠民医院（1896～1949）．河南省卫生志参考资料，1985（33）：41.

③ 《滑县卫生志》编辑组编．滑县卫生志（1840～1985）．滑县：滑县卫生局，1986：228.

④ 新乡医学院第一附属医院的前身——惠民医院（1896～1949）．河南省卫生志参考资料，1985（33）：41.

⑤ 中华续行委办会调查特委会编．1901～1920 年中国基督教调查资料（下卷）（原《中华归主》修订版）．北京：中国社会科学出版社，1987：1169.

⑥ 新乡医学院第一附属医院的前身——惠民医院（1896～1949）．河南省卫生志参考资料，1985（33）：46.

⑦ 安阳市人民医院．河南省安阳市人民医院志．内部资料，2003.

⑧ 赵琳．广生医院与安阳的医疗事业//宋家珩主编．加拿大传教士在中国．北京：东方出版社，1995：148.

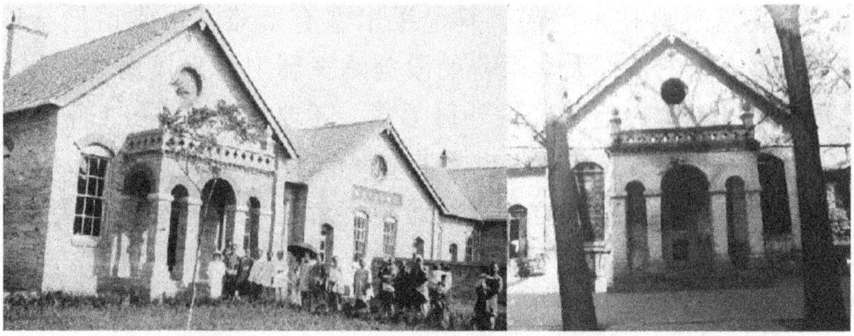

图 4-7　卫辉惠民医院女病人门诊和男病人门诊

（图片来源：新乡医学院第一附属医院院史馆馆藏）

为诊断疾病的重要依据。卫辉惠民医院道口分院接重症手术病人时，由总院派遣会诊医生和器械护士支持手术治疗。怀庆恩赐医院亦有之。安阳女子医院则主要接收妇产科和儿科的患者，新病房一启用，就住进了几位产科患者，接受彭纯修带领的护理人员的护理，还首次成功实施了大型腹部手术，让传教士们感到非常自豪，并对新建筑带来的新机遇感到欢欣鼓舞。

今天看来，20 世纪二三十年代以后的豫北加拿大长老会医院由于时代原因，尚没有形成严格意义上的医疗组织结构分科化，医院在医疗组织结构上只是粗略、简单的分诊形式，但在近代豫北加拿大长老会的医生群体意识中，已经形成了分科治疗、协作会诊、辅助技术支持的诊疗程序。标准的近代医院多学科专业化协作虽难以实现，但传教士医生们所创造的豫北教会医院不是混合一体的医疗组织，而是适合时代和地方特殊医疗状况的最佳组织系统。

四、主要病例和治疗成果

20 世纪 20 年代初，豫北加拿大长老会开办的 3 所教会医院均持续加大各方面的投入，设施、人员配置等各方面的建设迅速得以完善，西方式的正规近代医院所具有的强大、先进的功能逐步显现出来，随着医院诊治范围的扩大和手术的成功，几所医院在当地和周围地区的影响越来越大。安阳女子医院以护理产妇及成功实施大型腹部手术最为著名；广生医院 1931 年整建重开，成为近代安阳最先进的医院，也是豫北最先进的医院之一，当年治疗病人达到 6820 人次，手术 166 例[①]，到了 1933 年，收治病人达到 116 777 人次[②]；惠民医院被誉为豫北地区最好的医院，可诊治的常见病种有急慢性肾炎、胃肠炎、溃疡病、痢疾、伤寒、霍乱、黑热病、花柳病、皮肤病、附件炎、剖宫产、卵巢囊肿、

① 刘志庆，尚海丽．加拿大传教士在安阳四进四出及其影响．世界宗教研究，2000，32（4）：88－91.

② 王国玉主编．安阳市人民医院院志．内部资料，2003：4－5.

子宫肌瘤、子宫切除、疝气、阑尾炎、肠梗阻、膀胱结石、乳腺癌、截肢、骨癌、骨折、眼外伤、白内障、青光眼、眼球摘除术、碎颅术等[①]，医院全天 24 小时营业，病人在这里能得到最优质的甚至是其他医院不能提供的治疗和护理，医院凭借于此解决了一个个在产科学、新生儿常见病、传染性疾病等中国百姓的难治病，以及治疗性病和鸦片成瘾等，使得 1934 年“中国北方教会”可以骄傲地宣称惠民医院在豫北的医学先驱地位，1920 年以来随着医院的发展，门诊量不断增加，据统计 1930 年 3 月至 12 月为 12 000 人次，其中 600 人为初诊(女病人 300 人)，1934 年为 11 600 人次，1936 年连同住院病人在内共 17 251 人次[②]；怀庆恩赐医院以其辐射惠及大部分豫北农村地区的三级医疗网络体系最为著名，大大扩大了当地有限医疗卫生资源的覆盖面积，罗光普医生的腹部、胸腔及截肢等外科手术技术颇为纯熟，他还将在英国学到的镭放射法和深度 X 光照射法研究带到豫北，尝试对癌症进行放射治疗，怀庆恩赐医院推出的放射针治疗癌症的新方法在中国是一项创举，曾使恩赐医院一度闻名全国。在罗光普的领导下，怀庆恩赐医院在豫北、晋东南，以及河北的部分县市中影响越来越大，最初的年门诊量达到了 3000 人左右。1929 年治疗病人 20 722 人次，1930 年达到28 382人次（图 4-8、图 4-9）。[③]

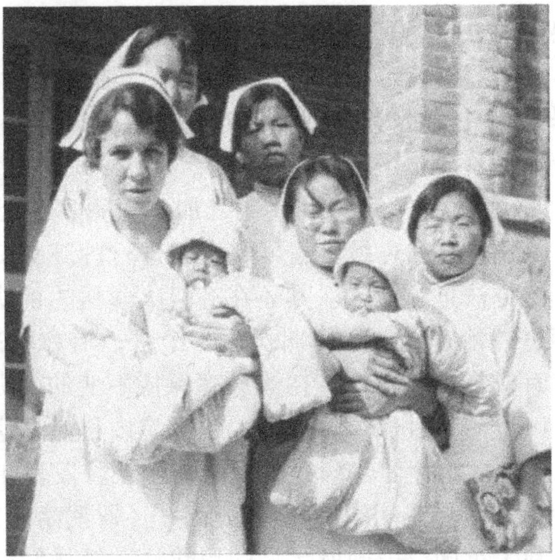

图 4-8　琼 · 麦克卢尔 · 孟席斯在豫北开展母婴保健活动

（图片来源：新乡医学院第一附属医院院史馆馆藏）

---

① 张兴耀．新乡医学院第一附属医院院志．内部资料，1984：4－5.

② 郑起东．转型期的华北农村社会．上海：上海书店出版社，2004：106.

③ Fifth Annual Report of Woman Missionary of United Church of Canada（1929～1930）. Etobicoke：the United Church Publishing House，1929：181.

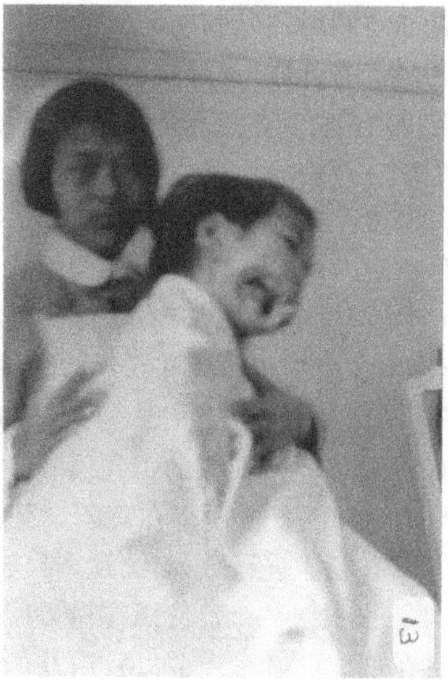

图 4-9　黑热病对儿童颌面部的损害

（图片来源：新乡医学院第一附属医院院史馆馆藏）

20 世纪初黑热病在华北地区盛行，也是豫北地区最常见的传染病之一，主要在儿童中蔓延，90% 的患者因得不到治疗而死亡。在 20 世纪黑热病大规模流行之前，中外医学典籍中对此类病例均鲜有记载。1903 年，英国学者利什曼（Leishman）最早发现，后各国医学者纷纷研究该种疾病的确诊及治疗方法。为了攻克当时被视为绝症的黑热病，1920 年，加拿大籍医生杜儒德（Dr. Erhest B. Struthers 1886 ~ 1977）通过对黑热病可疑患者进行脾脏穿刺活检，在显微镜涂片下察看病原体的方法进行确诊。其还在齐鲁大学医生的协助下，试用强毒性药物酒石酸锑钾进行治疗，治疗周期长达 8 个月，治愈率达到 80% ~ 95%。以后通过引进新型有机锑准备疗法，在治愈率保持不变的前提下，将治疗周期缩短到 3 个星期。1935 年，杜儒德任齐鲁大学医院内科黑热病和其他寄生虫病主任，并将他在豫北地区治疗黑热病等病例的临床经验发表在《齐鲁医刊》和《中华医学杂志》上，如《黑热病的诊断与治疗》、《胃溃疡出血的治疗》。杜儒德也因在中国接触到了英国、美国所罕见的黑热病，较早发表国际论文而获得一定的声誉，得到了美国医学界的赏识，在主要撰稿人都是美国医学家的美国《内科学课本》中，请他破格撰写黑热病专章。他就这种病的历史、发病率、病源和治疗方法进行了概括性的叙述。① 杜儒德不仅重视黑热病的临床治疗经验和

① 政协全国文史资料研究委员会编．文史资料选辑合订本第三十一册（总九十一—九十二）．北京：中国文史出版社，1986：132.

成果发表，还在为当时一般性的农村刊物《田家半月报》撰写小文章，称黑热病为“大肚子痞”，提醒百姓如发现“身上发烧，肚里生硬块，像发疟疾差不多，病拖延到两年或三年”的患者需及时就医治疗，“这个病若不治，很能叫人丧命，不过若是治的得法，一百个生这个病的人，就有九十个可以好”①。这篇小文章对黑热病的介绍用的是白话易懂，为乡村百姓早期发现治疗黑热病提供了一些常识信息（图4-10、图4-11和图4-12）。

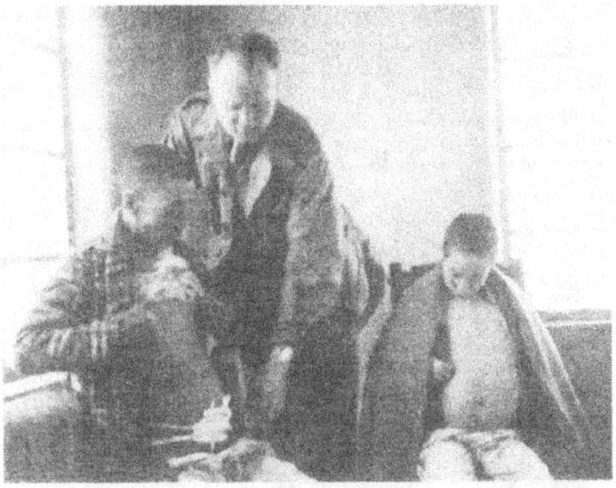

图4-10　20世纪30年代的黑热病患者

（图片来源：Sonya Grypma. Healing Henan：Canadian Nurses at the North China Mission（1888～1947）. Vancouver，The University of British Columbia Press，2008：122.）

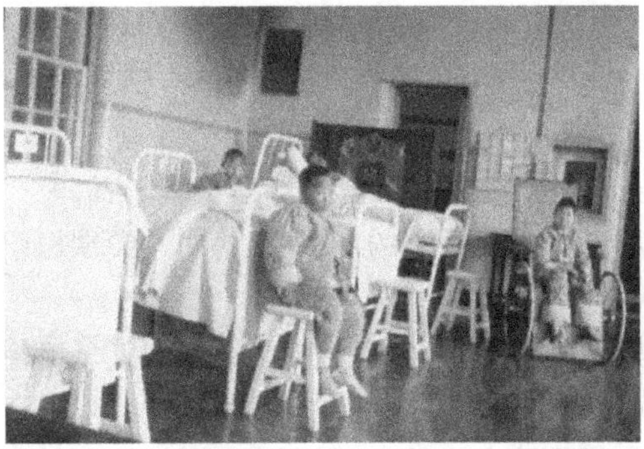

图4-11　1939年卫辉惠民医院康复中的黑热病患者

（图片来源：新乡医学院第一附属医院院史馆馆藏）

19世纪20年代，怀庆恩赐医院成为河南正规化的近代医院之一，这家医院在20世纪30年代因拥有先进的X光机和镭锭针而闻名全国。据1935年中国出版发行的年度医学杂志统计，恩赐医院治疗癌症的比例为全国最高，该医院还

① 杜儒德．说说黑热病．田家半月报，1935（2）：17.

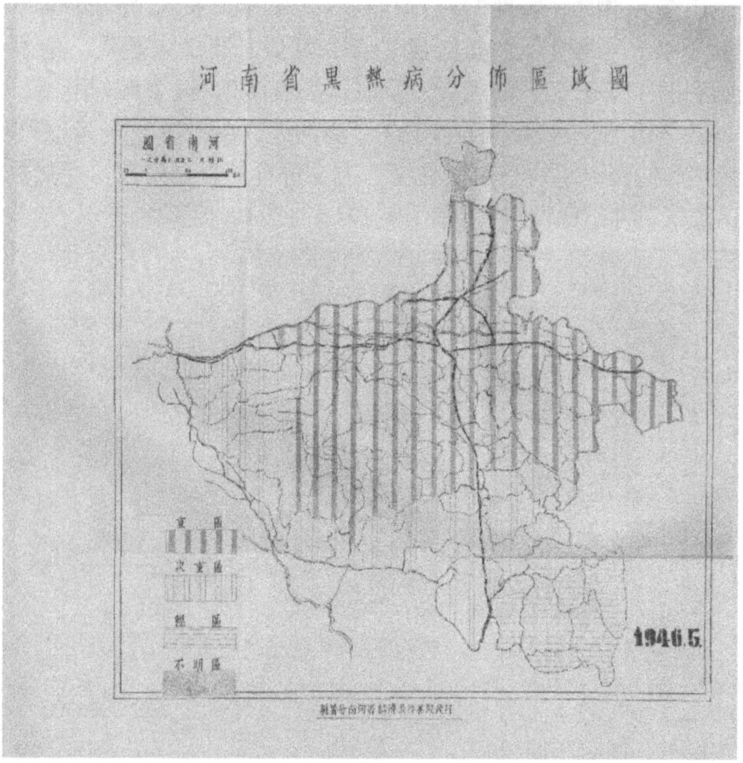

图 4-12　河南省黑热病分布区域图

（图片来源：行政院善后救济总署河南分署制．河南省黑热病分布区域图．善后救济总署河南分署周报，1947（66）：31.）

表示有能力收治更多的癌症患者，希望能得到更多的镭。[①] 一个地处中原的县级教会医院为何会成为彼时中国少有的能够掌握世界尖端医学技术镭放射疗法的医院之一？

1898 年居里夫妇发现放射性化学元素“镭”，1903 年鲁迅在《浙江潮》第 8 期上首次向中国读者介绍镭的知识，时至 1923 年《东方杂志》发“二十周年纪念刊物”《镭锭》，辑录陈文祥等的《说镭》、《镭锭及其效用》、《应用镭锭之制造业》、《镭锭治病之功用》、《镭锭发明者居里夫人小传》5 篇译文，另附放射能发现史，说明关于“镭”这一物质的发现、特性、用途等在中国颇受重视且有不同程度的讨论。1926 年，《北大化学会年刊》第 1 期刊登王祖榘的《译述：镭之工业》一文，尚称在国际医学界关于“在治疗术上用镭，实为一复杂之难问题”，现仅有通过 X 光使镭放射活动电子，但与人皮肤接触即有损伤；另

① 宋家珩．长老会著名医疗传教士罗光普//宋家珩主编．加拿大传教士在中国．北京：东方出版社，1995：250.

一种疗法为向人体内注射稀薄溶液，文中未提及镭放射疗法。[①] 有中国第一家肿瘤专科医院之称的中比镭锭治疗院的 X 光电气治疗主任张友梅，于 1931 年才由巴黎大学获得 X 光镭锭及电气医学博士学位回上海圣心医院就职[②]；1933 年，基督教《我存杂志》贺圣心医院“添设镭锭院”，即“中北镭锭治疗院”，赞该院“各种设备在中国可称第一”[③]。

从以上镭的发现到镭锭治疗技术传入我国的历程来看，罗光普将镭和镭放射疗法带到豫北的时间与公认的中国镭放射治疗的肇始不相上下。1931 年，罗光普通过英国皇家外科学会会员资格的考试，针对中国的医疗需求，他在英国期间广泛学习最新的医疗技术，尤其是钻研用 X 光治疗深层肿瘤，学习镭放射疗法，并在自己能够承受的最大限度内购买镭，进行新疗法的临床实践。[④] 1931 年，偏远的怀庆恩赐医院在罗光普寻得的煤矿企业资金和提炼技术的支持下，与山东齐鲁大学医学院病理学专家合作，开始用镭治疗恶性肿瘤，这在当时可谓尖端技术。[⑤] 宋家珩指出，罗光普有可能是当时全世界医疗传教士中第二位拥有镭的医生。中国最早用镭放射治疗癌症的少数几位医生之一。[⑥] 放射疗法的费用昂贵，深度 X 光照射需要稳定而充足的电力，这两种方法在怀庆运用都有困难。罗光普获悉瑞士和法国巴黎正在推广一种放射针治疗的新方法，这种方法可望在中国应用。1934 年，他在洛克菲勒基金会的资助下前往瑞士、法国等地，自费学习世界上治疗癌症的最新技术放射针疗法，如用放射针疗法治疗唇、舌、面颊和子宫颈癌等。[⑦] 罗光普所掌握的世界上最先进的用于治疗癌症的镭放射疗法和深度 X 光照射法，并结合豫北贫困、缺电的实际状况所创建的放射针治疗唇、舌、面颊和子宫颈癌技术，在当时的中国成为一种创举，怀庆恩赐医院也因此成为当时著名的近代医院之一。

罗光普不仅满足于自己掌握彼时的世界尖端医学技术，在怀庆恩赐医院用于病人的诊疗中，他还将镭放射治疗法向豫北乃至全国推广，并在动乱的 20 世纪中早期不懈地寻找获得更多镭的可能性。20 世纪 30 年代，镭放射器被推广到

---

① 王祖榘译述．镭之工业．北大化学会年刊，1926：223－232.

② 科学世界：最近我国的科学界：X 光镭锭专家返国．青年友，1931（3）：11.

③ 雅阁．各界消息：圣心医院发展状况，添设镭锭院，各种设备在中国可称第一．我存杂志，1933（2）：97－98.

④ 宋家珩．长老会著名医疗传教士罗光普//宋家珩主编．加拿大传教士在中国．北京：东方出版社，1995：246.

⑤ ［加］密北德（Peter M. Mitchell）．加拿大传教士与中国乡村社会：20 世纪 30 年代的豫北．李巍译//宋家珩主编．加拿大传教士在中国．北京：东方出版社，1995：36.

⑥ 宋家珩．长老会著名医疗传教士罗光普//宋家珩主编．加拿大传教士在中国．北京：东方出版社，1995：246.

⑦ 宋家珩．长老会著名医疗传教士罗光普//宋家珩主编．加拿大传教士在中国．北京：东方出版社，1995：247－248.

广生医院用于恶性肿瘤的治疗，据记载“怀庆恩赐医院的罗光普医生常带镭锭到卫辉惠民医院协助治疗恶性肿瘤”①，又据有关资料显示，新乡国光医院及其院长王国宝称该院在1935年“利用铅盒避光保存8克镭锭，用于治疗子宫癌、乳腺癌等恶性肿瘤”的镭极有可能借于怀庆恩赐医院。② 1935年，北京协和医学院亦邀请罗光普前去介绍用镭治疗恶性肿瘤的技术。由于1克镭在1923年价值70美元③，被称为比黄金、宝石还要贵的物质④，20世纪30年代由于罗光普与煤矿企业达成的医疗服务和资金技术支持的交换协议，才使得豫北地区的镭放射治疗得以在临床上应用。⑤ 罗光普不懈地以演讲方式寻求开展镭放射治疗的资助，1947年，一位富有的寡妇为罗光普的演讲所感动，资助供给他治疗所用的镭。罗光普同时受邀携带55毫克的镭，在汉口协和医院建立了癌症检测和治疗中心，从事癌症的检查、手术和治疗，并将此项技术向华中地区推广。⑥

时至20世纪30年代，肿瘤摘除术和一些常见的外科手术，在当时的教会医院和技术精湛的外籍医生中，手术成功率已有了相当的提高。但对于受中国本土医科教育学成的中国医生来说，能够精于外科技术还是十分少见的。安阳马家垒人马金堂，即是毕业于齐鲁大学医科，1930年受聘于卫辉惠民医院的长于手术的本土培养的外科医生。1935年，马金堂成功摘除了重达80斤的子宫肌瘤，在中原地区被传为佳话。他还在卫辉惠民医院道口分院会诊，在设备简陋的条件下施行了乳腺癌手术。1936年，马金堂接管调派广生医院的梅秀英医生在卫辉惠民医院的住院病人，并视病情为病人实施了手术。由于今天能找的留存的医疗档案并不多，马金堂医生当时的入院月薪125银元，是医院华人医生中工资最高者，⑦ 从这个角度亦可以看出他在卫辉惠民医院的医术

---

① 李巍．惠民医院与西医在卫辉一带的传播//宋家珩主编．加拿大传教士在中国．北京：东方出版社：1995，88.

② 有关内容材料来源于田玉生的《怀念王国宝大夫》、王庆恩的《救死扶伤毕生为人民先父事迹片断》和张秉常的《国光医院简介》，载《新乡市旗区文史资料》第2、3辑，其中，《国光医院简介》称该院从加拿大引进8克镭用于治疗。但据了解，1克镭在20世纪30年代价值1.5万英镑，8克镭需付12万英镑，是该院财力所不及的。所用镭极可能借于怀庆恩赐医院，因为该院院长罗光普从1931年就使用镭治疗恶性肿瘤。且罗光普与王国宝是自幼相识，两人由于父辈关系密切，遂成挚友，并聘罗光普为国光医院的副院长兼外科主任。1931年，镭放射器治疗技术被推广到广生医院用于治疗恶性肿瘤。（李巍．惠民医院与西医在卫辉一带的传播//宋家珩主编．加拿大传教士在中国．北京，东方出版社，1995：102.）

③ 王祖榘译述．镭之工业．北大化学会年刊，1926：226－227.

④ 高道生．比金子再贵的东西镭．小世界：图画半月刊，1932（7）：31.

⑤ ［加］密北德（Peter M. Mitchell）．加拿大传教士与中国乡村社会：20世纪30年代的豫北．李巍译．//宋家珩主编．加拿大传教士在中国．北京：东方出版社，1995：36.

⑥ 宋家珩．加拿大人在中国．北京：东方出版社，1998：184.

⑦ 新乡医学院第一附属医院的前身——惠民医院（1896～1949）．河南省卫生志参考资料，1985（33）：42.

水平。

五、正规化医院的主指标

近代医院的正规化发展，是从19世纪中叶开始的，大约到20世纪60年代，经过了一个多世纪的时间。在这个历史时期，医院逐步发展至正规化。所谓正规化，就是从医疗集约化的活动方式来说，它已经成为不可缺少的、主要的医疗机构；从医疗技术条件来说，它已集中了已有的、最好的医疗物质技术条件，代表着近代最高的医疗技术水平；从医学科学技术水平来说，一般大型医院既是医学科学技术中心，又是医学教育的主要基地；从管理体系来说，它不仅有一套完整的组织系统，而且已建立了较完善的管理制度和方法。总之，医院在这个历史阶段，已经发生了本质的变化。①

首先，社会经济的发展为近代医院的形成和发展提供了物质技术的前提条件。彼时豫北地区的社会经济虽然落后，但在20世纪初期，该地已经有了采用近代生产方式的纺织工厂、煤矿等轻重工业部门。加拿大传教士经过多方努力，为医院建筑设施、各种医疗设备、医药供应等筹措资金，将近代化的社会公共设施如电力、供水、排污系统引入医院的建设中，劳海德毅然修通的连接医院和火车站的道路，也反映出豫北传教士已经注意到了交通运输对医疗活动正规化开展的重要性。

其次，医学科学技术的发展为近代医院的形成和发展奠定了学科基础。从19世纪中叶到20世纪初，细胞病理学、病理生理学，以及医用微生物学、免疫学的发展，奠定了近代基础医学的根基。这些新的诊治疾病的医学理念被加拿大传教士医生带到对豫北百姓的医疗诊治中。19世纪末，关于X光和镭的重大发现，亦应时在豫北被应用于临床诊断和癌症治疗中；磺胺、青霉素等药物的有效使用，使一例例手术得以挽救豫北百姓的生命；在豫北的临床护理力量不断增加的同时，还建立了卫辉惠民医院护士学校，为全国各地输送护理人才；生化检验的出现为临床诊治提供了科学的数据支持。

再次，多学科、专业化协作的医院管理组织结构，是近代医院的主要特征。虽然近代中国和豫北地区存在社会经济条件差、战乱频生等现实不可抗拒的因素，但在医院内部已经形成临床部门与辅助医疗部门的区分设立；尽管没能建立起正规的分科制度，但在分科意识的指导下，加拿大传教士医生探索出了一套适应于豫北地区的医疗组织结构；随着豫北医院医护力量的加强和护理事业的发展，西式的“托管制”住院医疗开始被封建、守旧的豫北百姓所接受。

最后，医院普及化意味着集约化的医疗活动在社会医疗事业中占有重要地

① 马骏．现代医院管理．上海：上海科学技术出版社，1986：16.

位。在豫北加拿大传教士医生的努力下，大量的本土医护人员成长起来，能够独立诊治病人；随着医院的改扩建和分院、合作医院的开设，医院的接诊量增加、病床和医护水平有所提高；最值得注意的是，罗光普规划建立的农村医疗网，欲将医疗的福音惠及到豫北的每一处闭塞偏僻的土地。

那么，对于彼时豫北并不理想的社会环境来说，加拿大长老会的传教士和医护人员们尽其最大努力达到的正规化的近代医院是：根据细胞病理学、病理生理学，以及医用微生物学、免疫学等近代基础医学的指导，利用临床检验设备及 X 光技术提供诊断依据，通过多学科专业化的协作，向有医疗需求的病患提供集约化、有序的客观的医疗护理服务组织。

第二节　豫北医院医教关系的变迁

我国近代医院的建立由西方教会医院肇始。然而，在 19 世纪末 20 世纪初的“宗教福音”时期，以“医疗”为手段，以“传教”作为最终目的的行事初衷，在很大程度上限制了加拿大长老会在豫北教会医院的建设投入和对医疗活动的关注及指导。20 世纪 20 年代，在“社会福音运动”的影响下，豫北加拿大长老会的第二代传教士接受了社会“福音”思想，促使华北使团开始重新设定医学传教的目标，教会医院逐渐去宗教化，使教会医院及医疗事业走上了世俗化、正规化专业医疗的快行道。本节力图在勾勒豫北传教士处理“医学”与“传教”关系的历史演进的同时，探讨豫北近代医院正规化建设思想的形成。

一、早期投入与医教纷争

整个 19 世纪，“借医传教”被认为是传播基督“福音”的最佳途径之一，也是欧美基督教教会在华传教的主要经验。从 1835 年第一位来华的美国传教士医师伯驾开办了广州眼科医局开始，基督教就把治愈病人作为最好的接近群众、传播福音的手段。伯驾在临行前得到的指示就是，“你获得了内、外科的知识，只要有机会，可以用来减轻人们的身体痛苦。……但不能忘记，只有在他们有可能成为上帝的仆人时，才能对此加以着手。医生和科学工作者的角色是值得尊敬的，并可能有助于在中国传播福音，但绝不能以此代替你作为宗教宣传者的角色”①。但在实际工作中，二者的结合是相当困难的，必须有所取舍。

从 1888 年“河南七贤”进入河南开始，医疗就是加拿大长老会华北使团在

---

① George Barker Stevens，William Fisher Markwick. The Life，Letters，and Journals of the Rev. and Hon. Peter Parker. Boston：Congregational Sunday-School and Publishing Society，1896：82.

河南进行传教不可或缺的一部分。医疗犹如楔子，能帮助其打开许多不友好家庭的大门，“即使粗略地浏览下四大福音也会发现，在耶稣基督的牧师中，基督教牧师的工作……同医疗、教导、传教密不可分……从事医疗的传教士与传播上帝福音的传教士一样都起到了救治作用……如同牧师去解救心灵那样，传教使团中的基督信徒对减轻身体痛苦显然也有着急迫的愿望”①。从1890年往后的50年中，在河南的各使团就开办了7所医院［加拿大圣公会、奥古斯都路德教会、浸礼会、天主教、中国内陆使团（China Inland Mission，CIM）、路德教联合使团和加拿大基督教联合会］。无论是否有意，加拿大长老会华北使团也参与到了在华的西医治疗、发展现代护理这场大规模的运动中。在第一代传教士中，有两位同时具有神学和医学学位，他们是1888年抵豫的史美德和1895年抵豫的孟恩赐。

在华北使团内部，对于“医疗”与“传教”两者的关系，以及“究竟应在多大程度上开展医疗”这些问题上，在教会医生与其他传教士和使团委员会之间始终存在分歧。正如前文所述，以“医疗”为手段，以“传教”作为最终目的的行事初衷，在很大程度上限制了加拿大长老会在豫北教会医院的建设投入和对医疗活动的关注指导。下面笔者将分别举证豫北加拿大长老会使团中牧师与医生回忆录中的关于早期在豫北“传教”与“传医”的不同思想与观点，可以看出随着教会医院的建立及其医疗活动的正规化，豫北百姓对医疗需求的迫切度逐渐显现，本应坚持“传教”为重的牧师的观点有所转变，从传经布道转而投身于医院的建设与医护工作中；医生则更加坚持希望能利用现代科学的发展来稳固还很薄弱的近代医院根基，从而实现河南的医疗卫生目标。

牧师以传经布道为首要任务的“宗教福音”时期的观点，随着医疗活动的深入、医疗需求的显现、医院的建立，开始发生质的转变。“福音”是基督教用语，指的是耶稣的话及其门徒传布的教义。“宗教福音”，是指基督教在传播的初期，通过布道的方式直接传播基督教的教义。因此，在“宗教福音”时期，医疗传教的目的是引领中国人皈依基督教。教会中以第一代牧师古约翰为代表的福音传教士占据主导地位，有限的教会医疗只是传教的一种方式，是为传播“福音”服务的，而传经布道才是使团的首要任务（图4-13）。

第一代传教士古约翰牧师与尹兹谋牧师在自传中，都突出说明了对病人传经布道的重要性。据古约翰的夫人罗莎琳德所言，在华的40年中，古约翰始终致力于传经布道，“［目的］是使大家在使团所开展的各项工作中把传教放在首位，［他还主张］教会的任何工作，无论是医疗、教育还是其他，只有服务一个

① Murdoch Mackenzie. Twenty-five Yeas in Honan. Toronto：Board of Foreign Missions，1913：139.

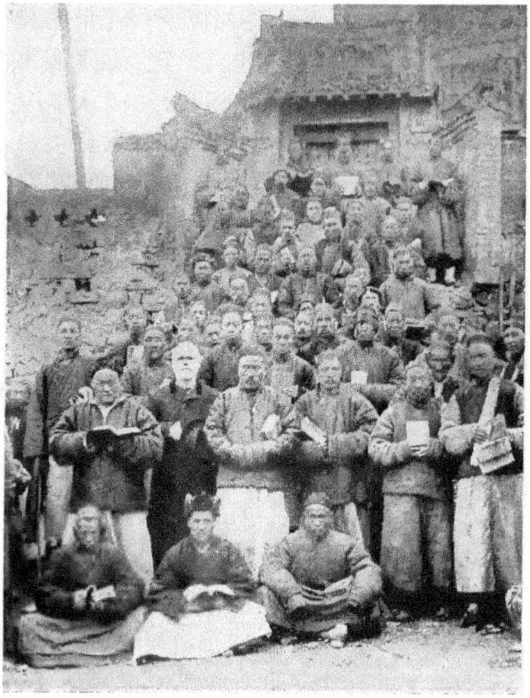

图 4-13　1908 年的传教集会

（图片来源：Mackenzie，Murdoch. Twenty-five Years in Honan. Toronto，Board of Foreign Missions，Presbyterian Church in Canada，1913：71.）

伟大的目标——以耶稣基督之名传播上帝福音——才是正当的行为”①。

但医疗的开展仅出于人道主义的目的去除身体病痛，而忽视了人们精神上的痛楚和传教的疗效，这种有悖于医学传教初衷的风险始终存在。所以，只要教会医生试图加大医疗力度，就会有人提出反对。

1906 年，当两位蒙特利尔医生②到达中国时，发现河南“严重缺乏护理服务”，他们呼吁人们关注对现代医疗设施的需要。最初，加拿大长老会同意募集资金将 3 个地方的 4 所医院加以改善，但却遭到了来自首批传教士古约翰的抵制，因为可能存有“物质主义”和“非宗教”意图，最终该建议被否决。

尹兹谋牧师认为，在河南“医生与牧师一样，热切盼望（病人）成为耶稣基督的追随者，在接受治疗之前，病人常把医生当成精神顾问”③。

在豫的传教士玛格丽特·布朗也持这种观点，她写到河南的医疗工作有两个目的：“其一，将人们带入教堂聆听上帝福音。其二，用实际行动真正显示出

① R. Goforth. Goforth of China. Toronto：McClelland and Stewart. 1937：346.

② 据史料推断，两位医生为 Dr. Shirley Mc Murtry 和 Dr. William J. Scott。

③ Murdoch Mackenzie. Twenty-five Yeas in Honan. Toronto：Board of Foreign Missions，1913：143.

基督之爱。”两者中，“第一点最为重要”①。

1900年之后，新一代传教士的思想倾向发生了转变，最典型的例子就是汤善牧师。他1906年带着传经布道的想法来到河南，在20世纪20年代积极支持惠民医院道口分院建设的过程中，看到人们迫切需要医疗的现实，也使得他们以更加现实、更为实用的方式来作出回应。他对自己的矛盾行为是这样解释的：“你可能会问，为什么不能满足于传教工作而去承担起开办医院这样的责任和负担呢？我很愿意把我的一生用于经义的宣讲。但是，如果不去救治教堂里那些患病的民众，你对耶稣子民的经文宣讲又能进行多久呢？”②

盖麻姑在从传教人员变成一名职业护士的经历中，找到了一种将宣教与护理加以融合的具体方式，也显示了加拿大长老会华北使团在豫北营建起具有一定规模和声誉的教会医院及其医疗活动的正规化，促使传教士的传经布道活动开始转向在豫北更具有实际需求的医学治疗（图4-14，图4-15）。

与此同时，尽管非医学专业的传教士把医疗活动描述成为传经布道的一种策略，但教会医生本人却将更多的注意力投入到发展医疗护理事业以及解除病人的身体疾苦上。治病救人的迫切需求使他们没时间关注其他事务。一直以来，如何才能发挥自己最大的能力，在豫北深入开展以医院为工作重心的专业化、正规化的医疗救治活动都是加拿大长老会医生所坚持的观点。

伯驾在中国实际开展医学传教工作后的情形，已不容他考虑初始的指示。他曾写道：“多年来，我祈祷、斋戒、努力，试图成为一名优秀的传教士，谁知我依然准备不足”，“每周都有成百上千的病人投医，我急于医好他们的病体，却无暇代表他们的灵魂向天堂呼救”，“我不得不拿出全部精力应付病人，根本无暇向他们布道”③。

上海仁济医院的詹斯顿（Johnston）医生曾指出：“行医和传教都是传教士的职责，但是更主要的是前者。”“医学传教士应花更多的时间来接触当今的医学科学或将西医著作译成中文。”④ 1890年，在华传教士大会上，吉普森医生（Dr. Gibson）也认为，“行医不能被当作传教的诱饵，医学传教者应将大部分时间

---

① Margaret Brown. History of the Honan (North china) Mission of the United Church of Canada, Originally a Mission of the Presbyterian Church in Canada, United Church of Canada/Victoria University Archives [hereafter UCCVUA] 17: 12//Sonya Grypma. Healing Henan: Canadian Nurses at the North China Mission (1888～1947). Vancouver: The University of British Columbia Press, 2008: 35.

② James Frazer Smith. Life's Waking Part: Being the Autobiography of Reverend James Frazer Smith. Toronto: Thomas Nelson and Sons, 1937: 196,

③ [美] 乔纳森·斯潘塞．改变中国．曹德骏，竺一莘，周定国等译．北京：生活·读书·新知三联书店，1990：41，43.

④ None Stated Records of the General Conference of the Protestant Missionaries of China. Shanghai: Centenary Conference, 1877: 128.

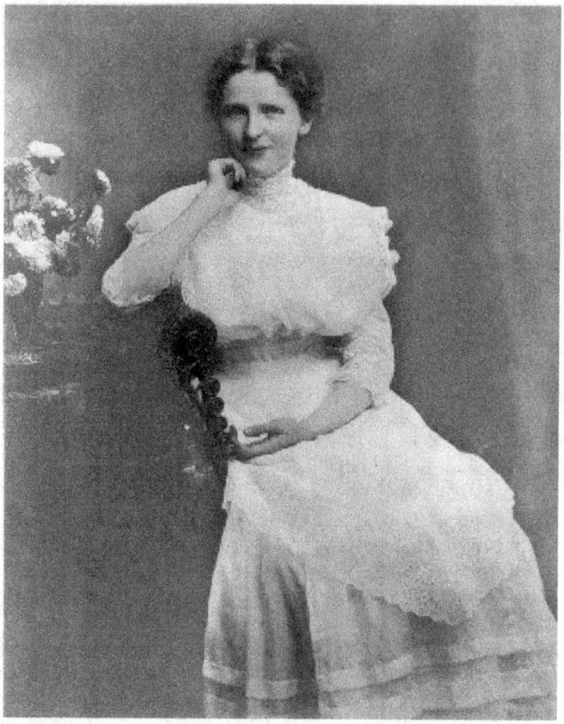

图 4-14　1910 年的盖麻姑

（图片来源：Sonya Grypma. China Interrupted：Japanese Internment and the Reshaping of a Canadian Missionary Community. Waterloo，Wilfrid Laurier University Press，2012：61.）

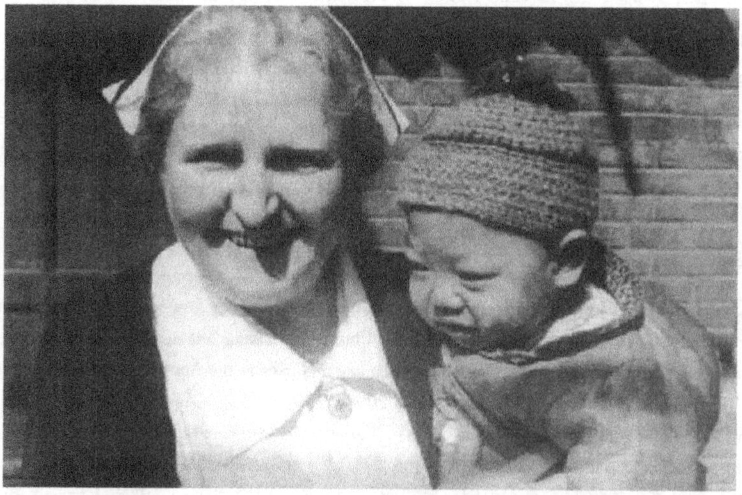

图 4-15　1940 年与天津难民儿童在一起的盖麻姑护士

（图片来源：Sonya Grypma. China Interrupted：Japanese Internment and the Reshaping of a Canadian Missionary Community. Waterloo，Wilfrid Laurier University Press，2012：174.）

用于行医，但也要对传教表示关注”[①]。

1888 年初到豫北时，史美德医生就曾打算办一家设备齐全的医院，规模适中，拥有 3 名医生和至少 2 名正规护士。1894 年，当他自己患上了斑疹伤寒和肺炎时，想建医院的梦想就变得更为强烈。他甚至在患病昏迷时听到了成千上万中国病人呼唤医院的声音。

同样，驻豫的中国内陆使团成员霍华德·泰勒夫人（Mrs. Howard Taylor）通过引用吉普森医生的文章，也使人注意到医疗与宣教二者结合的困难。文中记叙了吉普森恳请医生去“拯救成年男女和孩童的精神创伤，这远要比仅仅治疗身体之痛更为重要。虽然目标简明，但令人震惊的是，在工作中一个人很容易将时间、智慧和精力用于医疗而将目标完全忘却。据作者的经历，在某种程度上……一个人会很容易只待在手术室或诊室里而不愿从事拯救灵魂的工作”[②]。

对于驻豫的加拿大长老会使团，医生没必要听从“治疗的同时传经布道”这样的要求。例如，罗维灵医生的儿子罗光普认为其父亲“只是纯粹行医，从没有进行过教义宣讲或类似的事情”[③]。

后来到达中国的年轻传教士们更是把减轻身体痛苦当成首要任务，认为对新科技与资金不加以利用是荒谬可笑的事情，并希望能利用现代科学的发展来实现河南的医疗卫生目标。第二代到达豫北的更具有科学思想和近代医学精神的加拿大长老会医生，在 20 世纪 20 年代国际基督教在华传教事业升潮和近代医护学科和医院体制研究博兴的有利契机下，更加忘我地投身于豫北的医疗卫生体系建设的事业中。

比起老一代传教士非常看重宣教，新一代传教士却对直接传教使人皈依不感兴趣。那么，既然新一代的教会医生与护士并没有把布道和传教当成他们工作的一部分，可为何国内的支持者却依然认为医疗主要是在传递“福音”呢？答案也许可以从那些报告、出版物微妙的措辞变化中找到。

早期的使团报告讲的是医生个人在传教方面开展的工作，比如，科玉贞医生从 1895 年就来到河南，毕生坚持把传教融入到了医疗活动中。1927 年去世后，传教士们对她个人在传教方面付出的努力给予了高度评价：“（科玉贞医生）总是刻意安排，与助手一道穿梭于病房或庭院，把一上午的时间用于宣讲基督

---

① None Stated Records of the General Conference of the Protestant Missionaries of China. Shanghai：Centenary Conference，1890：286.

② Mrs. Howard Taylor：Guinness of Honan. Toronto：China Inland Mission，1930：242－243.

③ Dr. Robert McClure. Interview by Peter Stursberg，transcripts，14 July 1976. Library and Archives Canada，MG 31 Series D78 vol. 44，file 44－29// Sonya Grypma. Healing Henan：Canadian Nurses at the North China Mission（1888～1947）. Vancouver：The University of British Columbia Press，2008：37.

教义，确保来往的人们都能聆听到上帝的旨意。”①

而第二代的传教报告则讲的是医院机构在传教方面开展的工作。在20世纪20年代，只要医院里有人去承担传教这个任务，医生或护士就没有必要直接去开展这项工作。例如，在豫北，是由华人医疗助理向门诊或住院病人传递“福音”。为了防止病人被漏掉或忽略掉，就将医院的宗旨印制在每一张登记卡上，这样也至少使他们能够知道医院肩负着传教的使命。卫辉惠民医院的每一位新病号都会收到一张卡片，上面写着：“本院建立的宗旨是通过医疗使众生仰奉基督——世上最伟大的医生与救星！”② 这标志着传教由直接变为间接。

由此，加拿大国内使团的支持者们确信，在华传教士是值得关注的。即使教会医生和护士已不再具有直接的传教功能，但他们依然是信奉基督教的鲜明代表。

加拿大长老会传教士和医护人员的中心工作在发生改变。虽然传教士们不再把传经布道当成目标，但是他们依然看重在建设医院过程中开展的人道主义事业及与之相关的工作。

“义和团运动”之后，华北使团从加拿大本国教堂所获得的财政支持逐渐减少，但医疗和护士培训计划仍在推进。传教士们不断寻找新办法来降低运营成本。为了抵消日益增长的医疗成本，不得不降低“福音”传播的成本。1923～1933年这10年间，加拿大长老会在华北总共流失了11位传教士，其中10人是“福音”工作人员。因此，在很大程度上，加拿大长老会豫北差会成了传播福音少而医疗机构建设多的一个宗教组织。

二、宗教狭隘与医院紧身

“宗教福音”时期，教会的“医疗”是为传教服务的，因此，豫北早期的教会医院的医疗条件都很差。那时的旧式医院，照明和取暖条件很差，连最起码的防蝇、防虫措施都没有，更不要说完备的医疗设施和护理体系了。

惠民医院道口分院的创办者汤善在豫北传教时，单独或与他人合作进行了各种各样的慈善活动，如开展饥荒救济，提出饥荒预防机制，建立医院和疗养院等等。当社会现实出现一些转机，意味着传教士汤善式的医疗和社会扶助行动富有实际意义时，教会内部关于传教任务的争执越发激烈。有人认为传教士

---

① Dr. Jean Isabel Dow. Honan Messenger13, 4, UCCVUA83. 058C, Box 17, file 16, series 3// Sonya Grypma. Healing Henan: Canadian Nurses at the North China Mission (1888～1947). Vancouver: The University of British Columbia Press, 2008: 76.

② R. G. Struthers. The New Hospital at Weihwui, UCCVUA 83. 014C, Box 3, file 13// Sonya Grypma. Healing Henan: Canadian Nurses at the North China Mission (1888～1947). Vancouver: The University of British Columbia Press, 2008: 76.

的任务是传“福音”，不负有变革社会的责任。更有人认为传教士的到来并不会影响中国社会的变革，是他们结束中国之旅的时候了。汤善则以耶稣基督的生平所为捍卫自己的行动，当他为建设医院寻求资金支持时，他提出诘责：

在不承担责任和保障医院正常运转的情况下，如何才能开展福音传道工作？当然我们可以传教或带领人们祈祷，但是仅凭着传播基督生平所为，而不去帮助，为人们治愈病痛，这样的传教工作能走多远？我们想向人们传达的美好故事中也包括基督曾治愈生活在叙利亚的人们身上的各种疾病和疼痛，而今天面对这些缺乏医疗服务的豫北患者，他们同时也是基督的教民，如果停止医疗活动关闭医院，你要用 1900 年以前的施医事迹打动前来求治的患者吗？这不让人觉得虎头蛇尾吗？或者在你的“圣经”班中，恰好有几个患有眼痛，几近失明的人，难道你能做的只是重复过去的事迹吗？面对患者，总是无能为力，甚至让我感到疲惫，以至于我开始怀疑自己是否能坚持下去。①

同时，早期医院发展受制于宗教狭隘性的表现，也反映在了当时护理事业没有受到加拿大长老会华北使团的重视，现代的护理理念还不能被传教士所接受，而使得医院的医疗服务与生活服务结合在一起的护理体系成为近代医院成型的重要特征之一。

从 1884 年第一位正规的美国传教士护士麦克奇尼到达上海，到 1889 年美国传教士最早在中国建立了第一所护士学校，开始致力于中国的护理教育，期间只经历了 5 年。而从 1888 年执行中国北部使命的加拿大传教护士萨瑟兰来到河南，到 1923 年加拿大人在卫辉开办医院和护士训练学校，期间却间隔了整整 34 年。

马多士“弃护从教”的经历，也反映了在 1891 ~ 1914 年间，加拿大长老会华北使团根本没有重视护理的发展，以致使当时华北教区唯一的护士未能在护理实践中发挥其应有的作用。

在 1920 年《中国教会医院科学效率的研究》的报告中，称中国有 1/3 以上的医院没有熟练技能的护士，而河南几乎没有外国护士甚至中国护士，没有最基本的夜晚护理系统，也没有护士培训机构②，直到 1923 年卫辉惠民医院才有正式的住院服务发展起来。

前述所引《中国教会医院科学效率的研究》中反映出，当时河南的医院与全国其他地区同等级别教会医院或新型医院的标准相差甚远。因此，笔者认为，

---

① Murray McCheyne Thomson. A Daring Confidence：The Life and Times of Andrew Thomson in China (1906 ~ 1942) . Ottawa：Murray M. Thomson，1992：106.

② 中华续行委办会调查特委会编 . 1901 ~ 1920 年中国基督教调查资料（下卷）（原《中华归主》修订版）. 北京：中国社会科学出版社，1987：1175.

从加拿大长老会入华传教的主要初衷，以及传教士对医院及医疗服务的理解来看，很难将1920年以前的豫北教会医院定义为正规的近代医院，仅仅是作为近代医院正规化过程中的雏形而发展着的。

三、去宗教化与医院发展

在20世纪头20年，“社会福音”神学对中国教会的影响日渐扩大，部分传教士和中国教牧人员开始用“社会福音”的眼光来重新检讨以往的传教事业，他们的神学倾向开始发生深刻的变化，新的传教目标和方法逐渐产生，并形成了在中国的社会福音派。在华的社会福音派传教士对神国的理解也继承了美国社会福音派的观念，主张神国不再是不可企及的奇迹，而是完全可以通过社会改造，把神国建在地上，使当今人类社会成为一个完美的理想社会。

正如传教士赖特（H. K. Wright）在1912年的文章中直接引用饶申布什（Walter Rauschenbuseh）的话所说的：

> 神国是一个社会概念，包含着人类整个的社会生活。它不是拯救人类个体，而是拯救社会机制，不是把个人带进天堂，而是让地上的生活和天堂完全和谐。[①]

在美国“社会福音运动”的影响下，豫北的大部分加拿大传教士都接受了“社会福音”思想，加拿大长老会华北使团也认为在当时豫北的现实背景下，关心民众现实生活疾苦要比挽救其灵魂更加重要，能切实解决民众疾病痛苦的医疗活动，逐渐成为教会工作的重要内容。在“社会福音”思想的影响下，医疗不再仅仅是传教的手段，而成为传教的目标，通过治病医人，更现实地体现了耶稣实实在在的“福音”，同时教会的医疗行为也与耶稣行医传道的行为相契合。

除此之外，医院是基督教的代表，如果医院达不到高水平，将会使人们产生一种不利于基督教的情绪。《中国教会医院科学效率的研究》的报告促使加拿大长老会华北使团下决心改变河南的医疗状况，制订了建立正规化近代医院的宏伟计划。再加上新一代传教士满怀激情、带着旺盛的精力，以及对医疗护理事业的热爱与追求，逐渐淡化了传教的功能，而全身心地投入到医疗护理工作中。

20世纪20年代后，教会医院的规模、条件都有了很大的提高，同时医疗理念和实践也越来越科学，才出现了正规化转型后近10年的辉煌阶段。

“医疗”与“传教”终因目标的不同而导致最后的分离，而近代豫北自然灾害与战争带来的破坏性结果，以及严重缺医少药的现实也促使传教医生与护士

---

① H. K. Wright. The Social Message and Christian Misions. The Chinese Recorder, 1912 (3): 149.

不得不把主要的精力转向救治伤员、病人和难民上，从而加速了加拿大长老会传教士和医务人员将他们在豫北的首要任务由“传教”转向“医疗”。教会医院逐渐去宗教化，使教会医院及医疗事业走上了世俗化、正规化专业医疗的快行道（图4-16）。

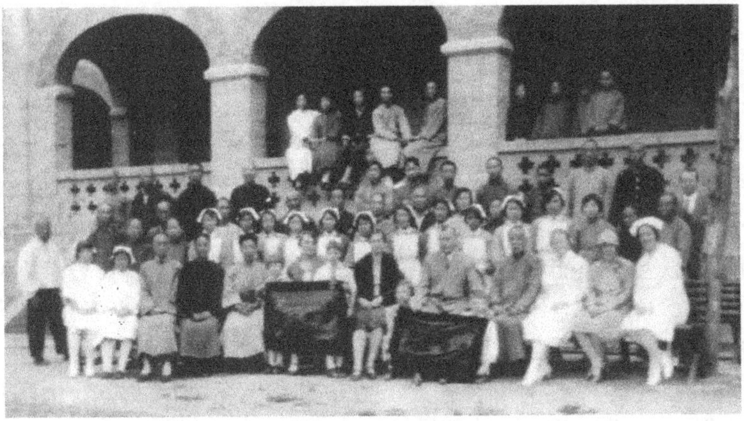

图4-16　1933年6月医院工作人员为欢送一位退休传教士合影
（图片来源：新乡医学院第一附属医院院史馆馆藏）

第三节　医院管理权限的易主冲突

加拿大长老会早期主要由传教士边行医边传教，直到1905年才开办华人神职人员培训班。1913年按立第一批华人牧师。在20世纪20年代中叶产生的爱国运动兴起之前，他们一直把华人视为助手。因此，在这场爱国运动中，一些华人教会宣布脱离豫北差会，1927年加拿大籍人员因北伐战乱将医院管理权交予豫北地方。当20世纪30年代初加拿大籍人员回到豫北时出现了“由主变客”的历史转变，双方由此产生矛盾，即豫北教会医院管理权在加拿大和中国人员间的第一次易主冲突。抗日战争爆发后，加拿大籍人员再次将医院管理权交予豫北地方教会组织和医务人员，撤离归国，当战后主要由外国人组成的公谊救护队（Friends Ambulance Unit）进入豫北，协助加拿大差团（加拿大籍人员被豫北地方教会组织再次邀请回来）重建医院时，又与抗日战争期间代行医院管理职责（管理医院）的段美卿等本地医务人员在战争期间医院管理情况，以及战后医院管理权问题上产生矛盾，即豫北教会医院管理权在加拿大、中国人员间的第二次易主冲突。首先，详述两次易主冲突的历史脉络，后面先从加拿大籍医务人员对医院建设的投入方面理解他们的情感动机，再由浅入深地分析近代豫北教会医院管理权争夺冲突背后暗含的历史原因。

一、医院管理权两次易主

1925年，发生“五卅惨案”，全国掀起了反英运动，因加拿大为英属殖民地的特殊身份，在这场运动中豫北的加拿大传教士和医生的安全均受到威胁。1927年，国民革命军的北伐战争开始，社会动荡不安，教会与医院均停闭。安阳教会医院的主持人及加拿大籍医生纷纷离开安阳，委托安阳县国民政府代管医院。卫辉的加拿大长老会加入“中华基督教自立会”，医院改称中华基督教惠民医院，加拿大籍人员于1927年4月撤离医院。[①] 怀庆恩赐医院院长罗光普和怀孕的妻子暂时转移到中国台湾加拿大长老会的麦凯医院工作。[②] 在加拿大人离开安阳一年多的时间内，豫北教会发生了革命性的变化，教会中的华人牧师逐渐认识到中国教会必须能够独立自主，1927年9月，中华基督教会（Church of Christ in China，CCC）全国总会在上海正式成立。河南各教会于1927年年底正式申请加入中华基督教会全国总会，被总会命名为“中华基督教会河南大会”[③]。加拿大长老会教会的传教士及医务人员撤离期间，由河南大会的中国教徒和医护人员单独管理医院。“南京国民政府”建立后，形势趋于稳定，外国传教士纷纷返回中国，1928年10月，5名加拿大传教士回到豫北。

河南大会会址及大会执行部都设在安阳铸钟街教会院内，回安阳着手重开医院的加拿大传教士及医务人员，吃惊地发现自己的身份已经“由主变客”，感到处境尴尬。在加拿大传教士离开期间成立的中国教会，对返回的外国传教士态度冷淡。中华基督教河南大会主席拒绝接见他们，并命令他们不要参与任何现行的工作。河南大会还要求由河南大会直接同在多伦多的海外传教委员会联系。面对这种情况，加拿大传教士则拒绝把豫北差会对财政的控制权交给河南大会。[④]

海外传教委员会得知这一情况后，写信进行调解，但是由于双方矛盾激化，一封信难以解决。于是，在上海的中华基督教总会派遣成静怡、范定九来安阳调解。成静怡、范定九两人首先传达了加拿大联合教会主席詹姆斯·恩迪科克（James Endicott，1865～1954）在1927年上海会议上的讲话精神，即强调在新形势下加拿大传教士“由主变客”的必然性，然后通过同加拿大传教士的协商，双方达成如下协议：加拿大传教士返回安阳是以贵宾的身份来从事宗教活动的，但必须申请加入中华基督教会，而后才能分到各区会协助中国牧师工作；加拿

---

① 李巍．惠民医院与西医在卫辉一带的传播//宋家珩主编．加拿大传教士在中国．北京：东方出版社，1995：86.

② 宋家珩．长老会著名医疗传教士罗光普//宋家珩主编．加拿大传教士在中国．北京：东方出版社，1995：246.

③ 尚海丽．中华基督教会河南大会本色化运动评析．殷都学刊，2007（1）：81.

④ 赵琳．加拿大基督教长老会在彰德//宋家珩主编．加拿大传教士在中国．北京：东方出版社，1995：115.

大国内拨来的经费也应交到河南大会，双方共同商量分配使用。[①] 尽管在调解与双方的妥协下，各地教会、医院、学校的恢复工作得以正常进行，但最终豫北教会仅仅从组织形式上摆脱了加拿大的控制，仍接受其差会的津贴，教会的经济仍由加拿大传教士控制。[②] 可以说，对于教会医院发展方向的定夺，仍掌握在加拿大传教士的手中，由时人书写的惠民医院院史亦有这方面的感受，“实际上，教会与医院仍摆脱不了英国及加拿大的控制”[③]。20 世纪 30 年代初，“由主变客”的变故并没有对医院的归属和工作的开展产生重大影响。

豫北地区的加拿大长老会医院第二次易主为抗日战争期间，将医院交予豫北地方教会管理运营。然而，尽管日军于 1937 年 10 月侵占安阳，1938 年 2 月，卫辉、怀庆被日军占领，加拿大长老会的教会医院仍坚持营业处理战争中受袭的百姓和军中伤员。直到 1941 年日军偷袭珍珠港对美国宣战，最后留守安阳的加拿大传教士才全部撤离。抗日战争期间，1938 年恩赐医院的加拿大长老会教会人员离开沁阳逃往洛阳，恩赐医院改名为陆军医院。而后，自治街李鸿昌与日方交涉，由李鸿昌负责接办教会、医务事务，改名为兴亚中华基督教。[④] 在汲县，惠民医院的加拿大籍医务人员在英国国旗的保护下坚持工作，直到 1939 年日本掀起“反英运动”阻止病人进医院看病，向教会大院里投掷手榴弹并焚烧大门，加拿大驻天津领事馆要求卫辉府所有加拿大籍人员于两天内撤离，惠民医院的加拿大籍人员才全部撤离。[⑤] 据新乡医学院第一附属医院（前身为卫辉惠民医院）的官方记载，加拿大人在 1939 年离开河南前，将医院无条件地移交给中国人进行管理，双方代表在移交书上签字。医院由中国人接管后，组成了“七人管理委员会”，并由汲县公署发布告向社会公示（图 4-17），公推段美卿任院长兼医师，马克温管理宗教，郑新国负责监察，赵乐天任会计，梁宪华任院长兼管公务与外交，刘汉管理事务，李素英负责护理，“七人管理委员会”分工负责全院的宗教、医疗和护士学校的教学工作。[⑥]

---

① 方辉．明义士和他的藏品．济南：山东大学出版社，2000：15.

② Sonya Grypma. Healing Henan：Canadian Nurses at the North China Mission（1888 ~ 1947）. Vancouver：The University of British Columbia Press，2008：105 – 111.

③ 新乡医学院第一附属医院的前身——惠民医院（1896 ~ 1949）. 河南省卫生志参考资料，1985（33）：42.

④ 李艳青．基督教在沁阳传播述略//宋家珩主编．加拿大传教士在中国．北京：东方出版社，1995：185.

⑤ W. Harbey Grant. North of the Yellow River. Etobicoke：the Uaited Church Publishing House，1948：21 – 22.

⑥ 新乡医学院第一附属医院的前身——惠民医院（1896 ~ 1949）. 河南省卫生志参考资料，1985（33）：47.

⑦ 据院史馆记载，布告内容大致为：段美卿院长兼医师，马克温管理宗教，郑新国负责监察，赵乐天任会计，梁宪华任院长兼管公务与外教，刘汉管理事务，李素英负责护理。

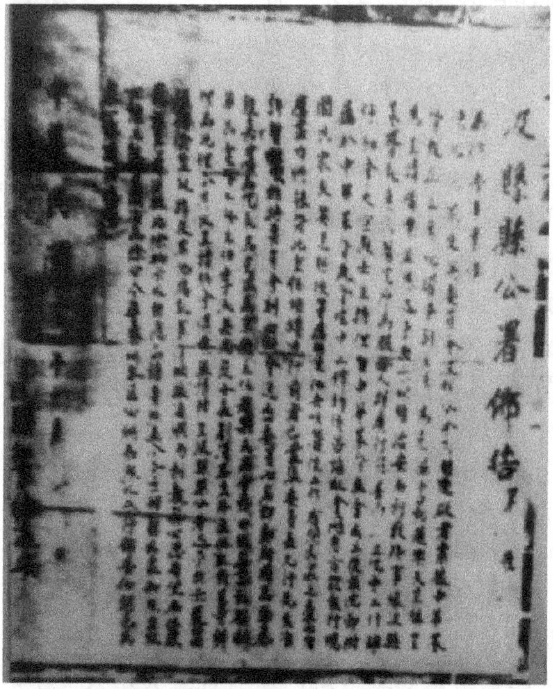

图 4-17　汲县公署关于公布管理医院的“七人委员会”的布告②

（图片来源：新乡医学院第一附属医院院史馆馆藏）

1945 年日军投降后，加拿大传教士被作为帮助“河南大会”重建教会和医院的老朋友邀请回豫北。在河南大会的邀请下，1946 年春，罗光普率公谊救护队到安阳修复广生医院，7 月又到达卫辉修复惠民医院，两家医院都在较短的时间内开始接治病人，此为豫北教会医院的第二次易主。这一次，在安阳不像 1928 年时中国和加拿大传教士之间存在明显冲突，一个中国教会领导人说：“十四年来，抵制、抵制一直是我们的口号，但现在战争已经结束，我们不准备再抵制他们了。”① 这次回来的有梅秀英医生、彭纯修护士和罗光普医生等有 20 多年传教经验的老传教士，也有如诺尔曼·霍尔·麦肯齐（Norman Hall Mackenzie，生卒年不详）一样出生在安阳的年轻人。

然而，在惠民医院却有所不同，冲突激烈。1945 年 8 月，抗日战争胜利后，加拿大籍牧师及医务人员贺雅格、景佐智（Rev. George K. King，生卒年不详）、孙兰田、宋进恩、爱德、梅秀英、彭纯修等，陆续重返惠民医院，收回了医院管理权，由贺雅格、景佐智负责接管行政事务。起初，传教士回来

① 赵琳．加拿大基督教长老会在彰德//宋家珩主编．加拿大传教士在中国．北京：东方出版社，1995：118.

后发现医院的状况十分凄惨，于是将所有的矛头就都指向了该院的代理院长段美卿，并对其提出 3 项责难：①段美卿可能不诚实，据所言，在抗日战争时期，段美卿曾对日本人进行了让步，让他的员工唱日本国歌并训责持反对意见的人。罗光普还指责段美卿曾销售药品和器械，并用医院的收益以个人的名义购买了大量土地，而医院员工的报酬只是提供食物。但这些指控在使团当时的文献资料中并没有得到证实。②段美卿导致了医疗的混乱：过去在卫辉，那些曾被医生和护士始终强调的病人至上、清洁卫生，以及高效工作的核心观念已不存在；一位医生每天要在门诊部接诊 90 名病人；黑热病诊所每天要处理 190 名病人，用药的剂量只为通常的一半或更少，疗程也延长到25～30 天；黑热病诊所实际需要 3 名护士，但大部时间只有 2 名护士在那里工作；病房的术后病人都出现了败血症；40 多名住院病人中至少有一半以上需要尽快出院。③段美卿不愿接受中国教会的领导，这一条可能更为重要。尽管传教士在离开前同意让段美卿来负责医院，但他们仍认为对于使团发起的各项计划，教会享有最终决策权。根据罗光普后来的记述，段美卿大夫并不认为自己有义务服从中国教会，因而也没有义务服从加拿大长老会华北使团的传教士，对此，罗光普在其记述中谈道："（传教士们）试图让卫辉惠民医院回到加拿大长老会的完全控制之下，但段美卿大夫却不想撒手。他为能（在抗日战争期间）保存下医院的建筑而申请报酬，在罗光普看来，他盯的是钱。"①

冲突和纠缠主要表现在传教士与中国医护人员的关系破裂及人员低落的士气。的确，有些传教士认为员工的低落情绪是战争的自然结果。低落的情绪折射出了心灵的状态，是懦弱的表现。其他的传教士却希望这些基督信徒能坚韧地承受严峻的考验，以饱满的热情为教会使命的复兴而前进。卫辉的传教士简·萨默维尔（Jean Sommerville）在 1946 年写给女性传教士协会的秘书露丝·泰勒夫人（Mrs. Ruth Taylor）的信中是这样说的："在教会和医院的工作方面，他们（在安阳）比我们（在卫辉）更具有协作精神。毫无疑问，战后会出现道德的滑坡，对此我们经常听人提及。对于那些没有真正基督信仰的人来说，这种滑坡就是以自我为中心的表现，就是为自己做一切并将一切据为己有；对于那些内心真正热爱基督的人而言，则表现为绝望和依赖外来支持。"②

1946 年 7 月，公谊救护队到达卫辉，帮助医院进行重建。他们原来的想法是医院还正常运转，只需稍稍进行改建、重置一些设备，逐渐提高员工的素质，但后来却发现这所医院需完全进行整修，耗时可能是 6 个月，此外，还要对病

---

① Sonya Grypma. Healing Henan: Canadian Nurses at the North China Mission (1888～1947). Vancouver: The University of British Columbia Press, 2008: 197.

② Letter from Jean Somerville to Mrs. Taylor, 12 October 1946, UCCVUA 83.058C, box 56, file 18, series 3.

房和手术室添置全部的设备。由于加拿大方和中国管理人员在很多问题上的观念发生了分歧，在公谊救护队及华北的传教士看来，使医院恢复正常运行秩序的最好方法就是将那些与战前的目标与观念做对的人员全部解雇。传教士请公谊救护队来“替换下那些资深的人员，尽一切可能来提升医院整体的工作水平”①。公谊救护队也认为，解决“已经养成恶习的职员”问题的唯一方法就是将他们换掉，不要“试图对已经在不良环境下工作多年的员工重新加以培训”②。结果，段美卿、两名护士及医院的事务人员被“请求”辞职，条件就是可以多领3个月的工资。由美国籍黎某任院长，重新组建员工队伍，随公谊救护队来院工作的有中国医生熊济生、翟大夫，还有美国女护士多人。熊济生、翟大夫任外科医生，梅秀英任内科医生，彭纯修为病房护士长，艾德、栗明珍负责药房，刘某为化验员，院内其他人员无大的变化，并从联合国善后救济总署河南公署运来大批医药器材，以及被服、食品、钢丝床等物品。不出一个月的时间，卫辉医院的状况就得到了很大改善。护士学校在校长李素英的带领下，于1946年9月15日开学，大约招收了10名新生。彭纯修与梅秀英在1946年10月到达卫辉，此时，医院的运行状态良好，各项事务都有条不紊地进行着。1946年11月，公谊救护队将卫辉惠民医院的管理权交还给加拿大豫北差会，由牧师纪跃荣任院长，景佐智任副院长。

二、传教医务人员的情感

19世纪末，加拿大传教士以忘我的热情踏上豫北这片土地，无论是传教士还是医务人员，他们都把在豫北建立加拿大长老会差会，以及开办正规化的近代医院作为自己的事业。起初在豫北开展的医疗活动仅仅作为“传经布道、发展教徒”的手段，随着基督教精神和社会的发展，非宗教意图的医疗活动不再受到教会的抵制。新一代的加拿大传教士和医务人员带着满怀的激情、旺盛的精力，以及对医疗护理事业的热爱与追求，逐渐淡化了传教的功能，而全身心地投入到医疗护理工作中，把减轻身体痛苦当成首要任务，使得豫北地区的教会医院跻身于当时国内最高水平行列。他们不知疲倦地探寻献身于基督教的新途径，盖麻姑找到了一种具体方式将宣教与护理加以融合；罗光普则在不断的医疗创新之举中，实现了他献身于基督的愿望。在半个多世纪的医学传教过程中，加拿大长老会的传教士和医务人员经历了疾病、暴力、死亡、战争、革命

① Walter Alexander, Hwei Min Hospital Monthly Teport for July 1946. UCCVUA 83.045C, box 12, file 200.

② 李巍．惠民医院与西医在卫辉一带的传播//宋家珩主编．加拿大传教士在中国．北京：东方出版社，1995：93.

及囚禁等无数的困难，在豫北这一中国内陆贫穷、落后、偏僻、闭塞的乡村地区建立了独具特色的近代化的教会医疗事业。从他们的付出来看，近代化的教会医院就像一个用他们自己的心血和生命浇灌、抚育起的孩子。他们已经将豫北当成了“第二故乡”，抗日战争期间，他们有些在加拿大国内，有些在中国西部使团（West China Mission），但始终心系河南，时刻盼望着能尽早回到豫北。1939 年，年逾花甲的汤善在来自英国领事馆和日军要求加拿大传教士撤离的双重压力下，在日记中简短有力地写道：“返回河南。”他在两个月内重访了道口、滑县、浚县等 31 个豫北城镇和村落。[①] 试问加拿大传教士与医务人员何以有超越文化、国界、种族的力量，在豫北贫瘠的近代文化土壤上建立起先进的西式医院？而这种力量亦是他们不愿将凝集了自己人生价值的医疗实体拱手让于人，将医院的管理权交予华人的原因之一（图 4-18）。

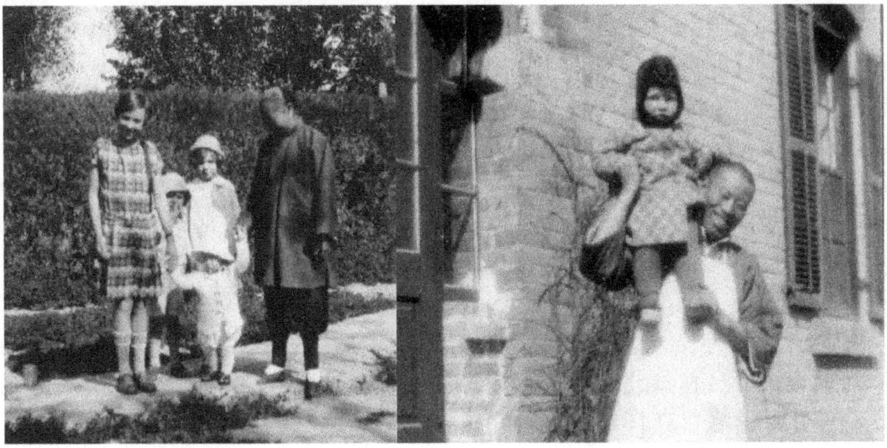

图 4-18　传教士的孩子们与他们的中国朋友和谐生活

（图片来源：新乡医学院第一附属医院院史馆馆藏）

第一，建设修整医院的经费多为加拿大传教士与医务人员结交地方官绅筹措而来。传教士一般与地方官吏有良好的关系，有教徒回忆，20 世纪 20 年代加拿大传教士劳海德与汲县地方官成为至交，只要劳海德的名片到县，地方官绝对照办，有的教徒就请劳海德帮忙打官司。所以，许多人害怕受欺压，为寻找保护而入教。汲县乡间曾流行一段民谣：“耶稣教，瞎胡闹，不打官司不信教。”[②] 教会就是以这样的方式拢起了民心。1926 年，安阳广生女子医院得到

① Murray McCheyne Thomson. A Daring Confidence：The Life and Times of Andrew Thomson in China（1906～1942）. Ottawa：Murray M. Thomson，1992：161.

② 宋家珩．加拿大基督教长老会在卫辉//宋家珩主编．加拿大传教士在中国．北京：东方出版社，1995：80.

1423元的捐款，附近的刘河口煤矿也捐助一些煤，对医院表示感谢。[①] 惠民医院及学校的建立及平时所用经费，主要来自加拿大等国的捐助，然而，开办医院也需要当地的支持。院长十分注意与官府和教会搞好关系。例如，1929年，汲县华籍牧师程步月的儿子程培贤结婚时，不少加拿大籍牧师和医护人员赶去祝贺。杜儒文为人处世灵活，对外联系广泛，与地方上的官员绅士、富商大贾来往较多，这也是他能在任职期间把医院办得较为兴旺发达的原因之一。他对不能或不愿来院治疗的病人都能亲自或派人出诊。例如，1936年华新纱厂的一位高级工程师患病而不愿住院治疗，杜儒文一天出诊数次，并派栗秀真进行家庭护理。当然，对这类病人的收费也较高。[②] 在这种情况下，医院也得到了中国人的支持。例如，1925年，汲县保安会向医院捐款100元，王雨山一人捐助500元，他们的名字及捐款数字刻于病房大楼入口处左侧的墙壁上，现仍依稀可辨。[③]

第二，罗光普为解除土匪骚扰对教会医院工作造成的危害，只身犯险。在进行广泛的调查研究后，发现土匪多出自附近穆斯林聚居的村庄。他直接走访了穆斯林村民，向他们表示，医院虽是基督教人士开办的，但愿意对所有人开放，包括穆斯林人士在内，他们有病或有枪伤可以到医院治疗，并特别提出了要帮助治疗当地主要在儿童中蔓延的黑热病。同时，也向对方提出了要求，希望他们能保护医院人员的人身安全。这些穆斯林村民性格直率，讲义气，他们很快便与这位讲一口地道本地方言的“洋医生”达成默契，罗光普为医院解除了土匪的侵扰。[④]

第三，加拿大长老会传教士与地方军阀、后为国民党军官的冯玉祥周旋，求得加拿大籍人员在豫北的安全。1921年，孟恩赐遇害时冯玉祥捐款2万元用于支持豫北差会和扩建怀庆恩赐医院，并非单纯地化解官方干戈、同情或偶然。早在1919年，加拿大长老会传教士古约翰就被冯玉祥邀请至军中布道。古约翰夫妇在军队中居住的13天中，每天数次向军官及其家属和士兵讲解《圣经》。据古约翰本人回忆，最后一天为960人施了洗礼，4606人受餐。[⑤] 然而，加拿大传教士与冯玉祥的部队也并非相安无事，据现有文献来看。冯玉祥二十三军军长冯志安的部下曾征用惠民医院传教士、医生子女的寄宿小学楼，因失火将其

---

① None Stated Second Annual Report of the United Church of Canada (1926 ~ 1927) . Etobicoke: the United Church Publishing House, 1927: 161.

② 新乡医学院第一附属医院的前身——惠民医院（1896 ~ 1949）. 河南省卫生志参考资料，1985 (33): 44.

③ 李巍. 惠民医院与西医在卫辉一带的传播//宋家珩主编. 加拿大传教士在中国. 北京：东方出版社，1995: 91.

④ 宋家珩. 长老会著名医疗传教士罗光普//宋家珩主编. 加拿大传教士在中国. 北京：东方出版社，1995: 245.

⑤ Peter Stursberg. The Golden Hope. The United Church Publishing House, 1987: 68.

焚毁。[1] 1927 年加拿大传教士因北伐战争撤离时，见证者皮特·斯特斯伯格（Peter Strasberg）在其《见证中国百年：一个外国家族的中国情结》中描述："占领了詹姆斯[2]家的正是基督徒冯玉祥将军的士兵，他们以纯粹的肆意破坏行为，毁坏了他的全部收藏品。"[3] 加拿大传教士为保证其在豫北的传教、医疗教育事业的有序开展，不得不周旋于近代中国混乱的军阀系统中。对此等负面事件均缄口不言。

第四，抗日战争初期，加拿大传教士和医务人员坚持工作在战地医务的最前线。1937 年，日本发动全面侵华战争，华北局势动荡，所有教会学校关闭，教会医院、学校和教堂一度成为难民收容所。地处中原地区的惠民医院这个时期的主要任务是，接纳和治疗战场上受伤的中国士兵和受日军飞机轰炸受伤的百姓。同时，大量患病的病人不断涌入，使医院病房爆满。有时，还不得不收治部分日本病人，并向日本人开的医院输送中国护士。1938 年 2 月，汲县被日军占领。此前由于惧怕日本兵的野蛮行为，惠民医院中 75% 的华人护士、护士生和 100% 的华人医生都逃离医院，直到 1939 年年初才有人陆续返回。[4] 1939 年 10 月以前，没有离开医院的加拿大、中国人员仍能进行正常的工作。例如，1938 年为治疗当时流行的霍乱病，还开设专门门诊并应邀去乡村接种疫苗2300 支，另有 1400 支其他疫苗。[5] 在患难与共的工作中，医院里的中国、加拿大工作人员建立起了深厚的感情，在日本抗英运动中，中国员工冒着生命危险，为受围困的加拿大籍人员送来紧缺的食品，并请他们躲到自己家里，这让加拿大籍人员很感动；在抗日战争期间，彭纯修在重庆遇到毕业于豫北护士学校的护士时，感觉就像遇到了亲人一般；在抗日战争胜利后，重返豫北的彭纯修和中国护士聊天，听她们讲述自己在抗日战争期间的经历，等等。直到第二次世界大战战事进一步扩大，所有加拿大传教士和医务人员才放弃医院和医疗事业撤出豫北（图 4-19）。在战争期间，仍有义勇传教士罗光普从国际反法西斯联盟和抗日战争的大义出发，继续为国际援助物资输入中国、保护中国仅有的医疗设备、救治伤员而奔走于抗日战场上。罗光普不顾国共政治的分歧而把更多的医药物资运往八路军驻地，即使走私也能够运进去[6]，他的国际主义精神提升了加

---

① 新乡医学院第一附属医院的前身——惠民医院（1896～1949）. 河南省卫生志参考资料，1985（33）：37.

② 詹姆斯·孟席斯（Rev. James Mellon Menzies）医生牧师，中文名明义士，加拿大长老会派往中国豫北地区传教的传教士，在传教过程中，他对中国文化产生了浓厚的兴趣，转而开始对甲骨文进行研究，成为国际上有重要影响的甲骨文研究方面的专家。

③ 皮特·斯特斯伯格. 见证中国百年：一个外国家族的中国情结. 北京：民族出版社，2006：180.

④ Fifteenth Annual Report of W. M. S. of the United Church of Canada，1939～1940：172.

⑤ Honan Hospitals in War Time，Published in Honan Quarterly No. 2，1939：6.

⑥ 宋家珩. 长老会著名医疗传教士罗光普//宋家珩主编. 加拿大传教士在中国. 北京：东方出版社，1995：252.

拿大在中共中央心目中的国家形象。1938年，罗光普曾经3次试图进入日军占领区帮助教会医院恢复工作，但均未成功。第三次他已到达了接近日军占领区的中方游击队防地，准备在黎明时穿越日本人的防线，进入怀庆。他的行动受到游击队的劝阻，并被告知日军正在搜捕他，同时出示了从日军占领的县城刚撕下的一张悬赏告示。[①] 无可置疑，罗光普在抗日战争中的精神和努力，很大程度上出于他对自己医疗事业的热爱。

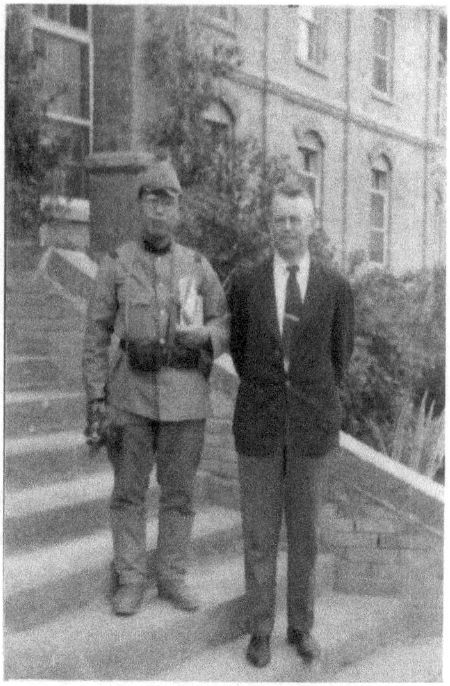

图4-19 加拿大传教士拖延日本指挥官搜查，掩护游击队伤员

（图片来源：新乡医学院第一附属医院院史馆馆藏）

三、管理权限争夺的原因

以上从豫北加拿大传教士及医务人员情感上所分析提供的内容，均为医院两次易主冲突中的情感因素，即主观原因。例如，从20世纪基督教在中国本土的发展及中国近代化的历史大趋势来看，从两次易主事件的历史背景中，不难发现引发冲突的客观原因，即加拿大长老会豫北医院管理权最终需移交华人——教会医院“本土化”的必然历史趋势。

第一，豫北本土医护人员群体的成长与其民族意识的觉醒。传教士入华兴办的教育、医疗事业，对推动中国社会的近代化进程、培养中国本土的近代化人才有着不可磨灭的功绩。仅就豫北来讲，豫北教会学校毕业的学生许多人为教会服务，如当传教士，或在教会学校、医院担任教员、医生、护士等。教会学校牧野中学毕业生成绩优秀者可以继续深造，自费或由教会资助进入齐鲁大学，先上1年预科，再转入本科。例如，抗日战争后易主冲突中的中方代理院长段美卿即是汲县坊村人，曾就读于群英小学、牧野中学，后来进入齐鲁大学医学院学习取得医学博士学位，并于1932～1937年在安阳广生医院等处就职。[②] 像这样由豫北教会牧野中学进入齐鲁大学深造的本土医务人员不在少数，在抗日战争时局最艰难之时，豫北本土学成的中国医务人员敢于在完全没有外

① 宋家珩主编．加拿大人在中国．北京：东方出版社，1998：182.

② 卫辉市地方史志编纂委员会编．卫辉市志．北京：生活·读书·新知三联书店，1993：676.

援的情况下，全面管理医院，开展正常的医疗服务，本身就说明了在加拿大教会近半个世纪的医学传教活动的推动下，豫北地区成长起了一支完整的医疗队伍。

他们的成长亦是伴随着苦难民族被侵略与欺压的历史而来的，民族自尊意识也伴随着他们医术、知识和能力的增长而觉醒。早在 1917 年，跟随雷实礼医生前去欧洲战场的安阳广生医院中国医生张汉卿，在欧洲及战地救护的见闻就使其思想发生了变化。他认为加拿大传教士在中国的生活，在某些方面甚至优越于欧洲。1918 年，归国的张汉卿向威海海军官兵描述中国劳工在欧洲所受到的歧视，号召他们勇练杀敌本领，使中国立于世界强国之林；向安阳的教徒讲西方社会也有贫富之差，世人无神圣之分，要敢于反抗外国人的欺侮；广生医院财务失窃，面对加拿大人的指责，他诘问道："既然你们没有小偷，那为什么你们外国的铜锁比我们的还要大，围墙比我们的还要高呢?"[①] 民族自尊意识的增强使张汉卿脱离了广生医院。

和张汉卿同样具有民族意识和成熟的专业知识的豫北本土的教会人士、医务人员和有识之士纷纷以他们自己的方式为驱除外人、自强振兴于民族之林而奋斗。

第二，"南京国民政府"时期中国本土医疗事业的崛起。清末，教会医疗事业在条约制度的保护下强势进入中国内陆。1927 年以前，教会医疗事业仍然在中国占有主导地位，而当时北洋政府则一直少有作为，甚至未能建立起基本的医疗机构。医学传教士认为，在军阀混战的时代，中国不可能实现医疗卫生事业的现代化。[②] 然而 1927 年"南京国民政府"上台后，设立起中央卫生部、重要城市卫生局的医疗卫生体系。1927 年，不仅是政权更替的历史节点，还是中国本土医疗卫生事业崛起的转折点，教会医疗事业由此面临着新的竞争。1937 年，颜福庆如此评价道：教会医疗事业"如果能够真正成为本土医疗机构的榜样，如果它的贡献是特殊的，那么它可以在中国取得永久的地位"[③]。因此，在北伐战争后，加拿大传教士回归豫北时，激起了本土教会及医务人员继续控制医院管理权的愿望。事实上，在 1927 ~ 1937 年"南京国民政府"执掌的较为平稳的 10 年中，也是近代中国医疗卫生事业发展最快的 10 年。尽管豫北教会医院在第一次易主之后，仍由加拿大豫北差会控制财政权。医院无异于重新回到了加拿大籍人员的执掌中，但医院中中国医务人员的数量已经呈逐年增加的趋势。对于教会医疗事业在华的命运，华西协和大学医学院院长莫尔思在 1935 年曾预

---

① 赵琳. 广生医院与安阳的医疗事业//宋家珩主编. 加拿大传教士在中国. 北京：东方出版社，1995：152.

② 李传斌. 条约特权制度下的医疗事业 基督教在华医疗事业研究（1835 ~ 1937）. 长沙：湖南人民出版社，2010：330.

③ The Chinese Year Book，1937：98.

言道："在一个稳定的政府管理下，教会在医疗和教育方面的责任最终将逐渐结束。"① 此外，加拿大长老会从1905年开办华人神职人员培训班，1913年按立第一批华人牧师，加之其他基督教会在中国本土的培养和支持，在20世纪20年代的基督教"本色化"运动中形成了本土教会组织——中华基督教会，又正值1928年"南京国民政府"宣布收回教会学校和医院管理权。② 因此，发生了豫北加拿大传教士变主为客的首次冲突，也为抗日战争后加拿大传教士再次回归时关于惠民医院管理权的争议埋下了隐患。

第三，国际基督教会"本色化"运动中加拿大豫北差会的强权态度。如上所述，随着基督教在中国广大地区的传教、培养、发展，世界性宗教不断融入中国文化，于20世纪20年代在国际基督教组织的发起和协助下，在中国本土开展了中国基督教"本色教会运动"，成立了中华基督教会。"本色教会运动"的目的是使中国信徒担负起"自养、自治、自传"的责任，在经济上、行政上、工作上，都是以中国信徒为主体，西国教士可以退而处于辅佐地位，并将基督教与中国文化相结合，使其具有中国文化的"本色"。国际基督教会发起中国"本色化"运动，尤其是对世界性宗教文化传播及基督教在中国更好的发展具有积极意义。同在河南的圣公会差会把教会中国化当作最终的目标，因此中国、加拿大神职人员之间的关系较为融洽，在20世纪20年代后期产生的爱国运动中，双方没有发生大的矛盾，20世纪30年代初产生了一位华人主教，使圣公会的领导权顺利地转移到华人神职人员手中。③ 然而，豫北加拿大长老会虽然在1913年按立中国牧师、培养中国教会教育医务等专业知识人才，但他们一直把华人视为助手，而不是要传承教会事业的人。直到20世纪20年代，加拿大华北使团都没有准备授予豫北的华人教会自主权。④ 实际上，在豫北加拿大长老会教会事业的建立过程中，一些加拿大籍人员对中国人带有一定程度的歧视和偏见，他们不免持有在不平等条约保护下的特权地位和强权态势。据史料显示，在20世纪30年代的共同工作中就已有矛盾和摩擦。1932年夏，盖麻姑发现病房毛巾和肥皂的数量不足，怀疑为值班的护校三年级学生所拿，出言不逊。受到侮辱的学生在栗秀真的领导下罢课两周。⑤ 1936年，马金堂接管调往广生医院的加拿大医生梅秀英在惠民医院负责

---

① W. R. Morse. Medical Education in a Mission School. The China Medical Journal, 1930, 49 (9): 875.

② 方辉．明义士和他的藏品．济南：山东大学出版社，2000：15.

③ 李巍．加拿大传教士在河南活动述略//宋家珩主编．加拿大传教士在中国．北京：东方出版社，1995：63.

④ Murray McCheyne Thomson. A Daring Confidence: The Life & Times of Andrew Thomson in China (1906～1942). Ottawa: Murray M. Thomson, 1992: 65.

⑤ 李巍．惠民医院与西医在卫辉一带的传播//宋家珩主编．加拿大传教士在中国．北京：东方出版社，1995：91.

的住院病人，并视病情实施手术。但回院后的梅秀英为维护自己居高临下的地位，拒绝接管原病人，马金堂因此而愤然辞职，去焦作矿区医院工作。①

对于1945年加拿大传教士和医务人员回归后对段美卿提出的三点责难，据加拿大传教士以往的强权态度也可以进一步加以辩解：第一，指责段美卿领导的医院对日军所做的妥协和退让。表面上看，加拿大传教士和罗光普所言确实引至民族大义令人信服，但据有关史实表明，加拿大人员撤离时，景佐智和贺雅格会见日本和日伪河南政府官员，请求日伪河南政府对惠民医院承认和保护。② 更何况经查中共党史资料，在抗日战争期间，惠民医院不止一次地援救抗日工人、保护中共领导和同志，如卫辉华新纱厂工人组成百余人的工人抗日大队，在中国共产党的领导下开展抗日斗争。在转战中遭日伪军偷袭，瞿文明、海廷奎在突围时受重伤，送至卫辉惠民医院治疗。③ 另外，当时新辉中心县委书记口述抗日战争时期党在豫北地区的活动情况时记载："大概是1940年时任汲县县委的梁心明找我，有一个同志（很可能是县委的负责人）有病，必须住惠民医院，因没有钱，叫我托人情先住院看病，然后再给钱。我托了该院梁宪华把事办妥，并和梁心明亲自把这个同志送到医院。"④ 按照该事件发生的时间索骥，1940年秋，豫北地下党重要同志夏涛在隐蔽期间，患肠胃病住卫辉惠民医院，病愈后去豫北地委途中不幸遇害。⑤ 1942～1943年，中共太行军区领导下的焦作党组织在新乡市区及四郊设有多处据点。惠民医院是中国共产党的重要据点之一，该院医务人员多为中国共产党地下党员及同情者，不但对中国共产党同志入院治疗者给予便利，还经常为中方搜集情报。⑥ 那么，段美卿管理的全院人员在抗日战争中以保存医院和抗日部队的有生力量为目标与日军的妥协和周旋，就应当获得积极的理解和认可。第二，加拿大人员对段美卿管理医院的医疗卫生秩序的责难，就更显现出了加拿大人在医疗专业领域及医院管理工作中的傲视和不近人情。对于沦陷区孤立无援的医院、日军的轰炸洗劫、持续3年之久的大饥荒，以及无数妻离子散的精神创伤，据有关记载，抗日战争期间，惠民医院建筑损失15%，被服等日用品损失40%，床等家具损失60%，书籍资

---

① 李巍．惠民医院与西医在卫辉一带的传播//宋家珩主编．加拿大传教士在中国．北京：东方出版社，1995：91.

② W. Harbey Grant. North of the Yellow River. Etobicoke：the United Church Publishing House，1948：21－22.

③ 《中国工会运动史料全书》总编辑委员会《中国工会运动史料全书》河南卷编委会编．中国工会运动史料全书（河南卷）（上册）．郑州：中州古籍出版社，1999：397.

④ 陈济民．一九三四年至一九四一年党在新、辉、获、汲地区的活动情况．党史资料，1982（8）：22.

⑤ 梁心明．新辉获汲敌占区地下工作的回忆//中共河南省委党史资料征集编纂委员会．太行抗日根据地（二）．郑州：河南人民出版社，1986：203.

⑥ 邢汉三．日伪统治河南见闻录．郑州：河南大学出版社，1986：244.

料损失 80%，手术室和 X 光机已不能使用。[1] 即使是在抗日战争后的 1946 年，惠民医院仍然处在缺医少药的运转期，在病人多、药品不足的情况下，对黑热病病人的治疗策略采取服用一半计量的药物，让病人能够存活下来，已经是一种奇迹了，也是不得已而为之，疗程长、效果差自然也在情理之中。第三，加拿大人员对段美卿脱离教会控制的责难。事实上，1940 年，段美卿向设在天津的加拿大长老会华北使团临时总部报告说："我们非常自豪，这家医院能继续运转，这就使我们能够为自己同时也为那些已在这里接受过治疗的人来继续工作。还可以继续聆听耶稣基督的教诲并坚定信仰。"[2] 并提供了 1940 年的医疗数据和医院参与中国教堂宗教事务的依据。此时，已撤离的传教士认为段美卿是"有能力的领导者"，该医院在继续秉承教会的使命与价值观。1941 年后，卫辉的职员与已离开的传教士之间的通信几乎完全中断。使团文献记录中缺乏关于这个时期的资料，这也显示出加拿大长老会华北使团对于该医院所发生的一切所知甚少。当一切事实并不清晰明朗时，本就具有傲视心态和收回医院管理权心切的加拿大人员和段美卿等抗日战争期间医院管理人员的冲突，就更容易被扩大、升级。

抗日战争结束后，罗光普和斯坦沃特·艾伦医生（Dr. Stewart Allen）回到怀庆驻地目睹了"全部遭损"和"如同废墟"[3] 的惨况，虽有国际救济委员会提供的相当于 200 万元人民币的重建款，但怀庆恩赐医院难以恢复。1946 年，卫辉惠民医院虽在公谊救护队的帮助下恢复接诊并重归加拿大长老会管理，时隔一年在国民党的谣言和对中共的抵触情绪中，加拿大传教士及医护人员从实质到精神上都彻底放弃了医院。同时，安阳广生医院的加拿大传教士和医护人员也结束了医院的所有活动撤离回国。中国、加拿大教会在医院管理权问题上的争夺，伴随着解放战争的节节胜利，已像时局一样变得更加明朗，加拿大传教士与近代豫北医学话语权上的进退不复存在，以医院为有形实体的医护服务谱写的将是人民医疗卫生事业的新篇章。

多年后，当罗光普重新回顾和思考加拿大长老会在豫北医学传教的整个历史过程时，他认为传教士的态度历经了一个必须视中国人为东道主的转变。在第一次世界大战前，传教士来到豫北，给中国人以加拿大的宗教信仰并告诉他们如何做；第一次世界大战后，加拿大传教士开始把中国人作为同事一起工作，组织运作力求达到自养、自治、自传；第二次世界大战后，加拿大传教士是为

---

① Memo of Conference with Dr. Stewart Allen Weihwei，Honan April 30-May 1，1946. box12，File 200//Sonya Grypma. Healing Henan：Canadian Nurses at the North China Mission（1888 ~ 1947）. Vancouver：The University of British Columbia Press，2008：193.

② Dr. C. T. Tuan（Duan Mei Qing），WeiHwei General Hospital Report of 1940，UCCVUA 83. 045C，box 10，file 163//Sonya Grypma. Healing Henan：Canadian Nurses at the North China Mission（1888 ~ 1947）. Vancouver：The University of British Columbia Press，2008：195.

③ Munroe Scott. The China Years of Dr. Bob McClure. Toronto：Canec，1977：397.

了达成中国东道主的发展意愿被邀请而来工作的。① 尽管在这段历史中关于医院管理权限的归属，中国、加拿大教会出现了两次冲突，加拿大传教士撤出豫北回国之时带着无限的依恋和不舍，但在历史的沉淀中，就像罗光普反思的那样：加拿大长老会和国际基督教会作出的发展规划是正确的。②

本章小结

在世界医学史中，近代医院的正规化发展始于 19 世纪中叶，至 20 世纪 20 年代，经过了一个多世纪的时间。在西方传教士与医生的引入下，中国教会医院的正规化发展并没有落后于西方。本章首先探讨了在西方近代医院正规化、“社会福音运动”兴起、基督教“本色化”的时代大背景下，经历了 20 世纪二三十年代医院正规化转型的豫北近代医院的发展成果，并由此廓清了对于近代豫北有限的社会条件来说，加拿大长老会的传教士和医护人员们尽其最大努力达到的正规化的近代医院的概念，即根据细胞病理学、病理生理学，以及医用微生物学、免疫学等近代基础医学指导，利用临床检验设备提供诊断依据，通过多学科专业化的协作，向有医疗需求的病患提供集约化、有序的医疗护理服务的组织机构。在豫北，近代医院的正规化发展是伴随着加拿大长老会传教士及医护人员对“医学”与“传教”关系的争议及最终向“医学”倾斜的历程演进的，去宗教化的发展思路使得教会医院的规模、条件获得了很大提高，同时医疗理念和实践也越来越科学，出现了豫北近代医院正规化转型后近 10 年的辉煌阶段。然而，近代医院及医学教育在豫北 10 年兴盛的前后，由于北伐战争和抗日战争医院管理权的两次易主，也伴随着出现了加拿大、中国双方争夺管理权的冲突。尽管加拿大长老会传教士和医务人员在豫北艰辛兴办医院的奉献精神和对待医学的专业精神应当得到肯定，但这一冲突归根结底是中国、加拿大教会之间不同文化背景的矛盾，其背后深含着教会医院“本色化”的必然历史趋势。随着解放战争的节节胜利，加拿大长老会的传教士和医务人员最终退出历史舞台，医院则将作为人民医疗卫生事业的有形组织机构而继续转型发展。

---

① Murray McCheyne Thomson. Private，Taped Interviews of Robert B. Ottawa：McClure，1990.

② Murray McCheyne Thomson. A Daring Confidence：The Life and Times of Andrew Thomson in China (1906～1942). Ottawa：Murray M. Thomson，1992：38.

附 青出于蓝而胜于蓝——威廉·麦克卢尔父子的中国情结①

1. 罗维灵医生（William McClure，威廉·麦克卢尔，1855—不详，又名罗威廉）

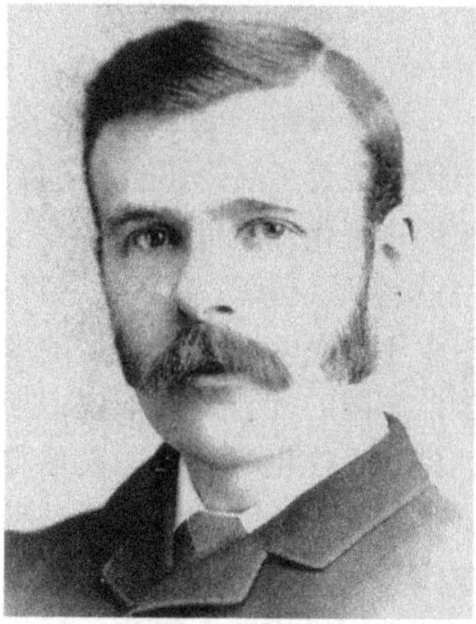
罗维灵

罗维灵1855年出生于蒙特利尔西北的仓苍镇，是加拿大长老会豫北教区的创建者之一。

1884年毕业于麦吉尔大学（University of McGill）医学院，1888年受加拿大长老会派遣，与古约翰等7人（“河南七贤”）创建豫北差会。在古约翰夫人罗莎琳德所著的《古约翰传》一书中，曾对罗维灵早期在豫北的艰难处境有过详尽的描述：“提起楚旺的日子，我们不能不对罗维灵医生致以敬意。这位强壮的、可信靠的、富有同情心的，而又安静谦逊的、令人敬爱的医生，在加拿大麦吉尔大学医科毕业时，获优异成绩金质奖章，当年被加拿大蒙特利尔城市视为医学界的杰出人物，曾任加拿大著名的蒙特利尔大医院的总监。其不仅医术高超，也从未把过去的成就当作一回事；他放弃在加拿大的舒适生活和崇高地位，愿意蒙召来华做医疗差传工作。因为他认识到，能参与在中国建立教会这样一件宏伟的、神圣的事情，实在是具有永恒的、属天的价值。可惜的是，这样一位有卓越成就的加拿大医生，由于当时有些河南居民受到恶意谣言的影响，对他的医术心存疑惧，个个裹足不前。有的有病在身，也不找他诊治。当罗维灵医生沮丧失望的时刻，我们这些同工们持续不断地为他的医疗工作祷告。感谢主，垂听了我们的祷告；有几个患上疑难绝症的病人，在走投无路时，竟在罗维灵的悉心治疗下，得到痊愈。从此，他开始获得豫北一带居民的信任。”被豫北人民亲切地称作“老罗大夫”。

1893年，罗维灵主持的楚旺福音堂附设医院虽然设立在草棚里，但每年就诊人数却多达32 000人。1896年，罗维灵把楚旺的男科诊所迁往安阳，成为广生医院的前身。1902年他又在卫辉开办了西方式的医院，起名博济医院，

① 资料来源：宋家珩主编．加拿大传教士在中国．北京：东方出版社，1995；Sonya Grypma. Healing Henan：Canadian Nurses at the North China Mission（1888～1947）. Vancouver：The University of British Columbia Press，2008；Bill Trent. Dr. Robert McClure：missionary-surgeon extraordinaire. Can Med Assoc J，1985（132）：431－441；新乡医学院第一附属医院院史馆馆藏资料．内部资料，2012.

并亲任院长。他医术高明，是当时世界上脑炎和震颤麻痹症的诊断、治疗专家，享有很高的声誉。在他的领导下，加拿大医护人员以专业的医术和对病人的爱心名扬四方。求医者从冀、鲁、豫三省涌来，使教会医院进入了鼎盛时期。

在1900年“义和团运动”的逃亡途中，他带着身怀六甲的妻子一起逃出安阳，南下汉口，途中遭受多次攻击。为安全起见，他安排怀孕的妻子乘船回国，当船抵达俄勒冈州波特兰港时，罗夫人产下一名男婴，取名鲍勃（Bob，Robert Baird McClure），即1923年继任怀庆恩赐医院院长的罗光普。但在1900年8月，他的小女儿却不幸夭折。

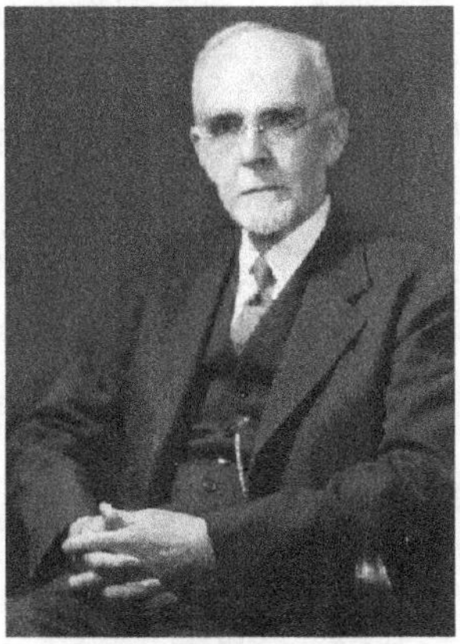

老年的罗维灵

1917年，加拿大和美国、英国教会合办的山东齐鲁大学正式成立，60岁的他被聘为教授，又在该校执教20多年，他是唯一能用流利的汉语教学的外籍教师，深受学生爱戴；他翻译了许多西方医学著作，为中国的西医教育和西医传播作出了重大贡献；他不辞辛苦，将多伦多大学多余的病理学标本运来中国用于医学教学。曾因年事渐高，三次请辞，均被校方恳切挽留，直到1938年抗日战争爆发，80岁高龄的他才回国。

他把毕生献给了中国人民和中国医学的发展，为中国现代医学界培养了无数优秀的人才。

2. 罗维灵的长子罗光普医生（Robert Bob McClure，罗伯特·鲍勃·麦克卢尔，1900~1991，又名罗明远）

罗光普还有一个豫北人耳熟能详的名字“小罗大夫”。1900年11月23日，他的母亲在“义和团运动”的逃亡途中，在美国俄勒冈州波特兰市生下了他，1901年不满一岁时随母亲来到豫北，随同父亲在卫辉传教总站度过了童年时代。15岁时被送回加拿大接受高中教育。1922年从多伦多大学医学院毕业后，做了一年外科临床实习，原打算到美国哈佛大学做一年的学士后研究工作，在动身之前到布卢尔街教堂话别时，被皮特金牧师（Rev. George C. Pidgeon）留住，希望他能去中国接替河南怀庆医院惨遭匪徒杀害的孟恩赐院长的位置。他接受了教会的请求，从此像他父亲一样，走上了行医传教的道路。他具有极高的医学天赋，一生不知疲倦地探寻献身于基督教

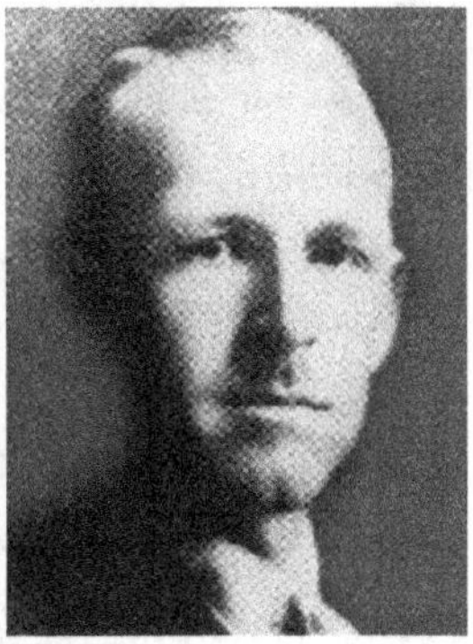

罗光普

的新途径。

为了应对到中国后可能遇到的医疗上的各种复杂情况，他抓紧时间学习各种医疗技术，专程到美国芝加哥学习了3个月的眼科。1923年6月，他得到教会的正式任命，当年年底，来到中国接任恩赐医院的院长。罗光普来到怀庆恩赐医院之后，大力推进医院的建设，他注重处理好同焦作煤矿的关系，为医院解决了照明、自来水和院内电话通信问题，购置了X光机等先进设备。

他的外科医术很高，尤其是腹部、胸腔及截肢手术在当时颇有名气，并学习掌握了当时世界上最先进的用于治疗癌症的镭放射疗法和深度X光照射法，推出了放射针治疗癌症的新方法，用放射针治疗唇、舌、面颊和子宫颈癌，疗效显著。在罗光普的领导下，怀庆恩赐医院在豫北、晋东南，以及河北的部分县市中的影响越来越大。面对当时豫北广大的乡村无医无药的事实，罗光普医生发起了一场革新，建立了一个由传统中医和受过西式培训医生组成的医疗网络体系，即怀庆农村医疗网，经加拿大长老会的推广，提高了豫北农村地区的医疗资源覆盖率和整体医疗卫生水平，推动了豫北医疗卫生事业的进步，在国内有较大影响，受到了各国教会的赞许。

1938年豫北沦陷后，他转战到西南，被国际红十字会任命为华中地区的代表，帮助打开了缅甸向中国国内运送物资医药的通道。

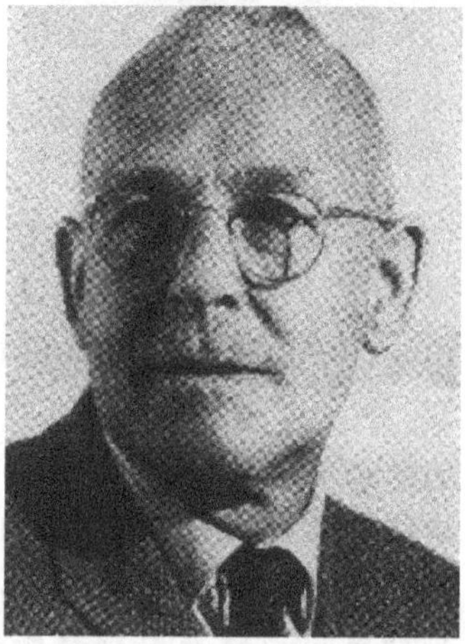

中年罗光普

1948年罗光普返回加拿大，他继续用充沛的精力和坚强的信念为人类解除病痛。他的足迹遍及印度、婆罗洲、埃及、加沙地带、秘鲁、加勒比海和扎伊尔等地区。由于他卓越的贡献，1968年当选为加拿大联合教会的主持人，这是一项很高的荣誉。1971年被授予加拿大勋章。他以自己的人生经验总结出了一个公式：服务 > 收入 = 满足感。1981年，80岁高龄的罗光普再次重返中国，回到自己成长、工作和生活过的豫北。中国巨大的变化使他感慨不已。加拿大作家 Munroe Scott 以他的经历为背景写了两幕剧“McClure”，序言中写道：“没有任何一个国家可能在这么短的时间内取得如此巨大的改变和发展。如果人们也像我一样，作为一个传教士——外科医生，或者从文化上来说差不多半个中国人，在那里住过，并见证了中国的过去，他们会对那些建立了今天新中国的人们的领导才能和信念更加敬重。”罗光普于1991年去世。

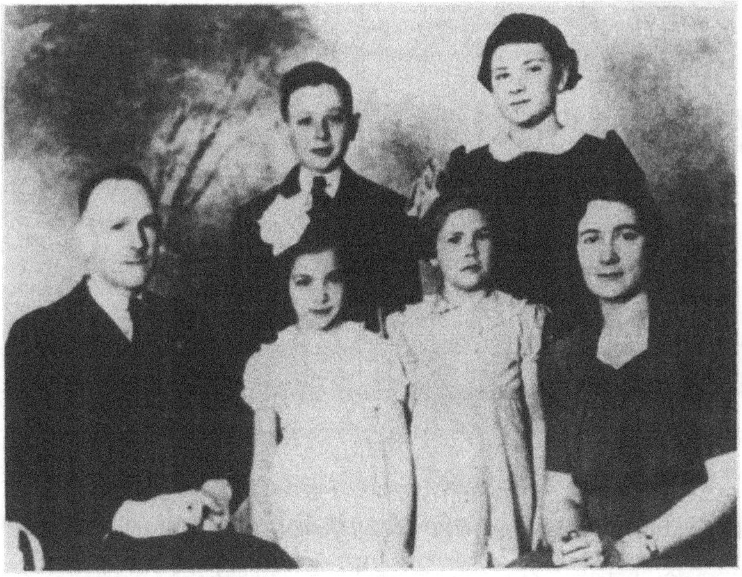

罗光普的全家福（后排左起 Douglas 和 Norah；前排左起：罗光普，
Josephine，Patricia 和 Mrs. R. B. McClure）

（图片来源：Bill Teent. Dr. Robert McClure：missionary-surgeon extraordinaire. CAN MED ASSOC J，1985（132）：431－441.）

第五章

近代豫北医学传教活动的教育支撑

加拿大长老会传教使团进入豫北后，除了开办西式医院，免费为贫困民众施医送药，借机发展教徒、建立基督教会、传播基督福音之外，还开办了各类学校，举办了一些社会福利事业，从事社会救济，并大力引进和推广西方先进的科学技术，参与地方的乡村建设。

在河南这样的人口大省，由于资源的缺乏，经济的落后，加上连年的灾疫和军阀混战，使得百姓“贫、病、私、愚”的特征在全国范围内尤为突出，近代教育的发展也明显落后于沿海各省（自治区、直辖市）。有一首老歌谣很好地描述了中国农民不可改变的性格：

> “我种地吃饭，打井喝水，就算是天王老子，还能把我怎么样。”（I work my field so I can eat；I dig my well so I can drink；For neither King nor emperor can make a difference in my life.）①（图 5-1）

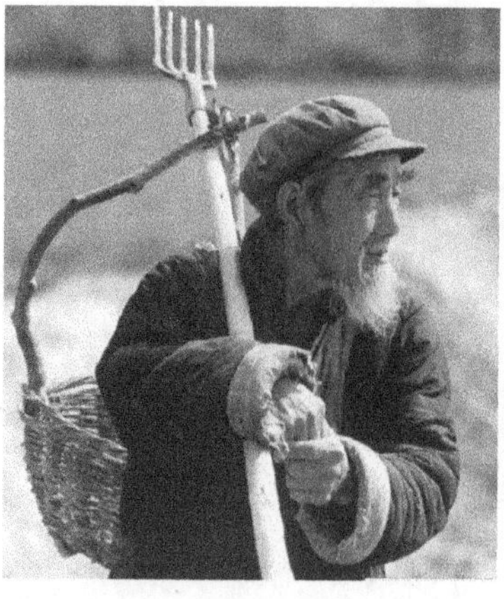

图 5-1　豫北辛勤劳作的乡民

（图片来源：Murray McCheyne Thomson. A Daring Confidence：The Life and Times of Andrew Thomson in China（1906～1942）. Ottawa：Murray M. Thomson，1992：45.）

---

① Murray McCheyne Thomson. A Daring Confidence：The Life and Times of Andrew Thomson in China（1906～1942）. Ottawa：Murray M. Thomson，1992：36.

因为人手不足，加拿大长老会在豫北开展医学传教活动之初，并不倾向于从事正规的教育工作，从一开始，在多伦多的外国传教部就告诫它的传教士不要开办学校，否则将会成为“教会财政的一个负担”。他们认为，“学校应服从教会的需要，而不是教会服从于学校”。所以，只能把很少的时间和金钱用于教育。早期只开办了识字班，后来因为教徒子女的受教育问题，不得已开办了教会小学、教会中学，而且成为当地高质量的学校，所培养的学生大部分成了后来的教会领导人、医生、护士、中小学教师等。本章首先综述 1896 ~ 1947 年加拿大长老会传教士在豫北安阳、卫辉、怀庆等地兴办医学教育的 3 个阶段——识字扫盲阶段，正规教会小学、中学校教育阶段和正规护士培训学校阶段，然后探讨中西文化差异所导致的就医理念及医学教育理念的差异，在此基础上，分析加拿大长老会在豫北兴办护士培训学校的初衷与办学特色，以及加拿大长老会所创建的现代护理体系对豫北历史的影响。

第一节　本土医学人才培养三阶段

据密北德（Peter M. Mitchell）报道，豫北 75% 的男性和 99% 的女性都是文盲，许多村庄仅有一二人识字。[①] 而医学教育属于精英教育，需要经过长期的理论培训再加上临床实践才能成才。在豫北这样庞大的文盲群体中，要培养医学本土人才，基本属于天方夜谭。所以，加拿大长老会的传教士们首先举办成人识字班，对成年教徒进行初步扫盲，从中选拔部分人员进行简单的培训，能够承担一些基本的辅助医疗工作后，再思考未来从根本上解决教会发展的本土人才问题这样一条发展路径。其后，教会在豫北兴办了教会小学、教会中学，为后续的医学正规教育的开展准备人才，并从中筛选优秀者，由教会出资送到国内的教会大学或国外深造后，再返回为教会工作，逐步培养了一批优秀的本土医学人才。

一、识字扫盲阶段的培训

在加拿大，识字是长老会教会受洗所必需的。进入豫北，面对高达 75% ~ 99% 的文盲率，加拿大长老会传教士的早期传教不得不从口头宣讲基本的教会知识和口头“学习教义问答手册”开始，一面传播基督福音，一面思考如何首先解决民众的识字问题。

在初入豫北，尚未取得固定传教场所的时候，传教士们只能靠步行，早出

① ［加］密北德，李巍译．加拿大传教士与中国乡村社会：20 世纪 30 年代的豫北//宋家珩主编．加拿大传教士在中国．北京：东方出版社，1995：34.

晚归，巡回乡间，口头传道。他们不辞辛苦，仅仅在1894年上半年，季理斐就步行了1625英里（2615公里），平均每天步行29华里①（14.5公里），最多时一天步行近百华里，而且他坚持采用美国传教士倪维斯（Rev. John Livingston Nevius）所倡导的方法，亲自讲道，很少雇用华人助手。因为他能用流畅的汉语讲道，在豫北的听众中颇有影响。

1892年，中国南方发生了几次教案，一些传教士被杀。而豫北群众对外国人的仇视态度始终未变，并用各种方式抵制“洋教”的传播，传教士外出布道将要面临很大的危险。不能外出布道的时候，季理斐等传教士便组织《圣经》学习班。到了1894年10月，加拿大长老会在彰德府建立起第一个传教站后，仅仅两个月的时间，就有14人参加了楚旺的查经班，24人参加了新镇的《圣经》学习班，学习费用均由个人承担。截止到1894年年底，豫北教会共吸收了14名教徒，另外还有不少慕道友。② 这些传教成果的取得，给了传教士很大的鼓舞。

早期的《圣经》学习班应该说是豫北传教士开办正规学校教育的最初尝试。一部分传教士并不满足于这种对成年人的扫盲，他们更愿意尝试对儿童进行宗教宣传。正如狄考文（Calvin Wilson Mateer）所言：“偌大之中国，不可以少数西人而广收其效也。况以同种传同种易，异种传异种难。不若收天性未漓之儿童，培之以真道，启之以实学，复结之以恩义，以其学成致用，布散国内，其收效之速当不止倍徒。”③

1895年，季理斐在楚旺招收了几名男童，利用业余时间在自己的住所教他们习文识字。尽管这还算不上是真正的学校，一年的费用只有8元，但加拿大长老会海外传教总部担心会增加开支，以未经允许不得擅自开办学校为由，责令其关闭了。但是，季理斐凭借着“一人对100万人布道”的愿望，没有就此停止这项工作，1897年，他又办了一个类似的识字班。正是在扩大宣教范围的实用目的下，传教士投身于豫北地区的扫盲活动中。

早期，传教士们除了举办各种形式的训练班、识字班传播福音外，还举办长期或短期培训班培养本地的传教人员，也编写和散发各种宣传品、小册子和识字课本等广泛宣传基督教教义。当中国政府推广拼音系统教授汉语时，一位女传教士首先应用拼音来教农村妇女识字，自己编写了拼音识字课本，由教会的出版社出版。后来一位男传教士又出了修订本，男女通用，这种课本很长时期在农村教会团体中使用。

而早期医院的医务助理们也是从这些教友中产生的。

---

① 1华里=0.5千米。

② 慕道友，从字面上解释就是“渴慕真道的朋友”，一般指羡慕或寻求信仰或对某种宗教感兴趣或认同的人，但尚未接受。基督徒视慕道友为朋友，又被称为福音朋友。

③ 王元德，刘玉峰．文会馆志．潍坊：潍县广文学校印刷所，1913：3－4.

清末，教会医疗开展之初，因为外籍医护人员有限，就效仿传统中医“师带徒”的方式，在中国招收学员。通行的做法是，外籍医生、护士在医院兼带学徒，训练医生、医务助理、药剂师、技术员及兴办护士训练班等。加拿大传教士在豫北的做法也不例外。他们以医院为基础，以大量的病人为教材，利用“师带徒”的方式，培养了大批当地的医疗护理骨干。

加拿大长老会在豫北取得固定的传教场所后，就开始用“师带徒”的方式培养医护助手了。1905 年前后，在卫辉罗维灵的诊所中，就有当地的医疗助手在协助其进行医疗工作（图 5-2）。据卫辉市老教徒程培贤的访谈记录，称自卫辉博济医院建立那年起，为了解决医务人员缺乏的困难，就动员中国教徒及其亲属进医院工作。这些人大多接受了基督教的教义，跟着传教士医生一起工作，在工作过程中逐渐熟悉了西医诊疗的流程和相关的药品，掌握了一些西方近代医疗技术和护理知识，他们既不是真正的医生，也不是护士，被豫北百姓尊称为“先生”。其中有小部分悟性很高而又勤奋的助手，被传教医生看重，再加以重点培养，成了传教士医生的得力助手。也有不少人离开医院去附近单独开业，他们只能用西医疗法治疗一些小病，遇到重病人不会处理时，还是会建议去惠民医院治疗。彼时卫辉就有一二十名这样的“先生”①。

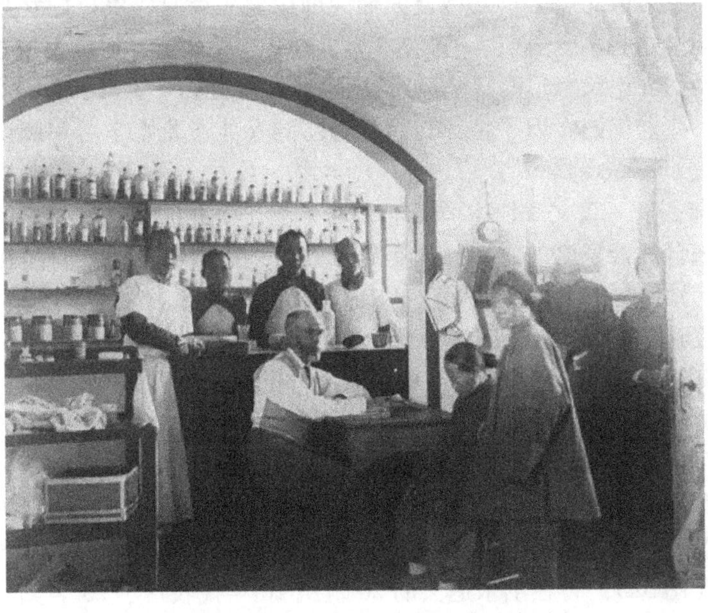

图 5-2　1905 年前后的卫辉罗维灵诊所
（图片来源：新乡医学院第一附属医院院史馆馆藏）

① 李巍．惠民医院与西医在卫辉一带的传播//宋家珩主编．加拿大传教士在中国．北京：东方出版社，1995：97.

安阳广生医院初建时的“师带徒”情况也大致相同。最早在院内招收了4名中国学徒，他们是贺子宾、吴作福、董昭才和霍启信。1917年，加拿大豫北教会派出医疗队随同中国北洋政府派出的数十万劳工到欧洲战场，广生医院因缺少医生而停办，这4名中国学徒也离开医院，独自开办了西医诊所，他们不但挂牌行医，还广收门徒，门徒出师后又另行开办诊所，整个安阳城的西医诊所都是由这4人的子弟及再传弟子创办的。①

加拿大长老会的传教士们发现，在豫北，招募和培养男医助似乎没有太大的困难，而招募女医助则是困难重重。中国内陆使团的传教士发现，“上层”华人女性与所有男性都不会接触，而贫穷的女性由于环境所迫不得不抛头露面，因而与男性有所接触，但也绝对不去接触外国男性，其中包括男性传教士，而加拿大长老会的尹兹谋牧师则认为，河南的性别隔离看起来不像中国内陆使团描述的那样严格。他曾这样写到，中国女性在公共场合聆听男性的谈话，或与男性交谈，就属“有伤风化”。后来这种情况虽有所改变，但当时传教士普遍认为，中国民俗禁止中国女性接触男性传教士，因此，只有女性才能同女性在一起工作。②

基于上述观点，豫北的加拿大传教士们特别关注彼时在豫北地位低下的妇女群体。加拿大豫北差会早期传教的最大障碍之一就是，农村妇女几乎都不识字，无法阅读这些小册子和《圣经》。为了改变这种状况，加拿大传教士开设查经班，帮助妇女识汉字，读《圣经》；还培养女传道员对学识字的妇女进行激励和指导。一些老年妇女识了字，转而交自己的女儿、儿媳学习和阅读，促进了后代的成长。

1895年，有一篇文章叙述了当年9月在楚旺举办的青年妇女班的情况，班上有6名来自贫苦家庭的女孩，都是裹足的，进班以前都是文盲，在女传教士的教授下，她们每天上课，学习包括1512个字的《基督教三字经》，同时记诵赞美诗，直到能够背诵教义问答手册。③

到了20世纪20年代，借着中国政府推行拼音方案的契机，暑期神道学专门教农村学员注音字母，让他（她）们回去后在男女教徒中普及。传教士们还特别印刷学习注音字母的小册子，使广大教徒通过注音符号来认识汉字，提高文化水平；女传道员每天为豫北妇女们安排课程，教会她们如何读、拼文字，在讲耶稣故事的同时，向她们讲解有关卫生保健方面的科学知识。玛格丽特·汤姆森夫人（图5-3）曾在洪水退去的20世纪20年代收留了25名妇女，发现她

---

① 宋家珩．加拿大传教士在中国．北京：东方出版社，1995：51.

② Sonya Grypma. Healing Henan：Canadian Nurses at the North China Mission（1888～1947）. Vancouver：The University of British Columbia Press，2008：39.

③ 宋家珩．加拿大传教士在中国．北京：东方出版社，1995：30.

们不但热爱学习，而且经过3个月的交流学习，其已经能够读书，唱诵圣歌时她们的脸上甚至会浮现出明媚和欢乐。[1] 安阳的韩玉芹（1933年生）牧师在接受宋家珩课题组访问时曾说：

外国人教《圣经》。《圣经》上有注音字母，一行汉字，一行字母。字母共四五十个，又叫"快字"。老太太们没上过学，信了主，很快认了字，看书没问题。我奶奶能看《圣经》，没有生字。

新中国成立后，曾任安阳市基督教教会长老的张颜臣（1906年生）也说过：

我母亲信主后，学识字，学会了，还教我。我没上学时，她就能读小书了。许多老太太信主后，都能读通《圣经》、小书。有了快字后，妇女学得更快。[2]

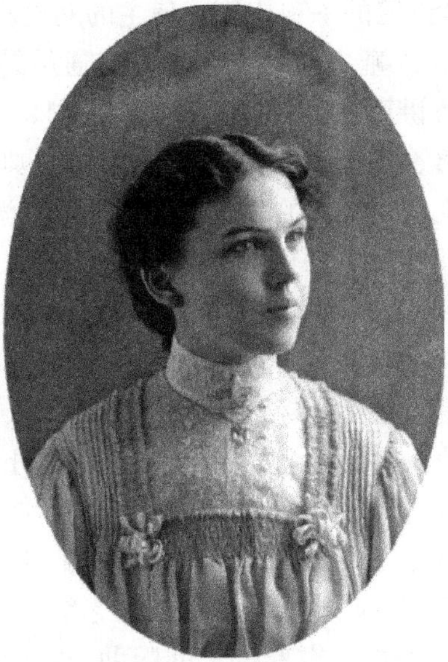

图5-3　汤善的妻子玛格丽特·汤姆森夫人

（图片来源：Murray McCheyne Thomson. A Daring Confidence：The Life and Times of Andrew Thomson in China（1906～1942）. Ottawa：Murray M. Thomson Belcor Printing Co，1992：30.）

基督教教会倡导的"男女平等、婚姻自由，妇女独立"的新思想，与中国百姓几千年来所熟悉的等级制度、男尊女卑、三从四德是截然相反的，读书识字已不再是富裕人家的专利，也不再是男人的专利，贫苦人家的孩子，尤其是女孩子，甚至已婚女性同样可以和富足大户的少爷、小姐一样，平等地获得识字的机会和医疗的机会，这种文化理念与行为对彼时豫北这样一个封建制思想

① Murray McCheyne Thomson. A Daring Confidence：The Life & Times of Andrew Thomson in China（1906～1942）. Ottawa：Murray M. Thomson，1992：131.

② 宋家珩. 加拿大传教士在中国. 北京：东方出版社，1995：133.

盛行的封闭地区来说，对人们的思想、文化意识，以及社会习俗的冲击是很大的。这对于几千年来习惯于“三从四德”，附属于男性角色的中国妇女来说，无异于一剂兴奋剂，激发了其内在的、被压抑已久的独立的、反抗的精神，并让她们看到了重生的希望。一部分思想开放的妇女听了教会的宣传，首先从“放足”做起。

清末民初，中国社会普遍以女人的小脚为美，女孩从六七岁起，就以白布裹脚，致使脚趾拗折，脚掌扭曲，血流不畅，脚踝变细，久而久之，难以行走。大脚妇女会受到耻笑，甚至寻不上婆家。

19 世纪末 20 世纪初，加拿大传教士来到彰德后，就大力开展放足活动。张颜臣曾回忆说：“放脚是讲道的一项内容。信主的劝放脚，但不强迫。缠了脚的劝她放开，没缠的就别给她缠。”[①] 他们编了一些通俗易懂的歌谣，来描述缠足之苦，四处宣唱。听了宣讲后，入教妇女们都放了脚。

曾任安阳市基督教教会长老的杨全芳一家便是个典型的例子，杨全芳的爷爷弟兄4 人，有3 人信主，而信主的家庭都支持子女上学读书，鼓励女子放足或不缠足，并且都走上了职业发展的道路。不信主家庭的子女则依然是目不识丁，务农劳作。杨全芳的母亲38 岁时信主，与罗莎琳德的关系很好，不但自己放了脚，还坚持不给自己的4 个女儿缠脚。杨全芳自幼（2～3 岁时）就随母亲接触到基督教的教义与新式的思想，1908 年上小学一年级，虽然在早期外出上学时被人讥笑为“大脚片子”、“洋鬼子”，但她们坚持了下来。直至后来日本人来了，在逃难的路上，因为大脚可以跑得比牛车都快，终于让她为自己的大脚而感到自豪。因为家境贫寒，她的小学上上停停，直到 19 岁才高小毕业，进入“三育女校”只读了半年，因父亲去世而没有了经济来源，母亲让她和三姐都退学，但她坚决要求上学。最终，靠着校长的帮助，才勉强维持下去。后来，她成了豫北的第一代职业妇女。她一直在乡村小学教书，曾在广生医院做过护理工作，每周为病人洗两次澡，协助开饭，还向彭纯修护士学习过按摩，每月挣4 块大洋。27 岁时经教会介绍，嫁给了丧妻的胡某，一直靠教书养家，一辈子没有生育，并为“没有受过生育的痛苦”而感到自豪，也成为很多受多子女拖累和反复生育致身体伤害的妇女羡慕的对象。新中国成立后，即使因为身体原因不能工作了，她也一直靠糊火柴盒自力更生，直到 84 岁。当年接受宋家珩课题组访问时，她已经是 91 岁高龄。[②]

加拿大的女性传教士们不远万里来到豫北，和男性一样布道、行医，为豫北的女信徒们树立了一个全新生活方式的榜样，并受到了豫北女信徒的尊崇和

① 宋家珩．加拿大传教士在中国．北京：东方出版社，1995：130.

② 宋家珩．加拿大传教士在中国．北京：东方出版社，1995：130－131.

效仿，其纷纷走出家庭，不再仰仗男人，而是独立生存，加速了豫北第一代职业妇女的成长，实现了女性独立的社会地位，有些甚至代替男人担当起养家糊口的重任。基督教在传教的同时所带来的西方资本主义社会的新观念，促使了一些新式的基督教家庭的出现，并从彰德逐渐向豫北的其他地区扩散。这些基督教家庭比非基督教家庭较少有封建色彩，更加文明、开化；更容易接受一些新的观念，比如，重视子女教育，支持女孩子放足，接受教育，抛头露面，外出工作等，而且通过基督教家庭之间的联姻，影响力迅速扩大。

1902 年，彰德传教总站就有 7 名妇女助手，她们大多出身于有名望、有社会地位的富裕家庭，也有少部分是来自穷困山区的农民。一旦成为女传教士，就可以得到 2500 元的薪水①，在封建制的社会中，如此丰厚的经济收入足以维持她们的家庭生活，有了经济保障，也就奠定了女传教士的社会地位。而且，在教会的“大家庭”中，她们相互依靠，情同姐妹，也增强了与命运抗争的信心和勇气。

众多妇女都是通过教会所提供的机会学习文化后，转变了很多传统的观念，在近代教会机构或社会的其他部门开创了自己的事业。例如，王茹友（张太太）成为齐鲁神学院的第一位女生，1939 年 6 月毕业后回到河南，在农村地区教书。②

早期传教士在教豫北女性识字、传教的同时，所带来的妇女独立、妇女解放的新观念，也让豫北正规医学教育工作的启蒙与开展沿着自身的轨迹艰难但又不断地向前推进着。

有资料记载，在 20 世纪 20 年代，安阳旧式医院里一些本土的医助们都是一些宁愿不嫁人也不缠脚的女教徒。她们可以“在医生们做手术时递麻醉剂，协助手术，派发简单的药品，包裹药粉，给衣物消毒，帮门诊病人敷药”。她们端着敷料托盘穿过露天庭院进入病人的房间发药，风雨无阻；她们在夜里随叫随到，观察危重病人，进行“静脉注射”；她们为新生婴儿洗澡，花上“几小时向病人传授基督福音”。到了 20 世纪 20 年代，这些华人医疗助理的主要任务就是，向门诊或住院病人传递福音，在卫辉惠民医院向每一位新病号派发写有医院宗旨的卡片，从而让加拿大长老会的传教士医生和护士们可以从直接布道中解放出来，将更多的精力放在从事专业的医疗与护理工作中。

医学是一门实践性很强的学科，是集自然科学、人文科学与社会科学于一身的综合学科，不仅需要专业科学知识作支撑，更需要人性的温暖与社会的支持。其中有很多的工作技巧是难以言传的，这就是波兰尼称作的“默会知识”

---

① 宋家珩主编．加拿大传教士在中国．北京：东方出版社，1995：30.

② 宋家珩主编．加拿大传教士在中国．北京：东方出版社，1995：31.

(tacit knowledge)[①]，即需要医护人员在医疗实践中进行模仿、感悟、领会、掌握。在西方国家，医学教育历来就是精英教育，需要长学制的正规西医院校教育，积累广博的医学专业知识，再加上若干年的临床实践，跟师学习，专业培养，方可成为独立的行医者。这就使得医生、护士的培养变得更加复杂与困难。在豫北担任外科医生的助手，需要参加至少 6 年的加拿大长老会华北使团的培训课程。

在"扫盲识字"阶段，从中国教徒及其家属中通过"师带徒"方式培养出来的"先生"，只能临时充当早期旧式医院中传教士医生的助手，承担一点技术性不强的诊疗琐事，而且人员极不稳定，稍有收获，即想离开医院开业挣钱，很难维持教会医院的长期发展。

所以，加拿大长老会又逐步招聘了部分毕业于国内医学堂的中国医生，如中国教徒代九成（凌县人，毕业于天津北洋医学堂）、范元文（1918 年毕业于齐鲁大学医院），以及有一定文化水平的中国人当助手，如马纪良（阳武县人）、申铭林和郭新。[②]

而对护理人才的培养，在 1914 年之前几乎是空白。尽管加拿大长老会首批派往中国的"河南七贤"中就包括一位毕业护士萨瑟兰，但她根本就没有踏上河南的土地，在山东停留 7 个月后就因结婚而辞职。1889 年，再次派来的两名毕业护士中，詹妮·格兰罕姆只在豫北工作了 1 年就因病辞职了。1891 ~ 1914 年，马多士作为华北教区唯一的护士，主要工作是照料患病的传教士及其子女，护理治疗中的传教士，协助史美德大夫进行医疗，照看并观察手术后的中国病人。但她并不热心于护理实践，她曾在 1893 年 1 月 25 日一封信件的记录中充分说明了她当时的心态与工作状况："我们刚到达（新郑）就有任务，我受派去彻夜陪护一个下午刚做了手术的小姑娘，手术比较大，她的康复有赖于她所受到的护理，尤其是在最初阶段。"[③] 尽管这位姑娘术后非常需要"精心的护理"，但马多士却只陪护了一个夜晚，第二天就把小姑娘留给她母亲单独去照顾，她自己转而去做传教工作了。从这一事例就能明显看出，相对于护理工作，马多士更偏爱传经布道。

---

① 默会知识（tacit knowledge），又称"缄默的知识"或"内隐的知识"，是相对于显性知识而言的。传统的实证主义将知识看成是完全客观的、静态的。自近代科学革命以来，人们用客观主义的科学观和知识观来看待知识，认为知识都是明确的、可表达的。而"默会的知识"则是指一种经常使用却又不能通过语言文字符号予以清晰表达或直接传递的知识，即只可意会不可言传，也是所谓的"内在于行动中的知识"（action-inherent knowledge），是由波兰尼在 1958 年首先在其名著《个体知识》中提出的。而波兰尼之所以提出"默会知识"，是对上述实证主义观点的一种挑战。

② 宋家珩．加拿大传教士在中国．北京：东方出版社，1995：83.

③ Sonya Grypma. Healing Henan：Canadian Nurses at the North China Mission（1888 ~ 1947）. Vancouver：The University of British Columbia Press，2008：31.

1892年8月，疟疾与痢疾在华北使团肆虐，加拿大长老会应豫北差会的申请，派詹妮·格兰罕姆的妹妹露辛达·格兰罕姆大夫来中国接替她的姐姐。在这场瘟疫中，史美德与古约翰失去了他们年幼的孩子；1894年夏季又流行霍乱、天花、伤寒，露辛达·格兰罕姆大夫和马宽的妻子克里斯蒂娜·马尔科姆相继离世，史美德医生也因病回国，马多士不得已回国休假。河南完全没有了专业护士，照顾病人的工作只能由传教士，特别是传教医生和传教士的夫人来承担。

1913年，中华博医会发布了一个小册子，要求各使团董事会在每家医院配备至少一名外国正规护士。所以，1914年加拿大传教使团又派出了女性传教士协会护士梅齐·麦克尼利来到豫北，但其护理的注意力并不在中国病人身上，而是专门负责护理传教士与他们的家人，这种状况一直持续到20世纪20年代。

尽管马多士后来又返回了中国，并且在必要时也帮助照看过患病的传教士，但并无证据显示她再次正式承担起护理工作。1894年之后，她完全放弃了护理转而进行传教。很多人都认为她放弃护理是对天资的浪费。加拿大教会护士彭纯修就曾说过："假如第一位护士玛格丽特·麦金托什女士运用其天赋，以其勇气与奉献精神来引领护理工作，而不是去传经布道，那么（1920年之前的现代护理发展）就会是另一番景象。"① 面对这样的批评，马多士本人并不感到后悔。在1905年，她花费了267天，同罗莎琳德和明妮·派克一起游历了使团的9个"外部传教中心"讲授经文，在河南一直工作到70岁（图5-4），因为马多士的"弃护从教"并不违背加拿大长老会华北使团的宗旨，也不违背早期教会医疗所主张的目标。

1920年，《中国教会医院科学效率的研究》中对河南护理工作的描述，就可以证明在宗教福音时期，豫北差会几乎没有开展专业护理工作，也就更谈不上对本土护理人才的培养了。

二、教会中小学校的教育

学校教育在教会中一直是一个有争议的问题。近代河南的教育明显落后于国内的沿海地区。在20世纪30年代之前，农村初级教育的基本方式仍然是私塾。直到20世纪初，近代教育才有了较快的发展。有报告②称河南1902年建立了第一所公立学校，初级水平的小学发展最快。1906年开办了第一所女子学校，1908年在开封设立了省立第一女子师范学校，专科学校由1902年的1所快速增

① Sonya Grypma. Healing Henan: Canadian Nurses at the North China Mission (1888 ~ 1947). Vancouver: The University of British Columbia Press, 2008: 33.

② ［加］顾求知．宋家珩译．加拿大在华传教士活动的若干问题：豫北实例研究//宋家珩主编．加拿大传教士在中国．北京：东方出版社，1995：26－28.

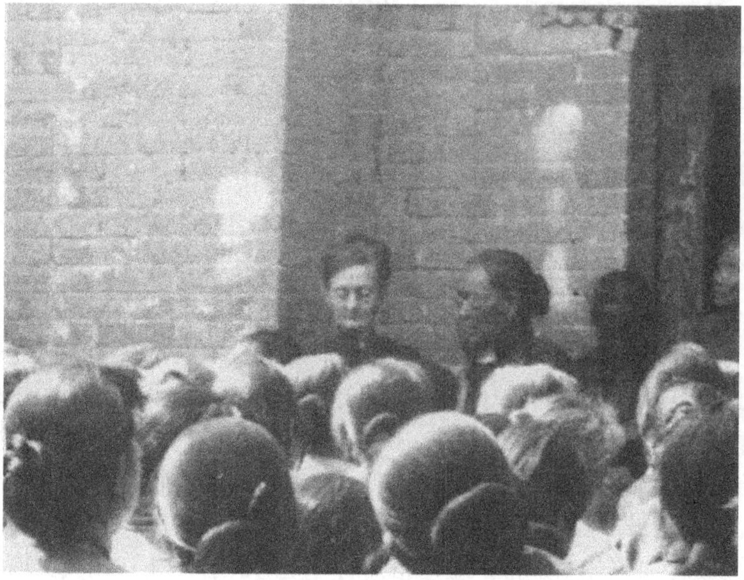

图5-4　马多士在传教

（图片来源：新乡医学院第一附属医院院史馆馆藏）

长至1905年的12所，1907年有近4万人就读于近代学校，到了1923年快速增至29万人以上，但向国外派遣留学生的数量远远落后于其他省份。而省内各地的教育近代化发展水平与教育质量也是不平衡的，省会是现代教育发展最集中的地区。豫北很多县，也仅在府城所在地和县城建有3年制的初等小学，且入学率很低，仅占适龄儿童的10%～15%，而且只教授一些儒家古典文学的课程。近代豫北迫切需要在农村教育、妇女教育、近代学校课程、训练有素的教师和高一级的教育等方面弥补不足。

豫北对近代西方学校的迫切需求，在加拿大长老会的传教士中间引起了分歧和争论。

到了1902年，由于政府颁布法规要求中小学校每天举行尊孔的“祭拜活动”，基督教徒被禁止参加，而学生如果连续2～3次不参加，就要被开除。这就使得教会不得不考虑为信徒的子女建立学校，尤其是初等小学。1902年，美国长老会率先在山东的两个村子开始办小学，并探索出了很好的联合办学模式，即校舍、书本及伙食费均由学生家长负担，教会仅仅提供教师，学校同时开设中西方课程，教会花费不大，教育质量则胜于私塾，也不次于公立学校，因此很快扩大了办学规模。

在美国长老会的带动下，加拿大长老会也开始了教会中小学校教育的尝试。

加拿大教会的中小学教育，可分为城市和乡村两个部分。最早建立的学校教育是在清光绪二十二年（1896）与彰德府城（即安阳县城）传教总站同时建起，位于彰德府城北关铸钟街的耶稣堂内，即所谓的“《圣经》学校”。创办学校的目的是培养学生的基督教信仰，培养日后的教会领袖和布道人员。所开课程除了《圣经》之外，为了迎合晚清崇儒的社会风尚，还开设有儒家的“四书五经”。早期因教会力量有限，仅招收 20 名信教家庭的男童，学生全部住校，由学校发给少量伙食费。① 1900 年“义和团运动”爆发，学校暂时关闭。1901 年，传教士返回彰德后，受清政府实施新政、废科举、兴学堂的影响，“《圣经》学校”更名为“贤英学堂”，并增设了“自然科学与社会科学类的课程”，学生也渐渐增多，但仍为教徒子弟。教师也增加了中国籍信奉洋教的土秀才。

民国成立后，随着安阳学校教育的大发展和学制由清末学堂初小、高小各 5 年改为初小 4 年、高小 3 年，贤英学堂也改成 7 年制小学，于 1915 年正式更名为“斌英高初两级小学校”，校长由加拿大籍牧师明义士担任，副校长是中国教徒王求贤，学生人数大增。1923 年学制改革，停办初小，保留高小，增设初中一、二年级，校名改为“斌英中学”，教师也从本地教友拓展到外地教友和非信徒。1927 年，加拿大传教士撤离后，斌英学校停办，1931 年复办，1933 年向河南省教育厅办理立案手续。学校教学质量受到了教育厅的好评，1934 年和 1935 年连续两年得到拨款 500 元及 1000 元的资助。1937 年 11 月，抗日战争爆发后，安阳沦陷，斌英学校南迁襄阳，1944 年襄阳沦陷，学校停办。1945 年 8 月日本投降后，安阳原址复办，1947 年毁于战火。

在 1995 年前后，安阳斌英学校仍存红瓦砖木结构楼房 3 幢，平面呈方形，带地下室，1 层地面高出室外地面 50～60 厘米，木楼（地）板，木楼梯，双扇玻璃窗，楼顶有拔气孔，地下室留有通风孔。东、西两楼为四面坡红瓦屋顶，中楼为四面坡铁皮屋顶。楼前有宽 3 米的木质长廊 35 米，为连接楼房与附属建筑的通道，另存砖木结构平房数间。②

1906 年，传教士在安阳铸钟街教会东院创办了“三育女子小学校”，校长由加拿大籍白教士（女）担任③，成为当地首创的女子小学。开始只有初小，1912 年左右设立高小，20 世纪 20 年代增设初中，更名为“三育女子初级中学”。校长为加拿大籍女传教士温晨旭，副校长是中国信徒王磐石的长女王玉温，教师全部为女性，“都是乡间的中国人”，“都是乡间的穷信徒”。三育女子初级中学是安阳唯一的一所女子中学。到了 20 世纪 20 年代，由于各乡村教会都尚未开办女子小学，所以三育女子初级中学便担负起安阳周围几个县城乡女童

---

① 王惠广．私立斌英中学的沿革与发展//中国人民政治协商会议河南省安阳市文峰区委员会文史资料委员会编．文峰文史资料（二），内部资料，1989：88.

② 河南近代建筑史编辑委员会编．河南近代建筑史．北京：中国建筑工业出版社，1995：33.

③ 王惠广．基督教会在豫北的传播//宋家珩主编．加拿大传教士在中国．北京：东方出版社，1995：159.

学校教育的重任。1925 年时，全校中小学生达到 200 多人。“由于学校教育刚刚兴起，许多女生还裹着脚。”开设的课程除《圣经》外，还有《三字经》、《百家姓》、《弟子规》等，兼有英语、算术、音乐、体育等课程。到了初中，还增加了一些自然科学知识。每天上、下午各上 4 节课，每周安排两节体育课。学生都是信主的贫寒人家孩子，大部分住校，对于家庭特别穷困的学生，加拿大豫北差会还会予以一些经济帮助。由于经济困难，中途辍学者很多，有的上上停停，很少有学生可以连续上完小学、初中。1925 年，在“五卅运动”的冲击下停办，以后再未复办。1925 年秋，被解聘的几位中国教师和部分学生，在安阳城内纪家巷成立一所女子师范学校，即为“安阳女子师范学校”的前身。1931 年后，斌英中学男女合校，教徒子弟，不论男女，都在该校就读初中。

三育女子初级中学和斌英中学是 20 世纪初教会在彰德及其下辖 7 县开展中小学教育的中心，以后又在乡村传教分站陆续兴办了一些教会小学。据民国二十一年（1932）修《续安阳县志》记载，安阳基督教会医院“每年设医四五万次。全县信徒达 4000 余人，记名者倍之。旋设支会 30 余处，附设小学百余所”。学校的规模一般不大，学生都是附近村庄的教徒子弟，非信徒家庭的孩子要入学，通常需要交点粮食。起初学校只收男生，到 20 世纪 20 年代后也招收女童入学。到了 1926 年，仅乡村女子小学就开办了 25 所，学生 500 人。[①] 1927 年以后，随着中国基督教总会河南大会的成立，乡村教会小学渐由当地中国教徒接办或兴办。随着传教事业的发展和整个社会教育事业的进步，乡村教会小学亦逐年增加。教会小学毕业生一部分由加拿大差会出资送往外省教会中学、大学深造，回来后到母校任教，有的还成了教学骨干。这批毕业生或充实师资，或创办新校，推动了乡村小学教育的发展，为中学输送了大批生源。所送学生毕业后，又有一部分回乡从事教育工作，由此形成了一种良性循环，而使得安阳成为河南省教育第二发达县。

卫辉的中小学校教育要比安阳开展得稍晚一些。1903 年，罗光普随父母搬到卫辉居住[②]，在卫辉传教总站的大院内设有专门为传教士子女开设的托儿所和寄宿学校，有从加拿大聘来的保育员和教师。[③] 孟恩赐的长女琼·麦克卢尔·孟席斯在小学时期就曾寄住在卫辉罗光普的家中，并和罗光普一起在这里接受西方正规的初等教育。[④] 1910 年，来到河南的饶秀贞就曾在传教士子女

① None Stated Second Annual Report of the United Church of Canada (1926 ~ 1927). Etobicoke: the United Church Publishing House: 161.

② Sonya Grypma. Healing Henan: Canadian Nurses at the North China Mission (1888 ~ 1947). Vancouver: The University of British Columbia Press, 2008: 53.

③ 宋家珩. 加拿大传教士在中国. 北京：东方出版社，1995：241.

④ Sonya Grypma. Healing Henan: Canadian Nurses at the North China Mission (1888 ~ 1947). Vancouver: The University of British Columbia Press, 2008: 引言.

学校担任过女总管。①

据记载，1908 年，卫辉基督教总站创办男女初等小学各 1 所②，男校定名为群英初等小学堂，由加拿大传教士密纪历任校长，教员是本地教徒梁金禄，女校定名为育英女子初等小学堂，校长是加拿大传教士密纪历的夫人林教士，教员是本地教徒桑田，学校初办时仅十几名学生。按照时间推算，罗维灵之子罗光普和孟恩赐的长女琼·麦克卢尔·孟席斯应该就是在这里读的小学（图 5-5）。

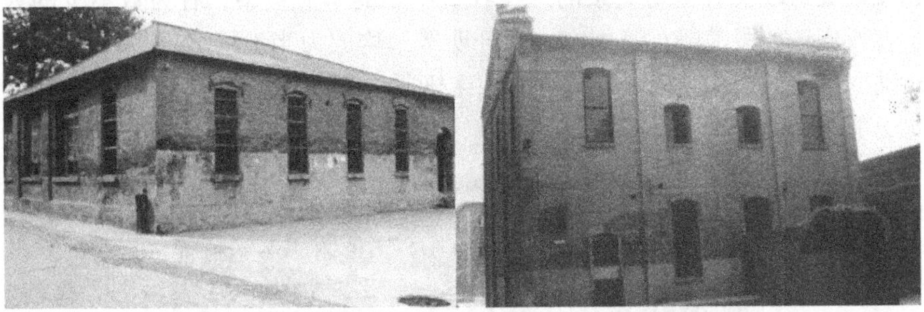

图 5-5　1901 年的育英女子初等小学堂（左）、群英男子初等小学堂（右）
（图片来源：新乡医学院第一附属医院院史馆馆藏）

1910 年，学校扩充为初级、中级两等小学堂，招生规模扩大，学生人数也增至 100 多人，大部分是来自县城及附近农村的教徒子弟，也有少数来自非教徒家庭，学生入学不需缴纳学费。所学课程与当时的公立学校大体相同，唯一的差别就是这里的学生要比公立学校多上一些宗教课程，低等班级每日要学真道浅问、真道之学经；中等班级每日要背诵《圣经·马可福音》、《圣经·约翰福音》或宣讲《圣经》中的故事等，而且还要参加宗教仪式。

1910 年左右，在汲县城内曹营街又开办了“福音小学堂”，有学生数十人，加拿大人秦教士为校长，有小楼 1 座，瓦房 12 间，小型礼拜堂 1 幢。

1914 年开始，在原教会建筑群大路以东新建了 1 所教会中学堂。据汲县牧师程步月之子程培贤回忆，“中学教室分东楼和北楼，东楼有 4 个课堂，北楼有 2 个课堂，1 个课堂可容纳三四十人。北楼西边有一化学实验楼”③。

中学刚成立时定名为求实中学，密纪历任校长，教员多为本地教徒。1915 年，中学又扩大规模，增建洋楼，扩充班次，并改名为“牧野中学”④（图 5-6，

① Sonya Grypma. Healing Henan: Canadian Nurses at the North China Mission (1888～1947). Vancouver: The University of British Columbia Press, 2008: 58.

② 根据 W. Harvey Grant 的记载，女子小学创办于 1906 年。

③ 宋家珩. 加拿大传教士在中国. 北京：东方出版社，1995：75.

④ 根据 W. Harvey Grant 前引书，牧野中学开办于 1907 年，而《卫辉市志》记载是 1912 年。

该建筑一直保存到1985年后）。据估计，牧野中学先后毕业的学生约有500余人。学生除本县城的以外，不少来自外地，大部分都是住宿生。学生毕业后许多人为教会服务，如当传教士，或在教会学校、医院担任教员、医生、护士等。牧野中学毕业生成绩优秀者可以继续深造，当时主要途径是进入齐鲁大学，先上1年预科，再转入本科。进入齐鲁大学的学生家境富裕者，自费上学，家境困难者，有一些由教会给予部分或全部资助，但凡得到教会资助者大多数都是家庭或本人与教会有密切关系的。在牧野中学的毕业生中，有为数不少的人后来学有所成，如段美卿、王国宝、苏开明等，均成为当地的名医。1925年“五卅运动”后，牧野中学及小学停办，再未恢复（图5-7）。

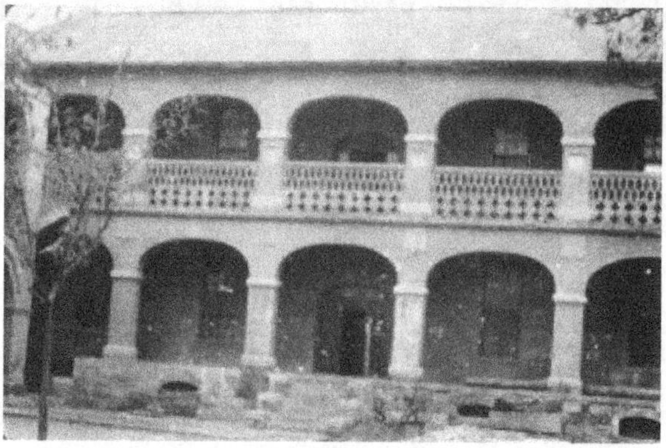

图5-6　1913年建求实中学（1915年更名为“牧野中学”）
（图片来源：新乡医学院第一附属医院院史馆馆藏）

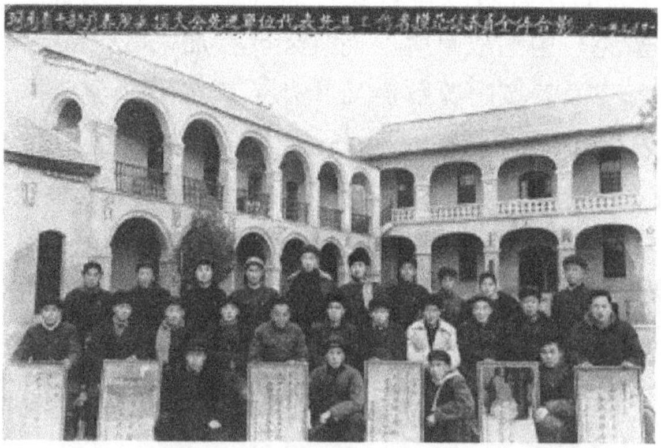

图5-7　新中国成立后仍用于医疗事业的“牧野中学”旧址
（图片来源：新乡医学院第一附属医院院史馆馆藏）

与彰德、卫辉相比，怀庆的学校教育开始得更晚，而且教育层次与教育质量也无法与之相比。

1902年，加拿大传教士在沁阳城北郊购得一块地，筑起3座楼房和60余间平房，建起1处教堂进行传教。随后又在北关教堂设立教会女子学校，正校长由加拿大籍科玉贞女士担任，副校长则由中国人陈子峰之妻陈四太太担任。学校有4年制的初小和两年制的高小，有几十名教师和100～200名学生，大多是非寄宿生，年龄最大的不超过14岁。

当时沁阳没有初中，若需考初中、高中，还要去省学应试，教会女子学校去省学应试的学生几乎人人可被录取，由此可见，教会女子学校的教学质量在当时还是很高的。这里的毕业生有许多去了齐鲁大学继续深造，也有不少通过熟人介绍进恩赐医院当大夫或护士。①

尽管开办学校并不是加拿大长老会的初衷，但到了1925年，加拿大教会就在豫北建立了两所中学和95所小学，并直接参与了齐鲁大学和华西大学这两所著名教会大学的创建、教学和管理工作。

豫北中小学校正规教育的开展，一方面补充了公立教育资源的不足，并通过引进西方的教育理念和体制，促使豫北整体中小学教育水平的提高；另一方面，也为医学人才的培养奠定了良好的基础。豫北教会中学的毕业生经过后期“师带徒”大部分被推荐到齐鲁大学医学院学习培养，以后均成为豫北的医疗骨干。以下选取两位经加拿大传教士培养出的最杰出的本地医生的例子，从他们的成长经历来看正规中小学校教育阶段加拿大传教士的医疗人才培养模式与成果。

张汉卿，男，1893年生于内黄县仁厚屯，父母均是加拿大传教士最早发展起来的信徒。他自幼在教会学校读书，在斌英学校毕业后，由加拿大传教士招至广生医院当护士，颇得加拿大籍医生雷实礼的赏识，后被雷实礼医生调至外科手术室做助手，第一次世界大战爆发后，张汉卿随同雷实礼到了欧洲战场。在大量的战地救护中，其医术有了很大的提高，成为广生医院的“第二把刀”。

后来，因为民族自尊意识的增强，张汉卿脱离了广生医院，加入贺子宾的福华医院，1931年他离开福华医院，在安阳北门东1号开设“张汉卿诊所”。因擅长外科手术，开业之后，名声大震。他不但能治疗常见病，而且可以实施一些复杂手术。当时在安阳西有一名煤矿工人因事故将生殖器砸碎，疼痛难忍，危及生命。张汉卿实施了输尿管再造术，从而挽救了这位工人的生命。

张汉卿在开办诊所的同时，还分批次收了许多中国学徒。第一批学徒有董必堂、胡得周、石秀峰、王宝伦等；第二批学徒有张风梧、贾梦山、张敏、石

---

① D. G. Menzies. School Work in Huaiking City. Honan Quartely，1934（CL）：6；宋家珩．加拿大传教士在中国．北京：东方出版社，1995：181.

云生。他带教徒弟的最大特点是，除了以实习为主之外，还教授生理、解剖、药理等方面的知识。由于能理论联系实际，他徒弟的医术都较高，不但能诊治内科疾病，而且还能做一些诸如截肢、切脓、痔瘘割除、缝合之类的较复杂的外科手术。这些学徒出师后大都再开办诊所，再收徒弟，用这种“滚雪球”的方式，为近代安阳西医学界培养了一批骨干力量。①

另一位就是被誉为“豫北名医”的段美卿，汲县纸坊村人，曾就读于教会群英小学、牧野中学，后进入齐鲁大学医学院学习，并取得医学博士学位。段美卿曾于1932～1937年在安阳广生医院及六河沟煤矿医院任外科医生及院长，1937年后到卫辉惠民医院任外科医生，兼诊治内科、妇科和小儿科疾病，1939～1946年，加拿大传教士撤离河南后，医院由中国人接管，被“七人管理委员会”公推为代理院长兼外科医生。1946年，加拿大人返回河南后，他因管理意见不合，被迫辞职，到汲县西关北马市街开设私人医院。1950年，段美卿在平原省医科学校从事外科教学工作。1954年后，他成为新乡医学院第一附属医院外科医师、外科主任、临床学课委员会主任、外科主任医师等。

三、教会正规的医学教育

20世纪初，来华传教士普遍意识到教会医院“现时最紧迫的需要之一是受过良好训练的中国护士和助手，医学教育是医学传教士目前最为重要的工作”②。在各方的努力下，各教会大学纷纷开始设置医科或医学院。加拿大长老会在豫北面临的境遇，也促使他们考虑开展西方式的正规医学教育。

传教士是以免费施医送药为手段进入豫北、接触百姓的。免费医疗确实有效地让加拿大传教士发展了第一批信徒。要扩大传教的范围，吸纳更多的教众，必须扩大医疗范围。而医疗活动是需要团队协作的，一位医生水平再高，也无法单独完成一台手术。虽然在旧式医院中，1～2名医生和2～3名正规毕业护士就能挑起一个医院运转的大梁，但随着西医在豫北百姓中影响力的扩大，医院面临的病人日渐增多，尤其是随着旧式医院向近代医院的正规化转型，医疗、药剂、护理和医技的分科设置，医疗活动的高度集约化、多学科专业化的协作，集医疗护理、生活照料和健康宣教于一体的现代护理体系的支撑，等等，都需要建立在大批专业人才团队建设的基础之上，西式医院在广阔的中原大地上的普及，也需要更多能够独立担当医疗、护理、技术支持、行政管理和教育培训职责的本土人才。原始的“师带徒”培养方式已经远远不能满足近代快速发展

---

① 宋家珩．加拿大传教士在中国．北京：东方出版社，1995：151－153.

② 郝先中．西医东渐与中国近代医疗卫生事业的肇始．华东师范大学学报，2005（1）：31.

的医院体系建设的需要，必须引进西方正规医学教育的模式，使得医学人才的培养迅速形成规模化。

在医学教育的理念与方法上，中、西医学也有很大的差异。几千年来，中国传统的医学教育经历了从“家传”到“师带徒”再到“学堂”、“学校”的模式转变。

最原始的医学教育形式为口传心授，先祖在长期的劳动生活和生产中发现了医药知识，主要通过亲属间的口耳相传，包括父子、叔侄和兄弟间的家嗣相承而得以传播，一般由长者担负教育责任以传承家学。由于医疗经验的世代相传和知识的不断积累，久而久之就形成了很多中医专科和中医世家，同时也造就了很多名医。“祖传世医”成为一些家庭世代相传的职业。例如，南北朝时期，钱塘（今杭州）著名医家徐之才是我国中医教育史有案可稽的最早的家族相传式中医教育的实例。从他的第五世祖徐熙以下，传至他的兄弟，6 代之中有 11 位都是名医。但这种原始的医学教育模式有着极大的局限性与“医术秘不外传”的弊端。

随着医药知识经验的增加和社会分工的出现，口传心授逐渐被师徒传承式的教育形式所取代。学习方法一般是“一读二背三临症”，通过师带徒或跟师自学的方式进行医学知识的传播。这种教育形式越过了“医术秘不外传”的雷池，扩大了医学流传的范围，适应了民众防治疾病的需求，有利于培养更多的医家。许多医家在传授时结合自己的经验，以自己的见解发挥前人的学术，相继各树一帜，各成一说，从而形成了不同的中医流派，促进了医学的争论、交流与发展，但这种传播途径依然存在自私和狭隘的局限。

随着社会的发展和人类对健康要求的不断提高，家传或师承的教育模式培养出来的医家数量有限，不能满足社会的需要，也给政府的考核与管理增加了难度。于是，相继出现了官办的中医教育机构。鸦片战争后，由于清政府腐败，国力衰退加快，特别是西方医学传入后在我国开设医院与举办医学院校，官办的中医教育徒具形式，在中医人才培养上已基本不起作用了。

晚清医疗教育体制落后，加上医疗管理混乱，许多行医者往往只是粗通药理，有的仅仅读过一两本医书，或单凭一两张祖传秘方就“悬壶济世”。有一位国外医生曾说道：

> 在中国任何人都可以是医生。这里没有医学院，没有考试，也没有证书。行医根本不需要许可证。一个人只要决定行医，马上就可以挂牌营业。①

① O. L. Kilborn. Heal the Sick. Toronto：Missionary Society of Methodist Church，1910：86.

这种落后状况直接导致了社会上庸医盛行，迷信成风，许多患者不仅得不到有效治疗，还使疾病加重，甚至枉送性命，使百姓深受其苦。

清末，洋务人士薛福成到欧洲考察西洋医学后，曾对比中西医的特长，分析了西医学不断发展的根源："惟中国名医，数世之后往往失其真传。外洋医家得一良法，报明国家，考验确实，给以凭照，即可传授广远，一朝致富，断无湮废之虞，所以其医学能渐推渐精，蒸蒸日上也。"[①] 对中西两种培养模式体现出的利弊，民国初期著名的公共卫生学家伍连德更是一针见血地指出："数千年来，吾国之通病，偶有所得，秘而不宣。则日久渐就湮没，而各国则反是。有所发明之理，惟恐人之不知。朝得一方，夕遍全国。"[②]

随着西方医学在沿海地区的广泛传入，晚清政府也慢慢意识到了西医教学模式的先进性，由此政府开始亲自组织创办西式学堂。1862 年（同治元年）6 月，经洋务派提议，清政府在北京设立同文馆，目的是培养外语、外交人才和引进西学，隶属于总理衙门，自此，中国教育迈出了近代化历程的第一步。1865 年，北京同文馆设立医学课程，并聘请英国传教医生德贞为教习，成为中国自设西医教育的开端。[③]

1866 年，时任中国海关总税务司的北爱尔兰人赫德（Robert Hart）向总理衙门告假回国省亲，并称可带几名同文馆学生赴欧洲考察。总理衙门思考后委派当时在海关"总税务司"办理文案的汉军旗人斌椿父子，率同文馆 3 名学生与赫德同行访欧。这是中国近代史上晚清政府第一次派出访驻欧美国家的使团，斌椿自称"愧闻异域咸称说，中土西来第一人"[④]。

英国伦敦会传教医师卜世礼（Stephen Woot Bushell），美国长老会医师满乐道（Robert Coltman）等都曾先后在北京同文馆讲授西医知识。后来，又开设过医学班单独授课。但最初同文馆的医学教育只是讲堂讲授，没有实习。到了 19 世纪 80 年代以后，该馆改进教育方法，规定学生每周到北京教会医院实习；延聘社会上有声望的传教医师，以加强师资力量，同文馆的医学教育标准不断提高，并且逐渐系统化和正规化。[⑤] 1900 年，八国联军入侵北京，同文馆受损惨重，被迫解散，其中医学实业馆于 1903 年正式并入京师大学堂。至此，京师同文馆风雨 40 年的历程走到了尽头。

20 世纪以前，西医学在中国的势力还很薄弱，西方传教士在中国兴办西医事业只是为了博取中国人的信任和好感，西医还不属于中国医界，中医学仍然

---

① 薛福成．出使四国日记．长沙：湖南人民出版社，1981：197.

② 伍连德．论中国当筹防病之方实行卫生之法．中华医学杂志，1915（1）：13－23.

③ 王勇．西方医学在近代中国的传播．科学，2007：（6）：41－44.

④ （清）斌椿．乘槎笔记．长沙：岳麓书社，1985：189.

⑤ 邓铁涛，陈之范．中国医学通史·近代卷．北京：人民卫生出版社，2000：189.

是中国医学的主体，占有绝对的优势和主导地位，中西医之间的接触也十分有限，西方医疗传教士一般不会对中医学有过激的言辞。随着西医的不断输入，在中国的势力也逐渐增强。进入20世纪，西医也逐渐占据了中国医界的主流地位，成为强势阵营。

近代高等西医学院校的开办，冲击了中国的传统医学教育，规范化、系统化教育对西医人才的培养呈现出整体和规模上的优势。近代西方医学在学科和体制上的整体移植，促进了早期高等西医学教育的蓬勃发展，改变了数千年以来中国单一的中医学独立存在的局面，在中国医学史上第一次出现了中西医并存的医疗格局。此后，中西医走上了相对独立又相互影响的发展道路。正如陈邦贤先生所说，“西人东渐，余波荡憾，侵及医林，此又神农以后四千年来未有之奇变也”，中国医学因此“从实验的时代，进而为科学的时代”①。

当时各西方教会在齐鲁、华西直接开办的都是本科制的大学，直接移植西方的医学教育理念与方法，采用英文教科书，用英文教学，将学生的培养目标都定位在高端的医疗人才上，而加拿大长老会为何会选择开办一所注重实际工作能力培养，发放准予注册文凭的护士培训学校，而不像齐鲁、华西那样直接开办医学高等教育，进而形成医学教育从初级到中级再到高级的完整体系？究其原因，主要有以下几个方面。

第一，鉴于河南封闭、落后的社会现实，初中及高中教育尚未普及，相对于培养医疗顶级人才的医学院校而言，护士培训学校所要求的生源起点较低，容易达到标准。

第二，在近代医院的分工中，“三分治疗，七分护理”是大家普遍的共识。从1889年起，先进的护理实践就被看成是医生治疗的补充，在“救助病人过程中，护士的双手延长了医生的双臂”。在旧式医院向近代医院正规化转型的过程中，相比之下，医院对护理人员的需求量远远大于对医生的需求。从1936～1937年卫辉惠民医院鼎盛时期的人员总览表中即可看出，彼时全院的医生只有5～6人，而护士11人，护生24人，助理护士6人，总数达41人，是医生人数的7～8倍。

第三，从维持教会医院自养的医院运营成本考虑，护理工作烦琐，要求又高；不仅需要有一定的技术含量，又需要相当大的体力消耗；不仅需要专业护理，更多的则是生活照料。所以，众多的护士生工作时间长，待遇低下，可以成为教会医院最廉价的劳动力。如果办大学，则要投入更多的资金、人力、设备。

---

① 陈邦贤．中国医学史．上海：上海书店出版社，1984：257.

第四，彼时的豫北仍属于乡村地区，环境恶劣，生活水平低下，一些高层次的医学院毕业生，能够在医疗界获得相当高的工资待遇。即使出自农村家庭的学生，毕业后也不愿屈就于豫北的乡村环境，不热心于乡村的医疗工作。而中低层次的护理学生毕业后留在教会医院工作的可能性更大。况且毕业后留下的学生也不愿意长期留在当时条件和待遇相对艰苦的豫北乡村地区。从另一个角度看，齐鲁、华西办大学主要是给自己留下最好的师资，其次才是为其他医院服务。作为一个反例，曾任惠民医院院长的罗维灵后来在齐鲁任教并做管理工作，也多次介绍齐鲁毕业生来豫北工作，除了豫北生源之外，几乎没有人愿意来。

第五，豫北百姓受封建思想的禁锢较深，接受新思想、新观念所需要的时间要比沿海开放城市更长，因此，西医教学体系的引进不能过于超前，用汉语教材、汉语授课更能让豫北人接受。这是一个渐进的过程，不能一蹴而就。这其实也是河南特别是豫北与沿海或发达地区的某种差异所在（譬如，成都西医并不落后）（图5-8）。

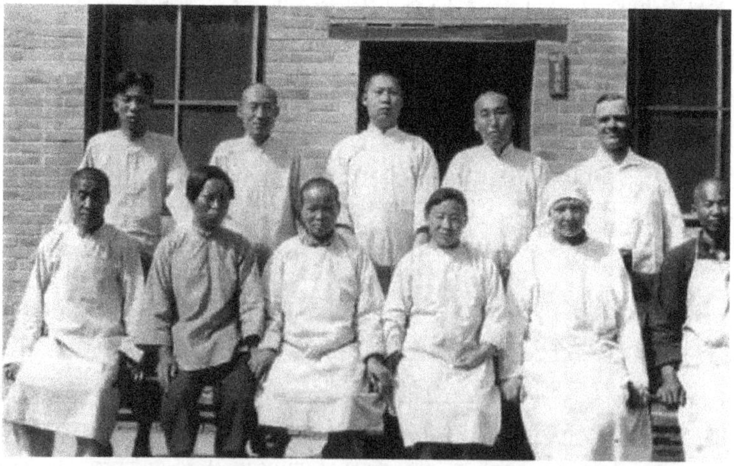

图5-8　20世纪20年代护士学校成立之前的怀庆医院

（图片来源：加拿大联合教会/维多利亚大学档案馆 UCCVUA 1999. 001P-1811//Sonya Grypma. China Interrupted：Japanese Internment and the Reshaping of a Canadian Missionary Community. Waterloo，Wilfrid Laurier University Press，2012：94.）

基于以上因素，豫北的加拿大传教士们没有效仿齐鲁、华西的做法直接开办大学，而是将惠民医院护士培训学校定位在一个注重实际工作能力培养，发放准予注册文凭的护士培训学校。早期只从教会学校毕业生中招收热衷于公共卫生和健康的学生来学习护理。其目的主要是在医学教育的过程中，不仅教授西方的科学知识，还要注重基督精神的培养，同时，毕业生主要是为了满足加拿大长老会使团的医疗发展需要。

第二节　豫北正规医学教育的开展

一、中西医学体系的差异

中国传统医学有着极其悠久的历史，也取得过辉煌的成就。就古代医学的发展情况来看，希腊、印度和中国都有各自的传统医学，理论基础也各不相同。古希腊医学以“四体液”理论而闻名；印度医学则以气、胆、痰的“三大”学说为理论基础；中国传统医学以“阴阳五行”理论为基础。各国古代医学的发展虽有相似之处，但从理论基础来看，中国的传统医学更显完善，也可以说中国古代对疾病的认识比其他古代医学更加完善。

而到了 13 世纪后，西方医学的科学化进程明显加速。开始于 13～14 世纪的欧洲文艺复兴运动，为西方社会带来了强大的发展动力，也促使西方医学快速发展，并取得了令人瞩目的成就。科学实验和数学计算的研究方法进入了医学领域，归纳法和演绎法的科学思维模式开始成为研究西医学的指导思想，16 世纪诞生了人体解剖学，17 世纪诞生了人体生理学，18 世纪诞生了病理解剖学，19 世纪显微镜发明以后又诞生了细胞学和细菌学，20 世纪以后的病毒理论和基因理论的诞生，更铸就了西方医学的辉煌。

由于中、西医学是在东、西方两种文化历史背景下形成与发展起来的，其基本理论自成体系，并有着根本性的差异。中、西医学从不同的角度观察和认识人体，各自运用不同的思维模式来诊治疾病，各有优势，但对人体、疾病和健康的认识又都不全面，是两种不可能统一的医学体系。但若将两者结合，会对人体有更进一步的了解，即使仍然不是完全的了解，但也要比单从中医学或西医学一方面认识疾病会更全面些。

在中国历史上，至少在汉代就已出现了“医院”的概念。491 年南齐君主建立的附带有诊所的救济机构是最早“医院”的雏形。510 年，随之建立了第一个由政府管辖的“医院”。到了 591 年，隋代一位退休官员曾出家资为感染流行病的数千平民提供医药和医疗服务，该机构可算是省一级半官方半私人的“医院”①。

在古代中国，医院一直是宫廷的产物，主要为王权服务，为平民医治的程度和规模相当有限。明代以后，随着“世俗化趋势的全面渗透，中医全面流入民间，成为每个人都可研习的一门技术，但护理空间仍以家庭为单位”②。

近代以前，医生都是以个体为单位独立而分散执业的，或坐堂开店，或应

---

① Joseph Needham. Clerks and China and West. Cambridge：Cambridge University Press，1970：1277.

② 杨念群．杨念群自选集．南宁：广西师范大学出版社，2000：1406.

请上门施诊。“家庭”仍然是原始的医疗单位和护理空间，医生对病人的诊治、把脉、开方，以及病人家属照方抓药、护理病人等过程皆在病人家中完成。以家庭为空间的诊疗程序和护理手段，成为几千年来中国传统医疗世代沿袭的铁律。在处理医患关系方面，传统中医体系中的医疗主体是病人，病人可以自由地择医而求治，对医生招之即来，挥之即去，医生只是被动地提供医疗服务。病人家属都会参与医疗活动，而且握有最终决定权，医生对病人的整个诊治过程也是在病人家属或朋友的目光监控下连续完成的。①

近代医院制度主要起源于欧洲，一开始就和宗教有着不解之缘。中世纪，天主教取得统治地位后，把设立医院作为传播教义的手段之一。9世纪的欧洲，出现了许多与寺院相连的医院。文艺复兴以后，科学日益进步，医院迅速发展，逐渐形成以医疗为主，集治病与护理为一体的近代医院制度。后来，这种医疗制度伴随着传教士的足迹，在世界各地传播和移植。西医传到中国，最初被赋予“借医传教”的使命，一些医院也成为一边医治病人一边传授教义的场所。

而在19世纪以前，西方医疗体系中的医患关系与中国有着很大的相似之处：病人对自己的病情及治疗方式有相当大的自主空间，医生诊治的焦点是病人的自觉症状，为了让尊贵的病家满意，医生必须使用通俗的语言来解释病情和预后。但随着科学技术的发展，“床边医学”、“医院医学”逐步发展到了“实验室医学”，而西医充分尊重病人的一些优良传统也逐渐失传。

近代意义上的西医“医院”与中国传统意义上的“医院”有着很大的差别，传统中医既无严密的医院组织，也没有西医那样由社会支持的资金来源、人员力量和不断更新药物与设备的能力。而近代西医医院则是一个由门诊部、候诊室、住院部、隔离病房、手术室、药房等独立的“公共空间”所组成的完备的医疗场所，还配备大量分工精细、各司其职的医生、护士、药剂人员及医疗辅助人员，医疗仪器设备的数量与更新速度更是传统中医所无法比拟的。日新月异的科技发展，使得医生的注意力不再集中在病人身上，而被各种名目繁多的病症、数据和检测报告所占据，医疗仪器成为疾病诊断的权威，医生口中频繁出现又不断更新的各种专业医学术语让病人不知所云，医学知识的绝对不对等让病人对自己的病情无能为力，唯一能做的就是等待与忍耐。就这样，既往对自己的病情及治疗方式拥有相当自主权的传统“病人”角色，逐渐被一个全新的、被动的现代“患者”（patient）所替代。②

---

① 雷祥麟．负责任的医生与有信仰的病人——中西医论争与医病关系在民国时期的转变．新史学，1995：(6)．

② N. D. Jewson. The Disappearance of the Sick-man from Medical Cosmology（1770～1870）. Sociology，1976（10）：1235.

西方人率先用科学的力量颠覆了传统的医疗理念，步入近代医学的殿堂，构建了一个全新的医疗体系。

著名西医传教士巴慕德认为，现代医学有两项革命性的突破：一项是对“准确真实性”的寻求；另一项是“托管制”的出现。由于解剖、生理、生物、化学等学科的出现，人体的内在复杂结构可以被现代技术展示为一个清晰的图像，医生可以通过这些图像来解释病人的机理变化，通过显微镜的观察，可以使医疗更加接近于真实。而对病人机理分析的现实要求，又必须让病人暂时脱离家庭或社区，进入一个可以提供技术支持的极为陌生的“公共空间”（医院或研究室）进行专门的诊查。而病人“托管”的理念则起源于基督教教义的博爱精神和对个人的尊重，即与病相关联的每一件事，如健康、生命等会依赖一种宗教的信任委托给医生，“委托制度”要求对病人实施专门化的隔离，其治疗程序的控制与护理皆由医院负责完成。这一新型的医病关系彰显了医患之间必须相互遵守的“责任、权力与信仰”的原则和内涵。而医生和护士也会把医疗行动作为对上帝及其追随者的回答。这一中心思想已贯穿在现代医疗与护理系统之中，包括现代医院、诊所、红十字会、救济院与收容所，也构成了医生和护士对待病人的职业追求。①

在中国的早期教会医院中，通常传教医师特别注意医院留给病人的第一印象，不论是门卫还是挂号人员都会给病人以客人般的接待。有的医院还配有专门的传教士，倾听每一个病人的心事和疾苦诉说，这样病人的陌生感和畏惧情绪就会慢慢消除。有的医生还深入到患者的家中，“治疗并安抚他们的心灵，诊治他们的身体，耐心倾听患者反复诉说的重重心事：因病痛带来的苦恼和忧郁，用同情的语言抚慰、鼓励患者。陌生人立即觉得医生是个朋友，是可以信任、倾诉的，从而获得慰藉”②。加拿大传教士在豫北的医学传教过程中，这样的例子比比皆是，如第一代传教医生罗维灵从楚旺步行几十里到内黄县南伏恩村为王求贤的母亲免费治病；因患天花，浑身溃烂，而被父母遗弃的婷妞在安阳教会医院不仅接受了一年的免费医疗，彻底痊愈，而且当护士们听书上说在公共机构被领养的孩子通常缺少应有的家庭关爱和拥抱时，护士们都喜欢抱抱她，教她识字，学走路，学说话。③

借用孟恩赐医生的话说，直接的福音传道不是散播福音最有效的方式：

---

① Haroll Balme. China and Modern Medicine：A Study in Medicine Missionay Development. London：United Council for Missionary Education，1921：119.

② Sir. A Ljungesedt. A Brief Account of an Ophthlmic Insituton // Elijah C. Bridgman et al. The Chinese Repository，1834（2）：1270.

③ Sonya Grypma. Healing Henan：Canadian Nurses at the North China Mission（1888～1947）. Vancouver：The University of British Columbia Press，2008：129.

我们希望我们的护士通过他们的仁慈和意愿尽他们所能来帮助病人减轻痛苦，像一个活生生的救世主那样行动，愿意为大众付出一切。①

在中国传统医疗体系中，没有“托管”的概念。中国传统文化重视对家族的孝道和忠诚，认为照料生病的人是家庭的责任。对于中国人来说，把生病的亲人托付给陌生人照顾是绝情的，是不可想象的。西医的传入，无疑对传统中国医学提出了挑战。西医除了在临床外科、眼科和妇科等学科专业的病理诊断、手术方面具有中医不可企及的优势外，还拥有一整套规范的医护体系和富有人文关怀的医患关系维系方法，这些都是中医体系中所欠缺的。

基督教所倡导的对病人的人文关怀，通过医务工作者的奉献和仁爱而构建起的一种新型医患关系，构成了现代西医医院的特色，非常值得中国人移植。

许多史料显示，在西方医院被移植到中国社会的过程中，中国人对其充满了疑虑和矛盾，但事实上，确实使得中国人的医疗观念发生了明显的变化。

彼时，根据西方科技发达的程度，外国传教士普遍认为中医大夫缺乏“生理、物理和哲学知识”，同时也受到“对病因的无知和粗糙的治疗方法”的局限。更糟的是，一些庸医的行为败坏了传统中医的名声，而给传教士造成了一种中医是迷信、神秘甚至有害的错觉，虽然在豫北早期教会医疗过程中，部分传教医生也认可中医在某种程度上很有价值，称赞中国人“努力进行研究，有些药品的研究可以追溯到公元 2500 年前”。豫北传教士尹兹谋也发现当地民间一些治病的方法很有效，“有些草药对减轻病痛效果显著”。但是关于疾病的起因和治疗非常原始，最多被看作是一种过时的治病方法，已被西方科技的发展所超越。而最让史美德医生头疼的也是中国人的迷信观念：

中国人认为，一切疾病都是由于邪魔恶鬼降灾祟，他们治疗疾病的唯一方法，是请巫医向鬼神奉献祭物。巫医治病以疾病轻重划定进献的高低。小病献鸡，大病献羊献猪，奇难大症则须献耕牛为礼。如果一种病，游走的中医束手无策，巫医医治失效，那么即是命中注定有此一劫。

医巫合流的历史，西医也曾经历过，所以基督徒对于鬼怪附体之类的说法并不陌生。《圣经·新约》上也有很多关于基督徒驱除鬼怪的事例，认为是这些鬼怪引发了人体大量的病痛。然而随着西方科技的迅速发展，西医较中医早一步进入了“弃巫存医”的阶段，豫北的传教士们认为，中国人信奉鬼怪起因于道教，尹兹谋曾经写到，道教把中国人“束缚在魔鬼和无数亡魂”之上，产生了一些极其荒诞的观念，比如，认为“无形的鬼怪”会剪人辫子（男人梳着的

① Sir. A Ljungesedt. A Brief Account of an Ophthlmic Insituton // Elijah C. Bridgman et al. The Chinese Repository, 1834 (2): 1270.

那根长辫)、劫持孩童；用黄色或白色箔纸叠成的元宝，燃烧可以“驱赶想象中的鬼怪”等。他认为这样的行为是徒劳的。与中国人的迷信与传统仪式相比，加拿大教会医生更热衷于寻找理性科学的病因和更为明智的治病良方。

而中国人则认为“这些野蛮医生”的做法奇怪，可能会带来恶果。他们认为外国药品的功效令人非常震惊，效果这么好的药品里肯定含有珍贵的东西。“洋鬼子”（外国恶魔）会蛊惑人心、掳掠儿童并挖其眼睛做药。古约翰关于1893年那场反对基督教运动的描述也佐证了尹兹谋的看法：“他们说我们绑架了儿童，挖出眼睛和心脏来制造药品……（一名官吏发布文告）警告父母看好自己的孩子。”

基于不同文化发展阶段的东西方人对于鬼怪的迥异认识，直接影响到了中国人与早期加拿大传教士之间的关系。中医以六经、脏腑为证，强调人的整体观，人与自然的和谐统一，确立了辨证论治的理论体系；而西医则倡导实证医学，强调科学方法，如重视实验，疾病局部定位思想，重视形式逻辑，强调演绎法等。

“中体西用”曾经是中西医汇通派的指导思想，但由于两种医学的根基不同，硬在中医之体套上西医之用是行不通的。近一个世纪的事实证明，“汇通医学的体用判断脱离了中西医学的事实认识，以价值认识代替了事实认识，决定最终结果劳而无功”①。因此，中、西医学应并存共荣而不必强求统一。

尽管中、西医学不可能融合成为一种统一的医学模式，但可以“和而不同”，并存共荣，整合互补，多元发展。缘于现代信息论、系统论和控制论的影响，西医学的发展趋势若仅仅是单纯地重视分析而忽略了整体结构和整体功能，无疑将渐行渐窄。而中医讲究“感悟”，未免夹带有很多主观因素，难以客观地定量定性。若中医的诊察疾病能参考现代医学的微观分析，将辨证与辨病相结合，实现宏观与微观的统一，使中医诊断客观化，即把分析与综合相结合的方法引入中医理、法、方、药的研究，使二者有机结合，互相借鉴、补充，避免各自的片面性、局限性，这将有利于中西医学的优势互补，中医药在防治非典、禽流感和艾滋病方面发挥的独特作用也证实了二者的有机结合，具有肯定性的临床疗效。

二、惠民护士学校的特色

加拿大基督教会与英国、美国等国的教会组织联合，1910年在成都建立了华西联合大学，不仅有内科医生、牙科医生和药剂师培训学校，还为护士开办了以大学为基础的学士学位课程教育；1917年在山东成立了齐鲁大学，推行的也是以大学为基础的护理学士学位课程教育。

---

① 何裕民．中医学方法论—兼作中西医学比较研究．北京：中国协和医科大学出版社，2005：233.

为了近代医院正规化转型的需要，为了培养能够安心于乡村医疗工作的实用医学人才，也为了实现教会医疗的世俗化、专业化发展的目标，加拿大长老会没有移植国内成熟的医学教育经验，也没有效仿中国齐鲁大学、华西协和大学、协和医学院开办大学的做法，而是结合豫北彼时的社会、经济、文化现实，植根于乡村建设的大环境，创造性地探索着近代乡村地区医学人才的培养模式，在办学理念、招生规模、课程设置、学习方式等诸多方面都作出了开创性的积极尝试，并取得了良好的成绩。

（一）招生和课程设置

护士学校为 4 年制，要求入学者必须是基督教教徒子女，未婚，年龄为 18～25 岁，具有初中毕业文化程度，身体健康，有一定的经济背景，并且要有“基督精神”。这一要求是在加拿大国内护士学校入学条件的基础上，结合豫北实际而加以改进的。每年招生 1 次，最初每次招生 3～5 人，1936 年最多，达 16 人。入学考试科目为数学、物理、化学及语文。开设的课程有伦理学、生理卫生、解剖学、药理学、卫生学、内科学、外科学、儿科学、妇产科学、传染病学、细菌学、护理学、语文等。

（二）上学期间的待遇和学习方式

在校期间，学习、生活、书籍和医疗费全部由教会提供。学习方式注重实践，半工半读。每天上课 2 小时，工作 8 小时。

（三）主要师资和办学经费

医院的院长、医生和护士长多数来自于加拿大教会组织，也有一些早期从事护理工作的护士学习深造后在学校担任教员。杜儒文担任外科教师，马金堂任生理教师，雷润田教妇产科及伦理学，李素英教护理学，冯哲修教细菌病理学，郎子成、栗秀真教公共卫生，赵乐天、张天恩分别任语文和药理学教师。惠民医院及学校的经费，主要来自加拿大等国的捐助，也得到了部分中国人的支持。

（四）毕业考试与就业

护生必须修完中华护士会（Nurses' Association of China，NAC）规定的护理课程，学业完成后，经考试合格者学校发给毕业证书。但护士仍须在医院进行实习，期满后请中华护士会派人携试题前来主持考试，然后将答卷密封寄回学会评阅。各门成绩合格者获中华护士会颁发的公考文凭。

刘泽是 1935 年获得公考文凭（图 5-9）的一名中国男护士。他毕业后留院工作，经常跟随医生去惠民医院道口分院会诊。彭纯修则是正式取得中国护士资格的加拿大人。她于 1922 年来到中国，在河南工作了 25 年（1922～1947 年），亲身参与了河南护理教育与护理实践的发展。

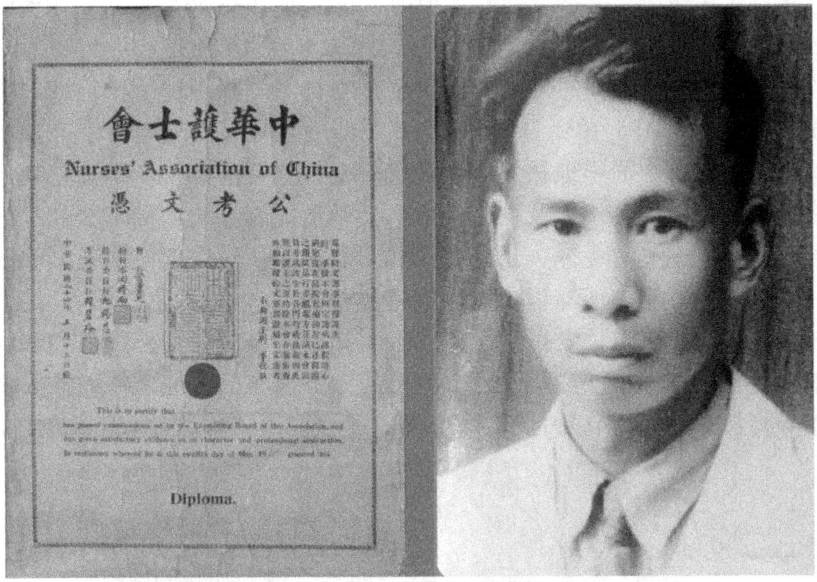

图 5-9　1935 年 5 月 12 日刘泽获得的护士公考文凭

（图片来源：新乡医学第一附属医院院史馆收藏）

1950 年，平原省在原惠民医院、惠民医院护士学校、冀鲁豫卫生学校等组织办学的基础上，在原惠民医院旧址建起了平原省医科学校（医士中专），由平原省卫生局局长李奕兼任校长。20 世纪 50 年代几经易名，于 1962 年 8 月经河南省人民委员会同意更名为豫北医学专科学校，医院更名为豫北医学专科学校附属医院。维持 20 年后，于 1982 年 11 月经国务院批准，学校升格为医学本科院校，定名为新乡医学院，在新乡市建设新校区。医院更名为新乡医学院第一附属医院，仍在卫辉原惠民医院旧址，延续至今。

当卫辉的正规化护士培训工作开展得红红火火时，安阳和怀庆也在根据本地的条件，用自己特有的方式培养护理人员。

因为怀庆、安阳地区无高中，所以怀庆、安阳医院没有资格被中华护士会接纳注册为护理培训学校。教会护士们就创建了安阳、怀庆、卫辉 3 地联合培养学生的模式。即安阳、怀庆的学生可以到卫辉接受集中的课程指导，之后返回本地进行实习培训。经考试合格后，再申请注册护士。1932 年秋，怀庆和安阳的学生与卫辉的学生合并，在饶秀贞的指导下进行了 6 个月的“集中培训”，盖麻姑和雷润田也加入了师资队伍。当时的护理课程与加拿大的课程很相似：学生每天上课后在病房将理论付诸实践。1933 年，盖麻姑和雷润田共有 14 名学生，其中3名来自安阳。1934年，饶秀贞休假期间，由雷润田负责护士的培训工作，虽然缺乏应有的高等教育设备，使培训工作面临着极大的阻碍，但还是培养出了一批出色的、技能过硬的女护理人员。到1936年年底，安阳医院已经有了5名护士毕业生和16名实习护士（其中有男生也有女生）。

在培养正规护士的同时，她们依然没有放弃用“师带徒”的方式对医务助理人员进行培养（图5-10）。1936年，福布斯夫人在怀庆恩赐医院兼职顶岗期间，就对部分来自中国当地教堂会众的已婚女性进行为期一年的医院病房中医疗程序的培训，使这些“未及护士标准”的学员能够在她们的家乡和社区胜任“卫生保健工作”。这样一来，虽然怀庆从未有过一所高中学校或是被注册认可的护士培训学校，但护理知识仍然以独特创新的方式被引进了社区。结合当地普遍缺乏合格的接生员，农民缺乏妇幼卫生知识，以及婴儿分娩死亡和致残率很高的现实状况，为了推广科学的分娩和接生方法，医院经常派医务人员深入农村指导育龄夫妇，或举办助产士培训班，最多的一年培训了120人左右。

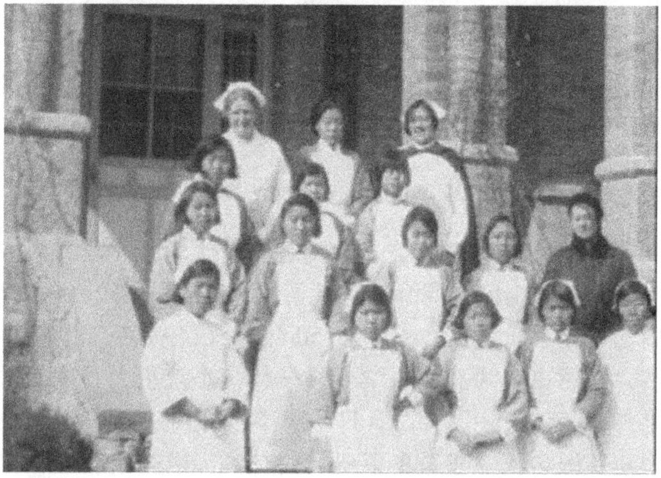

图5-10　惠民护士学校的学生们

（图片来源：新乡医学第一附属医院院史馆馆藏）

三、豫北护理体系的影响

19世纪下半叶，西方科学的护理学业已形成。欧美各国相继设立了南丁格尔式的护士学校，学校的课程与组织成为许多欧亚大陆护士学校的模式。大多优秀毕业生均被英国、美国、亚洲各地的医院所聘用。专业护士的大量增加，使欧美的护理事业得到了迅速发展。

在19世纪80年代，西方传教士护士来到中国时，南丁格尔的护理培训方法正处于普及的鼎盛时期，加拿大本土也正在尝试在新建的以医院为依托的护理学校中实践相似的培训方法。1881 年，多伦多总医院（Toronto General Hospital，TGH）成立了护士培训学校（Training School for Nurses，TSN），到了 1894 年成为加拿大办学规模最大和最先进的培训学校之一，已输送毕业生 210 名，招生规模在 1894 年达到 53 名，而入学申请者却多达 647 名。由此可见现代护理在加拿大本土的受重视程度。以后，在女性传教士协会向中国豫北派出的护士中，有十多名均毕业于 TGH。[①]

19 世纪晚期，那些女性传教工作者通过护士培训，获得了实用的技能，在医学传教过程中既可以担任医生的助手，又可以为生病的传教士及其家人提供医护帮助。随着传教护士对生病的传教人员的医疗护理更加正规化与医院化，教会护理工作也逐步规范起来。到了 20 世纪初期，加拿大的护理实践已经和医院紧密结合在一起。医学科技的发展把现代医学带进了医院，并不断提高疾病的诊断和治疗水平。而对于由医生主管的现代医院来说，护士的协助对于保障医院的顺畅运转显得越来越重要。以医院为基地的护士培训体系也成了中国现代护理的样板。

（一）将现代护理理念引进豫北

若将护理定义为一种照料病人生理需要的正规体系，那么早在传教士到来之前，中国就已经很好地建立起了护理体系，基本上分为由家庭女性成员提供的看护、由行医者（包括三姑六婆）提供的中医治疗和由男性随员（仆人）提供的有偿护理 3 种类型，因此，中国的“护理”并不是教会护士带来的，她们带来的只是一种新颖的护理模式。这种模式源于天主教和基督教新教等宗教团体，经南丁格尔加以改进，并因在克里米亚战争中出色地完成了对英国士兵的护理而获得特殊意义，并得到普及，被称作西方的、现代的、科学的护理体系，成为加拿大及全世界护理实践的标准。加拿大传教护士将“现代”护理理念带到了豫北，在团队成员的共同努力下，根据豫北的文化风俗及社会现状加以改进，形成一种可以被中国人所接受的护理实践典范模式，并不断发展，沿用至今。正如玛格丽特·布朗所指出的，“如果没有西方女性基督徒所树立的榜样，年轻的（中国）女性不大可能去从事护士工作”[②]。因为在中国，护理工作被认为是“伺候人”的低贱工作，不值得受过教育的女性来做。同时，中国文化注重子女的孝顺，以及对亲人的忠诚。有史以来照料病人一直被视为是家庭的责任，让病人接受陌生人照料或者让年轻的女性去精心照料素不相识的脏兮兮的病人甚至是异性，有悖于中国的传统文化，在封闭落后的豫北乡村地区更是难

① 包括萨瑟兰、马多士、孟席斯姐妹、博伊德姐妹等。

② Sonya Grypma. Healing Henan：Canadian Nurses at the North China Mission（1888～1947）. Vancouver：The University of British Columbia Press，2008：69.

以被接受。而在加拿大，教会护士所接受的作为护理学与基督教的核心理念则是对于生病或受伤的陌生人，要充满同情心和忘我的爱心。东西方文化间的巨大差异，让传教护士们深切地体会到，要想把西方“现代”护理理念成功引入中国，需要克服很多文化上的障碍。传教护士团队所完成的工作同引入现代医学相比，“是一项更伟大的成就”。因为如果没有现代护理，就难以实现真正意义上的“托管制”住院医疗。

（二）创建具有豫北特色的现代护理文化

在豫北的教会医院中，护士们借鉴加拿大医院的组织结构和护理体制，用不同的护士制服来表明护理学生接受培训的程度，建立了学生、护士、教员，以及管理人员的等级制度。

豫北护士学校的纪律严明，学习期间不得随意请假。如因病因事误课者，必须把耽误的时间补齐方能毕业。进病房要衣着整洁的白大衣，戴口罩和帽子，穿白色软底鞋，走路时脚要放轻，不能大声说话，若走路有响声，将会受到护士长的严厉训斥。教会活动很多，除每天早晨学《圣经》外，每逢星期日还要到教堂做礼拜。医院没有图书馆，没有报纸，学生一天到晚的日程都安排得很紧张。最令饶秀贞满意的是，护理毕业生的“个人品质得到长足发展”。

老校友欧阳斌回忆当年做学生的情景时，谈及老师的师德，仍赞不绝口。说老师们教学提倡仁心、仁术不是挂在嘴上，而是通过对工作一丝不苟、极端负责，对病人嘘寒问暖、救助贫弱的实际行动来影响学生的。在平时的教学中，老师对学生严格要求，但师生关系却十分和睦。在这里学生们感觉不到种族歧视，在其内心最为深刻的是，老师们几十年如一日身体力行留下的尊重生命、博爱惠民、高度敬业、献身基督和医学事业的美好形象（河南省内黄县欧阳斌女士访谈记录，存于新乡医学院校史馆）。

学校注重学术交流与同行沟通。1934 年，来自河南和河北 5 所医院的中国、美国、加拿大 3 国护士首次聚会在惠民医院，组建了中华护士会地区附属机构（图 5-11）。24 名护士作为创始人签约成为其正式成员。该组织的目标是：使区域内的护士都加入到这个有益的团体；改善护理服务和护理院校的质量；探索最好的方法，尽最大努力满足当地的公共健康需求。当年夏天，她们还访问了南京政府卫生部，扩大了豫北护理工作在全国的影响。

豫北护理文化中最引人注目的一个特征是，能够接受男性中国护士的存在。成都于 1934 年也尝试过男女同校，但只进行了两年，1936 年入校新生又全部改为女性。而在豫北，由于相对于中国的其他开放城市来说，这里更加封闭、传统和保守，加上战乱不断，在遭遇狂躁病人、野蛮的入侵者和粗鲁的士兵时，男护士的存在可以为女护士提供某种程度的保护，可以为护理工作增加一些安

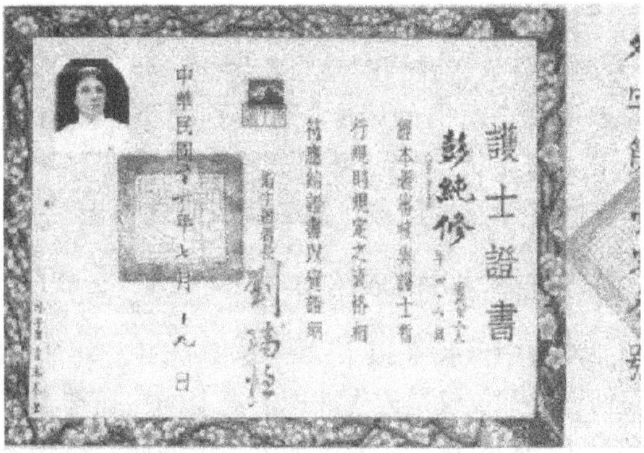

1930 年克莱拉·普雷斯顿（中文名字彭纯修）
的 NAC 证书

图 5-11　20 世纪 30 年代的公考文凭及护士证书

（图片来源：Sonya Grypma. China Interrupted：Japanese Internment and the Reshaping of a Canadian Missionary Community. Waterloo，Wilfrid Laurier University Press，2012：89.）

全感。因此，尽管加拿大传教护士们也认为女性在性情上更具有同情心、更为体贴，天生会成为更好的护士，但是他们并不强制中国人接受这种价值观，始终支持男生进入卫辉护理学校。在 1922 年招收的首届 11 名学生中，只有 4 名是女生；1926 年的 23 名学生中多数也是男生。在加拿大长老会华北使团的整个历史中，医院里一直都有男性人员在进行公共卫生护理、教育及管理工作。

（三）开创一种新的适合于女性的职业

20 世纪以前，汉语里并没有“护士”一词，而是来自英文的“nurse”。中国历史上第一位留学国外接受看护教育的钟茂芳（Elise Mawfung Chung，又名马凤珍）女士 1909 年从英国伦敦葛氏医院（Guy's Hospital in London）毕业后回国工作，她认为将“nurse”译为“看护”颇为不妥，因为从字面理解，“看护”只是一种简单的观察、照料，而不能将现代护理理念中的积极主动地协助医疗的技术创造涵盖在其中。经过广泛查阅、参考相关资料，多次与汉学家进行商榷后，首次提议用“护士”二字替代“看护”之称，“护士”意味着“护理专家”。1914 年，“护士”二字被中华护士会采用，并一直沿用至今。①

20 世纪后，随着西方基督教传教士在华“借医传教”的广泛深入开展，大批西医医院产生并向着正规化转型，医、护、技、药各类专业人才分工合作，

① Sonya Grypma. Healing Henan：Canadian Nurses at the North China Mission（1888 ~ 1947）. Vancouver：The University of British Columbia Press，2008：59.

各司其职，孕育了“护士”这一新的适合于女性的职业形式。

“精心照料脏兮兮的病人，在当时是个新思想，要求心怀上帝的慈悲，看着穷人和富人同样地被安置在清洁的床位上，受到同样的照料，这反映了护理服务的革新思想。”① 正是在西方文化与基督教精神的影响下，在传教护士榜样的带动下，使一部分中国“新女性”成了第一代职业“护士”。

（四）推进近代豫北妇女的解放运动

让中国知识女性冲破中国长期以来“男女授受不亲”的封建礼教束缚，去照顾和护理男性病人，这不仅仅是近代护理学史上的一场革命，也是近代豫北妇女解放运动的一场革命。1918 年，在中华护士会第四届会员代表大会上，重点讨论了中国女护士能不能护理男病人的问题，并决定由外籍女护士陪同中国女护士一起开展护理男病人的工作，并要求中国女护士在男病房工作时举止端庄、文雅。

当“护士”在中国成为一个可行的职业，尤其是适合女性所从事的职业的时候，客观上为几千年来附属于男人而存在的中国女性提供了一个可以凭借自身劳动获取经济来源，维持自身生活，甚至可以替代男性承担养家糊口的责任的平台，让寻求社会独立的女性多了一份职业选择，为进一步推动近代中国女性的解放与妇女社会地位的独立提供了保障。

（五）开启豫北西医护理教育的序幕

豫北护士学校的创办，主观上是为传教服务的，但客观上开启了豫北西医教育的序幕，引进了重品德、重临床实践与社会实践的医学教育理念和先进的教学模式与教育制度，在培养本土护理专业人才的过程中，引进了符合医学特征的先进教育理念与教育模式，恰当地把握了医学教育的科学性、人文性与社会性的平衡。豫北的加拿大传教士认为，护士的性格秉性与道德观念至关重要，只有那些表现出“良好基督品德”的人才能入校并接受护士培训。首任校长饶秀贞的办学目标非常明确，就是要“提供一种训练”，“首先，要护士们看到病人对身体和精神的无知以及为此而产生的痛苦；其次，使她们意识到自己对这些情况的责任；最后，教会她们如何有效地减轻并驱除这些无知和痛苦”②。这一构想虽体现了护理学与基督教在理念上的密不可分，得到了华北使团的赞同，

---

① From “The Planting o the faih”, Women's Missionary Society 1921, quoted by Brown. See Margaret Brown, History of the Honan (North china) Mission of the United Church of Canada, Originally a Mission of the Presbyterian Church in Canada, United Church of Canada/Victoria University Archives [hereafter UCCVUA] 66: 7// Sonya Grypma. Healing Henan: Canadian Nurses at the North China Mission (1888 ~ 1947). Vancouver: The University of British Columbia Press, 2008: 84.

② Sonya Grypma. Healing Henan: Canadian Nurses at the North China Mission (1888 ~ 1947). Vancouver: The University of British Columbia Press, 2008: 84.

同时也反映了西方基督教传教士对医学精神的深刻理解。她们强调护士必须“绝对服从医生；忠实地执行医嘱；医生不在时要查看病人的各项情况；对医嘱进行思考并帮助医生对疾病做进一步的科学研究；管理药品；记录病人的脉搏与体温；保持病房清洁；注意病人每一个异常症状；病人接受治疗时，随时报告其病情上的各种变化”①。随着病人的逐渐康复，护士应当陪伴左右并与其交流，“不是去闲聊以前的病人或她本人在医院的生活与经历”，而是能够就时事、艺术、文学和科技进行沟通。这些具体而细微的要求，也体现了传教士对护理工作在整个医院体系中的定位的深刻理解。这些医学教育的理念与方法无疑对促进近代豫北西医事业的发展产生了积极的影响，对当今医学教育改革仍有一定的借鉴意义。

在这样理念的指导下，再经过严格到近乎苛刻的教育方式的磨砺，就不容怀疑她们所培养出来的本土护理领袖人物的优秀程度了。例如，李素英成了豫北护士培训学校的第一名本土校长。1930 级学生栗秀真积极投身于抗日运动，参加了李先念领导的共产党部队，从事卫生工作，新中国成立后，任湖北省卫生厅厅长，后调往国家卫生部工作；范日新 1935 年在“南京国民政府”卫生部工作，后升任为副部长，新中国成立后任湖北省卫生厅副厅长；郭瑞吾、欧阳斌、时秋莲 1942 年毕业后留院从事护理工作。1937 年华北沦陷后，该校 5 名毕业护士到西南地区一家拥有 500 张床位的红十字医院工作，其中 1 人任护士长，另 1 人受政府邀请到非占领区组织护理工作。

本章小结

加拿大教会从早期不倾向于从事正规的教育工作，到后来因为中国政府颁布的学校制度对基督教徒可能产生的排斥，以及中国人对西方知识的渴求，加上不断扩大的传教事业需要更多受过良好训练的人员从事中国化的教会服务，壮大传教士、医生、医生助理、教师及教会领导人的队伍，才不情愿地被拉入了豫北近代的教育变革之中，开始独立兴办近代的初级小学、高级小学、中学、高中、女子学校、师范学校等。基督教的“本色化”运动通过教育手段，有力地推进了教会组织的本土化和迅速扩大。

加拿大传教士所办的城乡男女学校在豫北近代学校教育史上几乎都具有开创性的意义；教会学校与传教站的分布相应，构成了以府治所在地为中心，遍及周围几个县城乡的教育网络，成为当地学校教育的一支重要力量；为贫苦教徒子女提供了上学的机会，并随着办学规模的扩大，非教徒子女也可入校学习；

① Sonya Grypma. Healing Henan: Canadian Nurses at the North China Mission (1888 ~ 1947). Vancouver: The University of British Columbia Press, 2008: 2.

在教徒家庭中形成了普遍重视子女学校教育的风气；培养了一批从事基层教育的人才；同时，教会学校1933年前通过开设宗教课，组织学生在教堂做礼拜，坚定了他们的宗教信仰，使他们成了忠实的信徒，其中一些人后来还成了教会的骨干。

客观上，加拿大教会对豫北的教育变革作出了突出的贡献，教会的中小学教育为正规医学教育的启蒙奠定了基础。

通过在教会学校接受教育并成为中国基督教会的成员，中国的男女青年受到了基督教世界观的熏陶，成了护士培训学校潜在的生源。那些后来成为豫北医疗护理界领军人物的段美卿、王国宝、李素英、刘清荫等，她们的父母都是积极参与活动的中国基督徒。

附 近代豫北护理事业的创建者——饶秀贞、布莱登①

1. 饶秀贞（Mrs. Jeanette C. Ratcliffe，珍妮特·拉特克利夫夫人）

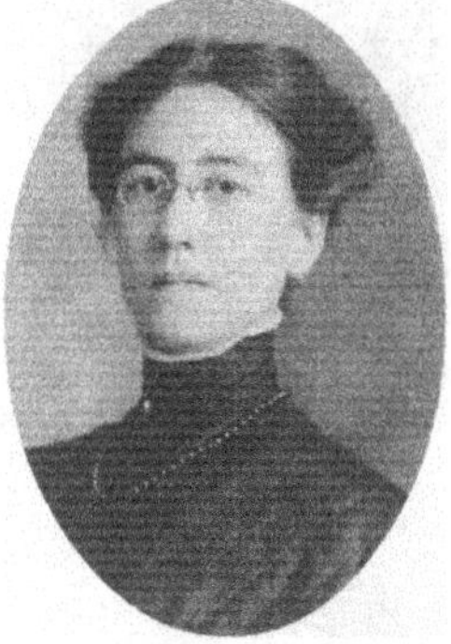
饶秀贞

饶秀贞，1876年出生在安大略湖圣卡萨瑞斯（St·Catharines，Ontario）。索尼娅查阅了大量文献，推测她的本名为珍妮特·麦卡拉·拉特克里夫（Jeannette McCalla Ratcliffe），应该是苏珊·格兰特大夫（Dr. Susan Grant）的姊妹。1910年在其丈夫去世后，受姊妹苏珊·格兰特大夫的邀请，寡居的她来到了河南，成为传教士子女学校的女总管。那年她已34岁，既不是加拿大女性传教士协会的成员，也没有被她家乡的教会（第一长老会，First Presbyterian）任命为传教士。但在到达中国河南之前，她已经接受过护士培训，并修完一年的大学学业。

1916年，在敖尔德医生的建议下，女性传教士协会正式指定饶秀贞担任卫辉惠民医院院区的护士长。在等待新医院建造期间，她于1917年在多伦多完成了管理方面的研究生课程，后来又在山东济南的基督教齐鲁大学医院做实习护士长，在此过程中获得了一些经验并学习汉语。1920年年底因病离开河南，1923年归来任卫辉惠民医院护士培训学校的校长。

出任护士培训学校校长期间，关于创办护士学校的目的，她指出：是要"提供一种训练，首先，要护士们看到病人对身体和精神的无知以及为此而产生的痛苦；其次，使她们意识到自己对这些情况的责任；最后，教会她们如何有效地减轻并驱除这些无知和痛苦"。华北传教使团对她的想法表示赞同，并使之成了现实。

她治学严谨，平时态度极为严肃，学校纪律严明。她对学生要求非常严格，除每天早晨学《圣经》外，每逢星期日要到教堂做礼拜；学习期间不得随意请假；进病房要衣着整洁的白大衣，戴口罩和帽子，穿白色软底鞋，走路脚要放轻，不能大声说话，若走路有响声，将受到护士长的严厉训斥。

尽管她认为女性"天生比男性更适合从事这个职业"，但出于对中国文化的接受，她还是像对待女士一样去教导男士学习护理知识。

她为护理毕业生"个人品质的发展"而感到满足。即使在动荡严峻的政治形势下，她也下定决心要将护理学校做下去。从1924年起，她与其他传教护士一起为河南护理工作的发展做了大量的工作。1936年，她撰写了中文护理课本

① 资料来源：宋家珩主编．加拿大传教士在中国．北京，东方出版社，1995；Sonya Grypma. Healing Henan：Canadian Nurses at the North China Mission（1888～1947）. Vancouver：The University of British Columbia Press，2008；新乡医学院第一附属医院院史馆馆藏资料．内部资料，2012.

《传染病》，并很快分发到中国各地。

她终身未再婚，在河南工作了30年（1910～1940），直到1940年离任。

2. 布莱登（Janet Lillian Brydon）

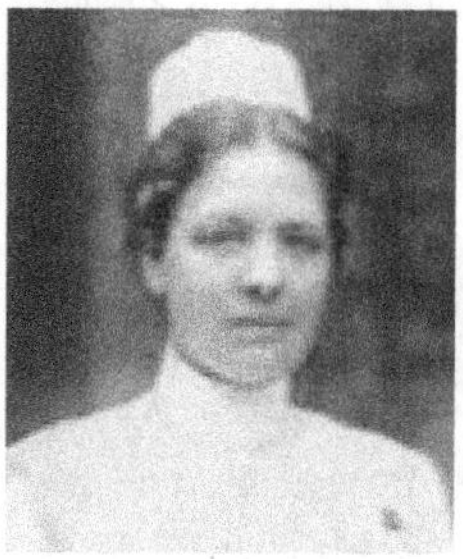

布莱登

布莱登1886年出生于安大略省的埃雷默沙镇，在金斯顿教育学院获得优秀教师资格证书后，她做了一段教学工作，但发现这“不是她的理想”。在聆听印度沃特斯医生的演讲后，布莱登决定将其一生用于传教。她在伦敦维多利亚医院接受了护士培训，并学习了公共卫生课程。1916年毕业时原打算循着两位姐姐的人生道路，去印度做护士。在多伦多长老会女性执事培训学校学习一年后，于1917年向女性传教士协会递上申请，希望成为一名传教士。但她没有如愿被派到印度，而是被选派到了中国。1917年7月13日，在安大略省埃雷默沙的巴里山教堂，对其进行了任命，并赠予她一本《圣经》和“一些金钱”。

继马多士之后，布莱登被誉为“豫北的第二护士”。1917年到达河南时，适逢第一次世界大战，14名男性传教士离开河南，远赴法国进行志愿服务，其中大部分是传教医生，只有孟恩赐医生和梅秀英医生还留在河南。人员的紧缺严重影响了豫北的医学发展，护理事业的发展更是出现了停滞。布莱登没有像以往新到河南的传教士那样，第一年在北京进行语言学习，而是在怀庆学习汉语，以便于“在突发情况下可以对传教士实施急救”，等待服务战争的医生归来。1918年停战后，大多数传教士陆续返回了河南。前3年她都“待在怀庆医院工作”。

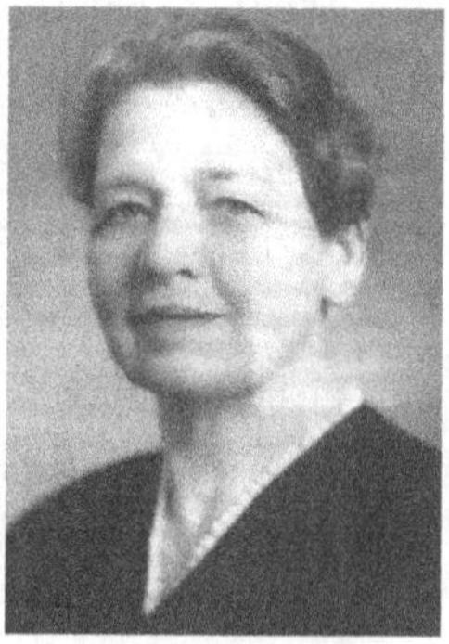

老年的布莱登

1920年3月17日晚，布莱登和传教士赛蒂·莱斯布里奇（Sadie Lethbridge，不详—1920年7月）在住所为第二天的工作进行准备时，突遇20多名匪徒前来抢劫，布莱登被匪徒发现并遭围攻，赛蒂·莱斯布里奇大声呼救，住在附近的孟恩赐医生前来营救，赤手空拳与匪徒搏斗，最终两名女士得救了，但孟恩赐医生却遭匪徒凶残杀害。

经历了此事件后，赛蒂·莱斯布里奇始终难以释怀，4个月后便因病离开了人世。而布莱登却凭着坚韧不拔的毅力，继续从事护理工作，即使日后与孟恩赐医生的女儿琼·麦克卢尔·孟席斯并肩工作，也能很好地调适自己的心理，很少再谈及此事。

她终身未婚，在河南工作了21年，直到1939年回国。

第六章

近代豫北公共卫生事业的发端

相对于“个人卫生”而言，“公共卫生”① 主要是指通过社会的共同努力，改善公共环境卫生（如处理固体垃圾、液体垃圾和粪便等）、公共饮水卫生、公共食品卫生，传播个人卫生知识，促进社会医疗事业的整体发展，并对流行病、传染病等进行积极的防治。公共卫生问题伴随着人类的社群生活而产生，是社会近代化的重要组成部分。一般来说，人口集聚量越大、集聚密度越高、流动频率越快，存在的公共卫生问题就越多。因此，公共卫生是社会城市化进程中难以回避的一个全球共存的议题，需要社会管理者的干预，引导全社会共同改善生存环境，向穷人提供医疗保健机会，进而提高社会的整体健康水平。

卫生资源供不应求的突出矛盾，是任何国家都必须解决的社会问题，在近代各国都尤为棘手。例如，1788 年以前的欧洲，厕坑的粪便掏不干净曾是困扰巴黎城市的大问题；人们随手倾倒便壶，塞纳河畔成为自由大小便的场所②；伦敦也曾出现“各街道泥淖拉杂，堆积甚多”③；居民随意往流经城市的河里扔脏物，造成饮用水污染，河流亦被称为“粪河”。④

19 世纪西方国家对待公共卫生问题的重要策略，是寻找健康方法，规划健康生活，创造有利于健康的生活环境和条件，甚至以立法来维护社会的健康。具体的措施是普及社会健康教育，改善城市的居住环境、卫生设施、街道、排水、排污系统等公共卫生条件，同时开展公共卫生学、流行病学的研究。各国先后发起过“公共卫生运动”，促使人们认识到维护健康不仅需要依靠医院和医

---

① 在《辞海》与《大百科全书》中均没有找到“公共卫生”这一词条，与其词义相近的只有“公共场所卫生”，但二者的概念并不完全相同。例如，饮水卫生、食品卫生这些问题，并不一定发生在公共场所，却属于“公共卫生”的范畴。

② 参见［法］费尔南·布罗代尔. 15 至 18 世纪的物质文明、经济和资本主义（第一卷）. 顾良等译. 北京，生活·读书·新知三联书店，1993：265－270，366. 关于中国近代公共卫生事业的研究成果主要有：Kerrie L. Macpherson. A Wilderness of Marshes：The Origins of Public Health In Shanghai（1843～1893）. Oxford，Oxford University Press，1987. 主要研究上海开埠后 50 年间医院、自来水、预防传染病方面的情况，以及租界公共卫生管理制度的形成，其中对西式医院着墨最多。陆文雪的《上海工部局食品卫生管理》（《史林》1999 年第 1 期），对民国时期上海工部局食品卫生管理做了研究。

③ ［英］傅兰雅译，应祖锡述. 佐治刍言. 上海：上海书店出版社，2002：50.

④ ［英］傅兰雅译，应祖锡述. 佐治刍言. 上海：上海书店出版社，2002：4.

生，还要从根本上改变社会管理方式，提高公众的健康意识，改变不良的日常生活习惯，甚至包括因邋遢、尘土和排泄物所产生的不良空气，从根本上消除对社会造成重大影响的疾病。北美的公共卫生运动多是由慈善家发起的，卫生设施的改革也始终与虔诚的福音意识联系在一起。

有人说20世纪的中国，是一个广阔的试验场，在这里发生着一场涉及行为方式和思想观念的大变革，而这些变革在西方曾用了几百年才完成。随着全国公共卫生事业的启蒙与发展，豫北的加拿大传教士也积极参与到社会变革与乡村建设活动之中，开展了形式多样的公共卫生项目，也让公共卫生的概念在豫北广泛地传播开来。

第一节　豫北公共卫生理念的传播

近代中国人之所以被诟为“东亚病夫”，一方面是由于国力衰微，生活环境恶劣，百姓贫穷，爱抽大烟，身体羸弱，卫生习惯不良；另一方面也是因为国民公共卫生观念的普遍薄弱，导致黑热病、霍乱、痨病、小儿腹泻等传染病时有流行，对中国社会产生了重大影响。

西医东来，触发了中国近代公共卫生事业的开启。近代来华传教医生，在推广接种牛痘预防天花，防治眼病，外科手术，防治鼠疫、霍乱、麻风病等流行病四大领域作出了突出贡献。而其中眼病、天花、鼠疫、麻风病等传染病的流行，都与环境不洁、卫生习惯不良有关。在近代中国，感染性疾病是导致死亡的最主要原因。兰安生（John Black Grant）等根据《国际协定死亡原因表》对京师警察厅试办公共卫生事务所管辖的5万多居民在1925年9月1日到1926年8月15日之间死亡者的死亡原因进行统计，结果表明在所统计的1214例死亡病例中，有970例是死于各类感染性疾病，占到了总死亡人数的80%，排列前几位的是结核病、呼吸道感染、肠道感染、新生儿破伤风、产后感染等疾病。[①]

在豫北的加拿大传教士没有因为身处内陆贫困的乡村地区而有所松懈，他们以沿海口岸城市为榜样，结合豫北的社会实际，创新性地开展了形式多样的公共卫生项目，有些甚至在全国产生了广泛的影响，堪与沿海口岸城市媲美。

一、传教与公共卫生事业

先期来华的欧美传教士对中国最强烈的感受，就是城市公共卫生问题，如环境肮脏，水质恶劣，卫生习惯不良，疾病传染等。明清时期，中国城乡公共

---

① 张大庆．中国近代疾病社会史（1912～1937）．济南：山东教育出版社，2006：77.

卫生情况十分恶劣。王卫平[1]的研究揭示了江南城镇居民卫生意识和生存状况的图景：人们通常将污水直接排放到纵横交错的小河里，富家宅院皆有厕坑。但居住在贫困区多层楼房中的穷人，却不得不使用马桶。城镇粪便、垃圾则由专门行业负责，卖给郊区的农民当肥料，但是随处乱放尿桶、随地大小便、乱扔垃圾的现象仍很严重。时人郑观应叹息："余见上海租界街道宽阔平整而洁净，一入中国地界则污秽不堪，非牛溲马勃即垃圾臭泥，甚至老幼随处可以便溺，疮毒恶疾之人无处不有，虽呻吟仆地皆置不理。唯掩鼻过之而已。"[2]另有报道称，"今京师为首善之区，而地方之污秽以京师为最，人畜之类，堆积于道，晴则碾成细末，大风一起，扑人口鼻，不可向迩，雨则与泥沙容成一片，至不可插足"[3]。到处可见"全面淤积起来的所有脏物，都堆积在大街上，空气中充满了难闻的气味"[4]。恶劣的卫生状况使中国招致恶名，甚至被诟为传染病的发源地。伍连德曾感慨道："堪痛惜各国咸谓传染病起于中国，闻之不胜忧愤。"[5]

彼时的民众尚不具备多少近代的公共卫生观念，而这又同诸多社会问题和传统习俗密切相关。因此，传教医师感到要解决中国的卫生问题，必须施行一系列的社会活动和举措。他们从母国和故乡经验出发，以自己所了解的有关知识，多方呼吁中国注意公共卫生问题，不断向中国官员提出改善公共卫生的建议，并积极投身其中。在他们看来，宣传和组织卫生公益活动是改变社会落后的公共卫生意识和生活习惯最直接有效的手段。传教士的译著中也多有强调公共卫生之重要性：国家应于各大城镇设立卫生章程，使地方可免疾病之险。于各街道开沟通入清水，使污秽得以宣泄，地方可免危险之病等。[6] 而洁净的自来水是解决公共饮水卫生的重要途径[7]，傅兰雅在《论人生免病之法》中就讨论了污水处理、厕所、环境卫生、饮水等与人体健康的关系。传教医生甚至将公共卫生工作与传教事业相联系，认为"对于引起疾病的神秘因素的恐惧也势必成为基督教进步的障碍。消除这些恐惧，不管是通过科学的还是宗教的手段，都能使人们达到精神上和理智上的自由"[8]。美国传教士费尔顿曾指出："个人卫生

---

① 王卫平．明清时期江南城市史研究：以苏州为中心．北京，人民出版社，1999：171. 该文献原出自南宋·吴自牧《梦粱录·卷十三·诸色杂货》，"杭城户口繁伙，街巷小民之家，多无坑厕，只用马桶，每日自有出粪人去，谓之'倾脚头'，各有主顾，不敢侵夺，或有侵夺，粪主必与之争，甚者经府大讼，胜而后已。"

② 郑观应．盛世危言·修路．//郑观应．郑观应集（上册）．上海：上海人民出版社，1982：1663.

③ 论中国宜讲求洁净地面之政．新学界丛编，癸卯年卷一，下．

④ 史正明．走向近代化的北京城——城市建设与社会变革．北京：北京大学出版社，1995：109.

⑤ 伍连德．论中国当筹防病之方实行卫生之法．中华医学杂志，1915（1）：13－23.

⑥ ［英］傅兰雅译，应祖锡述．佐治刍言．上海：上海书店出版社，2002：48－49.

⑦ ［英］傅兰雅译，应祖锡述．佐治刍言．上海：上海书店出版社，2002：5.

⑧ John Fryer. Preventive Medicine. The China Medical Journal，1924（1）：45.

和公共卫生在整个传道的事工上占极重要的地位。耶稣在世布道时已极重视此种工作，即今日西差会的事工亦莫不以医药的工作为重要。故今日各地的教会应当注重卫生工作，使人的生活丰满，寿命延长，并且得有‘更丰盛的生命’。”①

在中国方面，晚清公使有感于中西城市公共卫生的巨大差距，发出改善公共卫生的议论，如志刚、张德彝对西方城市污水与垃圾处理、公共厕所大感兴趣。郑观应、王滔、葛元煦等中国早期改良派思想家，也对改善公共卫生问题发表过许多真知灼见，《申报》时有改善公共卫生方面的议论。

鸦片战争后，医学传教在中国的影响日益扩大，成为在华基督教仅次于布道和教育的第三大活动。

19 世纪末 20 世纪初，教会“医疗”逐渐与“传教”相分离，医生不再负担任何传教责职，而更专注于教会医疗事业的整体发展，全面对华移植西医的学科与体制。他们将视角投向整个国家的医疗事业和公共卫生建设，努力提高全民的公共卫生意识，积极预防传染病、流行病，并多次进行全国范围大规模的鼠疫、霍乱等传染病和流行病的调查。例如，德贞曾考察霍乱病史，并由此引发了一场关于霍乱的学术争论。② 1910～1911 年，中华基督教博医会派出传教医师、北京协和医学院及沈阳等地的传教医师，一起成功控制和扑灭东北鼠疫，并获得了国际认可。1912 年，世界 11 国③公共卫生专家第一次在奉天（今沈阳）举行国际鼠疫研究会，这是中国全面接受西方医学的标志性事件。④ 同年，中华基督教青年会专邀传教医生在各城市讲演卫生知识。1915 年，中华博医会公共卫生委员会始建，在京、沪、宁等城市举办公共卫生讲座和健康展览，制作幻灯片，在日历上印刷预防结核病的知识，在报纸上撰文介绍疾病预防知识。⑤ 为唤起群众对社会改良的参与热情，同年，青年会新任干事毕维康医生主持全国性的公共卫生运动，设计符合中国民族风情的视听教材和宣传资料，宣传各种不卫生习惯会引起的疾病。其影响之广表现在，仅天津学生这年散发的有关公共卫生的传单就约 10 万份，在各城市举办的公共卫生展览会吸引了成千上万的观众。⑥ 据巴慕德记述，在济南传教士曾与当地博物馆及医学院合作，建立公共卫生宣传区，他们用各式各样的表格、模型及实例说明，向公众展示出在中国疾病蔓延的原因，用确切可信的统计数字，来说明预防传染病的重要意

① ［英］费尔顿．基督教与远东乡村建设．上海广学会，1939：303.
② K. Chimin Wong，Wu Lien-Teh. History of Chinese Medicine. Tientsin，Tientsin Press，1932：239.
③ 日本、英国、俄国、德国、法国、澳大利亚、荷兰、印度等 11 个国家。
④ 何小莲．论中国公共卫生事业近代化之滥觞．学术月刊，2003（2）：61－67.
⑤ 田涛．清末民初在华基督教医疗卫生事业及其专业化．近代史研究，1995（5）：178.
⑥ 魏外扬．宣教事业与近代中国．台北：宇宙光出版社，1978：149－150.

义，参观人数达450万人以上。[①] 基督教会还成立了相应的公共卫生组织。1916年，中华基督教青年会、博医会和全国医药学会公共委员会联合组成了中华公共卫生教育联合会，1920年改称卫生教育协进会，该组织负责为社会各界（包括一些教会学校和700多个传教士）提供宣传材料，有书籍、会刊和传单等印刷品，也有宣传画、图标、幻灯片和电影，甚至还有各类模型和展览，包括婴儿福利、结核病、性病、眼病、霍乱预防、苍蝇、蚊子、老鼠、民族健康、人口等内容。[②]

正如前述，1920年促使医院改革的《中国教会医院科学效率的研究》报告，调查和解析了时下全国13个省192所教会医院的情况，如医院建筑、门诊药房、医院病房、建筑用材、通风设备、医院空间、病人家属住房、饮食、厨房、供水系统、洗浴条件、洗衣房、卫生系统、实验室、专业化设施、科学的护理安排等，对日后教会医疗体系的建设起到了积极的促进与导向作用。

传教士关于公共卫生知识的宣传和实践，对中国公共卫生事业近代化起到了相当重要的推动作用。在一些中心城市，出现了由中外人士共同参与的地方健康委员会，致力于提高公众在公共卫生方面的认识，改善和提高城市的卫生状况。

传教士的宣传与努力，出使人员的介绍，以及改良派的呼吁，共同构成了公共卫生事业近代化的舆论。上海租界等外国人居住集中的地区，则成为中国公共卫生事业近代化的先行地区。到了民国年间，大多数城市都设立了专门管理公共卫生的卫生局或卫生处，市政设施都有一定程度的改善，公共卫生事业都有所发展，北京、南京和沿海沿江通商口岸，如广州、厦门、武汉、天津、九江、重庆等地情况较好，内地城市较差。但是，在中国乡村地区，尤其是边远的少数民族地区，医疗事业依然十分落后，卫生状况很差，民众的生活方式和卫生习惯仍令人触目惊心。

二、公共卫生运动在豫北

彼时中国乡村地区的卫生状况远不如沿海地区，加拿大传教士在河南遇到的境况比早期欧美传教士在沿海口岸城市所感受到的公共卫生问题更严重和棘手。

如前所述，近代豫北是一个典型的乡村地区，贫穷落后，生活环境及条件极差，住房拥挤，空气不流通，城乡许多地方缺少排污设施，民众缺乏防蚊防

---

① Haroll Balme. China and Modern Medicine: A Study in Medicine Missionay Development. United Council for Missionary Education, 1921.

② 何小莲．论中国公共卫生事业近代化之滥觞．学术月刊，2003（2）：61－67.

蝇措施，每逢灾荒或春夏之交，气温升高，病菌滋生，即有瘟疫流行。其中，天花、霍乱、黑热病、疟疾等烈性传染病在豫北地区流行得最多、最广，危害最重，而脚气病、霍乱、狂犬病、伤寒、天花、血吸虫病、性病、黑热病、腹泻、肺病、麻风、鼠疫等也时常暴发。当地农民卫生习惯极差，长期不洗脸不洗澡，不换洗衣服，盛煮食物的器皿也常不洗，更无饭前便后洗手的习惯。公共卫生意识在百姓中极为贫乏，人畜共生（图6-1），随地便溺，饮用水源污染严重。有记载在1935年的河南修武县，“七八月间，人民因食物之不洁，每患霍乱，死者颇多，且民间疾病因无卫生或防疫机关之设置，施救甚属不易”①。

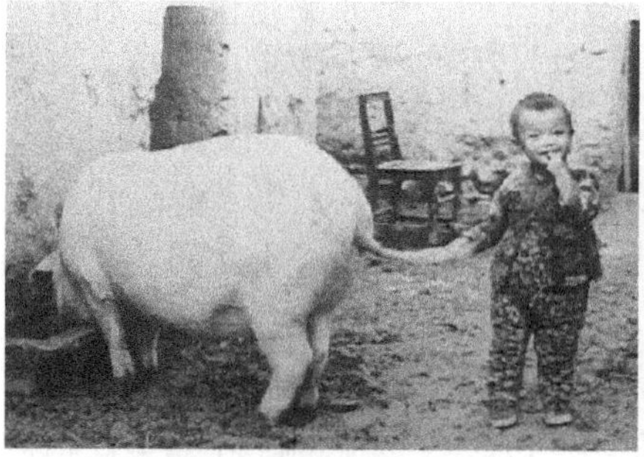

（a）豫北农村的家庭院落

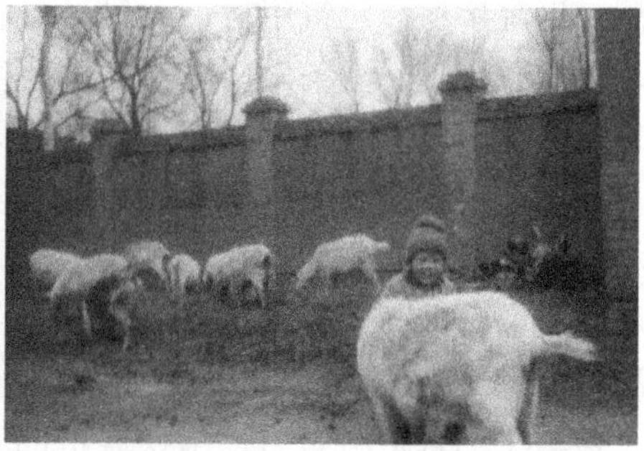

（b）传教士子女与家中所养的羊群②

图6-1　20世纪初豫北农村居民的生活环境

（图片来源：Sonya Grypma. Healing Henan：Canadian Nurses at the North China Mission（1888～1947），影像资料；新乡医学院第一附属医院院史馆馆藏）

在这样的环境中，妇女儿童成为各类流行病、传染病的最大受害者。豫北一带流传的民谚“猫怕冬，狗怕夏，小孩就怕麦罢”，就足以显现出儿童生存的艰难。而豫北的妇女，不仅地位低下，生存状态更令人担忧。如前所述，河南濮阳70%的妇女患有月经病③，而卫辉一带宫颈癌（俗称倒开花）更成为“妇女的常见病与多发病，发病率颇高……而得不到治疗”。

在那个年代，妇女分娩是在毫无现代技术、急救设备和消毒条件下进行的，很多产妇因难产、产后大出血或妊娠并发症而丧命，产褥热则更常见。绝大部

① 各县社会调查．河南统计月报，1935（12）：72－77.

② 图中的女孩儿是1929年任卫辉惠民医院院长的Norman Knight之女Mrs. Weatherhead（中文名艾美凤），她的童年是在卫辉度过的。21世纪初她重游卫辉，向新乡医学院赠送了很多珍贵的图片资料。据她回忆，小时候，每个传教士家里都有几头羊和两个牧羊人，主要为医院供应羊奶，其次才为传教士的子女供应。她说只要公山羊不在附近，与母山羊一起玩还是蛮有趣的。

③ 濮阳县人民委员会．河南省濮阳县卫生事业发展史：初稿（1937～1958）．濮阳：内部资料，1959：1－2.

分接生婆不讲究卫生，“剪脐带的剪子从来不洗，认为用的年代越长，就会子孙满堂等迷信的说法，遇到孩子生不下来时，就请算命先生算八字、点蜡烛、请祖宗，有的让产妇喝隔夜的尿，或者嘴里含头发破布，更残酷的是，旧产婆用长指甲的手在子宫里乱挖，有的挖破了子宫，有的挖破了膀胱，给妇女造成了极大的痛苦”①。因而用旧式方法接生新生儿的死亡率也非常高，各地地方志、卫生志记录新生儿脐带感染和破伤风死亡的数字惊人。

据索尼娅描述，最早进入豫北的史美德医生就曾总结过豫北多病的原因。②1902年前后，最让河南传教士头疼的就是诊所紧连着教堂和传教士住所，接触传染病成为传教士及其家属难以避免的事情。虽然传教士们都十分注意家中的饮食烹饪的加热灭菌，但他们家里的中国厨师却很难理解并严格遵照执行。1902年9月，马宽医生携妻从天津赶往河南，途中发现船夫及家人咳嗽不断，他们虽然已经意识到可能暴露在感染“肺结核”的威胁之中，却无力保护自己，在船上到处是蚊子、虱子、蟑螂、“硕鼠”的环境下，马宽一家唯一能做的只能是支起蚊帐来保护自己，使老鼠无法再从脸上跑过。

早期传教士子女是豫北公共卫生问题的最大受害者。表6-1所列出的17名1888~1947年在豫北病逝的传教士及其家属的名单中，有16人都是由于痢疾、伤寒、霍乱、疟疾、脑膜炎等传染病而去世的，而且时间都集中在1920年以前。仅此数据，足以见豫北公共卫生问题的危害程度。

表6-1 1888~1947年因病逝于豫北的传教士及其家属名单③（按病逝年份为序）

序号	年份	中文名	英文名	年龄	在豫身份	死因
1	1889	嘉德鲁·高弗斯小姐	Miss Gertrude Goforth	不详	古约翰之女	急性痢疾
2	1891	唐纳·高弗斯	Donald Goforth	19个月	古约翰之子	房顶坠落
3	1892	不详	不详	不详	史美德之子（女）	疟疾和痢疾
4	1894	克里斯蒂娜·马尔科姆夫人（第一任）	Mrs. Christina Malcolm	不详	马宽夫人	霍乱
5	1894	露辛达·格兰罕姆医生	Miss. Lucinda Graham	不详	医生	亚洲霍乱
6	1899	格拉丝·高弗斯小姐	Miss Gracie Goforth	不详	古约翰之女	恶性疟疾
7	1900	弗兰丝·高弗斯小姐	Miss Florence Goforth	8岁	古约翰之女	脑膜炎
8	1900	利斯蒙·史密斯	Slimmon Smith	不详	史美德之子	病逝，死因不详
9	1900	不详	不详	不详	罗维灵的小女儿	病逝，死因不详

① 梁景和主编．婚姻·家庭·性别研究（第1辑）．北京：社会科学文献出版社，2012：51.

② Sonya Grypma. Healing Henan: Canadian Nurses at the North China Mission (1888~1947). Vancouver: The University of British Columbia Press, 2008: 41.

③ Sonya Grypma. Healing Henan: Canadian Nurses at the North China Mission (1888~1947). Vancouver: The University of British Columbia Press, 2008. 陈福中编译．古约翰小传．香港：基督徒出版社，2002（http://wellsofgrace.com/biography/intro/brief-bio/goforth/index.htm）.

续表

序号	年份	中文名	英文名	年龄	在豫身份	死因
10	1900	不详	不详	半岁	孟恩赐之子	病逝，死因不详
11	1902	T·克雷吉·胡德小姐	Miss T. Craigie Hood	不详	传教士	霍乱
12	1902	康斯坦丝·高弗斯小姐	Miss Constance Goforth	1岁	古约翰之女	急性痢疾
13	1920	玛莎·麦肯齐夫人（第一任）	Mrs. Martha Mackenzie	不详	尹兹谋夫人	病逝，死因不详
14	1920	赫德利·敖尔德	Hedley Auld	11岁	敖尔德之子	痢疾
15	1920	唐奈·克拉克	Donnell Clark	1岁	传教士子女	“抽搐”
16	1920	赛蒂·莱斯布里奇	Miss Sadie Lethbridge	不详	传教士	病逝，死因不详
17	1927	科玉贞医生	Dr. Jean Isabel Dow	不详	医生	病逝，死因不明

资料来源：宋家珩主编．加拿大传教士在中国．北京，东方出版社，1995；Sonya Grypma．Healing Henan：Canadian Nurses at the North China Mission（1888～1947）. Vancouver，The University of British Columbia Press，2008.

为了控制传染病的暴发和流行，提高豫北居民的公共卫生意识，加拿大传教士们始终在做着不懈的努力。甚至难以想象，传教士毫无歧视地将卫生意识传播到监狱，20世纪20年代中国农村的监狱是最不卫生的地方。1936年，汤善受滑县和浚县地方官员的邀请，为两县的监狱囚犯组织宗教服务。汤善不惜被煤油烧伤皮肤，为滑县的监狱消毒，要求囚犯彻底洗澡并更换经过消毒处理的衣服，种种措施使监狱的斑疹伤寒等传染病暴发的概率和死亡率都得到了有效的控制。[①] 加拿大传教士们从治疗“现患”入手，通过“手术”立竿见影的“治盲”效果，吸引百姓，将基督教“医学传教”活动逐步从豫北百姓“抵制洋教”、“排斥洋人”的第一阶段，引入到“怀疑试探”、“接受西医”的第二阶段，直至进入“联合政府”、“防病宣教”的第三阶段，最终实现西方医学体系的全盘移植，实现密切结合豫北实际的西医体制化与本土化。

在公共卫生运动的推进方面，其主要做了如下几项工作。

（一）隔离“病源”，保护自己

在20世纪初，利用“医疗”手段，初步取得豫北百姓的认可与信任，安阳、卫辉的传教站建立之后，在1903～1913年，加拿大传教士开始在使团驻地远离病人诊疗区域的地方，建造起大型、通风的西式房屋供传教士及其家人居住，并在院子周围建起围墙与大门，以隔离携带传染病菌的中国人入内，同时也可以防止有“反洋教”倾向的“暴徒”入侵。

据新乡医学院院史馆的工作人员考证，卫辉传教站的2、3、4、5号专家公寓兴建于1901～1903年，而1910年前后又在2号楼南邻建起了1号楼，在另辟的新区修

① Murray McCheyne Thomson. A Daring Confidence：The Life&Times of Andrew Thomson in China（1906～1942）. Toronto：Murray M. Thomson，1992：134.

建了6、7、8、9、10号专家楼。现存在新乡医院第一附属医院东院的镶有“1913”字样的即为10号专家楼，曾经是艾美凤的家。与现存在该院西院的建成于1923年的“基督教惠民医院病房楼”分属于2个独立的空间，有各自的围墙与铁门，并以路相隔。

从表6-1可以看出，1920年以后，很少有传教士或子女因为非工作原因而感染疾病去世的。传教士所建的居住楼房和院子的围墙、坚固的大门在以后的各种骚乱中也确实起到了一定的自我保护作用，但同时高墙大院也成了加拿大传教士与中国邻居之间难以逾越的隔阂。

（二）“联合政府”、“防病宣教”

在早期的医学传教活动中，加拿大华北使团主要依靠加拿大国内的人力、财力及精神支撑，艰难而曲折地缓慢前行，很少得到中国政府的支持。眼病防治是传教医生在豫北开展得最早的项目，外科手术的广泛开展也是加拿大差会在豫北百姓中不断扩大影响力的主要因素。豫北接收的第一位皈依者就是“手术治盲”的获益人周老常。

相对于医疗活动的开展而言，卫生宣教工作做起来更难。豫北教会医院虽建在城镇，但病人大多来自农村，不良的卫生习惯是致病的主要因素。如前所述，豫北农民的许多生活方式都促使了疾病的传播，譬如，用不加盖的井水作为主要的饮用水源；把垃圾倒入井水和河水中；居住在拥挤的院子里，还让孩子在狗、猪、鸡群中玩耍；以及任由食物被苍蝇叮咬和沾上灰尘。而在早期的旧式医院里，所有的病人都是自带被褥，一排排地挤着，躺在“狭小、黑暗、肮脏的病房”里用砖砌成的炕上或地板上，甚至睡在露天的院子里。有些病人几十年从来没洗过澡，在手术之后，还不得不继续穿原来的脏衣服，盖原来的脏被褥。而在西医的诊疗、护理理念中，干净与卫生是最基本的要求。传教医生、护士们紧随母国的学术发展，借鉴欧美传教士先期在沿海口岸城市获得的经验，倾其全力加强豫北农民的公共卫生观念。教会护士们克服一切困难，坚持推进强调环境清洁、轻松、明亮、安静和有序的新护理体系，盖麻姑还发表了一篇文章《洗涮》，来阐述干净和卫生在护理实践中的重要性。教会医生们积极探索新的传染病治疗方法，传教护士们不断加强传染病防治的知识宣传。当霍乱等传染病流行时，教会医院一边治病，一边宣传预防措施。但仅仅在医院内对着病人和家属宣教，范围毕竟有限，要想提高社会整体的公共卫生意识，必须依靠政府的支持，走进社区，走进居民群体中。

到了20世纪20～30年代，恰逢中国国民政府推行新生活运动，豫北差会也顺势将公共卫生运动推向高潮。本着“教会自身固要精神团结，而同时也应与有价值的伟大的关于心灵道德方面的活动切实合作。新生活运动关系人民至深且巨，应该极力鼓吹，并与合作”① 的精神要求，加拿大基督教华北使团积极与政府的乡村医疗计划合作，开展了形式多样的公共卫生健康项目，在预防接种、眼病防治、手术开展、传染病防治，以及妇婴保健等多个领域均有涉及。例如，传教士医生经常会在集市中宣讲结核病防治知识，护士也会在集市上和百姓一起讨论日常卫生、饮食营养和母婴保健等问题。在豫北差会的积极推动下，公共卫生运动横扫豫北乡村。

为了培养豫北居民良好的卫生习惯，他们从娃娃抓起，将清洁卫生的知识编成儿歌，教孩子们吟唱。在2006年，重返豫北参加新乡医学院第一附属医院110周年院庆的罗光普的女儿 Norah（McClure）Busby 还用中文哼唱起了儿时在豫北唱过的儿歌：“洗洗脸，洗洗手，天天洗洗脸；我是好孩子，天天洗洗脸……”② 传教士们结合当地的风俗习惯，抓住一切机会，采取多种老百姓喜闻乐见的方式，进行健康知识的宣传，比如，利用豫北农民的集市，在布道帐篷旁单独举行乡村建设项目的展示会，传播卫生健康知识，还用风琴、地球仪等吸引人们的注意。豫北各教会医院都常在农村和城镇开展多种形式的健康宣传活动，护士每天向人们宣传饭前洗手、不喝脏水、不吃腐烂食物等公共卫生知识。

学生是比较容易接受新鲜事物的群体，加拿大传教士非常注重向这个群体宣传和展示基督教的福音。1926年，安阳新建女子医院竣工后，传教士组织大批中小学生排队参观（图6-2）。医院还出售宣传卫生知识的小册子，仅1931年就卖了2000册；惠民医院护士学校有关公共卫生的课程也经常允许病人及附近工厂的职工旁听。

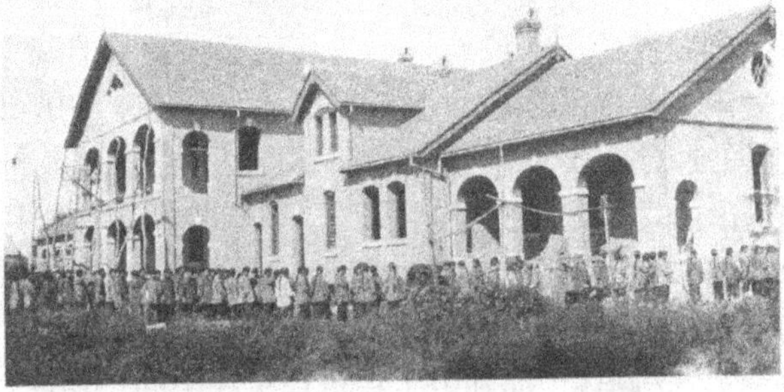

图6-2 1926年中国学生排队参观安阳新建女子医院

（图片来源：加拿大联合教会/维多利亚大学档案馆 UCCVUA 1999.001P-1666N// Sonya Grypma. Healing Henan：Canadian Nurses at the North China Mission（1888～1947）. Vancouver，The University of British Columbia Press，2008：97.）

---

① 陈文渊．民国廿五年与廿六年中国基督教运动概况续．上海《中华归主》（中华全国基督教协进会月刊），1937（8）.

② Sonya Grapma. Walls Fall Down：Canadian Missionary Kids Return to China. 2007. 视频资料．新乡医学院第一附属医院院史馆藏．

1933 年，在国家法定“医疗周”中，卫辉惠民医院开展了为期 3 天的卫生运动，医院完全向民众开放参观和检查，包括门诊部、X 光检查室、药房等容易被百姓误解的诊疗空间。一个病房被辟为演示室，墙上挂满了卫生部颁发的有关卫生和预防的宣传画，用以展示沙眼、白喉、猩红热等疾病病毒的生存方式；还可采用幻灯方式，演示有关疾病预防、治疗和预防接种的知识；整个演示室分为病毒的传染方式、视力、儿童健康、公共卫生和对比图几大部分，每个部分都配有专门的小册子，3 天出售几百册。在另一房间，护士们可以演示家庭和学校的护理方法，仅最后两天的参观者中就包含了 300 多名学生。

1936 年，饶秀贞还将护理课本《传染病》翻译成中文，发表后分发到中国各地。

1937 年前，加拿大长老会的护士们在发展公共卫生医疗项目上取得了巨大的进步，而且医疗项目和医疗服务的发展速度之快已远远超出了使团的预期。彭纯修认为，西方医务人员在医学科技的进步上虽起着重要作用，但中国医生和护士的作用也是无可替代的，他们的责任感在逐年增加。

1937 年 7 月，加拿大传教使团又作出了更加详尽的计划。彭纯修在《农村教区工作报告》中表明，将必须在国家医药和公共健康项目上和中国政府紧密合作。[①] 中国基督教委员会提出了在接下来的两年里要完成的 4 个公共健康目标：第一，通过健康保险减少药物服务费用，训练低水平的医护人员，让公共健康护士和接生员去解决一些常见病；第二，为农村地区的基督教组织提供一组成套的医疗用具，并训练他们使用；第三，支持包括反苍蝇运动和健康儿童运动在内的家庭卫生运动；第四，支持孕妇的卫生保健。[②] 基督教会努力寻找各种方法宣传关于遗传病、传染病（尤其是性病和结核病）的防治知识。每位基督教牧师都督促新婚夫妇在结婚之前进行医学检查，传教区医院提供免费服务，同时教会为儿童医疗、家庭卫生，以及儿童福利院的成长提供机会。对中国的教会领导人来说，公共健康是教区生活不可或缺的一部分。但由于随后十年的时局动荡，报告中的早期教区护理计划没能实现。此外，各医院的护士训练计划也相当重视乡村卫生保健问题，训练教徒自愿在所在的村庄里从事公共卫生工作。

在传教医生、护士们几十年坚定的信仰与不懈的努力下，豫北居民沿袭千年的传统观念和生活习惯也在悄然发生改变，从“一辈子不洗澡”，到 1923 年卫辉惠民医院建成后，病人入院“进入病房之前要先洗澡，换上特制的病号服”；从“请郎中上门居家医疗”到 1923 年卫辉惠民医院建成后，病人住院期

---

① Sonya Grypma. Healing Henan: Canadian Nurses at the North China Mission (1888～1947). Vancouver: The University of British Columbia Press, 2008: 132.

② Sonya Grypma. Healing Henan: Canadian Nurses at the North China Mission (1888～1947). Vancouver: The University of British Columbia Press, 2008: 132.

间完全脱离了家属的陪伴，由护士照料他们的生活。这些变化也反映出了豫北居民卫生、健康意识的提高。

（三）开展“母婴保健”、“社区医疗”

如前所述，母婴群体是公共卫生问题的最大受害者。初入豫北时，传教士们就对最容易受到各类疾病危害的妇女、儿童群体给予了极大的关注。据宋家珩①、索尼娅②等报道，1903 年，加拿大传教士就在安阳建立了一所专门的女子医院，以救助妇女和儿童，1926 年在科玉贞院长的坚持下，又在安阳另址新建了女子医院，直到 1931 年才并入广生医院。专门的女子医院在豫北维持了近 30 年之久。1905 年开始，加拿大差会在彰德总站开办“夏令神道学”班，培训农村男女传道人员，也宣传卫生知识。那时豫北没有澡池，人身上的虱子很多。教会在安阳北关开办妇女澡池，号召妇女洗澡，并在洗澡时趁她们不注意，把她们脱下的脏衣服拿走，用热水蒸死上面的虱子，给她们换上干净的衣服，以此来培养她们的卫生习惯。1920 年，安阳一带久旱成灾，发生了特大饥荒，教会筹款买粮，“散急赈于妇女老弱颠连无告者”，广生医院为民减免费用，治疗疾病，挽救了许多人的生命。安阳女子医院的院长科玉贞因在大饥荒中拯救了 400 位母亲和孩童的生命，受到当地政府的褒奖。

到了 20 世纪 30 年代，每年“夏令神道学”班开班时，教会都会请时任怀庆恩赐医院院长的罗光普医生分别向男女教友讲解计划生育知识，展示不同性别使用的避孕工具，并现身说法。罗光普认为，豫北贫穷的原因在于人口太多，要消灭贫穷就必须实行计划生育，采取一定的节育措施。于是，他在北京批量生产了避孕环，带到豫北使用。

在当时中国的传统观念中，性及生育知识因与淫荡相连常常被禁而不谈。广大妇女由于生育频繁，身心饱受痛苦，且终生被困家中。加拿大教会医生以极大的勇气与胆略，向封闭守旧的豫北百姓宣讲生理知识，倡导节制生育的理念，使其了解计划生育的概念，一些思想开明的女教徒敢于向世俗挑战，毅然去医院做了节育手术，仅在怀庆周围地区就有 300 多名妇女带上了避孕环。③

针对彼时豫北农村缺乏合格接生人员的状况，在 1933 年的国家法定“医院周”④ 活动中，汲县政府官员对孕妇保健和正常分娩的宣传非常感兴趣，他们要惠民医院的人员去农村指导妇女，并与医院合作开办了助产士训练班，一年内

---

① 宋家珩主编．加拿大传教士在中国．北京：东方出版社，1995：128－129.

② Sonya Grypma. Healing Henan：Canadian Nurses at the North China Mission（1888 ~ 1947）. Vancouver：The University of British Columbia Press，2008.

③ 郑起东．转型期的华北农村社会．上海：上海书店出版社，2003：108.

④ 1933 年 5 月 14 ~ 20 日为中华民国法定“医院周”。

有120人接受训练。[1] 1937年3月，惠民医院在汲县城内曹营街办了一所保健处，开业前在街上拉起横幅宣传“惠民医院附设惠民保健处三月三日举行开幕”(图6-3)。惠民保健处由护士栗秀真主持，主要宣传妇女卫生知识，进行产前检查，指导婴儿保健和预防注射，并担负汲县十二中学和第五师范学校的卫生指导，以及华新纱厂的工人体检等工作。

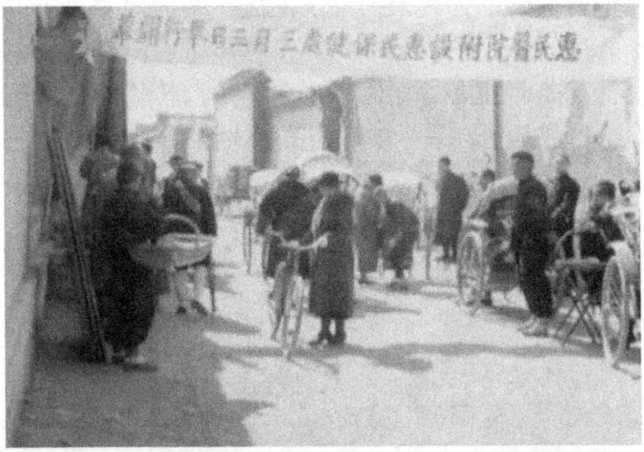

图6-3 “惠民医院附设惠民保健处三月三日举行开幕”宣传条幅

（图片来源：Sonya Grapma. Walls Fall Down：Canadian Missionary Kids Return to China. 2007. 视频资料 . 新乡医学院第一附属医院院史馆馆藏）

有图片资料显示，早在20世纪20年代，加拿大传教士就已在豫北开展了儿童的预防接种工作（种牛痘）（图6-4）。

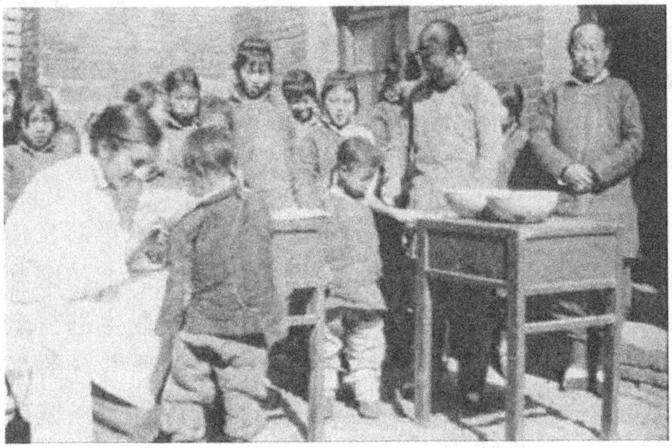

图6-4 1920年前后豫北幼儿的预防接种场景

（图片来源：新乡医学院第一附属医院院史馆馆藏）

---

① 宋家珩主编 . 加拿大传教士在中国 . 北京：东方出版社，1995：104.

儿童是最易受传染病侵害的群体。到了20世纪30年代，为了增加豫北母亲的科学育儿知识，安阳护士每月组织一次儿童培训班，教授一些关于补充营养和清洁在疾病预防中作用的知识。1936年4月，60位妈妈带着她们的孩子参加了第一次培训（图6-5）。① 她们在一个房间里做宣讲，在另一个房间做演示。在健康宣讲的房间里，墙上贴有主题宣传画，一张桌子上放孩子的衣服，另一张放一些关于儿童培训的书，其余的桌子上放一些为两岁以下儿童准备的卫生饮食；而在演示的房间里，护士可以为儿童称体重、测身高，根据年龄来评估他们的生长发育情况是否正常，同时，也向妈妈们传授为孩子洗澡的方法。对有些孩子来说，这可能是他们一生中洗的第一次澡。

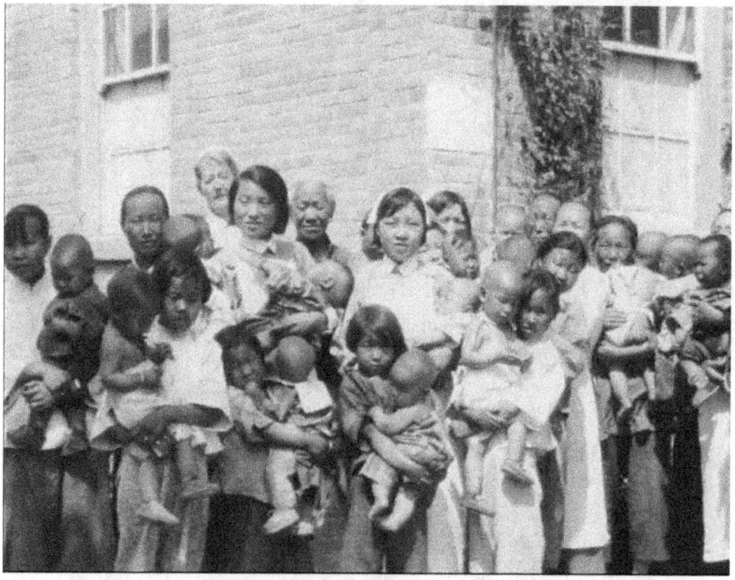

图6-5　20世纪30年代饶秀贞在卫辉的儿童健康诊所

（图片来源：新乡医学院第一附属医院院史馆馆藏）

1936年，世界医学组织拨巨款给卫辉的工作人员，资助在传教区场地外围的卫辉地区建立新的健康中心，该中心利用公共健康护士和医师为儿童和准妈妈们工作，并雇佣了从卫辉护士培训学校来的两名毕业生进行全职的健康促进工作。男护士是刘泽，于1935年获得了中华护士会的证书（图5-3），女护士名字不详。他们学习了公共健康和助产方面的研究生课程，在城市和乡下开设培训班，在免疫注射运动中与政府合作。

加拿大长老会传教士的不懈努力，引起了豫北社会对健康知识的高度关注，

① Sonya Grypma. Healing Henan：Canadian Nurses at the North China Mission（1888～1947）. Vancouver：The University of British Columbia Press，2008：83.

公立学校还邀请公共健康护士给学生做健康演讲。上述活动在一定程度上改变了当地群众的卫生习惯。接受新观念最快的要数传教士家中的佣人和工匠。例如，20 世纪 30 年代在传教士诺尔曼·奈特（Norman Knight，不详-1960）家一位叫李汉平的佣人，就学会了把家中的水井当成储藏食品的冷藏室，他会把肉和黄油放在桶里，再沉到井里的水中。从图 6-6 中我们也能看到，在传教士家用水井的井口已经是用砖砌修筑过的，高出地面很多，可以有效地防止地表水回流而污染井水。

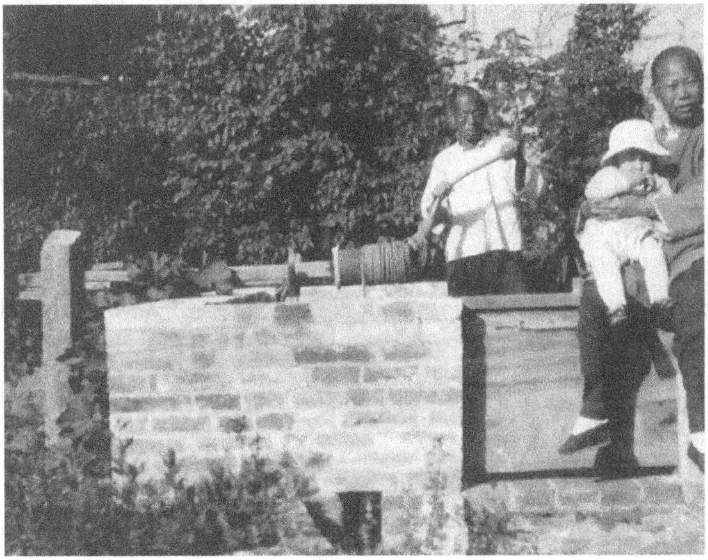

图 6-6　把水井当成天然冰箱

（图片来源：新乡医学院第一附属医院院史馆馆藏）

1937 年抗日战争爆发后，惠民医院为汲县抗敌委员会举办了一期训练班，主要由栗秀真讲授战地救护常识。

（四）“送医下乡”、“有序诊疗”

正如刘远明[①]所言，近代西医的发展始终交织着两条主线：其一是医学理论与技术的演进；其二是医学体制的构建。从科学社会学的角度看，近代西医体制化的重要标志是医院、医学院、医生组织，以及国家主导的公共卫生和医疗保障制度的形成。其显著的特征是医学知识与政治权力的联姻，以及对医疗空间的制度性分割。

---

① 刘远明．中世纪的修道院医学对近代西医体制化的影响．医学与哲学（人文社会医学版）．2007，28（4）：55－56.

肇始于中世纪晚期的近代西医体制，随着基督教医学传教活动的深入，被全面地移植到中国，并顺应中国的社会实际，进行着本土化。

以罗光普为代表的加拿大第二代传教士紧紧追随着先发口岸城市的传教经验，积极探索着西方医学体制向内陆贫困的乡村地区进行移植的有效途径。豫北地区缺医少药的状况比沿海口岸城市要严峻得多，初到恩赐医院时，为了弥补医院的人手不足，罗光普用“师带徒”的方法培养了一批本地的医护人员，但这些人一旦学到一定的技术，便辞去医院职务，留在城镇独立开业办医院，与恩赐医院形成不当竞争。而豫北更加广大的农村地区，缺医少药的状况较城镇更加严峻。据索尼娅[①]描述，在1932年11月23日诺尔曼·奈特院长和瓦奥莱特·奈特（Violet Knight）曾经从卫辉发出过一封通函，其中有这样一段描述：

> 迷信思想仍牢牢控制着中国人，所以他们宁可求助于“庸医”也不给我们一个为他们治病造福的机会，这实在令人同情……曾经一个妇女来到我们这里，她认为自己体内长了一个“大水袋”。她之前拜访过一个庸医，这个庸医想通过敲打她的身体把水排出来，却没有成功。为了挽救自己的面子，就推荐她到我们位于卫辉的机构。这是她第一次见到外国医生。我们助她产下三胞胎而不是做卵巢囊肿手术……为人父母让这对夫妻深感意外。

在当时，很多加拿大传教士对“中医”是持否定态度的，称其为“庸医”，而加拿大医生“自恃优越的诊断能力”，恰恰又附和了那些传教士的主张，认为西药应该完全替代中药，并为西医资源不能满足众多农村居民医疗需求的事实感到忧虑。而更具有讽刺意味的是，正当诺尔曼·奈特和瓦奥莱特·奈特把加拿大医生助产“三胞胎”的事件描述为一个成功的医学案例时，这三个新生婴儿却在出生后两天内全部夭折了。这样的结果似乎并不比没有医疗介入向更好的方向发展。

自幼在豫北长大的第二代传教医生罗光普比其他的加拿大传教士更能体会豫北民众的需求。他理解并支持那些在恩赐医院做了多年助手的中国医生想要独立执业的心情，更同情那些在硬邦邦的马车上颠簸20多英里来到城镇大医院求医，结果却发现这些病人并非疑难杂症，仅仅需要用一些治疗蛔虫的药就能解决问题。他决定抓住时机，发起一场革新，建立一个医疗网络体系，去帮助那些被他亲切地称作“我的江湖医生”的中国助手，并将传统中医吸纳进来，而不是像其他传教士那样排斥他们。在这个立足城镇、覆盖乡村的怀庆医疗体

---

① Sonya Grypma. Healing Henan：Canadian Nurses at the North China Mission（1888～1947）. Vancouver：The University of British Columbia Press，2008：119.

系中，受过西式培训的中国医生（全是基督徒）将被分配到与怀庆恩赐医院联合的农村分院中去工作。在这些医生中，有些是正规医学院校的全日制毕业生，也有些是通过参加华北使团课程培训而担任外科医生助手6年以上的“师带徒”学员。他们有的在大一些的怀庆（恩赐）医院里工作，有的在私人医院或诊所里与受过传统训练的中医合作。用这样的方式，怀庆（恩赐）医院的医生将成为新的综合医疗集团的中心人物，既要对怀庆（恩赐）医院负责，对自己的病人负责，也要能迅速满足下属的传统中医们的愿望和需要。这个体系也被后人称为罗光普的“赤脚医生”体系，充分反映了罗光普非凡的创造力与奉献豫北的精神，也是他独一无二的开拓性事业的典范。

凭借罗光谱独特的创新思维，形成了当时在豫北乃至全国影响力最大的怀庆农村医疗网，最终普及到豫北约150万人口，5000平方千米的广大地区，在这个区域内，居民点20千米范围内就可以找到诊所、合作制分院及基督教会总医院的医生，每个村民在8千米范围内可以找到与医院合作的个体开业医生。这大大缓解了彼时豫北农村医疗资源不足与老百姓巨大的医疗需求之间的突出矛盾，成为加拿大传教士带给豫北农民的最大“福音”。

在豫北，第二个影响力较大的“送医下乡”项目，恐怕要数惠民医院道口分院的建立了。在新乡医学院第一附属医院的院史馆，保留着一部分加拿大护理史学家、护理学博士索尼娅提供的有关汤善的资料[①]和汤善后代穆雷·M. 汤姆森（Murray McCheyne Thomson）的书《无所畏惧的自信：安德鲁·汤姆森在中国的岁月（*1906～1942*）》[②]（*A Daring Confidence*：*The Life and Times of Andrew Thomson in China* 1906～1942），其中提到汤善牧师1906年来到卫辉，1908年去道口开辟传教小中心的生活。他们一家人成为当时在道口生活的仅有的外国人。

1908年汤善初到道口时，感到道口的环境条件要比卫辉更差，天灾几乎每年都有，不是旱情，就是洪灾。在这样的现实中，他认为如果河南代表团只提供讲道会让人觉得不合时宜，应该考虑长久持续的问题，怎样向豫北的百姓提供帮助，能让他们感到有所依靠？

在道口度过的34年中，汤善致力于大量的慈善公益项目，包括用以工代赈的方式铺设了一条价值数千美元从道口通往浚县的3千米优质道路（1916年前道口优质道路铺设前的路况，见图6-7），从而挽救了数百名即将饿死的灾民；挖了面积达2亩之大的污水池，使原来的垃圾场变成了美化城镇的花园，并向豫北居民展示如何使用辘辘和桶浇灌园林；为了防止因地表水回流带来的井水

① 惠民医院道口分院的历史．索尼娅提供有关资料，杨永刚2010年11月翻译．新乡医学院第一附属医院滑县医院网站（http：//xyhxyy. com/a/yiyuanjianjie/yiyuanlishi/2013/0704/1021. html）．

② Murray McCheyne Thomson. A Daring Confidence：The Life and Times of Andrew Thomson in China（1906～1942）. Ottawa：Murray M. Thomson，Belcor Printing Co，1992.

污染，他加固井壁，修好井口；他用一种让豫北人耳目一新的外来文化，影响着豫北居民的生活，为他们提供了一个看得见、可效仿的健康生活方式的榜样，成为众所周知的“道口的汤姆森”（图6-8）。而影响最大的，还是他几乎耗尽所有家产建起的惠民医院道口分院。

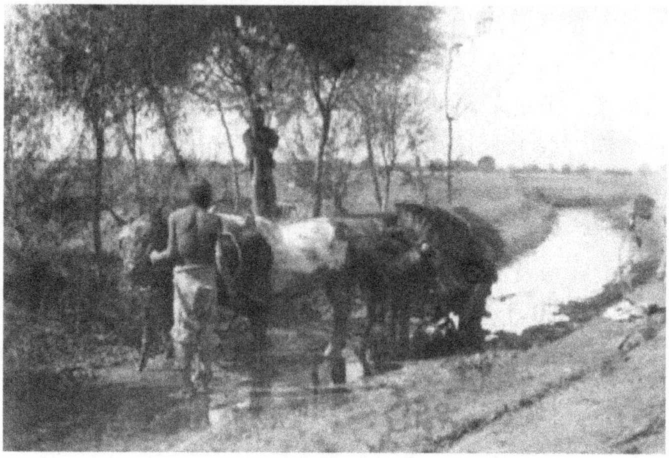

图6-7 1916年前道口优质道路铺设前的路况

（图片来源：Murray McCheyne Thomson. A Daring Confidence：The Life and Times of Andrew Thomson in China（1906～1942）. Ottawa：Murray M. Thomson，Belcor Printing Co，1992：69.）

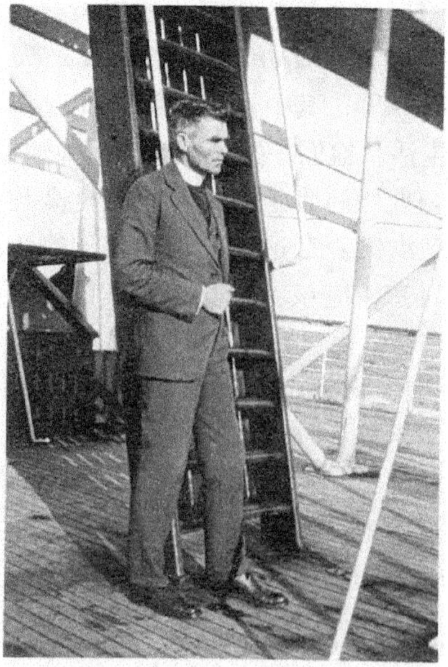

图6-8 众所周知的“道口的汤姆森”

（图片来源：Murray McCheyne Thomson. A Daring Confidence：The Life and Times of Andrew Thomson in China（1906～1942）. Ottawa：Murray M. Thomson，Belcor Printing Co，1992：69.）

首次生活在中国的城镇市井之中，让汤善深切感受到了疾病肆虐流行的危害，水和苍蝇是让孩子们传染痢疾的主要根源，因为关注痢疾、伤寒发烧和肺结核，当时道口没有医院，卫辉惠民医院是离道口最近的医院，但穷人没钱乘火车，步行路途太远，于是，他决定在道口开一家医院。

1918 年，他用自己的 3000 美元现金，帮助道口镇的人们建立起一所医院，为该地区的人们提供适当的医疗服务，不仅能解除地方性疾病，还可应对每年洪灾和旱灾产生的瘟疫和疾病。但这绝非易事，先是中国陷入“国共战争”，随后而来的世界经济大萧条，加拿大教堂支持新项目的资金极度压缩；1927 年，又遇到传教士的大撤离，他们的计划长时间无法实施。但为了这个信念，他带领全家苦苦坚持了 15 年。1929 年，当他独自回到中国道口时，发现医院的许多设施已在战争中被毁。他坚守着一个荒凉的大院，任凭军阀用枪相逼也誓死不离。随后他考虑不等不靠加拿大长老会的经费支持，先利用当时已有的建筑和当地华人医生张会亭一起，先让医院运作起来，并向加拿大长老会申请 500 美元支持他的计划，如果不行，“我和妻子将付出一切建设医院。不会花费教会一分钱”。最后，“在加拿大一些慷慨的朋友援助”下，1933 年 11 月 21 日惠民医院道口分院终于开诊了。他把这一天称作“对我们来说是伟大的一天”，“我们的新医院正式启用，现在红十字会标志的旗帜飘扬在大门上！在门楼上我加上了教堂的十字架，虔诚的仪式是在它的影子下进行的［……］，内部正门客房房间的四壁都挂了锦旗和来自成员的贺幅”。“这是我们在这里最好的机会，浚县和滑县的两位县长都参加了开诊仪式，前者担任大会主席，后者主持会议。”在回敬当地官员的祝贺演讲时，他说道：“希望这里的人都知道这不是我的医院，也不只是使命，这是整个社区的医院。”他说创建医院的目的是为中国建立“互助会”，通过这种方式成为他们自己的医院。

一年后，汤善的报告中记载：超过 700 名难民在医院接受治疗，并“容留和照顾”了周边 40 个黄泛区难民营中的所有孕妇。这些难民营人满为患，人们和衣而眠，睡在铺着稻草的地上，没有隐私可言，更不可能想象有明亮而温暖的病房、清洁的床铺、护士和医生的专业照顾、吃上滋补的食品。52 例在这里被照顾过的产妇和婴儿无一死亡。

1936 年，他在报告中称：在其 3 年的运作中，道口医院“首诊患者达6698 人次，复诊患者为 10 947 人次，其中 509 人接受了住院治疗”，同时，医院还给予从附近灾区过来的孕妇以“自由庇护”，并为没有支付能力的病人提供了免费治疗，总费用达 5000 美元，卫辉惠民医院捐款 1700 美元。张会亭医生在得不到卫辉资金支持时，“自己勇敢地为医院继续承担风险提供资金援助”。

抗日战争爆发后，在 1939 年秋天，日本侵略者不断威胁，迫使安阳、卫辉和怀庆的传教士离开。汤善则拒绝离开，他在道口传教站穿上中式服装，直到 1940 年 5 月 24 日在日本人的威迫下伪装撤离，前往济南齐鲁找到他的女儿贝蒂和女婿，后被日本人软禁，1941 年 12 月 7 日被释放。1942 年 7 月他和梅秀英医生一同被遣返回加拿大。

三、易俗中的女性传教护士

在豫北 60 年的医学传教活动中，女性传教士护士成为易俗中的先锋。

据索尼娅①的研究，加拿大于 1887 年元月启动海外传教使团的派遣工作，仅仅两个月后，布卢尔教堂就组建了第一支海外女性传教士团队，隶属于长老会海外女性传教士协会（Woman's Missionary Society，WMS）。在豫北的女性传教士护士几乎都是由该团体派出的。当时，加拿大有意到海外从事传教活动的单身女性，需要向女性传教士协会提出正式申请，经审核通过后，被当地教堂公开委任，方可成为“女性传教士协会的传教士”，并可以得到教堂精神上和财力上的支持，而且在最初几年，还会得到加拿大公众的赞誉。女性传教士协会的护士一旦结婚就会被要求辞职，即使她们是与在中国的传教士结婚，她们的身份也将由“女性传教士协会的传教士”转变为“传教士妻子”，其归属也不再是“女性传教士协会”，而是其丈夫所属的传教使团。尽管已经不再是官方雇佣的教会护士，但每遇战争、灾害、疾病疫情发生时，她们依然会以志愿者的身份提供护理服务，为华北传教使团作出贡献，为豫北的护理事业发展和移风易俗作出贡献。

表 6-2 汇总了 1888 ~ 1947 年在豫北工作过的 21 名加拿大传教士护士的信息，其中有半数以上的护士因结婚而辞职，时间最短的仅仅工作了几个月。有 3 人因为健康原因而辞职，在豫北坚持从事护理工作 10 年以上的传教士护士有 6 人，她们是盖麻姑（30 年）、饶秀贞（30 年）、布莱登（21 年）、玛格丽特·米切尔（19 年）、雷润田（17 年）和彭纯修（25 年）。她们凭着自己坚定的宗教信仰和对护理事业的热爱，克服了无数艰难险阻，撑起了豫北护理事业的一片天，并引领着豫北的护理事业不断向着新的辉煌迈进（图 6-9）。

表 6-2　1888 ~ 1947 年加拿大女性传教士协会派往豫北的 21 名护士名单
（按照来华的时间先后为序）

序号	护士姓名	出生日期	出生地	来华日期	离职时间	离职原因	在豫做护士年限	离华时间
1	哈丽特·萨瑟兰小姐（Miss Harriet R. Sutherland） 哈丽特·（萨瑟兰）·科比特夫人（Mrs. Harriet Corbett）	—	—	1888	1889	结婚	7 个月	1937 故于山东

---

① Sonya Grypma. Healing Henan: Canadian Nurses at the North China Mission (1888 ~ 1947). Vancouver: The University of British Columbia Press, 2008: 1.

续表

序号	护士姓名	出生日期	出生地	来华日期	离职时间	离职原因	在豫做护士年限	离华时间
2	詹妮·格兰罕姆小姐（Miss Jennie Graham）	1858	—	1889	1891	健康原因	1 年	1890
3	马多士（Miss. Margatet I. MacInt osh）	1857. 01. 06	—	1889	1927	退休	5 年（1889～1894）	1927
4	盖麻姑（Miss Margaret Russell Gay）	1886. 08. 12	—	1910	1941	退休	15 年	1940
5	饶秀贞（Mrs. Jeanette C. McCalla Ratecliffe）	1876. 10. 05	St. Catharines，ON	1910	1940	陪伴生病的布罗迪	24 年	1940
6	玛丽·伊丽莎白·（梅齐）·麦克尼利（Miss Mary Elizabeth (Maisie) McNeely）；梅齐·福布斯夫人（Mrs. Maisie Forbes）	—	—	1914	1916	结婚	2 年	1940
7	玛格丽特·米切尔（Miss Magarret Mitchell）	—	Scotland	1917	1935	健康原因	18 年	1933
8	布莱登（Miss Janet Lillian Bry don）	1886. 09. 30	Eramosa Township，ON	1917	1939	退休	22 年	1939
9	雷润田（Miss Isabel Leslie）伊莎贝尔·弗莱明夫人（第二任）（Mrs. Isabel Fleming）	—	—	1920	1937	结婚	17 年	1939
10	埃莉诺·梅·加尔布雷思小姐（Miss Eleanor May Galbraith）；埃莉诺·（加尔布雷思）·布里奇曼夫人（Mrs. Eleanor (Galbraith) Bridgman）	1896. 04. 11	St. John County，NB	1920	1921	结婚	4 个月	—
11	玛格丽特·福勒小姐（Miss Margaret Fuller）；玛格丽特·斯特雷思夫人（Mrs. Margaret (Fuller) Straith）	1890. 07. 03	Holstein，ON	1920	1921	结婚	1 年	—
12	彭纯修（Miss Louise Clara Preston）	1891. 03. 23	Boissevain，MB	1922	1947	最后撤离	25 年	1947
13	琼·孟席斯小姐（Miss Jean Menzies），琼·孟席斯·斯托克利夫人（Mrs. Jean Stockley）	1898. 03. 09	安阳	1923	1927	结婚	4 年	1943 年后
14	科拉尔·布罗迪小姐（Miss Coral Brodie）	1897. 05. 03	Bethesda，ON	1923	1940	中风	5 年（1923～1928）	1940
15	乔治娜·孟席斯（Mrs. Georgina Menzies），乔治娜·刘易斯夫人（Mrs. Georgina Lewis）	1906. 09. 27	怀庆	1931	1939	结婚	8 年	1943 年后
16	阿莱格拉·多伊尔（Miss Allegra Doyle）（阿莱格拉·史密斯夫人，Mrs. Allegra Smith）	1905. 11. 12	Sperling，MN	1931	1935	结婚	4 年	—

续表

序号	护士姓名	出生日期	出生地	来华日期	离职时间	离职原因	在豫做护士年限	离华时间
17	桃乐西·博伊德（Miss Dorothy Boyd）（博伊德牧师的女儿）（桃乐西·约翰斯顿夫人，Mrs. Dorothy Johnston）	1913.09.21	怀庆	1939	1941	随父母撤离	2年	1941
18	玛丽·博伊德小姐（Miss Mary Boyd）（博伊德牧师的女儿）（玛丽·斯坦雷夫人，Mrs. Mary Stanley）	1916.04.10	怀庆	1939	1940	结婚	1年	1943年后
19	伊丽莎白·汤姆森小姐（Miss Elizabeth Thomson）（汤善牧师的女儿）（伊丽莎白·盖尔夫人，Mrs. Elizabeth Gale）	1911.06.22	安阳	1939	1940	结婚	1年	1945年后
20	玛格丽特·霍西小姐（Miss Margaret Hossie）（玛格丽特·哈特夫人，Mrs. Margaret Hart）	—	—	1947	1950	结婚	半年（随差会永久撤离）	1950
21	海伦·特纳小姐（Miss Helen Turner）（海伦·纳尔逊夫人，Mrs. Helen Nelson）	1918.08.01	Carlingford，ON	1946	1951	结婚	未进入河南	1951

资料来源：宋家珩主编．加拿大传教士在中国．北京，东方出版社，1995；Sonya Grypma. Healing Henan：Canadian Nurses at the North China Mission（1888～1947）. Vancouver，The University of British Columbia Press，2008.

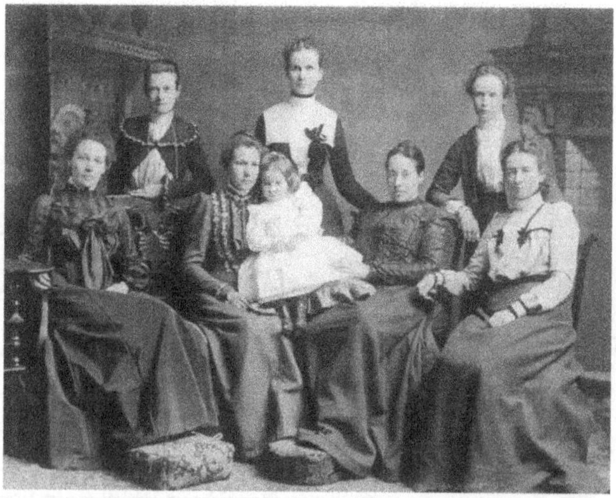

图6-9　20世纪初豫北的女传教士们（左起站：马多士、科玉贞、伊莱扎·马尔科姆；坐：玛莎·麦肯齐、戴维娜·孟席斯、琼·孟席斯、罗莎琳德·古约翰、明妮·派克）

（图片来源：Sonya Grypma. China Interrupted：Japanese Internment and the Reshaping of a Canadian Missionary Community. Waterloo，Wilfrid Laurier University Press，2012：51.）

盖麻姑1910年来豫北时，只是在武安一个小传教点做福音传教士，因为眼见因传教医生与护士的缺乏，空留医院的房屋、设备不能为豫北百姓提供急需的医疗服务而坚持去改学护理，实现从关注精神转向关注肉体、从追求永恒转向把握现实的传教理念的转变。当时在加拿大，护理工作是属于年轻单身女性的一个高尚职业，护理学生们外表打扮得体，身着统一制服，形象纯洁、举止谦恭，拥有贞洁、戒酒等正直的道德行为；而传教士护士又将基督教的理念与仪式引入护理培训与实践中，按时祈祷、学习《圣经》，将护理的职业价值观与基督教的宗教价值观融为一体，而成为让她们引以为傲的“护士传教士”而非“传教士护士”团体。36岁的盖麻姑几经周折才得以进入护理培训学校学习，对她来讲毫无优势可言，但她凭着自己对传教事业的理解和对护理职业的执著追求，在3年培训期间，一天都不敢懈怠，终于在135名学生中以排名第5名的优异成绩顺利毕业，并获得了温哥华综合医院的勋章和奖励。

20世纪20年代毕业于加拿大护士培训学校的教会护士们带着同一种愿望来到中国，期望将在加拿大所学的最新护理理念与实践在中国进行复制。盖麻姑也不例外，她的目标是“在东方建起一所温哥华总医院”。接受护士培训前在豫北经历过的传教实践，让她亲身感受到了贫困的饥民在恶劣的环境和糟糕的卫生状况下生存的艰难，所以她对干净和卫生在护理实践中的重要性要比年轻的单身女性认识更深，这是她能在学生时期就在温哥华总医院的年刊上发表文章《洗刷》的真正源泉，同时，也是她坚持不懈地将在加拿大学到的现代护理理念和实践中对于洗刷、煮沸和消毒的过分重视在中国进行传播的源泉。但是，这些理念要在中国这一异质文化中进行传播，注定将是一项艰巨的任务。

饶秀贞是埋没在华北使团“沙堆里的金子”，1910年来到豫北，从事一般的传教工作，1916年经敖尔德医生推荐，才被女性传教士协会认命为卫辉惠民医院护士长兼任新筹建的惠民医院护士培训学校校长。她以极端的责任感为即将肩负的重任做了充分的准备，先是回加拿大在多伦多大学完成研究生教育，后又在中国的齐鲁大学附属医院以代理护士长的身份进行实习，这才有了以后的将当时国际最先进的护理教育理念与中国豫北的客观实际相结合而产生的一系列具有豫北特色的本土化护理教育措施，并培养出了以李素英为代表的一大批优秀本土护理领军人才。

布莱登是继马多士之后，“豫北的第二护士”。1917年到达河南时，豫北的护理事业发展出现了长期的停滞，生存环境更是恶劣。1920年先后经历了20多名匪徒的抢劫、孟恩赐医生的遇害和同时被救的赛蒂·莱斯布里奇的病逝，布莱登身体及心灵承载了难以忍受的熬煎，但她凭着自己坚韧不拔的毅力，默默工作，始终伴随着豫北护理的起起落落，引领着包括孟恩赐医生的两位女儿在内的年轻一代护士传教士和豫北的护理事业同步成长。

玛格丽特·米切尔是一位苏格兰护士，“曾在中国南方地区工作”，1917 年加入华北使团，1920 年在饶秀贞回加拿大接受研究生教育期间，她与布莱登成为河南的两名主要教会护士，引领着豫北现代护理业的发展，为豫北第一所护士学校的创建做了大量准备工作。1923 年，任卫辉惠民医院护士培训学校校长助理，以后身体健康状况逐渐下降，1933 年休假前被罗光普医生和付印德医生诊断患病，但具体的详情未曾透露，1935 年因病情恶化而提出辞职。

雷润田 1920 年来到豫北，1923 年在卫辉惠民医院护士培训学校教妇产科及伦理学，1924 年年末在武安的小传教点工作。1930～1936 年任卫辉护士学校校长，1933 年在安阳、怀庆、卫辉三地联合培训护士期间，在卫辉集中开设培训课程，她是授课教师之一。1934 年，饶秀贞休假期间，雷润田担任卫辉惠民医院的护理总管，她认为护理的发展“面临很大障碍，尤其是在中国内陆地区，因为没有女性高等教育机构”，但是也为“我们拥有一批能力出众的姑娘，并成功地将她们培养成优秀的护士”而感到自豪。1937 年，她嫁给了卫辉的约翰·弗莱明牧师，继 1935 年去世的约翰·弗莱明前妻后，成为第二任“弗莱明夫人”，1939 年回国。

彭纯修是豫北最优秀的加拿大教会护士之一，也是唯一在中国经历了 4 次撤离的加拿大护士传教士。她期望能通过现代医院的护理工作，近距离地感知耶稣的存在，可以充分体验和表达自己的基督信仰。正是因为有了这样的愿望，才使她能在医疗设备严重不足，根本没有专业助手的情况下，在旧式医院艰苦的条件下，想尽一切办法开展护理工作，并能从旧式医院不具备开展现代医疗的劣势中，找出不少的好处，如环境可以让病人感觉更像是在家里，而且费用低，医护人员能有更多的时间去教病人识字或给他们讲授卫生常识，可以看出她为医院的治愈率和取得的成果感到骄傲与自豪。

在 1926 年前筹建安阳新医院的过程中，彭纯修用自己的智慧与辛劳，设计柜橱、窗户、家具的位置，帮助建筑工人买螺丝与合叶，将废丝绢浸到油漆里替代油漆刷子。

在 1931 年重建被毁坏的安阳医院时，彭纯修能组织起一群中国妇女，缝纫医院所需的被单、毛巾，手术用的纱布和手术服等，制作并修复家具、门、窗、橱柜和地板，让重建后的安阳医院备齐“一个装备精良的日用织品房间、一个干净的浴室、一个专做病号餐的厨房、一个手术更衣室和设备齐全且便利的护士办公室、整洁的走廊、有足够抽水设备的卫生间和宽敞明亮的病房”。但这一切并没有达到她的预期。她一直在按照加拿大国内的标准规划中国医院的未来，还梦想着在安阳建立一个护理学院，国民政府每年能拨给学校和医院一定数额的养护费，以支持医疗工作的发展，等等。

在任何困难面前，彭纯修永远都能保持积极乐观的心态，抗日战争时期，她应对重庆供应紧张的策略就是："吃光，穿破，再想办法。没有也行。"[①] 对她来说，中国西部只是一个临时的避难之地，豫北才是她心目中的"家"。

不管教会医院的条件如何艰苦，彭纯修都一直带领着她的护士团队坚持着，直到1947年华北使团被永久关闭，她用一生中最美好的年华与河南护士教育和护理服务的发展结下了不解之缘。

20世纪30年代是豫北开展公共卫生项目的鼎盛时期，加拿大传教护士彭纯修、布莱登、饶秀贞、盖麻姑等带领中国本土的护士，在卫辉、安阳、怀庆开展了一系列富有特色的公共卫生项目，对强化豫北百姓的卫生健康意识，改变不良的生活习惯，树立地方病、传染病防治观念等起到了积极的推动作用。

就加拿大传教士在豫北开展的公共卫生事业大背景——近代中国总体的社会状况而言，正如何小莲分析的那样：①近代中国工业化水平偏低，一般城市缺乏近代医生、医药器材和技术，缺乏与公共卫生事业近代化相适应的近代工业产品；②近代以前，中国有城市制度性缺陷，除京师以外，各省、府、州、县的驻市衙门中没有专门的机构来负责公共卫生事业，城市的污水处理、垃圾清理、传染病防治等多由有关行会或士绅、居民等社会力量负责，基本处于半无政府状态；③中国百姓的生活习惯、传统观念落后，常以封建迷信思想来抵制科学观念；④加上中国国民"顾个人不顾集体、顾小我不顾大我"的缺陷，"不知群之物为何物，群之义为何义也，故人人心目中但有一身之我，不有一群之我"[②]。国民普遍的公共卫生意识的淡薄，而使得作为城市近代化的重要组成部分的公共卫生事业发展步履缓慢而艰难。[③] 据记载，当医生要求给北京一些居民的儿童进行免费牛痘接种时，遭到拒绝的理由是："此痘疮乃孩儿之疫病，非患一次不可，故人为预防乃违天理。多有以种痘为邪法而排斥者。"[④]

由此可见，公共卫生事业的近代化是一个综合性的系统工程，关乎物质、制度、精神层面的文明。中国近代公共卫生事业举步维艰，进展缓慢，正是中国近代化艰难脚步的缩影。

第二节　怀庆"农村医疗网"建设

一、乡村建设与卫生宣传

20世纪20年代，"乡村建设"的口号响彻全国，一些与乡村建设有关的政

---

① Sonya Grypma. Healing Henan: Canadian Nurses at the North China Mission (1888~1947). Vancouver: The University of British Columbia Press, 2008: 110.

② 梁启超．中国积弱溯源论．饮冰室合集之五，上海：中华书局，1947：23.

③ 何小莲．论中国公共卫生事业近代化之滥觞．学术月刊，2003（2）：61－67.

④ 张宗平等译．清末北京志资料．北京：北京燕山出版社，1994：461.

府及民间组织纷纷涌现，20 世纪 30 年代取得了突出成绩。最引人注目的就是晏阳初[①]在河北定县开展的贫民教育和乡村建设项目。时人张世文在《定县农村工业调查》中指出："定县的调查工作由于结合改善生活、办学治病、推广农技来进行，所以取得农民信任，调查对象愿意告诉真实情况，资料可靠。"[②] 定县乡村实验认为，在中国开展公共卫生，灌输医学与公共卫生的科学知识，防治疾病，是乡村建设的一部分，与普及教育、建设经济并重。

而在同一时代的豫北，公共卫生学并没有与"乡村建设"同行。1930 年，豫北辉县在乡村建设先驱梁漱溟的指导下成立的河南村治学院，尚未来得及开展乡村卫生教育就因军阀混战而解散；1932 年，豫北汲县香泉高师创建了 11 所香泉民众学校，其向村民的授课课程中即有包括个人卫生、家庭卫生、公共卫生、医药研究在内的卫生常识；1935 年，辉县百泉乡师（原河南省民众师范院）以 1929 年晏阳初在晓庄师范进行的乡村建设实践为蓝本，继续开展"村治"建设，其中即有"乡村医院"建设[③]；然而，在 20 世纪二三十年代发生在辉、汲两县的村治运动中，却鲜有公共卫生及医疗服务事业深入开展的记载。

回顾历史，不难发现中国乡村运动中公共卫生事业能够得到迅速发展，是依托于美国洛克菲勒基金会设立的协和医学院公共卫生系，其在华主持人兰安生则是早期来华传教士的后代。近代中国"乡村建设"运动与医学社会化的理论发展、美国"社会福音运动"及海外传教热潮有着密切的关系，正如当年晏阳初对协和骄子提出的"你们需要一个科学家的头脑和一颗传教士的心灵"，中国的乡村建设是与医学社会化同愿同行的。

在定县实验中，陈志潜[④]根据对定县 2032 例患者死亡原因的分析，发现传染病患者占半数以上，其中有 37% 可以通过预防而不发病，另有 32% 如经早期发现治疗，可以痊愈恢复健康。由此其制定了定具卫生工作方针。与传教士医生在城市开设医院等病人上门不同的是，他采用培训农村教师为农民种痘、急救的经验，把农村保健网的设想付诸实施。他认为发展农村保健事业必须要由

---

① 晏阳初，世界著名的中国平民教育家和乡村建设家。自幼在塾师兼乡医的父亲的教育下，深受儒家文化熏陶。后于基督教内地会创办的西学堂接受新学，1913 年就读于香港圣保罗书院（香港大学前身），转美国耶鲁大学，主修政治经济学。1918 年获学士学位后入普林斯顿大学研究院，攻读历史学，获硕士学位；1920 年回国后，立志不做官，不发财，将终身献给劳苦的大众。

② 张世文．定县农村工业调查．成都：四川民族出版社，1991：473.

③ 政协新乡市学习和文史资料委员会编．新乡文史资料（第 16 辑）．新乡：河南省内部资料，2007：172－198.

④ 陈志潜是协和医学院 1924 届学生，在晏阳初和兰安生的感召和提携下，师从哈佛大学公共卫生学家 M. 罗森（M. Rosenau）教授攻读硕士学位，并在麻省理工学院 C. E. 端纳（C. E. Turner）教授的指导下进修健康教育学，于 20 世纪 30 年代回国。

下而上，先在农村培训保健员。保健员的任务主要是从事预防疾病的宣传，种痘，井水消毒，用保健箱里的几种药品治疗沙眼、头癣，急救伤员，改良自家的水井、厕所，并向乡邻示范，还要对村里的死亡、出生情况进行登记，对需要医生诊治的病人及时进行介绍转诊到区保健所。区保健所有医学院毕业的医生，除了主持每天的门诊外，还兼管全区的预防工作和对村保健员的辅导管理。区以上设县保健院，设 50 张床位，收治区保健所转诊来的危重病人，并主持全县的预防工作，培训所需要的各种保健人员，并与平民教育促进会的学校教育及成人教育密切合作，开展卫生教育。院内的医护人员都应受过现代医学训练。定县农村三级保健网教学基地组织机构，如图 6-10 所示。①

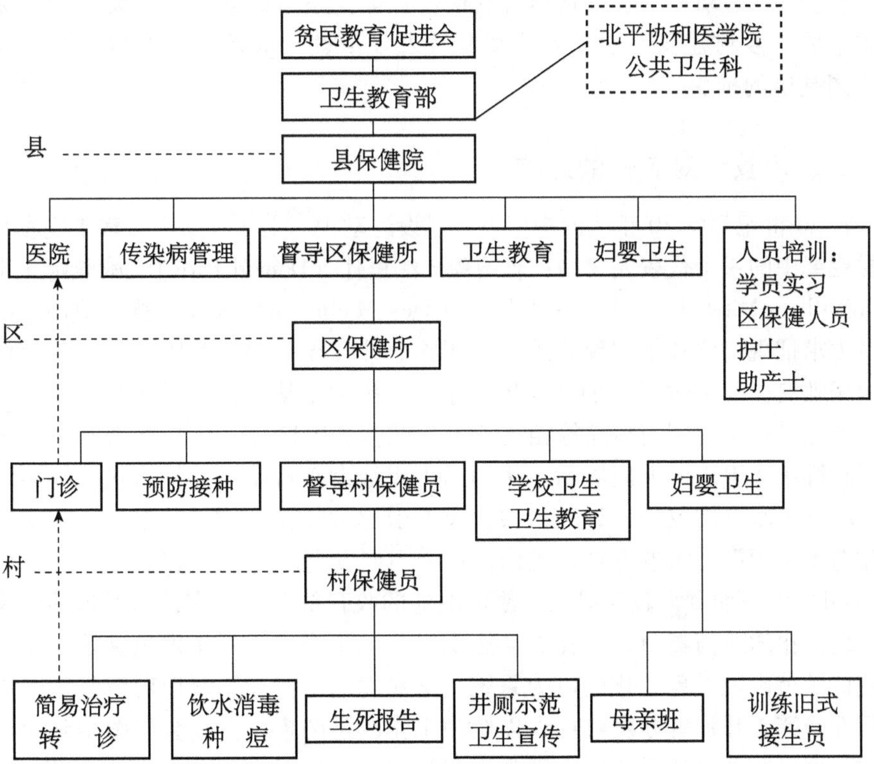

图 6-10　定县农村三级保健网教学基地组织机构图

（图片来源：笔者据相关资料整理）

陈志潜早在 20 世纪 30 年代初就创造性地为极端贫困的华北农村社区找到了

---

① 为我国的卫生事业作出了卓越贡献的陈志潜 . http：//view. news. qq. com/a/20111209/000034_1. htm.

一个享受现代医疗保健服务可行的模式。定县农村保健网的效果显著，在国内外引起了广泛的注意。

一般认为，中国乡村建设中的公共卫生事业实践，把知识、健康、福音传到了被大多数在华传教士忽略的偏僻农村，开创了富于中国本土化意义的公共卫生保健网络体系。然而，在豫北，启迪闭塞乡民、传播知识、提高农村医疗卫生水平等公共事业恰恰是由加拿大长老会的传教士发起、完成的。豫北的农村医疗保健网络体系，是由加拿大第二代来华的传教士医生罗光普根据豫北乡村的实际情况创建而成。历史的不谋而合，不仅表明农村医疗网建设是现代医疗卫生体系科学发展的必然结果，同时也表明其与西医东渐及基督教“社会福音运动”是有着深刻联系的，即使它不与带有浓重自生特点的“乡村建设”运动相结合，依然会在医学社会化发展的基础上萌发出现，无论是本土的“乡村建设”运动还是基督教入华传教，都是公共卫生事业深入中国广阔基层的推手。

二、传教士对农村的影响

在20世纪20~30年代的中国乡村建设运动中，引领加拿大传教士们参与到乡村变革中的4个代表人物是：唐纳德·法里什（Donald Faris）、威廉姆·米切尔（William Mitchell）、杰克·麦瑟森（Jack Mathieson）和罗光普，他们主办的项目力求把现代化技术和豫北的条件巧妙地结合在一起。例如，1930年杜儒文医生用救灾款在卫辉安置加拿大风动水车，扩大了从卫河里汲水进行灌溉的面积。他还进行了小规模喷灌等相关技术的试验。1932年后，罗光普和杰克·麦瑟森在怀庆和卫辉向人们展示了用两马力汽油发动机带动的抽水机代替传统的牲口驱动水车，但仅处于试验阶段，没有引起大规模的仿效。以后，他又在怀庆建造了中国第一家电力合作机构，一个小型发电厂。[①] 而贝尔·米切尔（Bill Mitchell）则把加拿大教徒捐献的改用电池的收音机分给大家，向偏远的村庄介绍了现代化的通信器材，并在教会医院里安装了当地第一个发电装置，不久便促使该城市出现了现代化的电力系统，这些发电厂持续不断地对节省燃料进行可行性研究，开封省办发电厂也以此为工作改进的模本。差会试图得到银行的贷款，用于在乡村展示如何为灌溉工程和家用设施提供廉价而高效的动力，但由于战乱这一计划被搁浅了。而唐纳德·法里什则凭借自己对园艺学的志趣，曾在武安和彰德进行过半日制的农业实验，又利用1932~1933年和1938年回国度假的机会，专程去安大略农学院和考恩耐尔大学进行“补课”，特别进行了水果、杀虫剂和控制病虫害的实验，还在彰德和豫北传教点进行了各种谷物和蔬

① 宋家珩主编．加拿大传教士在中国．北京：东方出版社，1995：38.

菜方面的实验。很多项目由他一人主持，有些与南京大学农学院的大规模的田间实验有联系。

1936 年，唐纳德·法里什将几百种果树和谷物引进到豫北，计划因地制宜在每个村庄开办一个水果罐头合作社，并由实验农场培养的人员指导村级合作社的农业事务。在发展农业生产的过程中，经教会同意，唐纳德·法里什把主要时间用于这个农业计划，参照定县的模式，设计了“基督教乡村建设领导人训练班”，以农业为基础，以拼音、汉字、卫生知识、家庭手工业及宗教教育为辅，学员边上课边实习。实习的内容包括在实验田里干活和到训练班以外的订有合同的地方劳动，以便争取额外的资金来维持这个项目。学员们还为周围村庄的年轻学生办夜校，为毕业后发挥预定的作用做准备。这个培训造就了一批教会农业人员，他们在村庄里发挥了重要作用。用唐纳德·法里什的话说，就是“培育出一个地道的基督教文明”。

20 世纪 30 年代，差会和河南大会人员在布道帐篷旁单独举行乡村建设项目的展示会，强调卫生健康、家庭经济、新农作物和耕种技术的重要性。至 1936 年秋，当地中国教徒自己组织的展示活动已经出现。他们让人们观摩试验田的庄稼和耕种方法，还拍摄了棉花的种植和加工、喷洒和灌溉树木的电影。大约有 300 名教徒组织了这项活动，吸引了 1 万人前来参观。该活动与几个政府的农村发展机构建立了新的合作关系，河南省农业部门随后邀请教会参加其他地区的展示会。

加拿大传教士在豫北扫盲教育、公共卫生、村舍产业、农业合作，以及促进乡村建设运动的各种尝试中潜在地体现了“小即美”的思想。第二代传教士在 20 世纪进行的这些小规模的试验是对 19 世纪末 20 世纪初第一代传教士建设豫北理想憧憬的一种延伸和拓展，无论是在从“宗教福音”向“社会福音”传教旨趣的嬗变过程中，还是他们受到过来自各方的何种压力和批评，他们最终都在尽可能地向豫北展现着近代化的乡村图景。

三、农村医疗网：新构想

在豫北影响力最大的，还要数怀庆农村医疗网的建设。

19 世纪以来，广大豫北农村相对闭塞，缺医少药的矛盾非常突出，很多病人被家人背着，用椅子抬着，用两个木棍加个床单制成的简易担架抬着，用独轮车推着从几十里外送到教会医院，其中一部分病情并不严重，只需泻药或驱蛔药就能够解决问题，但因为农村地区没有医生，给病人造成了很大的困难（图 6-11）。

西医东来，带动了本土大批西医医院、药房的出现，但绝大部分都建在城市、府治所在地，而广大的农村地区依然是缺医少药，甚至无医无药。20 世纪

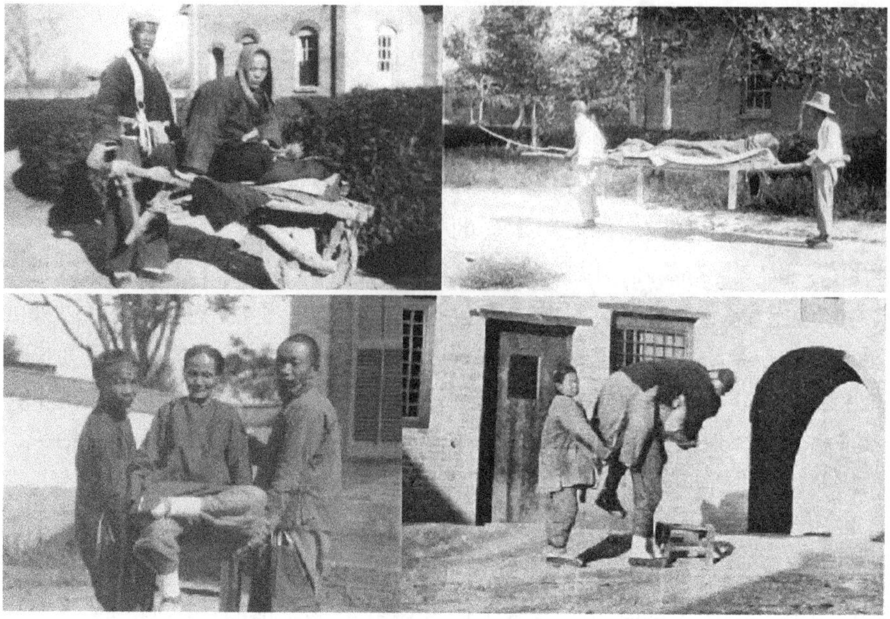

图 6-11 病人以不同的方式来院就诊，接受西医诊疗

（图片来源：新乡医学院第一附属医院院史馆馆藏）

30 年代，第二代传教医生罗光普在豫北地区首创的“怀庆农村医疗网”成为利用有限的医疗资源最大限度地满足广大乡村病人医疗需求的典范。1939 年，罗光普在“世界基督教大会医药组报告”上，作为医事组的中国代表向与会全体同仁饶有兴趣地讲演了在其工作区域内训练一般不合格之医生成为合格医师之经过。[①] 由于这种农村医疗网中的最下级医生类似于“赤脚医生”，故又被后人称作“赤脚医生”体系（McClure's system of “barefoot doctors”）。

（一）农村医疗网的主要内容

以恩赐医院为中心，在怀庆所辖 8 县（包括河内、济源、孟县、温县、武陟、修武、原武、阳武）建立直属分院或县级合作制分院；分院之下有“快速医生”诊所或正规医科毕业又经过 6 年以上总站医院工作实践的医生所开的诊所；在 8 个县级合作制分院和若干较大规模的诊所之下，还有许多分散在农村乡镇的像行星一样支持诊所工作的个体开业者，共同形成了一个覆盖整个怀庆地区的农村医疗网。[②] 其网络层次大体如下：

---

① 王吉民．世界基督教大会医药组报告．中华医学杂志，1939，25（3）：182.

② 宋家珩．长老会著名医疗传教士罗光普//宋家珩主编．加拿大传教士在中国．北京：东方出版社，1995：248.

教会总站医院

直属分院（人员、薪金属总院编制）　　合作制分院（各县联合诊所）

A级合伙人（一般要求医科院校毕业）　　B级合伙人（快速医生诊所）

C级合伙人（围绕B级诊所开设的个人诊所）

D级合伙人（大量在家接诊的赤脚医生）

（二）农村医疗网的主要特征

1. 形成责、权、利分明的四级医疗机构

1）一级：教会总站医院

教会总站医院为农村医疗网的中心，为网络中的下级单位及个人提供流动资金、技术、设备方面的全面支持，承担下级机构人员培训及管理指导工作。定期下去巡诊，帮助解决疑难问题，建立双向转诊的安全保障制度，与网络成员紧密配合、相互促进，全面带动区域内医疗水平的整体提高。

其具体职责如下。

（1）建立扶持合作制分院。为各分院培养合格的华人医生，并选派优秀者主持分院的管理工作；安排医生携带小型 X 光机及手术器械，定期（每周）到各分院巡诊、会诊，解决疑难病症的诊治，或进行一些难度较大的手术（图 6-12）；与各分院建立双向转诊制度，接受各分院或诊所转来的重症病人，待手术后或病情稳定后再转回各合作分院康复治疗；负责分院的人才培养工作，选送分院的医生外出培训学习，掌握专项“医疗技术”；为每个合作分院提供 300 元的周转资金，用于购买药品。从总站医院购买可享受 10% 的优惠。

（2）建立扶持“快速医生”诊所。举办短训班，为每个县培养 1 名“快速医生”，取得合格证书后可开业，建立快速医生诊所（图 6-13）。同时鼓励在总站医院工作的华人医生和有 6 年以上培训经历的医生助理（dressers）到农村分院或诊所去工作。条件合格者准予挂恩赐医院联合诊所的牌子。

（3）支持个体开业。总站医院借鉴中医“师带徒”的方法培养本地的医务助理（当时被称作“先生”），解决各级医院人手不足的问题；这些人员相当于“赤脚医生”，能看一些小病，会将无力治疗的病人及时送到附近的诊所或建议

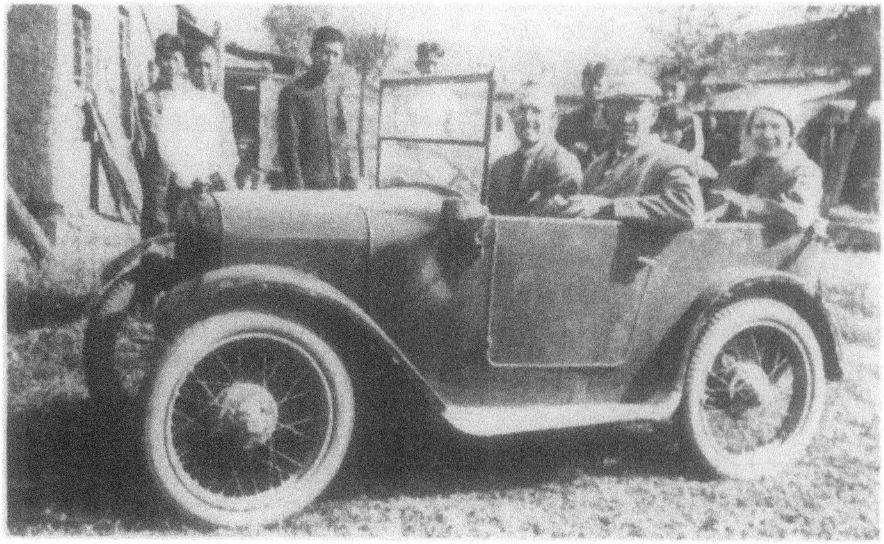

图 6-12 罗光普的农村医疗系统

（图片来源：Bill Teent. Dr. Robert McClure：Missionary-Surgeon Extraordinaire. Can Med Assoc J，February 15，1985（132）：431－441.）

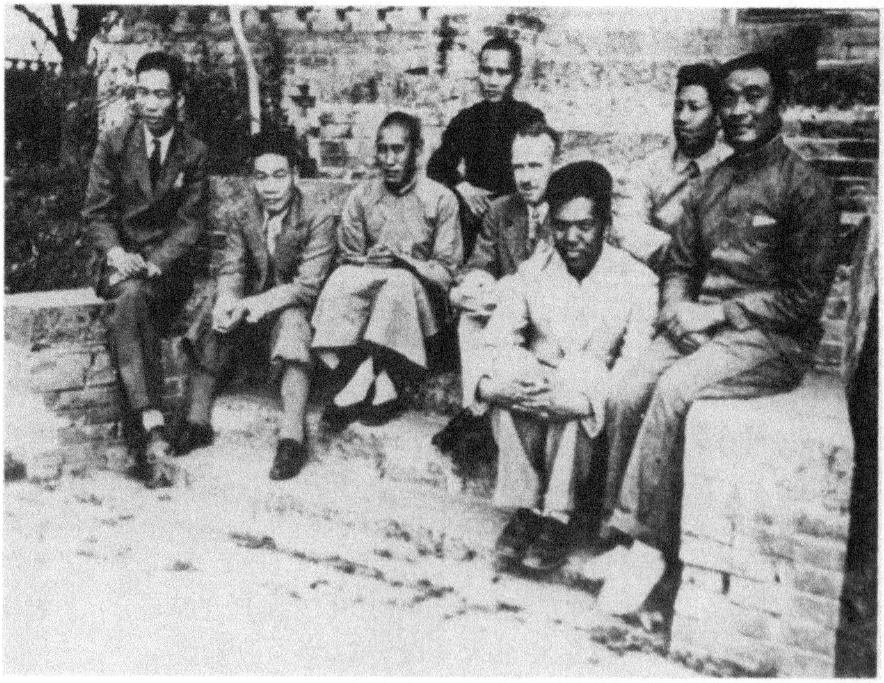

图 6-13 罗光普和河南的中国医生团队

（图片来源：Bill Teent. Dr. Robert McClure：Missionary-Surgeon Extraordinaire. Can Med Assoc J，February 15，1985（132）：431－441.）

到总站医院就诊。同时，将受过传统训练的中医纳入农村医疗网中，与西医进行合作。

2）二级：直属分院或县级合作制分院

直属分院是由教会总院直接派本院医务人员在异地或本地的不同街区建立的分支机构。而县级合作制分院则为总站医院所在行政区域下辖各县的联合诊所，在农村医疗网中起着承上启下的作用。一般均由总站医院培养的华人医生主持工作。

其主要特征如下：

（1）医院具有一定的规模，建制、运营比较规范，医务人员数量较多，医疗工作量较大，与总站医院的合作密切，在当地有较大的影响。

（2）医生均受过西式培训，并被选送到汉口学习，每人都掌握了诊治一般病症、动小手术和使用 X 光机等技术，获得汉口协和医院建立的“医疗技术学院”颁布的证书。能够独立诊治常见病与多发病，并在总站医院医生的指导和帮助下，解决一些疑难病症或开展一些难度较大的手术。

（3）遇有重症病人及时转诊上级医院，同时又接纳下级医生转诊上来的病人。

3）三级：较大规模诊所或快速医生诊所

其主要特征如下：

（1）诊所医生或为正规西医院校毕业，或接受过正规的西医短期培训，取得合格证书，具备独立开业资格者，或为受过传统训练的中医。

（2）诊所设有 6～10 张床位，与恩赐医院保持合作关系，挂恩赐医院联合诊所的牌子。

（3）能够独立诊治常见病与多发病，并接受个体医生转介来的病人。

（4）在总站医生的设备支持与技术的指导下，解决一些疑难病症。

4）四级：类似于“赤脚医生”的个体开业者

这些类似于“赤脚医生”的个体开业者，在当时被人称作“先生”。没有接受过系统的正规训练，但有在医院工作或帮工的经历，并在工作的过程中，通过类似于中医“师带徒”的培训模式，逐渐掌握了一些西方近代医疗技术及护理知识，多单独开业或在家接诊；可以用西医的方法治疗周边居民的一些小病；遇有无力治疗的病人时，可以送到附近的诊所，或建议到教会总院治疗，或到可以在家接诊的中医那里。

四级医疗机构的层次结构与功能特征如表 6-3 所示。

表 6-3 怀庆农村医疗网的层次结构与功能特征①

层次	医院名称	医院主持人	医生类别
第一层次	教会总站医院	由加拿大医生主持	外籍医生及中国医生
第二层次	直属分院； 合作制分院（在本府所辖各县建立县级合作制分院）	各分院均由教会总站医院培养的华人医生主持，如孟县分院——徐天佑；济源分院——栗麟仁；温县分院——周德奎；武涉分院——黄来运	医生均为受过西式培训的医生，全是基督徒，有从获得认可的医学院毕业的全日制毕业学生，也有通过参加6年中国北方地区使团课程培训而担任外科医生助手的
第三层次	较大规模诊所； 快速医生诊所	医生或是参加教会总站医院举办的短期培训班，并取得合格证书后独立开业的西医；或是受过传统训练的中医	常常会有西医与中医的合作
第四层次	个体“先生”；中医	大量在家接诊的“赤脚医生”（当时被称为“先生”）	受过传统训练的中医或经“师带徒”方式培养出来的“先生”（相当于“赤脚医生”）

资料来源：邵金远．分级有序医疗的辐射效应——近代豫北“怀庆农村医疗网”启示．人民论坛，2013，27：66.

2. 形成全新的综合性医疗集团

（1）纵向联合，建立分级医疗秩序。网内四级医疗机构层次清晰，功能定位明确，对口帮扶措施到位，双向转诊机制健全，医疗资源利用充分，通过网内各级机构的紧密配合，相互促进，达成了基本医疗在基层解决疑难病症及重大手术、在上层攻克的分级医疗新秩序。怀庆总院的医生成了这个新兴的综合医疗等级体系的中间人，他们既要对怀庆恩赐医院负责，对自己的病人负责，又要对合作伙伴——传统中医的愿望和需要负责。

（2）横向联合，扩大网络资源范围。借助于加拿大本土多伦多布卢尔街教堂的财力与人力支持，借助于加拿大长老会华北使团的统一管理，卫辉、安阳、怀庆3所教会总站医院形成了一个统一规划、独立经营、各具特色、相互支持的集团化医疗整体。在医护人员调配、联合培养护士，互通共享师资等方面均有密切的合作与支持，而最新建成的卫辉惠民医院，又因其现代化水平更高，而在整个集团化医疗联合体中起到了关键性的技术支撑作用。比如，在怀庆农村医疗网建成后，遇到怀庆总院也解决不了的疾病时，便可通过横向联系，送往卫辉惠民医院诊治。

（3）中西医联合，满足群众多方需求。网内的三级、四级医疗机构多散布在各乡镇、村落，主要应对周边居民的常见病与多发病。在当时的时代背景下，主张乡村的西医与中医合作，既充分利用了中医资源，发挥中医应有的作用，又有利于西医与中医互通有无、取长补短，满足百姓多方位的心理及医疗需求。

① 宋家珩主编．加拿大传教士在中国．北京：东方出版社，1995：36－38，248－250.

（4）借助高校，加强网络支撑力度。华北使团不像西部使团那样在驻地直接与其他外国教会组织合作、建立大学并发展相关的医护教育，而只是从外围上参与了山东齐鲁大学的建设，并借高校之力，快速发展自身。

在决策卫辉惠民医院建设方案前，加拿大长老会华北使团讨论了来自中国教会医生协会会议的报告，赞同加入一所医学院形成医疗联合，共同研究医学。最后选择山东省的齐鲁大学医学院，而没有选择北京协和医学院，一来是因为齐鲁大学和“华北使团”之间友好互助的关系早在几年前就已经形成，如杜儒德医生和夫人玛格丽特·斯特拉瑟斯（Mrs. Margaret Struthers）与罗维灵医生和夫人玛格丽特·麦克卢尔（Mrs. Margaret McClure）交往甚好，在整个传教时期加拿大长老会华北使团和齐鲁大学一直保持着友好关系。

饶秀贞在担任卫辉惠民医院护士长一职前，就曾到齐鲁大学附属医院以代理护士长的身份进行实习。

1920 年杜儒德医生也是在齐鲁大学其他医生的协助下，将研究成果用于治疗黑热病的。

1917 年，首任卫辉博济医院院长罗维灵医生受聘为齐鲁大学教授后，不断为豫北教会医院介绍和安排齐鲁大学医科实习生，并介绍该校医科优秀毕业生马金堂、段美卿、王国宝等来院工作。高校的支持，为豫北教会医疗集团提供了强有力的人才、技术与学术支撑。

3. 彰显集团化医疗整体的优势

（1）提高了有限医疗资源的利用率及覆盖面。怀庆农村医疗网建设的直接效应是将怀庆恩赐医院医疗资源的覆盖面向四周辐射了 55 公里，最大限度地利用了怀庆恩赐医院有限的医生技术资源、设备资源及管理资源。恩赐医院在怀庆下属各县都建立了分院，那些分院扩大了怀庆总院的医疗范围，分担了恩赐医院近 2/3 的治疗任务。[①]

间接效应是经加拿大长老会的推广，怀庆农村医疗网的经验很快被推广到卫辉和安阳，普及到豫北约 150 万人口，5000 平方公里的广大地区，在这个区域内，居民点 20 公里范围内就可以找到诊所、合作制分院及基督教会总医院的医生，每个村民在 8 公里范围内可以找到与医院合作的个体开业医生[②]，大大缓解了当时农村医疗资源不足与老百姓巨大的医疗需求之间的突出矛盾，这是加拿大传教士带给豫北农民的最大“福音”。

---

① 李艳青．基督教在沁阳传播述略//宋家珩主编．加拿大传教士在中国．北京：东方出版社，1995：183.

② James Frazer Smith. Life's Waking Part：Being the Autobiography of Reverend James Frazer Smith. Toronto：Thomas Nelson and Sons，1937：104－108.

（2）建立了分级诊疗的良好就医秩序。农村医疗网的建设，建立了不同级别医院之间良好的帮扶合作机制，畅通了转诊途径，让村民小病可以就近解决，既省时又省钱，再也不必为了泻药或驱蛔药颠簸 30 多公里找到大医院去了；而一旦得了大病或疑难重症，基层医生无力解决时，又可以及时得到上级医院的技术支持，避免误诊、漏诊，保障病人的安全。而下级医院分担了总院 2/3 的工作量，可以让总院的医生们将更多的精力投入到解决疑难病症的诊疗、创新尖端医疗技术，以及学术研究与人才培养上去，形成了一个推动医学不断发展、不断进步的良性循环过程。

（3）开创了多渠道、多层次培养人才的新思路。农村医疗网的建设，通过科学、规范的西医医学院校教育加临床实践的方式，重点培养分院医生及院长；通过举办短期培训班，正规培训“快速医生”，达到具备独立开业的资格水平；借鉴中医“师带徒”的方式，培养一些掌握西医技术及护理知识的医务助理人员，从事简单的预防保健工作。这种多渠道、多层次培养人才的方法，对于缓解当时医务人才与医疗需求间的巨大矛盾和冲突起到了至关重要的作用。

（4）整合利用了中医资源，满足群众的多方需求。在农村医疗网的建设中，传教士们摒弃了种族与文化的优越感，没有“自恃优越的诊断能力”，而主张西药应该完全替代中药。反而将受过传统训练的中医和受过西式培训的医生共同纳入到这个医疗网络体系中来，并在三、四级医疗机构中倡导西医与中医的合作。而怀庆恩赐医院的医生也将“对合作伙伴传统中医的愿望和需要负责”作为自己的职责之一。这种境界与胸怀在当时的社会文化背景下是难能可贵的。西医与中医的合作，同时也满足了基础群众的多方就医需求。

“怀庆农村医疗网”的建设实践向后人展示了一个医疗资源低投入、高产出，医疗市场区域统筹、合理规划，医疗人才各尽所能、团结协作，百姓就医分级有序、安全便捷、诊疗技术不断引进、区域共享的成功典范，为当时的全国其他地区树立了榜样，其经验仍值得当今卫生决策者借鉴。

四、罗光普的“人生公式”

毛泽东的文章《纪念白求恩》让一个加拿大人白求恩（Norman Bethune，1890～1939）的名字在中国家喻户晓。这位被誉为具有“国际主义精神”和“共产主义精神”的加拿大共产党员，著名的胸外科医师，为了帮助中国的抗日战争，而不远万里来到中国，在中国仅仅生活了 18 个月，就不幸以身殉职。

而另一位加拿大的外科医生罗光普，虽然其名字在中国鲜为人知，但他在中国豫北封闭的乡村，用青春年华和聪明智慧创造的许许多多神奇的佳话却流传至今，他的友谊、精神同样值得中国人民，尤其是豫北人民铭记在心。

罗光普的父亲罗维灵是加拿大派往中国最早的著名医生，是当时世界上脑炎和震颤麻痹症的诊断、治疗专家，享有很高的声誉。他参与了豫北教区创建的全过程，先后在楚旺、卫辉等地的传教站行医传教。1917 年，被加拿大教会调往山东齐鲁大学医学院从教，翻译了许多西方医学著作，为中国的西医教育和西医传播作出了重大贡献。在他的影响下，罗光普子承父业，一家人为中国的医疗卫生事业可谓是前赴后继，无私付出。

罗光普的童年和少年时代都是在豫北度过的，也是在豫北接受的西方初等正规教育。他从小深受父亲基督教“济世救人”精神的影响，立志像他父亲一样做一名技艺精湛的医生，把解除病人的痛苦和挽救生命作为毕生奋斗的目标。15 岁那年，罗光普随家人返回加拿大，就读于多伦多大学医学院，接受了良好的高等医学教育，为日后在医学界的发展打下了坚实的基础。1922 年，罗光普大学毕业后决定先到美国哈佛大学公共健康中心做一段学士后工作，但多伦多布卢尔街（Bloor Street）教堂恳求他先到中国河南怀庆的恩赐医院工作。罗光普欣然接受，放弃哈佛大学，选择中国。来中国之前，他接受了为期一年的外科临床实习。凡是他认为怀庆所需要的，他都如饥似渴地学习和掌握。1923 年 6 月，年仅 23 岁的罗光普被教会正式任命为怀庆恩赐医院院长，1923 年年底回到了阔别 8 年的豫北。作为第二代传教士医生，他将在加拿大学到的所有科学知识、工作技能，以及先进的管理理念应用于豫北的医院管理建设中。上任伊始，就从突出和延伸医院的医疗功能入手，将主要精力投入到医院的建设与发展之中，除了在门诊接诊，治疗住院病人外，他还自备一辆自行车，主动外出到附近的村庄接诊急症病人，即使深夜也随叫随到。冬季农闲季节，他就随怀庆教会总站传教士带着一顶大帐篷下乡巡回传教，在帐篷里为当地群众治病。

罗光普不仅外科医术高超，还不断引进当时世界上最先进的治疗癌症的镭放射疗法和深度 X 光照射法，创新了放射针治疗唇、舌、面颊和子宫颈癌的新方法，使得怀庆恩赐医院在豫北、晋东南，以及河北部分县市中的影响越来越大；他为医院解决了照明、自来水和院内电话等通信问题，购置了 X 光机等先进设备，大力推进医院的现代化建设；他创建的怀庆农村医疗网，很快在豫北推广，并在国内产生了较大影响，受到了各国教会的赞许。由于罗光普等人的努力，西医在豫北得到了社会的认同，并逐渐向河南各地传播，以“疗身”的医学为载体，“福音”的传播也迎来了新高潮。①

罗光普引进、移植西方先进的医学科技、理念和管理并使之本土化，之所以取得成功并成为教会医学传教在中国的楷模，除了与时俱进、追踪前沿尽可能缩短与国外的距离之外，还与其注重因地制宜、与当地实际情况相结合的创新密切相关。

---

① 王国玉主编．安阳市人民医院院志．内部资料，2003：4－5.

有一个发生在他身上的具体案例。当时豫北战乱及民匪冲突不断，罗光普因经常接诊枪炮致伤的病患而成为这方面的专家，他能根据不同种类和型号的枪炮伤情采取不同的治疗方法。在医疗器械极其贫乏的情况下，罗光普发明和自制了一些简易、高效、实用的医疗器械，把许多医疗实用技术传播到豫北地区，并在后来救治抗日战争伤员时得到广泛应用（图6-14）。

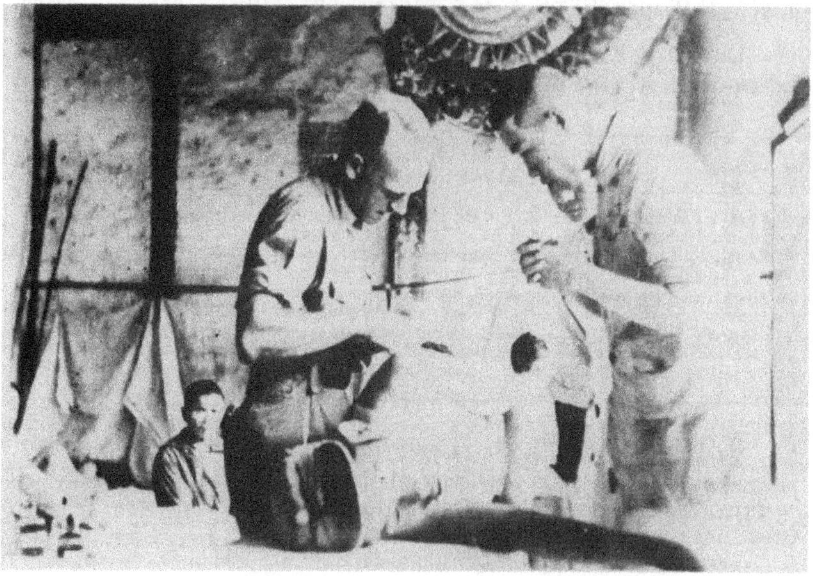

图6-14　在军阀混战的中国，认真工作挽救警察、盗匪及其孩子的生命，或许就等于保护了罗光普自己的生命

（图片来源：Bill Teent. Dr. Robert McClure：Missionary-Surgeon Extraordinaire. Can Med Assoc J，February 15，1985（132）：431－441.）

1927年，罗光普受教会委派赴中国台湾的加拿大长老会麦凯西医院，在院长泰勒（Gushue Taylor，英国皇家学会会员）的指导下，边工作边学习，医术大有长进。

1930年，罗光普离开中国台湾来到英国，专攻妇科，在伦敦一家很大的计划生育诊所实习，掌握其组织经验和实施技术，为他重返中国做着进一步的医疗技术准备。同时，他还致力于癌症的检查和治疗。通过深入钻研，罗光普学习并掌握了当时世界上治疗癌症最先进的技术——镭放射疗法和深度X光照射法。当时镭异常昂贵，1克要15 000英镑，于是他买了少得不能再少的一点镭，用以实践这种最新疗法。后来，一位富有的寡妇为他的演讲所感动，愿意买镭供他治疗病人之用，因而罗光普成为当时全世界医疗传教士中第二位备有镭的医生。回到豫北后，发觉镭放射疗法费用昂贵，而深度X光照射又需要稳定而充足的电力，要在豫北开展起来都相当困难。他从报刊上得悉，瑞士和法国巴黎正在推广一种放射针治疗的新方法，认为这种方法可以在豫北引进并推广，于是立即前往学习。在瑞士度过 3 个月，在巴黎学习 1 个月，当他回到中国时，口袋里只剩下 2 角 5 分钱，但头脑里却装满了世界上最新的医疗技术。1931 年之后，罗光普在怀庆恩赐医院推出了适宜的放射针治疗癌症的新方法，用放射针治疗唇、舌、面颊和子宫颈癌，疗效显著。这项技术在当时的中国是一大创举，这也使怀庆恩赐医院一度闻名全国。①

同年，他成功通过了在爱丁堡举行的英国皇家外科学会会员资格考试，正式成为英国皇家外科学会会员，学术水平又上了一个新的台阶。

怀庆农村医疗网的成功创建，是反映罗光普从体制、模式上对西方医学引进、融合并本土化的典型案例。得益于豫北农村医疗网的建设，恩赐医院在 1935 年一年就取得了辉煌的成就。脊骨结核病的治疗是他们最满意的业务，成人内外科手术和骨髓移植手术的成功率很高，并到豫北许多医院传授相关医疗诊治经验，取得了满意的效果。怀庆恩赐医院因为有自己的农村医疗网，医疗卫生事业也取得了重大进步，从而可以医治更多的病人。医院增加了用于治疗骨折、枪伤等的牵引器械，添置用于治疗气管和咽喉疾病的支气管窥镜设备。透热疗法取得了重大进展，特别适用于癌症开刀，治疗癌症的比例在全国最高，医院有能力收治更多的癌症患者。

豫北农村医疗网建设的成功，使罗光普一时名声大噪。1935 年 5 月，罗光普在参加第二届定县大会时，受北京协和医学院之邀介绍了用镭治疗恶性肿瘤的技术。罗光普写的介绍豫北农村医疗网建设的小册子得到了全国医疗系统的重视，一些医院在自己的医疗体系中也纷纷采用罗光普的主要构想。譬如，华西地区就注意到罗光普的医疗网建设，北京协和医学院相当重视并试图采纳，定县也力图诱导当地医院永久地采用类似的医疗网。②

罗光普知识渊博，又是一个技术“多面手”，不仅在医疗领域取得了很多创新性的成果，在其他科学技术领域，也为豫北的民众带来了福音。

1923 年，他来到怀庆后不久，就与焦作煤矿和庆华煤矿合作，帮助医院建立发电机房和安装自来水系统。罗光普利用自己在机械、电机等方面的知识和技能，亲自参与建立和管理电机房，有时白天在医院看病、做手术，晚上就在电机房值班，维持医院水电系统的正常运转。

同时，他还积极支持中国正义的抗日战争。1937 ~ 1946 年这 10 年间，罗光普的大部分时间是在中国的抗日前线度过的，即使回国短期休假，或是出席国际会议，也从未停止从事支持中国抗日战争的活动。

---

① 王国玉主编．安阳市人民医院院志．内部资料，2003：17 − 19.

② 宋家珩．长老会著名医疗传教士罗光普//宋家珩主编．加拿大传教士在中国．北京：东方出版社，1995：245.

他担任过中国北部和中部地区的国际红十字会主任，领导和组织以郑州为中心的战地救援工作。在战争情况下，他从武汉到开封再到西安之间接运、储藏、分配国际红十字会的救援物资；帮助安置从日军占领区逃出来的难民和惨遭轰炸无家可归的平民、孤儿，解决他们的吃、住等问题；组织各个教会的医疗机构抢救和医治来自前线的伤病员，并协调各国不同教派医疗机构之间的关系。

以下的日记与书信内容，记录下了那个时期他紧张而艰难的战地生活（图6-15）。[1]

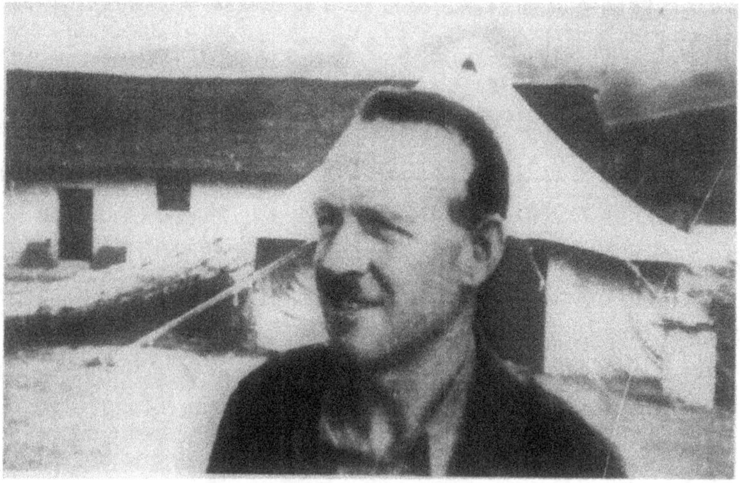

图 6-15　罗光普对待生活和服务人类的态度，让他在英雄和好榜样的队伍中排名第一

（图片来源：Bill Teent. Dr. Robert McClure：Missionary-Surgeon Extraordinaire. Can Med Assoc J. Vol. 132，February 15，1985：431－441.）

1938 年 2 月 12 日，他在日记中写道："我们为医治被机枪扫射和炸弹炸伤的伤员，从下午两点一直工作到十点半。晚上又继续为医院预约的伤员动手术。这个星期六的夜晚是这样的疲惫，几乎连站都站不起来了，汗水浸透了全身的皮肤，但是累得已经洗不动了。"

2 月 14 日记载："早上 11 点钟骑自行车出发到洛阳。给自行车换了一付新链条和一付结实的行李架。在战争时期，带上一床毛毯和一件雨衣已经是够重的了，而我背上的背包有 50 剂抗生素和可为两万人使用的牛痘疫苗……到达洛阳的天主教会，受到热烈欢迎。这次用了 5 小时 15 分钟走了 55 公里，并渡过了

① 宋家珩．把最宝贵的年华献给了中国——记罗伯特·麦克卢尔医生//宋家珩主编．加拿大人在中国．北京：东方出版社，1998：81.

黄河，汗水浸透了全身，感到非常劳累，背包擦破了我的肩膀，疼痛难忍……”

2 月 18 日写道：“在临汾与地方人员开会商讨战时工作。下午骑车 20 公里到达黄屯（译音），路很难走，花了两小时，与当地人员商量战时工作和难民问题。黑夜从另一条路返回。”

3 月，他在给妻子的一封信中写道：“郑州现在白天每日都要遭到日本飞机的轰炸，警报声在白天几乎不间断。我们医院住满了轰炸的受难者，全部是平民。日军使用的是子母弹，因而造成的死亡率很高。火车经常被炸……两天前我从洛阳返回，骑了一夜自行车，清晨 6 点才到达，然后做了四例手术……我总是做不完需要做的事情。我用我所能抽出的所有时间工作在 X 光机旁（常出故障）。除了手术和红十字会的工作以外，我还修理老柴油机。我们像马一样地工作，狼吞虎咽地吃，睡觉像木头一样。现在是晚上 11 点，整个上午我都在做手术，下午在 X 光室工作。然后，我骑自行车到两英里外的一个天主教医院办事……”

1938 年，日军占领怀庆后，恩赐医院和农村医疗网遭到了很大破坏。他培养的 8 名“快速医生”有 7 人被日军杀害。他的助手女护士爱莲也因帮助治疗游击队伤病员而被日军逮捕，严刑拷打，最后被枪杀。罗光普曾经 3 次试图进入日军占领地帮助教会医院恢复工作，但均未成功。游击队劝阻他说，日军正在搜捕他。他不相信，说：“我是传教士，一名医生，代表国际红十字会，我必须同时关心交战双方的伤员。”最后，游击队领导出示了游击队员刚从日军占领的县城城门口撕下的一张悬赏告示，上面有骑着自行车的罗光普画像，文字说明公榜悬赏捉拿罗光普，不论死活，赏金 5 万美金。日本人要以间谍罪处死他，这才让他相信了自己的危险处境。

在郑州工作期间，罗光普与蒋介石、宋美龄等也有过多次个人接触，而与时任中国红十字会总干事的宋美龄工作联系也较多，曾在汉口应邀会见了宋美龄，商讨救济孤儿和建立孤儿院等问题，并陪同宋美龄一起在郑州视察。1938 年，受中国红十字会的委托，罗光普代表红十字会华中工作委员会①前往伦敦出席国际红十字会会议，介绍华北、华中的战事和红十字会的救援工作，借开会之机，再到英国、美国、荷兰、德国、瑞士、丹麦、比利时等国家进行旅行演讲，为“中国救援”募捐。在英国的设菲尔德一间董事会会议室向 6 位亿万富翁做宣传时，他介绍了中国的抗日战争，结果为中国募集到几十万英镑的救援基金。设菲尔德的科研人员应他的请求，向中国提供了一种“设菲尔德敷料”，是用玻璃纸包装的，打开以后润湿即可敷于伤处，再用绷带包扎，使用便利，

---

① 华中万国红十字会（红十字会华中工作委员会）在河南怀庆设有办事处，由美国（加拿大）人罗明远（罗光普）主持，在河南开封设有病床，在许昌及开封设有难民收容所，普遍地救济中国的伤病和难民。于苇．援助中国的世界反侵略运动．汉口：生活书店，1938：15.

治伤效果很好。

在结束了欧洲6国之行后，罗光普接到一封电报，要他在回程的路上经印度进入缅甸，试走一趟滇缅公路，熟悉和考察情况。他了解到，后方大城市有相对较好的医疗救治基础和专业人手，但最缺的是医疗物资和救命的药品。这恰好和国际红十字会的想法一致。

1939年，罗光普担任国际红十字会中国西部和西南部的负责人，主管沿滇缅公路运输援华物资。当时滇缅公路是唯一的陆上运输通道，他训练司机，组织车队运输，他本人也经常驾车穿行于贵阳、昆明、重庆、成都之间。

抗日战争时期，华北国共控制的地带和日本占领区犬牙交错，罗光普曾因救治受伤的八路军战士而和宋美龄有过一段不愉快的对话①：

"你在给共产党行医送药。"宋美龄质问道。

"只要他们是被日本人打伤的，我就会给他们行医送药。"罗光普说。

"你知道他们是我们的敌人。"宋美龄进一步逼问。

"这我管不着。"罗光普坦然回答。

"那样的话，你就不再是我的朋友了。"宋美龄很不高兴地中断了这场对话。

罗光普与国民党官方的关系自然也就此走了下坡路。虽然从政治上来说，他一直想保持中立，但他深信自己作为医生的职责就是治病救人，无需在意被救治对象的背景。当时不仅国共对立，地方上土匪流寇也多如牛毛。罗光普在医院中看病来者不拒，但他要求伤员必须先交出枪械，并将他们分别隔离，以避免在医院中爆发冲突。这些故事都证明了他刚直不阿的个性。

1939年年底，罗光普在训练新驾驶员倒车时不幸受伤，被夹在两辆4吨卡车之间：颈部肌肉严重拉伤，两边锁骨、胸骨错位，一只手臂脱臼，两边肋骨共有18处骨折，不得不回国养伤，期间适逢加拿大航空俱乐部在多伦多秘密地对挪威的志愿参战人员进行飞行训练，他听说每批可以有两名平民参训后，一待伤好就报了名，接下来在多伦多完成了飞机驾驶和跳伞训练。

这个时候在英国伦敦，公谊救护队赴中国的各项准备和训练工作正在紧张进行，但队长人选还没有落实。有人推荐了罗光普，因为他汉语讲得像母语，特别熟悉中国的国情，更因为他是个"健壮的苏格兰血统加拿大人，有着龙卷风般的能量和16岁少年的热情"，而被伦敦的"中国救援基金会"选中。

1941年夏，罗光普重返中国。公谊救护队的任务同样繁忙，要运输国际援华物资、组织巡回医疗队，人员都是志愿者，来自不同的国家，需要进行大量的协调和组织工作。

---

① Bill Trent. Dr. Robert McClure: Missionary-Surgeon Extraordinaire. Can Med Assoc J, 1985, 132: 431-441.

开始，公谊救护队的医生只在云南保山的第72野战医院里负责一个重症外科病房，前线下来的伤员很多是腿上中枪。当子弹以极高的速率射穿腿骨时，好几公分长的骨头就在那一刻灰飞烟灭，治疗时，如果不使用牵引，伤腿愈合后会比健康的腿短上两寸[①]左右，而当时，主要在美国本土生产牵引装置，罗光普就将在豫北行医时发明的用自行车轮辐代替牵引装置的办法介绍给公谊救护队的医生们采用，这样治疗后两腿的长度差别只在1公分[②]左右，基本看不出来。很快，这个方法就在前线和后方的医院里普遍推广开来。罗光普还用了当时加拿大蒙特利尔一个医生的方法救治头部负伤、碎头骨压迫大脑的伤员，这种手术风险很大，但是效果特别好。因为设备创新与技术过硬而让公谊救护队的名声不胫而走，病房不断扩容。

那时在滇西前线，因为多雨，各种传染病的流行也很猖獗。罗光普和一个队友在滇西游击队的帮助下完成了传染病调查，再回来把整个部队的所有卫生员分3次全部轮训，教给他们防治的办法。

公谊救护队先后有5名队员死于伤寒，其中包括运输人员、管理人员和救护队最优秀的医生，尽管国际救援机构发来的各种疫苗、药品，救护队是第一个前往接运的，在滇缅公路和各条军事公路上，队员们持有当时中国最高当局的特别通行证，可以一路畅行无阻，他们具有比任何人都便利的条件，而且可以名正言顺地为自己接种疫苗，但是队员们冒着自己被传染的危险，把药品、疫苗抢夺过来，运到各处后方医院、野战医院和部队集结地。在滇西前线，每两个公谊救护队员就要为一个整师甚至更多的军人逐个进行防疫接种，为了保障中国抗日军人的生存机会，他们宁可牺牲自己，也没有享受给自己接种疫苗的特权。

在第9集团军为滇西反攻秘密集结的云南下关，罗光普带了一个随军医疗小分队为一个整军的人员进行防疫接种，当工作完成后，他自己却受到疾病传染，先是伤寒（当时死亡率为50%），接下来是回归热，让他完全丧失了工作能力。在他离队回加拿大治疗4个月后，他带回了向加拿大红十字会募捐得来的50万美元和为救护队招募的新成员。

1942年，缅甸被日本占领，滇缅公路关闭，国际援华物资的陆路运输中断，改由空运。公谊救护队负责把空运来的物资运送到大后方和游击区。此时罗光普的主要工作是从事巡回医疗队的组织和安排，他曾在宝山前线工作过，帮助改善军队医院的医疗条件，对医务人员进行战地培训，还参加过一段对美国空降人员的救生工作。

---

① 1寸≈3.33厘米。

② 1公分=1厘米。

滇缅公路被切断以后，“驼峰”航线日渐繁忙，罗光普应美国第10航空队的要求，为飞行员们编写了“求生指南”。他多次从云南保山这个“驼峰”航线的东段随军进入深山老林，搜救跳伞的美国飞行员。空运规模增大以后，被击落击伤的美军飞机越来越多，罗光普作为公谊救护队中唯一接受过跳伞训练的队员，常常随飞机前往，从空中跳伞施救。多少次单独跳伞到喜马拉雅山里救起飞虎队队员，连他自己都记不清了。

一旦找到了负伤的飞行员或机组人员，还要靠当地的少数民族山民抬运出来。罗光普就沿着这条航线，到少数民族部落里组织担架队，培训急救人员，要求他们在第一时间对伤员进行包扎，然后将其抬上滇缅公路。而日军方面也许下重金，要山民把负伤的飞行员送到他们那里去，在了解到日本人缺少大洋时，罗光普就给少数民族山民出大洋；日本人又许以黄金，于是，罗光普就奖励在山里比黄金还稀缺的食盐，而且是“等重交换”。这样，就在当时的滇缅公路上出现了这样一道景观：公谊救护队的汽车在接到有伤员的消息后，随即拉上盐袋和一具“跷跷板”开到路边等候，当4个山民轮换抬着担架过来，把美军飞行员和他的所有装备（包括手枪、地图囊、降落伞等）放上“跷跷板”的一端时，公谊救护队员就往“跷跷板”的另一端放食盐口袋，直到“跷跷板”平衡，然后山民们就用那副担架抬起盐回转，而救护队员们开车载着飞行员沿公路离去。罗光普的创新之举让“驼峰”航线上自始至终没有一个受伤跳伞的飞虎队员落到过日本人手里。

公谊救护队的近20个医疗救助小分队全部随军行动、一路西进，亲历了滇西反攻的每一次战役。1944年8月底，罗光普带领的第三医疗救护队随第一批攻城部队进了腾冲城。公谊救护队在城门外没被炸毁的几间学校教室里，开设了腾冲收复后的第一间医院，后来成为联合国救援开发总署的样板医院。

在手术室里工作的罗光普天天都要见到被炸伤的孩子，几天后越来越多。当了解到这些好奇又爱玩的孩子都是被腾冲城里被遗弃的弹药、未爆炸的炮弹、手榴弹、地雷和TNT炸药炸伤的，他感到被动救治不是办法，于是就去找路过此地的美国工兵部队，求教专家学了3天的排雷排爆，回来后自己干起了排雷排爆的工作。

抗日战争胜利后，罗光普领导公谊救护队在河南以郑州为中心开展战时医院的重建工作，直至1948年回国。返回加拿大后，罗光普又踏上了为人类解除病痛的征程，足迹遍及印度、婆罗洲、埃及、加沙、秘鲁、加勒比海和扎伊尔等地区。由于其卓越的贡献，1968年被选为第23届加拿大联合教会主席，1971年被授予加拿大勋章。1981年、1984年，已是耄耋之年的罗光普两度回到中国包括豫北，被中国的发展而鼓舞。1991年11月10日，罗光普病逝于加拿大。

罗光普与白求恩都是出生在基督教家庭的加拿大人，先后毕业于多伦多大学医学院，又都是外科医生，在支持中国抗日战争期间曾经有过一段豫北偶遇的经历。据罗光普回忆，1938 年，白求恩从中国香港进入内地辗转前往延安，在路过河南怀庆一带时走丢了，“他发现自己迷路时，心情很烦躁。于是借酒浇愁”。罗光普几经周折找到了白求恩，并帮助白求恩清醒过来，把他交给了八路军。[①] 当白求恩在晋察冀前线冒着生命危险，在战地艰难的条件下不懈地为中国军民治病疗伤的时候，罗光普在冀鲁豫地区也在担当救死扶伤的大任，两人都曾为救他人而不幸染病，不同的是白求恩因感染并发败血症而献出了生命，罗光普则是“九死一生”，躲过了无数次的劫难。他的外孙女曾自豪地说：“白求恩在中国 18 个月，我的外祖父（即罗光普）在中国 25 年；曾外祖父（即罗维灵）在中国 50 年。”所以说加拿大不止一个白求恩。罗光普生前的一段话很好地诠释了以上的赞誉：“我告诉学生们他们应该在生活中寻求冒险。他们也许挣不了多少钱，但是会得到许多乐趣。而且，更重要的是，他们能够帮助他人。难道这不就是生活的全部意义所在吗?”[②] 罗光普视奉献为快乐，直到年近古稀时，他还至少两天外出演讲一次。他幽默地为自己的人生总结出一个公式：服务 > 收入 = 满足感。

罗光普与白求恩尽管信仰有所不同，但作为一个虔诚的基督教徒，一位医疗传教士，一位视医疗事业如同自己生命的人道主义者，他带着“旋风般的精力”、“16 岁年轻人的活力”和宽广仁厚的爱心，用广博的知识和“多面手”的技能，为中国所有需要帮助的病者、伤者、受难者施医送药，却并不希望在他身后留下众多感激的病人，只愿将足迹留在中国。他一生不介入任何政治斗争，只希望有一个明智的、公正的政府，给人民带来和平。他对医疗事业执著追求和无私奉献的精神，对技术精益求精，不断创新的探索精神，对困难无所畏惧，勇往直前的毅力与勇气，深深地留在了中国人民的心里，留在了豫北百姓的心中。他对中国医疗事业、抗日战争的贡献，是永远不可磨灭的历史事实，他和白求恩一样，永远值得中国人民怀念和尊敬。

本章小结

城市化的迅速发展所导致的诸如传染病暴发蔓延等一系列公共卫生问题，开始进入国家的视野；同时，不断发展的西方医学成果也为公共卫生的建设提供了现实的助力。西医东来，触发了中国近代公共卫生事业的开启。在豫北的加拿大传教士没有因为身处内陆贫困的乡村地区而有所松懈，他们借鉴母国的

---

① Munroe Scott. McClure，A Play in Two Acts. Toronto：Simon & Pierre，1988：56 – 65.

② William Lockhart. The Medical Missionary in China：A Narrative of Twenty Years Experience. London：Hurst and Blackett ，1861：116 – 117.

经验，以先发沿海口岸城市为榜样，结合豫北的社会实际，创造性地开展了形式多样的公共卫生项目，转变豫北人民的公共卫生观念，扭转不良的生活方式与卫生习惯，促进母婴保健，防治传染病等。豫北第二代传教士医生罗光普创立了一个覆盖5000平方公里、150万人口的分诊调节系统，即由传统中医和受过西式培训医生组成的、包含农村医院和农村诊所在内的怀庆医疗网络体系，提高了豫北农村地区的医疗卫生水平，推动了豫北医疗卫生事业的进步。事实上，发展公共卫生健康项目对近代豫北产生的影响远比修建医院更加长久。

但公共卫生事业的近代化是一个综合性的系统工程，关乎物质、制度、精神层次的文明。豫北近代公共卫生事业举步维艰，进展缓慢，也成为豫北近代化艰难脚步的缩影。

附　近代豫北公共卫生意识的传播者——盖麻姑、彭纯修①

1. 盖麻姑（Miss Margaret Russell Gay，玛格丽特·罗素格·盖伊）

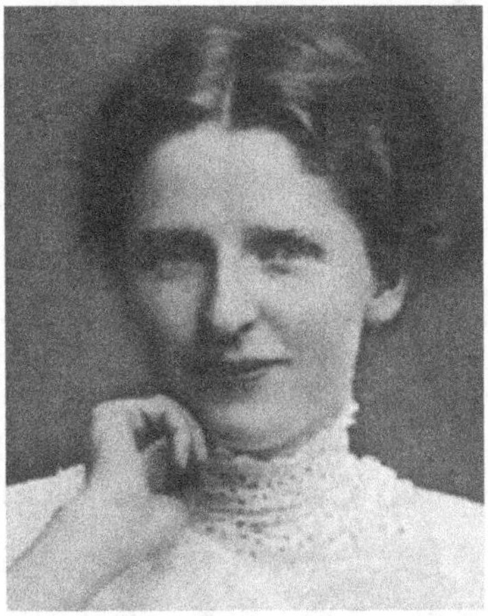

盖麻姑

盖麻姑，1886年出生于多伦多，1910年作为布道工作者被任命来到河南。1914～1920年在吴安一个很小的分教区医院工作，直到因两名医生的离开医院被迫关门。从事传教13年后，在见证了豫北农村居民对于医疗的巨大需求，感悟到需要实践技巧才能提供帮助时，36岁的她毅然决定追求自己的护理梦想。于1923年起在温哥华总医院接受了长达3年的护士培训项目，以第5名的优异成绩毕业，并获得了温哥华综合医院的勋章和奖励。1926年重返中国。学成归来的她制订了疾病护理的标准：强调效率、有效，最重要的是干净。盖麻姑是从以传教为中心转向以护理为中心的典型代表。她认为传教护理不仅是福音，也是服务，布道的目的是把传教护理同其他形式的护理实践区分开来。她把专业的护理看作是一项更好的、更实际的实现其信念和愿望的表现，用来服务于中国人的需求。

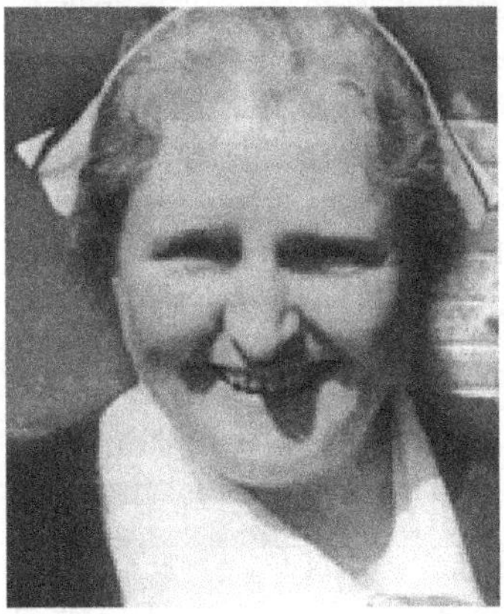

老年的盖麻姑

1928～1937年，作为骨干护士，盖麻姑为河南的护理事业发展做了大量工作。

1930年年初，古约翰因视网膜脱落在多伦多住院治疗期间，她自愿前去护理。并将古约翰珍贵的宣教生涯的回忆笔录下来，再交给罗莎琳德整理成书，书名为《中国神迹般的人物》（*Miracle Lives of China*）。

她终身未婚，在河南工作了30年（1910～1941），其中13年是做布道工作。

---

① 资料来源：宋家珩主编．加拿大传教士在中国．北京：东方出版社，1995；Sonya Grypma. Healing Henan：Canadian Nurses at the North China Mission（1888～1947）. Vancouver，The University of British Columbia Press，2008；新乡医学院第一附属医院院史馆馆藏资料．内部资料，2012.

2. 彭纯修（Miss Louise Clara Preston，路易斯·克莱拉·普雷斯顿）

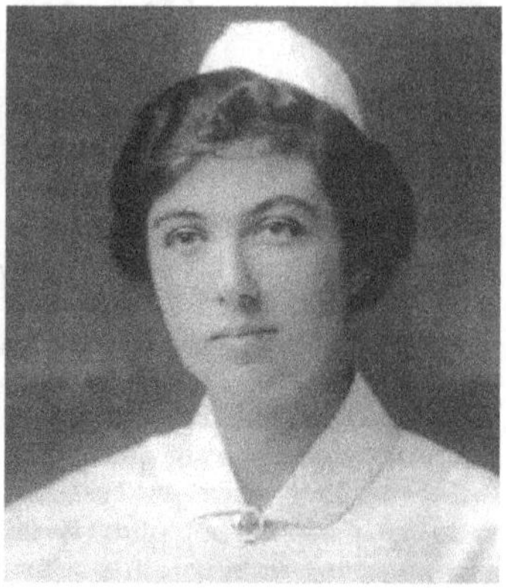
彭纯修

彭纯修是豫北最优秀的加拿大教会护士之一。她1891出生于马尼托巴省的布瓦塞万，就读于安大略省斯特拉福德的一个商业学院。受她的传教士姑姑依·奥古斯丁·普雷斯顿的影响，于1918年西班牙流感肆虐时，去患者家里做志愿者，目睹了一个家庭里母亲和4个孩子在几天时间里相继死去。这些经历让她萌生了成为传教护士的梦想。1919年，在魁北克省蒙特利尔的维多利亚皇家医院接受护士培训，首次认识到科学医疗的重要性，并见识了“现代”医学所强调的设计合理的建筑，即注重空气流通和卫生清洁，护士能在宽敞的病房里照料病人；先进的设备——如X光机和检验设备；科学的诊断和治疗——使用显微镜之类的技术手段辅助诊断，依据科学的理论制订治疗方案。她期望能通过现代医院的护理工作，近距离地感知耶稣的存在，可以充分体验和表达自己的基督信仰。然而，当她1922年正式加入女性传教士协会成为一名教会护士，受斯特拉福德的诺克斯加拿大长老会派遣来到河南时，安阳的旧式医院却是另外的一种景象：一座小教堂、一个诊室、一间手术室和作为病房的围建在院子四周门对门的平房。照明条件和取暖条件都很差，冬季窗户糊着窗纸，门上挂起门帘，病人就在“病房里”烧火做饭，煤炉取暖，为防煤气中毒，就在纸窗上戳些窟窿。可当天热时，门帘被高高挑起，苍蝇就很容易进入病房；用油灯照明，很担心着火；没有自来水，运水工送来的又似乎总是泥汤；有时急需用水，而储水池却滴水皆无，运水的人也无法找到，连便盆的清洁都很难维持。

医疗设备严重不足，根本没有专业助手，使得护理工作的开展困难重重。虽然她非常推崇现代医疗，但面对这样的旧式医院，她却仍能找出不少的好处，如医院的环境与病人家里变化不大，可以让病人感觉更轻松；因为费用低，病人的经济负担更轻；医护人员不用花费太多的时间去管理，因而就有更多的时间去教病人识字或给他们讲授卫生常识。她为在这样条件并不好的旧式医院里治愈的病人数量和取得的成果感到骄傲与自豪。

家乡安大略省斯特拉福德教堂的女教徒曾经通过缝制一条被褥的方式来为她在河南的工作募集资金，每位捐助者只要捐赠10分钱，就可以将自己的名字绣在被褥上。

直到1926年安阳才建起一所近代化医院。而在这所医院筹建的过程中，无不凝聚着她的智慧与辛劳。包括柜橱的设计，窗户建在何处，家具怎么摆放才能物有所用，怎样才能更便于工作的开展等，都是她要考虑的内容。反复尝试医院装备的布置，如靠背椅、床边桌、床边凳、床垫、摇篮、婴儿摇篮床、电烤炉等的摆放，甚至还外出到店铺里帮建筑工人买螺丝与合页。遇到现代机械或工具不足时，如找不到油漆刷子时，她就用废丝绢浸到油漆里，然后用手来刷，始终让工程缓慢却平稳地向前推进。

1931 年重返安阳的彭纯修从缝纫开始，重建被毁坏的医院。她们买了一台缝纫机，雇用一些中国妇女，缝纫医院用的被单、毛巾，手术用的纱布和手术服等，制作并修复了一些家具、门、窗、橱柜和地板。病床则从天津用船运到安阳再上漆；自制了床垫、床头柜、凳子、桌子和橱柜。经过她们的努力，重建后的安阳医院终于备齐了“一个装备精良的日用织品房间、一个干净的浴室、一个专做病号餐的厨房、一个手术更衣室和设备齐全且便利的护士办公室、整洁的走廊、有足够抽水设备的卫生间和宽敞明亮的病房”。而且彭纯修成了重建后的女子医院护士长。[①] 1932 年后，在中国和加拿大工作人员的共同努力下，医院逐渐走上正轨，并拥有了一个设备齐全的实验室，训练有素的技术员，经验丰富的药剂师，以及 X 射线的设备及电话设施，工作人员发展到了 50 人。

“我一直梦想着，并在梦中看到我们拥有自己的电器洗衣设备、受过良好训练的营养专家、一个物理疗法研究室、儿童保健门诊部，从事农村医疗重建工作、社会医疗服务和公共卫生的福音传道者，与我们充满活力的毕业护士和员工一起给予人们似基督般的服务和领导。”[②] 她还梦想着在安阳建立一个护理学院，国民政府每年能拨给学校和医院一定数额的养护费，以支持医疗工作的开展，等等。

“珍珠港事件” 后，彭纯修是华北使团唯一留在中国的一名教会护士。在 1940 年华北传教士从豫北撤离后，她在商丘完成了对患病的玛丽·博伊德的紧急救护任务，于 1940 年 7 月去了位于重庆的加拿大基督教联合会下属的西部使团工作，准备接替休假的加拿大护士艾琳·哈里斯（Irene Harris），担任中国西部使团重庆医院护士的负责人。尽管在豫北经受了种种困难和考验，她似乎已经很好地适应了豫北混乱而简陋的工作条件，但在重庆，除了酷热难耐，空袭不断，睡眠不足之外，因为经历了三年半的战争，医院的条件比河南更差。交通不便，物价飞涨，燃料和食品短缺，日用品很难买到，医院的医护用材供应捉襟见肘，想购买消毒用的酒精都需要经过层层批文才能得到；医院病房没有自来水，没有供暖，很难给病人清洗。电灯经常不亮，煤油又很贵，上夜班的

---

① Sonya Grypma. Healing Henan: Canadian Nurses at the North China Mission (1888 ~ 1947). Vancouver: The University of British Columbia Press, 2008: 110.

② Sonya Grypma. Healing Henan: Canadian Nurses at the North China Mission (1888 ~ 1947): Vancouver: The University of British Columbia Press, 2008: 110.

护士只能提着一盏小煤油灯。到处是老鼠、苍蝇、蚊子、臭虫和蟑螂，病床和婴儿摇篮得放上蚊帐和屏风，也没有集中供暖之类的现代设施，严重阻碍了医疗护理工作的有效开展。但她和护士们仍然专心于护理工作，悉心照料着各类伤病员，因为她在日本轰炸机来袭时，坚守在无法转移到防空洞内的重病人身边，而被誉为“战争中的无名英雄”。同时，她也在重庆护士学校授课。中国香港和新加坡被日本占领后，重庆又接收了许多外国病人，他们很多不会讲汉语。因为中国护士没有几个会讲英语，所以她就得做更多的工作，包括为那些外国病人准备外国食物。

但她永远都能保持积极乐观的心态，她应对供应紧张的策略就是：“吃光，穿破，再想办法。没有也行。”① 对她来说，中国西部只是一个临时的避难之地，那里的地理、人文以及生活条件和豫北有很大的区别，使她找不到“家”的感觉。

1942 年夏，她被查出患有活动性肺结核，一直休养到 1945 年才康复，能够重新开始护理工作。她被任命为安大略赫斯特女性传教士协会医院的代理护士长。尽管人在安大略工作，但心却一直牵挂着中国河南，在等候返回豫北的日子里，远离了中国同事和朋友，她像是失去了家园和奋斗的目标，非常失落，一直期待着能返回河南，而且是越快越好。并且，已经为应对战后中国的各种问题进行了充分的准备。1945 年 4 月，“多伦多河南委员会”点名让 14 名传教士在年末之前第一批前往中国，彭纯修就是其中的一位。

由于资金短缺，她直到 1946 年 10 月才到达卫辉，成为卫辉医院的护士长。临行前，她知道在战后的中国很难获得物资，因此，她计划从加拿大带去更多的东西。她在伊顿的一家百货公司请了一名专业导购来帮她采买并将这些货物运到中国，物品包括手风琴、自行车、辛格牌缝纫机、用于护理教学的解剖图谱，她还准备了新毛毯和打字机、留声机和唱片、厨房用品、餐桌和椅子、干性油墨，还有很多眼镜。

虽然战争已经结束，但还有很多困难需要克服，譬如，重建医院，重组优秀的团队，购买设备，应对通货膨胀、内战、饥荒，还有成千上万患有肺结核与营养不良的病人。此外，流行病在全国到处暴发，还有大量的常见病患者。医生和护士要面临很多问题，战后的各项护理工作都得重新开始。

战后，煤炭价格飞涨，医院的采暖成了主要问题。冬季开始，无法给病人洗浴或为他们保暖，结冰的水槽和厕所及瓶子里冻结的尿样，常常让护士不知如何是好。新生儿被放在厨房里，通过炉灶的热量来保暖。尽管裹上好几层衣

① Sonya Grypma. Healing Henan: Canadian Nurses at the North China Mission (1888 ~ 1947). Vancouver: The University of British Columbia Press, 2008: 110.

物，包括一件中式小袄，但仍感觉不暖和。即使钻进被窝，也仍感觉“冷得无法看书”，只有一个给力的条件，就是卫辉有了玻璃窗。

不管教会医院的条件如何艰苦，她都一直带领着她的护士团队坚持着，直到1947年华北使团被永久关闭。

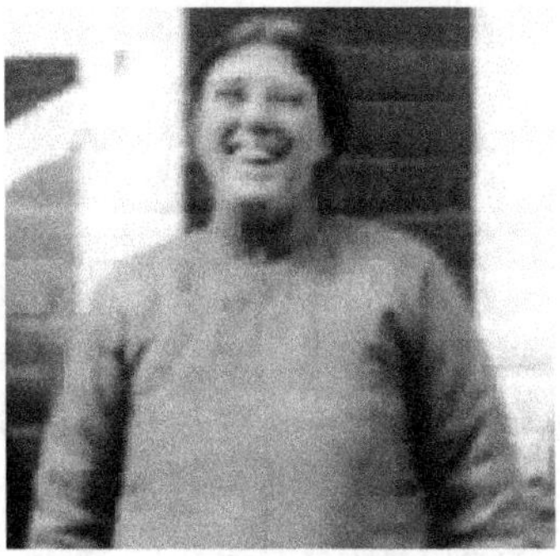
中年的彭纯修

她在中国经历了4次（1927年国民大革命、1939年抗英运动、1941年第二次世界大战和1947年国共战争）从河南的撤离，但还是与河南护士教育和护理服务的发展结下了不解之缘。面对诸多磨难，宗教信仰成了她的支撑。她曾写道：“‘圣经’第九十一篇是我每天必读的圣经内容，它总是提供给我无穷无尽的帮助和保护。”[①] 每当面对威胁时，寻求圣歌以获得安慰成为彭纯修在中国护理工作的一个特色。她终身未婚，在华工作了25年（1922～1947），岁月的蹉跎让她从一位纯情少女变成了“中国老太”，直到在1947年华北使团被永久撤销才离开。

① Sonya Grypma. Healing Henan: Canadian Nurses at the North China Mission (1888～1947). Vancouver: The University of British Columbia Press, 2008: 80.

第七章

加拿大传教使团的撤离与医院重生

传教士在中国传播西学、开办学校、救治病患，从总的方向上看，其包括医学在内的传教活动的确是与中国现代化进程相一致的。但是，基督教是殖民主义的伴随物，无论是19～20世纪反帝爱国同时也带有激烈的反对基督教色彩的“义和团运动”，还是20世纪20年代的反帝国主义，剥离宗教与政治、宗教与科学教育隐秘关系的“非基督教运动”，都表明基督教与中国现代化的进程具有一种奇特、复杂的关系。

在这种错综复杂的关系中，连同中国近半个多世纪的抗敌征战，加拿大传教使团经历了疾病、暴力、死亡、战争、革命，以及囚禁等无数的困难，在豫北这一中国内陆贫穷、落后、偏僻、闭塞的乡村地区建立了独具特色的教会医疗事业。虽然战争的稻草最终还是压倒了骆驼，但从最后几年传教使团的工作开展情况来看，已经充分展现了华北使团缓慢而痛苦的解体过程。然而，不可否认的是，传教士们“博爱、宽恕、自我牺牲、无私奉献”的精神已经在河南生根发芽，并将继续对河南医疗卫生事业的发展产生长远的影响。

第一节　加拿大传教使团的“四进四出”

一、“义和团运动”中的撤出

1900年爆发的“义和团运动”在加拿大传教士的记忆中是华人对基督信仰进行的一场攻击运动。据估计，在“义和团起义”被镇压前，大约有3136万名基督教徒改变了自己的信仰，136名新教徒、44名天主教传教士及在华西方人，包括外交官死于这场动乱。[①] 在安阳，有传言说一帮50多人组成的流匪正计划攻打使团驻地，目的就是“毁坏财物、屠杀外国人”[②]。另有传言说在楚旺也即将发生一场袭击。1900年6月10日，河南所有的邮政通信都中断。几天后，河

① Murray McCheyne Thomson. A Daring Confidence: The Life & Times of Andrew Thomson in China (1906～1942). Murray M. Thomson, 1992: 41.

② R. Goforth, Goforth of China. Toronto, McClelland and Stewart, 1937: 127－128.

南的传教士收到来自美国领事的一封迟到的电报，催促他们向南逃离，因为通向天津的北上路线并不安全。到了6月20日，传教士们听到了令人震惊的消息：玛格丽特·华莱士（Miss Margaret Wallace，生卒年不详）大夫、罗维灵大夫、孟恩赐大夫，以及他们的家人在前往北戴河的途中遇害。尽管后来证实消息并不属实，但传教士们还是作出了撤离的决定。1900年6月28日，由6名孩童和17名成人组成的加拿大人逃亡团踏上了艰难的逃亡之路。① 整个行程中发生了一连串的悲惨事件，雷实礼大夫的手腕和膝盖被砍断，脚背也有重伤；季理斐的手掌、手指和前额有着很深的伤口；尹兹谋头部被刀子划过；古约翰的脖子和脑袋从后面被双剑袭击，左臂被砍，骨头外露。攻击后，强盗们搜查了马车并把值钱的东西全部掠走。在所有人的记忆中，这是一段恐怖的经历。他们用了一个月的时间才从河南赶到了上海。尽管有4名传教士的子女在那年夏季死于疾病，但并没有人死于暴力，这可算得上是“一个奇迹”。

1901年9月，一些加拿大传教士开始返回河南。在安阳，他们发现尽管房屋需要修缮，但他们的财产却相对完好地得以保护，很多私人物品完好无缺。位于楚旺的小教堂和医院门窗破损，诊所的木地板丢失，两处住房无法修复，物品全部丢失。

在“义和团运动”中，加拿大长老会的损失并不严重，否极泰来，事后传教士不仅意外得到了中国人的支持，他们也从国内得到了更多的财力支援。在多伦多，布卢尔教堂获得许可，以超过常规的拨款从财力上支持史美德医生和戴维娜·孟席斯，圣约翰教堂也发出呼吁对胡德牧师进行同样的帮助。加拿大传教士利用赔款着手重建使团驻地，放弃了被焚毁的楚旺和新镇（今属浚县）传教站，开拓了一些新的传教区域。

“义和团运动”对加拿大传教士最大的影响，就是他们把自己看成是幸存者。经历过“千里奇迹”的人员将此归因于神灵的庇佑、保护、恩赐和他们在宣教上的付出。上帝庇护最有利的证据就是在“义和团运动”中他们没一个人受到致命伤害。更重要的是，他们看到了忠诚对于实现传教目标的意义，这种忠诚将在未来的危机中帮助他们渡过难关。其中包括上帝对传教士的忠诚，传教士对中国基督信徒的忠诚，以及中国基督教徒对传教士的忠诚。传教士们明白，如果他们能够在“义和团运动”中生存下来，那么他们将能克服任何困难。不要害怕或者躲避不幸、艰难与痛苦。1914年之后第二代护士到达时都带着坚定的信念：尽管工作可能充满艰辛与危险，但上帝与她们同在。

---

① Margaret Brown. History of the Honan (North China) Mission of the United Church of Canada, originally a Mission of the Presbyterian Church in Canada, United Church of Canada/Victoria University Archives [hereafter UCCVUA] 27: 19// Sonya Grypma. Healing Henan: Canadian Nurses at the North China Mission (1888 ~ 1947). Vancouver: The University of British Columbia Press, 2008: 43.

二、北伐战争中的大撤离

1922 年，继“义和团事件”后，中国暴发了又一次蔓延全国且规模更大的反基督教事件，史称“非基运动”。“非基运动”爆发的深层原因主要是中国出现了民族主义精神勃兴，以及伴随着新文化运动而产生的批判性思想。1922 年为了对抗在北京召开的世界基督教学生同盟大会，一些学界领袖组织成立了一个反宗教同盟，并宣称科学与宗教是不可调和的，基督教是帝国主义和资本主义压迫各民族的工具。[①]

加拿大长老会与公理会、卫公理会合并组成加拿大基督教联合会，并将在华的 3 个加拿大传教使团重组为基督教联合会使团：豫北长老会使团改为华北使团。并入加拿大基督教联合会后，教会护士成为加拿大大家庭中的一员，遍布中国各地。

1926 年，国共两党合作发起的北伐战争也使得“非基运动”与反帝运动的力量合流并得到了进一步加强。一些反基督教的激进分子严厉谴责传教士，说他们所做的就是在中国推行帝国主义和资本主义。

同时，中国的北伐战争，使得社会动荡不安，病房里除了正常的疾病和伤残者外，伤兵和受伤的平民数量也急剧增加，包括受了枪伤的儿童及老年病人，因此对护理的需要似乎比以往任何时候都更为迫切。然而矛盾的是，社会动荡也同样导致了护理发展的中断。起初，尽管政治局势越来越紧张，但传教士们却没想到过要离开河南。“非基运动”于 1927 年秋达到了最高潮，传教士、教会财产，以及中国基督徒都成为被攻击的对象。尤其是外国传教士，他们被迫撤回本部驻地，先是广东和福建南部，然后是广西、湖南、江西及周围省份。[②] 1927 年 4 月 1 日天津发来一封电报，要求传教士“全体人员马上撤离”[③]。怀庆、安阳、卫辉的传教士分别撤离了河南，或回国度假，或进修深造。其他的传教士被分派到中国东北三省、中国上海、中国台湾和日本的使团工作，小部分人就待在天津等待动荡局势的结束。1927 年 8 月，军队占领安阳、卫辉和怀庆，对加拿大传教士的家庭住房、学校和医院进行了洗劫，只有武安得以幸免。

据全国情况统计来看，1926 年在华传教士总人数为 8325 人，1927 年骤减到

---

① ［美］何凯立．基督教在华出版事业（1912～1949）．成都：四川大学出版社，2004：49.

② L. Roots. Effects of 1927 on Work of Missionaries. China Christian Year Book，1928（XV）：11.

③ Margaret Brown. History of the Honan (North China) Mission of the United Church of Canada, originally a Mission of the Presbyterian Church in Canada, United Church of Canada/Victoria University Archives [hereafter UCCVUA] 75：7// Sonya Grypma. Healing Henan：Canadian Nurses at the North China Mission (1888～1947). Vancouver：The University of British Columbia Press，2008：101.

3133 人。① 教会医院和教会学校要么关门，要么移交给了中国本地的教会管理。华北使团共有 96 名传教士，这次损失了 20 位，其中包括教会护士马多士。这是教会传教事业自 1900 年以来遇到的最大一次挫折。

1927 年，河南的护理仍然处于婴儿期，主要还是依靠外国护士来开展，因而可持续性差。加拿大传教士的撤离，使得豫北刚刚起步的医疗护理事业又一次陷入了停滞阶段。

1928 年年初，华北使团的代表发现，在安阳男女医院“所有的房屋，从地下室到阁楼，衣物、床铺、寝具、缝纫机、盘子、刀具、自行车，全被洗劫一空。事实上所有士兵们喜欢的东西全部不见了。大家具上的抽屉和镜子不见踪影，损坏严重。钢琴和大型器械被毫不留情地用大锤砸成碎片……壁炉、水管和玻璃窗都遭到破坏。门和百页窗也被掀掉当做燃料烧了。外国人的墓地也受到污损，医院地下室的房间被用成厕所”②（图 7-1、图 7-2）。

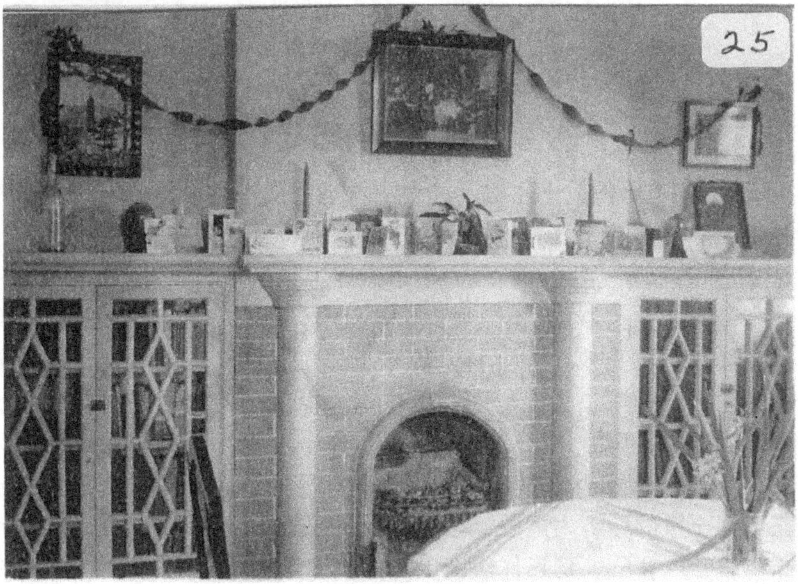

图 7-1　1929 年圣诞节修缮后的起居室

（图片来源：新乡医学院第一附属医院院史馆馆藏）

---

① Kenneth Scott Latourette. A History of Christian Mission in China, London: Society for Promoting Christian Knowledge, 1929: 699.

② Margaret Brown. History of the Honan (North China) Mission of the United Church of Canada, originally a Mission of the Presbyterian Church in Canada, United Church of Canada/Victoria University Archives [hereafter UCCVUA] 81: 2// Sonya Grypma. Healing Henan: Canadian Nurses at the North China Mission (1888 ~ 1947). Vancouver: The University of British Columbia Press, 2008: 108.

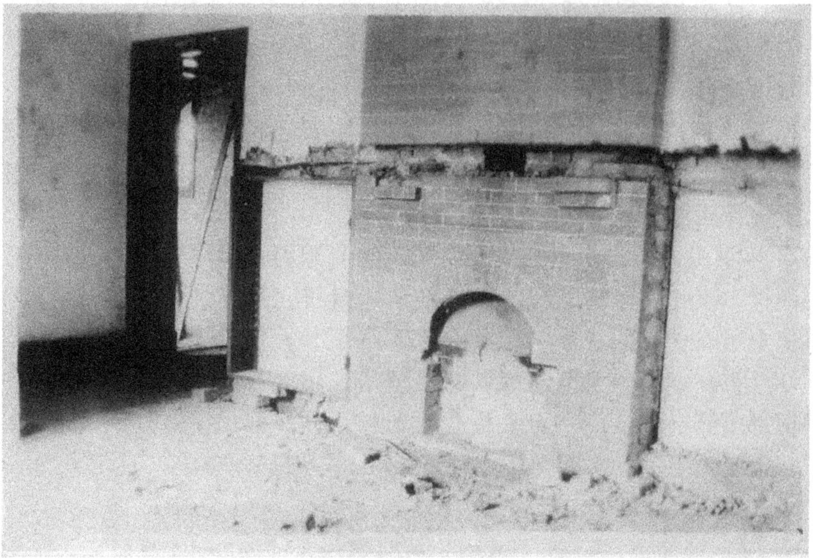

图 7-2　动乱中被破坏的起居室

（图片来源：新乡医学院第一附属医院院史馆馆藏）

在卫辉共有 11 所传教士住房，其中一所里面的东西全被烧光，其余房间的财物皆被掠光。传教士子女寄宿学校被夷为平地。新建的卫辉惠民医院也被洗劫一空，窗户和壁炉全被砸碎。但一个华人守卫设法藏起了 85 张病床，还有两个消毒器和“投影放大器”，稍微减少了一点损失。在怀庆，使团大院受到 6 次攻击，但损坏程度比其他几处要轻。传教士住房有些个人损失，怀庆恩赐医院大部分设备、寝具和床垫丢失。使团的损失总共为 12. 16 万加元，传教士的个人损失总计为 1408. 50 加元。①

自 1928 年秋开始，华北使团想方设法筹集资金来恢复重建医院，由于当时加拿大正出现严重的经济大萧条，教会不得不采取一些极端的措施来维持运转，包括削减传教士的薪酬、延迟休假，以减少中国与加拿大之间的往返旅差次数、降低差旅费标准等，并决定开始向患者收取医疗费用以减少医院预算。

三、反英运动中的大撤离

1939 年 7 月，黄河再次泛滥成灾，紧伴着天灾，在居心叵测的日本占领军的煽动甚至是胁迫之下，反英运动在河南爆发了。

---

① Letter from W. Harvey Grant to Helen R. Inksater, 23 September 1930, UCCVUA 83. 058C. box 56, file 2, series 3. // Sonya Grypma. Healing Henan: Canadian Nurses at the North China Mission (1888 ~ 1947). Vancouver: The University of British Columbia Press, 2008: 108.

在安阳，日本占领军下令关闭教会。他们增加医院的限定条款，威胁中国职工，并禁止中国病人进入诊所。1939 年 7 月 9 日由一群 200 多人的中国人和全副武装的日本人一同进行了反英游行示威。8 月 30 日，日本军队把安阳广生医院的全体职工聚集在一个小教堂，警告中国人所谓的加拿大人的蓄意进攻，并且威胁说到次日中午中国人若仍不离开，等待他们的就是断胳膊断腿了。6 名传教士在各自的院区待了 3 个星期，通过电话保持联系。加拿大人拒绝离开，坚持希望日本人允许他们留在中国。一个日本卫兵坚守在教会门口以确保中国职工不能返回，传教士变成了实际上的监狱犯人。

每到夜晚，医院的一名中国员工都会从墙外为彭纯修送来一些生活必需品来帮助她们渡过难关。安阳的两个护士走了两天的路程，穿越日军的封锁线，来邀请这些被困的加拿大人到家里躲避风险。

一天晚上，西教堂着火了，东教堂的大门同样也着了火而被烧毁，传教士暴露在巨大的危险中（图 7-3）。

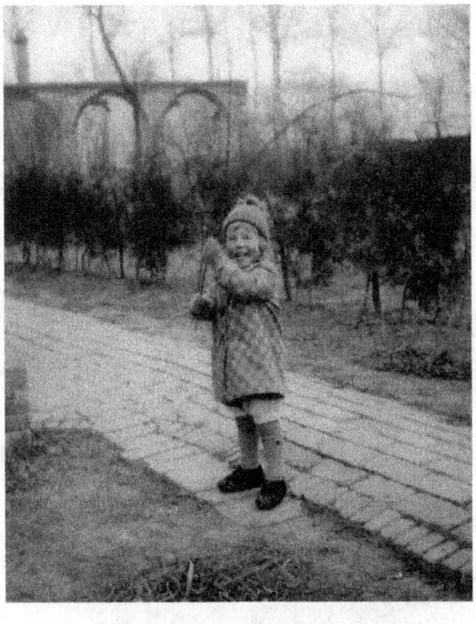

图 7-3　动乱中被烧毁只剩下空架子的房子

（图片来源：新乡医学院第一附属医院院史馆馆藏）

1939 年 9 月 16 日晚上，东教堂被投掷了 9 个手榴弹，其中有 4 个爆炸，教堂大门口贴着布告，描画着一个外国人躺在地上，脖子上鲜血直流，并写道："英国人如果在三天之内不离开这个地方，就会有生命危险。"①

① Margaret Brown. History of the Honan (North China) Mission of the United Church of Canada, originally a Mission of the Presbyterian Church in Canada, United Church of Canada/Victoria University Archives [hereafter UCCVUA] 100: 10// Sonya Grypma. Healing Henan: Canadian Nurses at the North China Mission (1888 ~ 1947). Vancouver: The University of British Columbia Press, 2008: 148.

经过这件事之后，传教士们感到再留下来将意味着对他们自己和中国朋友的生命安全造成威胁，于是几天内都离开了安阳。

在卫辉，1939 年 9 月 4 日“抗英委员会”会长命令传教士马上撤离，禁止返回。10 月 5 日，卫辉的传教士接到通知，他们必须在 10 月 12 日前全部撤离，否则政府将于 10 月 13 日采取“非常措施”。他们计划分批撤离。

同年 10 月 26 日，第一批加拿大传教士也开始撤离怀庆。

这一年华北使团撤离了所有的传教士，日本当局对传教士们和他们的中国同事的威胁也迫使他们不得不撤离，这是第三次大批的传教士撤离史。

这一次的撤离，持续时间最长，所经受的创伤也最大，这让华北使团永远失去了怀庆恩赐医院，安阳广生医院与卫辉惠民医院损失严重，元气大伤，重建华北使团耗资巨大。安阳广生医院因损坏程度相对略小于卫辉惠民医院，加上各种力量汇集，齐心协力来重建医院，所以恢复的速度之快令人瞩目，但卫辉惠民医院却因纠缠于中国和加拿大双方人员的关系破裂与低落的士气，财政危机严重，恢复较慢。

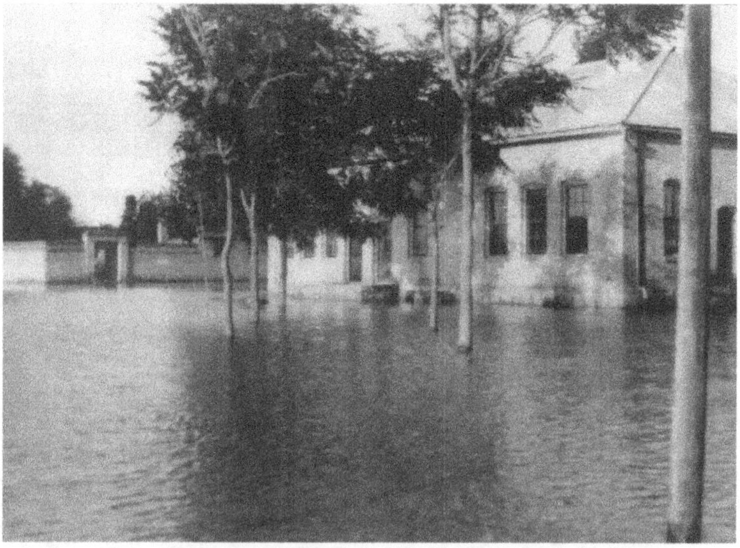

图 7-4　学校后面的发电站在 1939～1940 年的洪水中被毁

（图片来源：新乡医学院第一附属医院院史馆馆藏）

日本投降后，怀庆属于中国共产党控制的地区。最早获得通行证进入该地区的天主教梅根主教（Roman Catholic Bishop，Megan）在报告中提到：怀庆华北使团的驻地“全部遭损”，“如同废墟”①。1946 年加拿大资助委员会与加拿大

① Munroe Scott. The China Years of Dr. Bob McClure. Toronto：Canec，1977：397.

红十字会委派毕业于麦吉尔大学，在战争期间曾在中国西部使团工作过的艾伦大夫来到河南，调查这些医院的状况、需要与前景，并提交第一手材料，“以决定是否为这些医院提供设备与资金支持”①。当时罗光普陪同艾伦医生一起到过怀庆，证实了梅根的所见。日军洗劫了教会的所有一切，院墙只剩下断壁残垣，住房没了房顶，没了烟囱，破败不堪，无人居住。钟塔也遭破坏，医院只是个空壳，怀庆驻地已成为废墟。

抗日战争胜利后，虽有国际救济委员会承诺向怀庆恩赐医院捐助200万元的重建款，但华北使团一直没能让怀庆恩赐医院得到恢复，医院就此在抗日战争中消失。

抗日战争胜利后，虽然安阳和卫辉的教会医院保留了下来，但也都是满目疮痍。安阳原驻地的很多房屋都遭到毁坏，东院的房屋被洗劫得只剩下墙壁，椅子、桌子、器具等全部不见。女子学校的宿舍被日军用改做马厩，西院里男子医院与医生的住所沦为废墟。

尽管卫辉惠民医院被战争损毁的砖和泥灰可以修复，但当地人民的民心士气却很难修复。传教士们回来后发现，过去在卫辉病人至上、清洁卫生，以及高效工作的核心观念已不存在，员工士气低落，医疗状况混乱，中国和加拿大人员之间的关系破裂，严重影响了医院的重建。

抗日战争期间，豫北的加拿大传教士分散到中国及加拿大各地。尽管她们离乡背井，无家可归，但是这些传教士有一种“根”在中国的意识，这种意识促使他们进入了中国的难民营，在天津设临时看护，在北京设临时教室，在中国的北方、东部和南部补给人员不足的地方设传教士医院。或许对于他们的“无家可归”不应该感到奇怪，传教士的护理都被赋予了自然的流浪性。

当日军的野蛮侵略使加拿大护士变得被忽略而流浪时，她们可以而且必须依靠那些他们遇到的好客和友善的基督徒，即使其他基督徒不能够立即接受她们。她们相信上帝是永远存在的、全能的、掌控一切的，即使她们被“分散到地球的边缘”，她们也不孤单。正是靠着这种基督教信仰，她们才熬过了抗日战争这段最危险也最艰苦的岁月。

四、因内战而永久的撤离

1947年3月26日，国共两党军队在卫辉交战，解放军控制了卫辉与安阳之间的铁路，激烈的战斗持续了几天几夜。对于中国发生的政治冲突，彭纯修一

① Memo of Conference with Dr. Stewart Allen, Weihwui, Honan, April 30-May 1, 1946, UCCVUA 93.045C, box 12, file 200// Sonya Grypma. Healing Henan: Canadian Nurses at the North China Mission (1888 ~ 1947). Vancouver: The University of British Columbia Press, 2008: 200.

直认为，“当然的，我们保持中立，对于双方我们都可以提供帮助”。但因国民党宣传说“外国人、医生、护士与基督信徒是共产党军队的重要目标”，所以还是让传教士们惶恐不安。① 3 月 30 日夜晚，爆炸声和枪声彻夜不停，4 月 1 日大多数护士，以及公谊救护队外科主刀医生菲利普·熊（Philip Hsiung）不请假就携妻逃往城中，而卫辉医院还有 70 名住院病人需要照顾。景佐智牧师对此进行了严厉的批评。

格丽塔·辛格大夫（Dr. Greta. Singer）、彭纯修，以及刚刚到达的玛格丽特·霍西带着几名护士及护校学生仍在坚守岗位，看护着 70 多名住院病人撤离。随后，国民党军队提供了 10 辆卡车来运送医院的医护人员、设备及 70 名病人，但最后却没有一辆能真正进入到医院大院，有 3 辆只开到了距离使团驻地还有近 200 米远的沿淀村，那些能够行走的人只有靠步行前往城内，传教士们忙着护送病人及其家人向城内撤离，病情最重的病人被留了下来，由几个佣人和难民自愿留在医院大院照看他们。即使是在 1947 年 4 月 1 日解放军首次攻城时，逃离到卫辉城内天主教使团驻地的防空洞中，加拿大传教士们也没有停止工作，彭纯修和玛格丽特·霍西照看着 300 多名受伤的士兵。

1947 年 4 月 3 日黎明时分，交火结束。4 月 4 日，医院所有人员被允许返回他们的住所，但玛格丽特·霍西、格丽塔·辛格大夫与萨默维尔仍然留在天主教医院帮助治疗那里的伤员。华北使团的医院没有受到多大损失，但病床已经被占满，除了原有的病人外，还收治了从天主教医院转入的 50 名伤势最为严重的士兵。在疲惫、沮丧和恐惧的状态下，彭纯修坚持带领着几名“战战兢兢”的护士和一群心神不宁的护校学生在工作。卫辉的传教士感觉快要承受不住了。痛苦中心存希望是基督信仰的标志，但在 1947 年使团结束任务之前，豫北的华北使团成员却被笼罩在绝望之中。

1947 年 4 月 19 日，菲利普·熊大夫作为一名国民党将军的私人医生，同妻子一起乘坐第一辆军用卡车向南逃到了新乡。格丽塔·辛格大夫合同到期即将离开，卫辉惠民医院再也没有能够胜任的医生。于是，传教士开会分析了局势后，决定关闭卫辉惠民医院。4 月 19 日，传教士们开始安排病人出院，做撤离准备，并嘱咐那些留下的人员要负起责任。直到此时，他们还计划于撤离前在卫辉城内和新乡先搭建起难民中心。4 月 20 日上午，一辆军用卡车载着加拿大人离开了基督教联合会华北使团驻地。其他的医院员工乘火车向南撤离。4 月 21 日，他们到达郑州。步亚德（Rev. H. A. Boyd，H. A. 博伊德牧师，生卒年不

---

① G. K. King. Honan Mission，United Church of Canada Withdrawal of Staff from Weihui；Confidential Report-not for Publication，25 April 1947，UCCVUA 83. 045C，box 12，file 213// Sonya Grypma. Healing Henan：Canadian Nurses at the North China Mission（1888 ~ 1947）. Vancouver：The University of British Columbia Press，2008：206.

详）夫人患上了胸膜炎，“差一点送命”，她的丈夫生病卧床，诺尔曼·奈特先生染上了痢疾，埃得娜·金夫人（Mrs. Edna King）“累病”了。① 但是，那3名单身女传教士萨默维尔、彭纯修及玛格丽特·霍西却非常健康和精神，她们面临艰难时刻却勇敢向前，变得非常坚强。曾经在豫北肩负神圣职责、救死扶伤的骄傲的传教士成了流亡者。

得知卫辉的传教士已撤离的消息后，安阳的传教士就开始为可能出现的紧急撤离做准备。当时仍在安阳的有梅秀英大夫，诺曼尔·霍尔·麦肯齐牧师与夫人桃乐西·劳海德（Dorothy Lochead，生卒年不详），纽科姆牧师夫妇（Rev. and Mrs. Newcombe），贺雅格牧师夫妇，格瑞斯·赛克斯小姐（Miss Grace Sykes）及维奥利特·斯图尔特女士（Miss Violet Stewart）。② 他们请求搭乘军用飞机离开被获得准许，纽科姆先生与其夫人、赛克斯女士与桃女士（Miss Tsoa，一位刚刚获得奖学金准备去加拿大学习的中国学生）于1947年4月29日先行撤离，留下的传教士与中国基督教会的人员一起转移到安阳城内继续医疗工作，并计划于1947年5月6日乘机离开。但由于某种原因，尹兹谋与梅秀英大夫留了下来。在接下来的几个星期里，他们协助使团医院向安阳城内转移，照看难民和伤员。在离开安阳前，诺曼尔·霍尔·麦肯齐将使团的财产交给“院长助理”刘昌定（Liu Chang Djang，音译）牧师掌管，让吴少贤（Wu Shao Hsien。音译）老人担任门卫。6月15日，梅秀英医生和诺曼尔·霍尔·麦肯齐离开了广生医院和铸钟街教会，加拿大差会结束了在安阳的所有活动。

豫北基督教各教派堂点分布情况，如表7-1所示。

表7-1　豫北基督教各教派堂点分布情况（1888～1928）③

堂址	堂名	年份	创始人	面积或间数	说明
新乡	自立会 神召会 中华基督教会 真理会	1926 1928 1939 1951	杜逢春 李耀三 纪耀荣 王淑媛	5间 3间（租） 1栋（租） 5间	原有加拿大籍牧师葛文德1926年离开新乡回国；原有美籍牧师新普颂1937年离开新乡回国；纪牧师1947年7月离开新乡，信徒转入其他堂点，1958年11月全市联合礼拜，此堂停止活动
安阳	耶稣堂	1895	加拿大籍古约翰 季理斐 华人张宝箴	原堂在铸钟街占地56 670平方米，现堂740平方米	原铸钟街占地85亩包括斌英中学广生男子医院（现改安阳市人民医院），现堂址在红星路
濮阳	清洁会	1908～1910	美籍薄清洁牧师	1座	清洁会属安息日会，该堂名系为纪念薄清洁牧师而命名

① Letter from Faris to Mitchell，25 April：1947// Sonya Grypma. Healing Henan：Canadian Nurses at the North China Mission（1888～1947）. Vancouver，The University of British Columbia Press，2008.

② Sonya Grypma. Healing Henan：Canadian Nurses at the North China Mission（1888～1947）. Vancouver：The University of British Columbia Press，2008：211.

③ 政协新乡学习文史委员会．新乡文史资料（第11辑）．新乡，2000：165－166.

续表

堂址	堂名	年份	创始人	面积或间数	说明
卫辉	耶稣堂长老会	1920	加拿大籍古约翰等	27 间	至1925年以怀盐厂为中心，占地达300亩，建楼房18座，瓦房600余间，供教堂、医院、学校用，1948年汲县解放，加拿大籍人全部回国，结束了40年差会的主导
长垣	福音堂	1908～1910	美籍薄清洁牧师	53 间	早期的长垣教会还创办陪德小学1所，校长丘占梅，教监常德禄等设6个班，学生130多名，“七七事变”后停办
焦作	自立会	1903	加拿大籍劳海德	6 间	加拿大籍长老会1902～1915年先后到焦作、获嘉、修武等地建立中华基督教会，1926年前后均改为自立会，以示脱离差会控制
修武	自立会	1903	加拿大籍劳海德	1 座	第一座教堂在五里沅乡西水寨村，亦为加拿大长老宗
获嘉	中华基督教自立会	1900	加拿大籍劳海德	3 间	最早的教堂在蒋村，据说有碑文记载，据获嘉宗教志记载小西关设教堂一处，系加拿大籍劳海德传人
内黄	长老会	1888～1890	胡以庄	3 间	原为加拿大长老会，1926年改为中华基督教自立会

资料来源：政协新乡学习文史委员会．新乡文史资料第11辑．新乡，2000：165－166.

第二节　内忧外患中缓而痛的解体

从表面来看，导致加拿大华北使团从豫北撤离的直接原因是中国的解放战争，尤其是听信了国民党的宣传，认为共产党的军队打进城来，所有外国人和基督教徒将成为主要的目标，对共产党失去了信任与信心。但实际上，真正令华北使团倾60年人力、财力、物力、精力在豫北筑起的“千里之堤”崩溃的“蚁穴”是长年累月的内忧与外患。

一、反复撤离中遭受重创

霍乱、痢疾、斑疹伤寒、天花、疟疾等常见传染性疾病对早期的传教士及其子女是严重的威胁。瘟疫中孩子的死亡率最高，在使团开始工作的前25年里，有19个孩子死亡，仅古约翰夫妇在中国就失去了5个子女。而早期传教中所经历的暴力事件让传教士不断地处于危险之中，但是他们依然有意或无意地依赖于驻中国的教会组织和国际势力，以及信仰基督教社会力量的保护。动荡的社会政治局势与接连不断的战争，让传教士们反复地撤出与返回，不断地收拾残局，重新开始。病人的逐年增多，医务人员的长期不足，以及财政状况的日益恶化，都使得医学传教之路举步维艰。1937 年抗日战争爆发后，华北使团的护士分散到中国与加拿大各地，持续 8 年的流浪生活，让豫北的传教事业元气大伤，几近败落（图 7-5）。

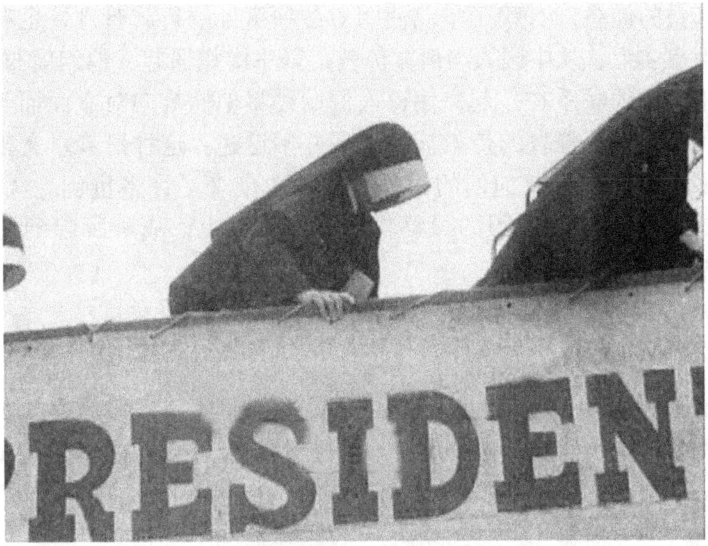

图 7-5　1947 年加拿大传教士永久地撤出了河南

（图片来源：Sonya Grypma. Healing Henan：Canadian Nurses at the North China Mission（1888～1947）. 视频资料）

1945 年 8 月，听到日本投降的消息后，罗光普大夫立刻开始计划河南的救助重建工作。中国善后救济总署①也非常愿意重建使团医院。国际救济委员会承诺向安阳和怀庆的医院各提供 200 万元，向卫辉的医院提供 100 万元捐款。此外，如果卫辉在三个月里能给难民提供 40 张床位的话，中国善后救济总署还承诺将提供1000磅的药品，因为只有处于难民返乡沿途的医院才有资格获得这些补助。

经历了多年的战乱，豫北的教会医院早已满目疮痍，多数的房子都被严重毁坏，绝大部分设施被洗劫一空。战后重建意味着要耗费巨资，虽经多方筹资，并得到中国善后救济总署、国际救济委员会、国际红十字会、加拿大基督教联合会使团委员会、加拿大中国救助会，以及中国战时紧急救助委员会等的多方资助，但资金并不是一次到位，再加上剧烈的通货膨胀，华北使团所面临的财政危机依然难以解决。1947 年，解放战争爆发，传教士最后一次无奈地全面撤

① 1945 年 9 月，反法西斯战争及抗日战争取得全面胜利后，联合国成立“善后救济总署”（United National Relief and Rehabilitation Administration，UNRRA），以救济盟国中蒙受战争灾难的平民百姓和受损的学校等公共机构。中国政府为配合此项工作，在上海相应成立“中国善后救济总署”（China Nations Relief and Rehabilitation Administration，CNRRA）。

离。至此，华北使团在豫北的传教活动最终结束。

近代中国经历了漫长的社会转型时期，来华的加拿大传教士一直受到多重环境的影响，致使他们的传教活动非常不稳定。一直以来，加拿大长老会在豫北医学传教活动的开展，有赖于加拿大国内教会组织及教徒的财力支持，以及教会医护人员的储备，有赖于华北使团对各项事务的行政管理，也有赖于中国的顺从。但事实上，从中国人与西方传教士第一次相遇起，他们就与鸦片贸易、战争及不平等条约联系在一起，使得人们始终将他们推向对立面而竖起文化的屏障，客观来说，基督教的传教活动发展并不迅速。这种民族、文化之间的斗争也给许多来华传教士及他们的医疗传教事业带来了许多重创。从表面上看，是国共内战导致了华北使团的最终撤离，而实际上，战争所起到的作用只是“压垮骆驼的最后一根稻草”。

二、外部的支持不断削弱

接连不断的疾病、瘟疫、洪灾与战争使得华北使团反复撤离与重返，传教设施屡遭重创。财政危机、人员不足，使得传教工作难以为继（图 7-6）。

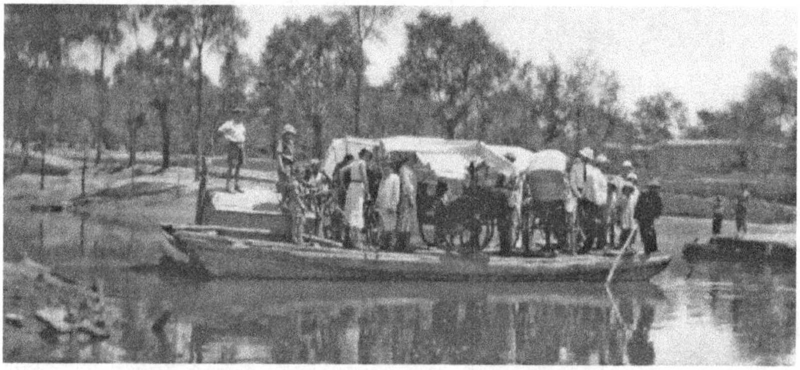

图 7-6　卫河汛期过后的轮渡生意

（图片来源：新乡医学院第一附属医院院史馆馆藏）

首先，财政支持每况愈下。“义和团运动”后返回时，他们因祸得福，不仅使中国的传教工作受到全世界的关注，还意外获得了中国人的赔款，以及加拿大国内更多的财力支援。因当时的传教规模不大，不仅恢复了原有的传教成果，还开拓了一些新的传教区域。而 1928 年第二次撤离后的恢复重建，因正遇加拿大出现严重的经济大萧条，财政支持不断压缩，只能通过向患者收取医疗费用以减少医院预算。1939 年的第三次撤离，持续了 8 年之久，使得华北使团遭受重创，永远失去了怀庆恩赐医院。安阳与卫辉的医院也是元气大伤，虽得到多方承诺的资金援助，但因资金并不能一步到位，加上通货膨胀，人心涣散，重建恢复难上加难。

其次，人力储备严重不足。一个加拿大人要想成为中国的传教士，必须具有许多独特的品质，包括在艰难与不确定情况下的生存能力，学习汉语的兴趣与能力，愿意在几年甚至几十年中远离故土亲人，不在意物质上的得失，公开承诺忠于自己的宗教信仰。同时还需要意志坚定、身体强健、思想深邃，具有承受痛苦且勇于负责的能力。实际上自从20世纪20年代起，加拿大教会中这样的人员储备就一直在缩减。除了几位出生在河南的传教士后代外，对于海外传教生活感兴趣的医护人员越来越少。而那些坚守在河南的华北使团老成员也已慢慢失去了属于他们的宝贵资源，在长期的痛苦中已失去希望，而常常沉浸在绝望之中。

随着教会医疗规模的扩大，加拿大的医生和护士只能起到关键性的带头作用，而绝大部分的工作要靠中国的医生和护士来承担。抗日战争期间，中国基督徒中的医护人员纷纷离开华北使团参与到国共双方的医疗团体中，人员减缩迅速，少数留守人员实难应付日益加大的工作量。

再次，在医学传教的60年间，华北使团很少得到中国政府的支持。因为传教士与当地居民生活水平的极大反差，以及教会医院“绚丽”的医疗设施条件掩盖了使团所面临的巨大财政困境，他们未能从中国人那里获得财力支持。

毕竟，“赢得灵魂”的传教目标与公共卫生医疗并不一致，而绝大部分中国人虽然接受了西方的医学观念，接受了护理清洁的理念，接受了医院“托管”机制，但并没有接受“基督”；传教士在修建大型、通风、西式的房子，院子周围建起围墙与坚固的大门时，希望能抵御传染病的威胁，防止暴力事件的侵袭，但同时也进一步加深了他们与中国邻居间的隔阂。

华北使团在豫北的医学传教活动，最后变成高墙环绕、“与世隔绝”，使团大院的围墙阻挡了致命传染病的威胁，成为保护传教士、躲避地方强盗、日军侵扰的一道屏障，但同时这堵高墙也阻隔了中国人对传教士的信任与支持。

无论他们行医的动机多么高尚，无论他们对中国同事及病人多么友善，无论他们多么努力来保持政治上的中立，却始终改变不了一个事实：他们属于英国公民，在无意中从帝国主义势力与中国签订的不平等条约中享有殖民者的特权，他们是文化上的异类，属于一群不受欢迎的中国占领者。即使他们生在中国、长在中国，穿中式衣、吃中式饭、熟悉中国历史、能用汉语交流，但他们的高鼻子、蓝眼睛、白皮肤、黄头发始终表明他们是“洋鬼子”，不是中国人，他们不属于中国。这一人种、种族和文化上的差异阻碍了信任关系的建立。

三、内部的矛盾逐渐激化

随着华北使团传教成果的不断扩大，教会内部的中国教徒不仅人数日渐增多，能力也日渐增强，随之而来的民族意识也在不断强化。

教会内部中国和加拿大人员之间因观念差异，矛盾激化，导致关系破裂，人心涣散。

传教士与中国人之间非同宗性的矛盾难以调和，这在抗日战争时期就已经显现出来了。1937 年 10 月 1 日，安阳遭到了猛烈的轰炸，除了付印德医生之外的所有单身女性都被派到卫辉。留在卫辉惠民医院的工作人员整天忙着照顾伤员和难民。加拿大人就是以这样的无私服务履行着他们的使命，贯彻着他们的宗旨。他们几乎不怀疑自己工作的价值，也认为中国同事的感受会和他们相同。但令这些加拿大人吃惊和失望的是，中国的医疗和护士团队开始离开加拿大传教使团去其他地方做医疗工作。对于加拿大人来说，英国国旗是此时自豪和安全的源泉，但对于想在中国国旗下做有意义的事情的中国人来说，并不认同加拿大人的做法(图 7-7)。中国基督徒很尊敬加拿大人，也像他们那样致力于基督信念，但和加拿大人在一起工作限制了他们。虽然他们对基督信念有极大的忠诚，但对中国的忠诚则更大。“恐惧蔓延开来，在一个永难忘怀的日子里，我们 20 个员工离开了。两周之内，我们的员工缩减到只剩 1 个加拿大医生，2 个加拿大护士和 7 个中国学生。”① 到 1937 年年底，卫辉惠民医院失去了所有中国医生和 75% 的学生和毕业护士。其中一些护理学生前往南方安全地带继续她们的学习训练，大部分毕业的护士在国家级医院找到工作。例如，5 名护理毕业生在南京一家军事医院工作，4 名加入了红十字会，在那里他们照顾了成千上万的伤员。

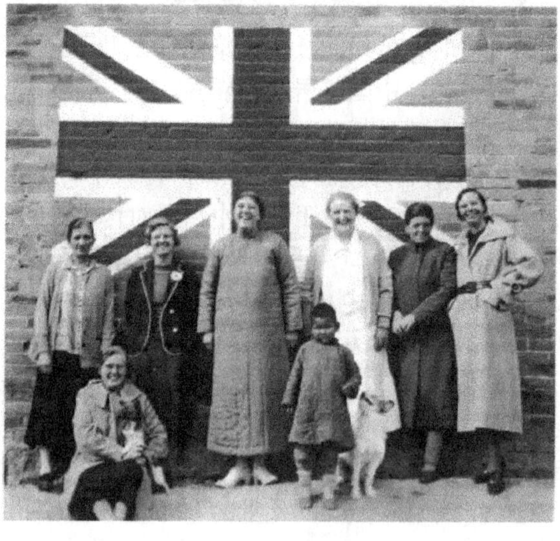

图 7-7　1937 年在英国国旗保护下的加拿大传教士（中间穿棉袍者为彭纯修）

（图片来源：新乡医学院第一附属医院院史馆馆藏）

① Jeanette Radcliffe. War in Weihwui. Canadian Nurse，1938（7）：357.

第三次撤离后返回河南的加拿大人发现卫辉惠民医院的混乱状态，对中方代理院长提出的三项责难中，最为突出的矛盾落在了医院管理的权力之争上，也反映出了在加拿大教会享有使团发起各项计划的最终决策权一事上①中国教徒的不满与反抗，这一外在的矛盾激化了教会内部中国和加拿大教徒之间不同文化背景与非同宗的矛盾。归根结底，是中国和加拿大教徒之间话语权的争夺。大批中国教徒的离去使得华北使团在河南的教会内部支持大大削弱。

外部与内部的种种压力使得豫北的传教活动几乎失去了所有的支撑，最终摧毁了传教士们与世隔绝的世界，并彻底击碎了他们传“福音”于中土的梦想。最后几年使团的工作开展情况，已经充分展现了华北使团缓慢而痛苦的解体过程。

第三节　豫北三所教会医院的重生

对于19～20世纪的中国，西方传教士不仅带来了西方洋教——基督教，更带来了可以治病救人的西医、西药、西式医院、“托管制”医疗、护士职业、公共卫生理念、健康的生活方式等令中国人耳目一新的西方科学和西方文化。西方传教士的最终撤离，能带走设备、器械，却带不走医院，带不走西方科学与文化在中国的烙印。

一、安阳广生医院的沿革

1947年6月，中国人民解放军沿京汉铁路南下，加拿大传教士分批搭乘美国军用飞机撤离。6月15日，梅秀英医生和诺曼尔·霍尔·麦肯齐牧师最后离开了广生医院和铸钟街教会，将医院交由中国籍教会医生张宝箴、胡子铎接管，二人分别任正、副院长和财产的代理人。因张宝箴、胡子铎二人时任中华基督教会河南分会主席和委员的身份，医院财产仍归教会所有。此时的医院职员90%以上是中国籍教徒，一些人在教会里担任牧师职务。因外籍人员撤离时带走了大部分手术器械和设备，致使许多手术无法进行，医疗技术严重下降，严重影响了医院的运转。当时，内外科不能严格区分，外科只能做乳腺瘤、肠梗阻、阑尾炎和截肢等简单的手术。遇有疑难病例，尚需邀请外地私立医院医生来院诊治。②

此后两年，受解放战争的影响，安阳社会动荡不宁，物价飞涨，民不聊生，

① Sonya Grypma. Healing Henan: Canadian Nurses at the North China Mission (1888～1947). Vancouver: The University of British Columbia Press, 2008: 196.

② 刘勇．风风雨雨广生医院．http://xuzhongxin3213.blog.163.com/blog/static/10846059220104811613866/?latestBlog［2018－05－08］．

医院也濒临崩溃。

安阳解放后，广生医院仍以教会医院的性质继续开业。1952 年，医院被政府接收，更名为安阳市第二人民医院，1953 年医院改名为河南省安阳市人民医院，一直沿袭至今。

二、卫辉惠民医院的新生

1947 年 4 月 20 日，卫辉解放前夕，由于医院已经没有能够胜任工作的医生，而且将来也很难找到，传教士们开会分析了局势后，决定关闭卫辉惠民医院。院长纪跃荣宣布医院解散，并预见到再也不可能返回重建，便委托杨静等少量工人负责对医院的看护，其他中国籍医护人员或随护士学校去了郑州等地，或回原籍行医开诊。随后，共产党的部队接管了遗留下来的教会医院。在此后两年多的时间内，医院完全陷于停办状态。

1947 年 4 月，惠民医院解散之后，大部分医护人员和护校学生近百人，集体迁往郑州华美医院。到华美医院后，初时院方不肯接受，把迁入的护士及护生当成施舍对象，非但接待不周，就餐时也要让院方职工先行，待他们就餐完毕才能轮到这些投奔迁入者。后来，因郑州地区发生流行病，院方护士不够用，才同意让惠民医院的护士到病房上班，护士学生插班上课，根据需要轮流到病房上班。校长李素英仍从事教学工作。

1948 年 10 月，解放战争向南推进。郑州解放前夕，滞留华美医院的惠民医院护士学校的职工和学生再次面临着被遣散的命运。最终，通过教会关系，学校得以迁往扬州。职工和学生大部分离散，仅有 42 人在校长李素英的带领下分两批乘飞机前往。一同前往的还有教师刘清荫、刘文义、石爱光，化验员刘某等。到达扬州后，学校与美国基督教医院——浸信医院护士学校合并，学生插入各班学习。1948 年秋，扬州即将解放，学校最终彻底解散。

三、平原省省立医院的筹建

1949 年 9 月，平原省在惠民医院旧址将哈利生医院和解放军第三机动医院一部合并，成立了平原省省立医院（图 7-8）。

冀鲁豫行署是华北野战军在河北、山东、河南三省交界处设立的边区政府，下辖安阳、濮阳、新乡、聊城、湖西、菏泽 6 个地区和安阳、新乡两个直辖市。1949 年 8 月平原省建立，上述地、市均归平原省所辖，省会新乡共有 56 个县，人口约 1600 万人。①

① 河南省地方史志编纂委员会编纂．河南省志（第 16 卷，政府志）．郑州：河南人民出版社，1997：59.

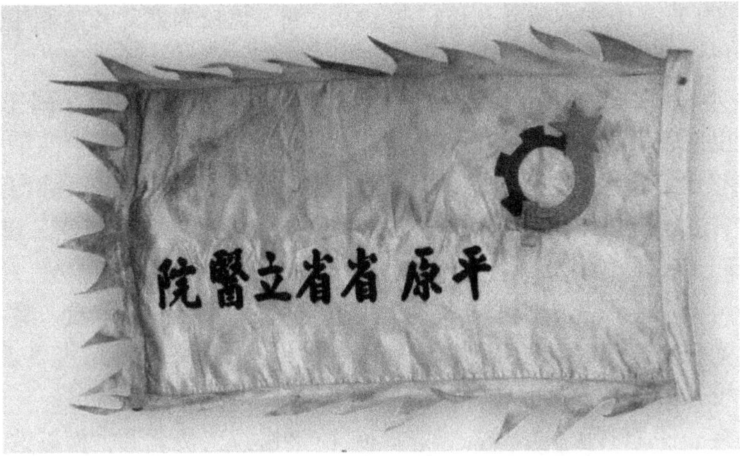

图 7-8　1950 年 5 月 12 日平原省省立医院正式成立
（图片来源：新乡医学院第一附属医院院史馆馆藏）

随着解放战争扩大的需要，冀鲁豫行署于 1946 年年底在山东省阳谷县郝楼筹办医院，定名为哈利生医院。由于人员少，无法开诊，李奕等先后到濮阳等地招收了十几名原濮阳高级辅仁职业护士学校毕业的护士，他们既有理论基础，又有一定的实践经验，来到医院后都当了医生。濮阳天主教设有东街医院，鉴于国民党军队对濮阳的不断骚扰，于 1946 年 9 月迁往清丰县王氏村，又于同年 11 月奉命搬迁阳谷郝楼，与冀鲁豫行署所筹建的医院合并，医院规模迅速扩大，人员不断增加。在此期间，工作人员最多时达 100 多人，常设病床 100 张左右，最多时可收治患者 200 人。日门诊量为 80 ~ 100 人次，医疗设备有血压计、体温计、热水袋、灌肠器、消毒锅、眼底镜、显微镜、X 光机等，还具有整套的外科、眼科、妇产科手术器械。①

1947 ~ 1948 年，冀鲁豫行署卫生局先后在濮阳成立冀鲁豫行署哈利生第一分院，在山东聊城成立哈利生第二分院。1947 年春，在郝楼附近的老庄，还设有一妇产科医院。医院的主要任务是宣传与实行新法接生，治疗常见妇女病，接产并处理难产，该院一年后合并于哈利生医院。1949 年元月，随着解放战争形势的发展，哈利生医院由阳谷郝楼迁往山东省菏泽的孔楼村。

为了逐步扩大医药卫生队伍，适应解放战争发展的需要，冀鲁豫行署卫生局于 1947 年 9 月在山东省阳谷县郝楼村南一里许的李堂村筹建了哈利生卫生学校，校长（或叫队长）贾波，指导员孙杰。学员在一个大房间里上课，分散住在老百姓所腾出的房子里。学校先后办了 3 期，每期 5 ~ 8 个月，共 3 个班，每班 40 ~ 50 人。1947 年 10 月 ~ 1949 年 2 月，在李堂村办了第一期和第二期；

---

① 张双魁等．哈利生医院简介．河南省卫生志参考资料，1985（33）：7 − 19.

1949 年 5 ~9 月在山东省菏泽孔楼村办了第三期。该校为部队和哈利生医院培训了大批战场救护的急需人才。①

1949 年 8 月平原省成立，9 月哈利生卫生学校与哈利生医院一同迁往平原省汲县原惠民医院旧址，着手筹建平原省省立医院，华北军区卫生部第三机动医院集体转移到平原省地方工作，与哈利生医院合并，在原惠民医院旧址共同筹建平原省省立医院。1950 年 5 月 12 日，平原省省立医院正式成立，设病床 100 张，全院职工不足 100 人。同年，从北京调入一批高级医务人员。

1950 年 1 月，平原省决定在原惠民医院、惠民医院护士学校、冀鲁豫卫生学校等的基础上筹建平原省医科学校（医士中专）。学校于 1950 年 5 月 12 日正式开学，校长由平原省卫生局局长李奕兼任。

1951 年，平原省医科学校撤销，医院 42 名医技人员北调，医院改名为华北第二医士学校附属医院。

1952 年 11 月，平原省撤销，学校由华北行政委员会接管，易名为华北第二医士学校。

1953 年 5 月，国家卫生部决定，将华北第二医士学校迁往河北省通县（现北京市通州区）。学校绝大多数教职工，附属医院的部分技术骨干，以及第三、四期学生全部撤走，学校教学设备、教材等全部搬走，仅留下附属医院的部分人员。

1953 年 9 月，根据“全国卫生学校进行统一调整”的精神，河南省人民政府决定将郑州第一医士学校、南阳第二医士学校、安阳卫校、濮阳护士学校及华北第二医士学校的附属医院等单位合并，成立河南省汲县医士学校，地点在华北第二医士学校老校址。医院归属河南省卫生厅，改名为河南省汲县医士学校医院。

1956 年 7 月，省卫生厅决定，河南省汲县医士学校更名为汲县卫生学校。

1957 年 7 月，学校两个护士班合并到新乡卫生学校。焦作卫生学校两个医士班合并到汲县卫生学校。

1958 年 3 月，河南省汲县卫生学校更名为“新乡专区医学院”，隶属新乡专区领导。同年 8 月，学校升格为高等医学专科学校，开始招收专科生。

1959 年 9 月，新乡专区医学院更名为河南省汲县医学专科学校。

1962 年 8 月，河南省人民委员会通知，同意将汲县医学专科学校改名为豫北医学专科学校。医院随之更名为豫北医学专科学校附属医院。20 世纪五六十年代，医院从北京、上海引进了大批优秀毕业生，他们就像当年的加拿大传教士一样，放弃了大城市优越的生活环境与条件，扎根在这偏僻、落后的中原乡

---

① 张双魁等．哈利生医院简介．河南省卫生志参考资料，1985（33）：7－19.

村地区，主要针对周边广大的农村病人开展医疗工作，潜心地培养医学人才，使得医院与学校发展成为豫北地区的医疗与医学教育中心。1982年，学校升格为本科，更名为“新乡医学院”，并在新乡筹建新校，卫辉扔保留新乡医学院第一附属医院，延续至今。

本章小结

加拿大传教使团在豫北的医学传教经过了一个艰难的过程，1900年的“义和团运动”、1927年的北伐战争、1939年的反英运动、1947年的国共内战，都给传教士的精神和肉体造成了巨大的创伤，使得加拿大传教使团经历了4次历史的大撤离。尤其是在抗日战争爆发后，加拿大传教使团在豫北的传教事业经受重创，使得既有的医学传教成果损失殆尽，接连不断的疾病、瘟疫、洪灾等自然因素与战争因素使得华北使团反复撤离与重返，医学设施屡遭重创，再加上财政危机、人员不足方面的困难，最终导致了其医学和传教事业最后的消亡和解体。而且，教会内部中国和加拿大人员之间因观念差异，矛盾激化，导致关系破裂，人心涣散。外部与内部的种种压力使得加拿大长老会在豫北的传教活动几乎失去了所有的支撑，从最后几年使团的工作开展情况来看，已经充分展现了华北使团缓慢而痛苦的解体过程。

新中国成立后，豫北教会医院获得了重生，开始了新的历史征程，成为新中国成立以来豫北的重要医院，安阳广生医院、卫辉惠民医院、平原省省立医院便是新时期豫北医院发展的代表。加拿大传教使团在豫北的医学事业经历了苦难历程后，最终在新中国得到了保存，并重生光大。

附 近代豫北本土的医护领军人物——段美卿、李素英[①]

1. 段美卿（1900～1985，又名段家彬）

段美卿，1900年出生于河南省汲县纸坊村，曾就读于群英小学、牧野中学，1930年毕业于齐鲁大学医科，并取得医学博士学位。曾被誉为豫北“四大名医”之一，在豫北地区拥有很高的名望。

1932～1937年在安阳广生医院及六河沟煤矿医院任外科医生及院长。1937年由六河煤矿调到卫辉惠民医院工作，任外科医生兼诊治内科、妇科和小儿疾病，月工资70元。

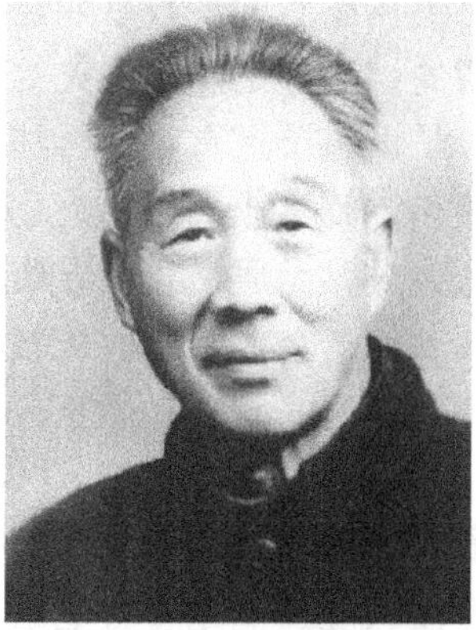
老年的段美卿

1939年9月，日本人唆使一些当地人掀起了反英浪潮，逼迫加拿大人撤出河南，中国和加拿大两国牧师经过磋商达成协议，即惠民医院只要得到日伪政府的承认和保护，医院就交给华人医生和牧师管理。双方签署协议后，加拿大籍人员于1939年9月10日全部撤离，医院交由中国人接管，组成了“七人管理委员会”，公推段美卿任院长兼医师。

1940年，段美卿自豪地向设在天津的华北使团临时总部报告医院的行政与诊疗工作一切运转正常，医院中仍然充满了耶稣基督教诲的福音。他还向总部提交了医院和教堂事务的数据和档案，表明在传教士撤离后，医院仍然秉承着教会的使命和精神，因而，他被认为是“有能力的领导者”。随着战势的升级，惠民医院及当地的教会组织渐渐与传教士中断了联系。

1945年8月，抗日战争胜利后，罗光普率公谊救护队到达卫辉修复惠民医院，加拿大籍牧师及医护人员也陆续返回豫北，欲收回惠民医院的管理权，中国和加拿大双方就医院管理问题产生了很大的分歧，加拿大方罗列了3条罪责，要求段美卿等3人辞职。最后，段美卿、赵乐天、刘培明等愤然离开医院，分别到汲县西关北马市街开设私人医院。

1945～1954年，段美卿在卫辉开设了“段大夫医院”。1953年9月河南省汲县医士学校成立，1954年以后，段美卿一直在河南省汲县医士学校医院从事医疗及教学工作，历任外科医师、外科主任、临床学课委员会主任、外科主任

---

① 资料来源：宋家珩主编．加拿大传教士在中国．北京：东方出版社，1995；Sonya Grypma. Healing Henan: Canadian Nurses at the North China Mission（1888～1947）. Vancouver，The University of British Columbia Press，2008；新乡医学院第一附属医院院史馆馆藏资料．内部资料，2012.

医师等职。他擅长普通外科，有丰富的临床经验，为医院培养了一批外科专业人才。

1984 年 4 月，他因出血性中风而去世。

2. 李素英

李素英是怀庆一名女基督徒的女儿，华北使团安阳护校 1936 年首批毕业生[①]，是饶秀贞、彭纯修培养出来的弟子。1937 年秋被加拿大长老会华北使团聘用，并参与了卫辉惠民医院护士培训学校的管理工作，担任过护理课程的教员。自从 1939 年加拿大人撤离后，李素英就一直担任卫辉惠民医院的护士长，并兼任护士培训学校的校长，在没有加拿大传教士帮助的情况下，她带领着中国男女护士团队与中国医生一起，在抗日战争最艰苦的时期继续开办惠民医院和护士学校。那个时期惠民医院的护理队伍中毕业护士除了她之外，还有郎子成、范文华、张枫芝、李秀珍、刘全喜、刘清荫和刘泽等 7 人，以及护理专业的学生 24 人，其中包括赵丽清、李素萍、周宝山、张伟寒和范明义等，郎子成、张枫芝、刘清荫、任秀英任病房护士长，在医院总护士长李素英的领导下，护理工作开展得井然有序：各病房设护士长，夜晚值班也设有总值班护士长，负责检查各病房的值夜班情况，处理当晚病房值班中发生的问题，并负责于次日向各病房护士长交班。护士培训工作也未曾终止，1941 年有周宝新、范明义、张文范、欧阳斌与张淑爱等 5 名毕业生；1942 年毕业生中的 3 位李淑明、郭瑞武及隋秀莲都留在惠民医院工作。他们坚持了 6 年之久。

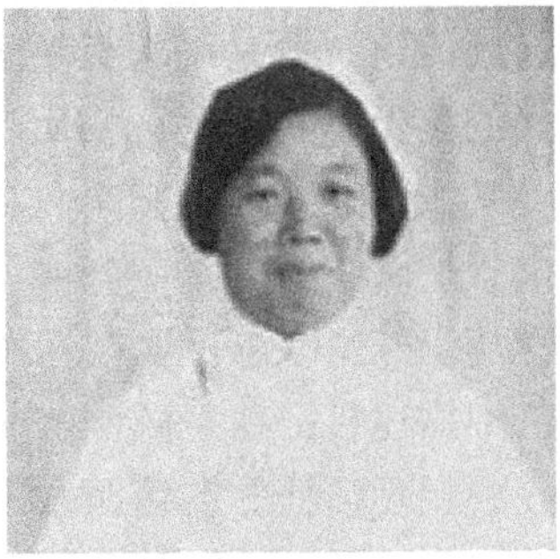

李素英

抗日战争胜利，1946 年 7 月公谊救护队中国支队到达卫辉帮助惠民医院进行重建，他们为争得“话语权”，解雇了“不听话”的抗日战争期间医院的“代理院长”段美卿和两名护士及医院事务人员，10 名公谊救护队中国支队的成员重新掌管医院的各项管理权，由加拿大医生沃尔克·亚历山大（人称“黎医生”）任院长，他的妻子哈里特作为临时护士长负责管理留下来的 3 名中国护士和 9 名正在受训的护士生。3 名正规护士中的 1 名被重新分配到手术室，1 名到护士培训学校做专职教师，另 1 名由于缺乏护理经验而被安排做管理员。医

① Margaret Brown 认定她是卫辉护士学校的首届毕业生，但 Louise Clara Preston 则认定她是 1936 年安阳计划的首届毕业生。可分别参见 Margaret Brown. History of the Honan (North China) Mission of the United Church of Canada, originally a Mission of the Presbyterian Church in Canada, United Church of Canada/Victoria University Archives [hereafter UCCVUA] 111: 9; Louise Clara Preston. Flowers amongst the Debris: A Canadian Nurse in War Torn China (Brockville, ON: Preston Robb, n. d.), 135－136.

院的工人中很多在24年前医院开办之初就得到聘用，对于更换衣物之类的护理工作非常熟悉，因此经培训后被安排为病房勤杂工。按照索尼娅[①]的报告，李素英应该还是护士培训学校的校长，在她的带领下，护士培训学校于1946年9月15日开学，大约招收了10名新生。

1946年10月，加拿大传教士彭纯修护士和梅秀英医生重返卫辉时，惠民医院还有8名正规护士和3届护校学生，彭纯修接任惠民医院的护士长后，两名公谊救护队中国支队的护士就离开了，留下的两名中国护士（应该指的是李素英与刘清荫）都是饶秀贞培训出来的，多年来一直在卫辉工作，还有一群令人高兴的学生，4名男生，18名女生。后来，加拿大基督教联合会的女性传教士协会又派了另外两名护士玛格丽特·霍西与海伦·特纳前来卫辉，任期3年。公谊救护队中国支队在1946年11月将卫辉惠民医院的管理权交还给华北使团。李素英仍然留在惠民医院工作，并且与彭纯修保持着很好的友谊。彭纯修曾在书信中描述自己在卫辉同护士，以及护理学生之间建立在共同经历和目标之上的一种相互信任的友谊时写到，有天晚上，几名护士向她讲述了在饥荒盛行与日军占领时期，她们是如何艰难度过的，李素英女士就讲述了她丈夫、妹夫和侄女被日军杀害的经历。

1947年4月，惠民医院解散之后，大部分医护人员和护校学生近百人，集体迁往郑州华美医院。

1948年郑州解放前夕，惠民医院护士学院迁往扬州，与美国基督教医院——浸信医院护士学校合并，滞留在华美医院的职工和学生中仅有42人由李素英带领，得以乘飞机前往扬州插班学习，直至当年扬州解放，学校彻底解散。

加拿大人将基督教的家族性特征复制到了中国，不仅仅是因为中国护士绝大多数都出自基督教家庭，更是因为基督教的世界观鼓励护士们把彼此视为同一个精神家庭的成员。加拿大护士非常认真地看待《圣经·新约》中对于迦拉太书的断言：“以圣父耶稣的名义，你们都是上帝的子民。”

---

① Sonya Grypma. Healing Henan: Canadian Nurses at the North China Mission (1888 ~ 1947). Vancouver: The University of British Columbia Press, 2008: 198.

第八章

豫北医学体制的本土化及其影响

西方医学作为一门外来的技术和职业，它在中国的体制化、本土化不可避免地先后经历了3个阶段，即器物层面、制度层面，以及精神观念层面的体制化、本土化。加拿大长老会在豫北医学传教活动的历史，本身就是西方医学在豫北体制化、本土化的历程，也大致遵循着从器物层面到制度层面再到精神层面3个层次的发展主轴，是西方医学本土化与中国医学西方化妥协融合的产物。在这一过程中，双方都有所改变。换言之，这既不是完全的体制化，也不是完全的本土化，而是具有豫北特色的西医体制化。在这个过程中，中西两种文化在历史的演进中遵循矛盾—冲突—妥协—融合—平衡……一个不断循环演进的过程和规律，在不断的磨合中，寻找一个又一个平衡点。

西方医学在豫北的体制化、本土化的过程是二者碰撞与融合的过程，体制化的过程中伴随着本土化；同样，本土化的过程中也伴随着体制化。不过，总体来看，本土化的历程是在体制化的大框架下展开的，是一个隶属于体制化的过程。所以，应该将其一并加以分析，尽管可以做某些区分，但不应截然分开。

前述几章，我们已经将加拿大长老会在豫北的医学传教活动的过程进行了发掘与梳理，本章则就其中的西方医学在豫北的体制化、本土化历程及其影响专门予以提炼和总结，以期发现其中的走向与规律，然后从中汲取经验。

第一节　豫北医学体制本土化的表现

一、器物层面本土化的表现

近代豫北西方医学器物层面的体制化、本土化，主要是指在豫北境内建立医院、医学学校、学术团体与研究机构等，并与近代豫北的社会、经济、文化等实际相结合，这成为西方医学体制化、本土化的基础。

（一）医院的创建与发展

加拿大长老会在豫北彰德、卫辉、怀庆三府所在地建立起了三大教会总站医院。

正如本书第三章所探析的那样，加拿大长老会在世纪交替的几年中选择了豫北的彰德、卫辉、怀庆三大重府尝试医学传教活动，不失时机地初步建立起了三大教会总站医院。尽管在医院的形态和管理方式上还只能是尽最大可能向规范化的西方医院靠拢，但三大教会总站医院成立最大的历史作用是形成了豫北地区从只有中医一种医疗服务发展为中医、西医两大医疗服务共同存在的局面，使得豫北百姓有了更多的就医选择；实现了从医家自由行医到医院有序治疗的物理空间的转换，从而确立了新型的医患关系。这些从医院建立生发的变化，对于中国传统医疗体系来说是一种革新。然而，三大教会总站医院并没有停留在简单的机构运转和纯粹的服务于传教目的，20 世纪 30 年代，豫北教会医院进入蓬勃发展时期，作为“器”的医院建筑、医院环境、基础设施得以实现大规模的整改扩建，使得豫北三大教会总站医院在有形实体方面更加趋近于当时西方正规化的近代医院；作为“物”的医务人员编制、医疗器械与设备等，也有了整体的规划与充足的发展。在经历了国民大革命、抗日战争、解放战争等动荡、飘摇的历史之后，三大教会总站医院中的安阳广生医院和卫辉惠民医院的院址、建筑物和基本的医疗设施得以保存，为新中国特别是豫北地区的医药卫生事业发展奠定了良好的物质基础，可以说当代豫北安阳与卫辉的医疗卫生事业脱胎于近代加拿大传教士在豫北的医学传教活动。

前述从医院建立、发展，以及变迁中挖掘加拿大传教士在豫北的医学传教活动的历史线索、效用、意义与贡献，不免打破了历史按照时间发展的原貌，回顾起来，豫北三大教会总站医院从无到有、从雏形到完善的历史显得支离破碎，下面首先以时间为线索，还豫北西医器物层面的本土化成果医院形成、建设与发展的历史总貌。

（1）安阳广生医院发展述略。1888 年年初，加拿大长老会传教士古约翰等初入豫北，经历了近两年的下乡巡诊传教后，终于在 1890 年 10 月在楚旺镇租得一处民宅，1891 年 8 月底建起加拿大长老会在豫北传教的第一个立足点，并有了最早的教堂诊所。1893 年，由罗维灵主持的楚旺福音堂附设诊所虽然设立在草棚里，但每年就诊人数已高达 3200 人。1894 年，经加拿大长老宗同意，豫北传教士在安阳城北铸钟街建立宣教站和教会医院，1895 年秋竣工。1896 年，罗维灵把楚旺的男科诊所迁往安阳，成为广生男子医院的前身。1900 年该医院因“义和团运动”的高涨而被迫停办；1902 年医院得以重建；1903 年建起了 6 座新楼，新建一座教堂和一所单独的女子医院，老房屋也被改造成一处明亮的诊所；1915 年在安阳原有的医疗基础上，另址购地 55 亩，兴建广生男子医院，俗称男医院，原铸钟街教会医院改为女子医院，两院合称“东西洋房”。1920 年，河南彰德一带发生特大饥荒，灾后人穷病多，安阳医院为百姓减免费用，治疗疾病，优待产妇，设澡堂让妇女洗澡；1922年，在安阳紧邻男子医院新建女子医院，1926年竣工，诊治病人数激增，得到当地捐款1423元及煤矿捐的煤；1927年4月加拿大传教士因北伐战争而撤离河南，1928年10月重返安阳时，发现医院已经划属中华基督教会河南大会领导；1931年广生男子医院扩建，将女子医院并入，仍称广生医院；1936年，安阳护士每月组织儿童培训班，教授补充营养和清洁在疾病预防中的作用。1939年，加拿大传教士撤离，医院停办；1946年在公谊救护队的协助下医院恢复重建；1947年6月，加拿大传教士永久性地撤离，带走了大部分手术器械和设备，中国教徒艰难地维持着医院的运行；新中国成立后，医院由政府接管，1952年更名河南省安阳市人民医院，沿袭至今。

（2）卫辉惠民医院发展述略。1892年，豫北传教士在卫辉的新镇建立了豫北差会第二个宣教站。1901年，在知县谢蓄刚的协助下，豫北传教士租用县城西关北马市街“富兴久”油坊为临时立足点；立足甫定，又向卫辉官府提出选择地点办学校、建立医院的要求。1902年，在“怀盐厂”旧址大兴土木，修建教堂、医院和小学堂；1903年医院竣工，定名“博济医院”（惠民医院的前身），罗维灵医生任首任院长。1920年博济医院另址扩建，并筹办护士培训学校；1923年新医院住院大楼竣工启用，并改称为“惠民医院”；1935年3月，该院在浚县道口镇成立道口分院；1935年惠民医院华人医生马金堂因成功摘除了重达80斤的大瘤子而远近闻名；1936年春，该院于卫辉城曹营街开办保健处，由本土护士栗秀真主持工作；1936年，饶秀贞发表中文护理课本《传染病》，很快传播到中国各地；1937年，惠民医院尝试提供社区医疗服务，为汲县第二十中学和第五师范学校派校医，并为华新纱厂工人定期做健康检查。1937年抗日战争爆发后，惠民医院为汲县抗敌委员会举办了战场救护训练班；1939年10月，传教士因战事升级而选择撤离，医院一切运营事宜及财产无条件交由本地“七人管理委员会”管理，抗日战争期间医院始终维持开业。1945年8月，加拿大传教士重返豫北；1946年7月公谊救护队进驻卫辉，协助医院恢复重建，并竭力收回医院的管理权。1947年4月，加拿大传教士永久性撤离，医院几经重组变迁，成为现在的新乡医学院第一附属医院；护士学校逐步升格，成为今天的新乡医学院（图8-1～图8-4）。

（3）怀庆恩赐医院发展述略。1895年，加拿大长老会布卢尔街教堂的传教医生孟恩赐被派至豫北怀庆，并获得每月1200美元的资助在怀庆开展医学传教活动，后又募集额外资金建造医院；1902年，孟恩赐在怀庆府城北关购地一块，筑楼3座，平房60余间，建立传教站和教会女子学校；1903年医院建成；1904年开始进行医疗工作，因人员设施匮乏，医疗进展缓慢；1920年该院被正式更名为恩赐医院。1923年，第二代传教士罗光普接任院长后，引进大量新的医疗技术，恩赐医院的工作全面展开；1931年，罗光普重返怀庆，扩建了恩赐医院的

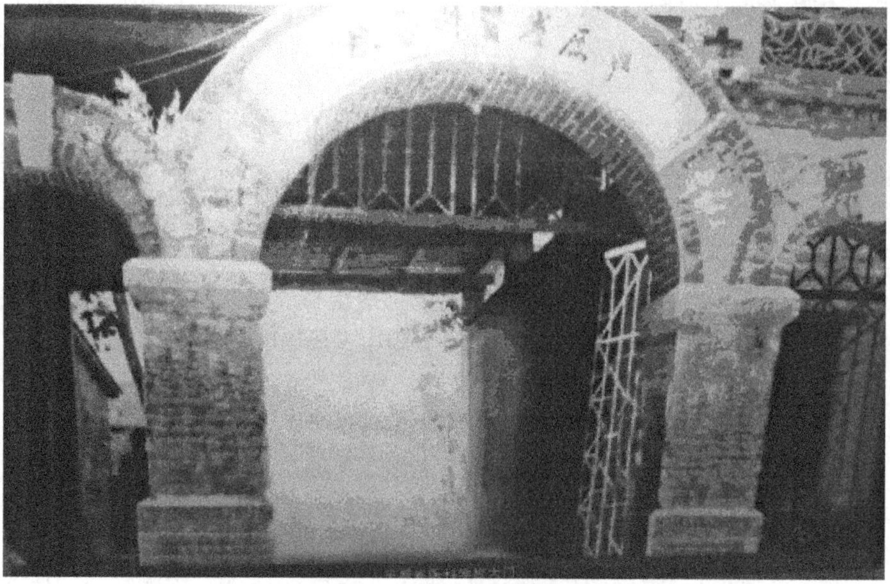

图 8-1　平原省医科学校

（图片来源：新乡医学院第一附属医院院史馆馆藏）

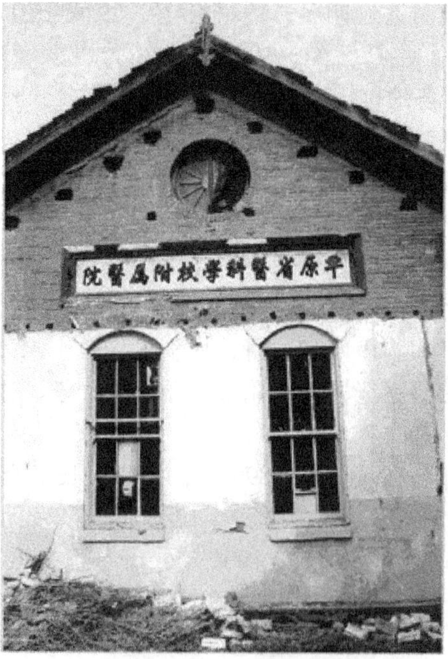

图 8-2　平原省医科学校附院

（图片来源：新乡医学院第一附属医院院史馆馆藏）

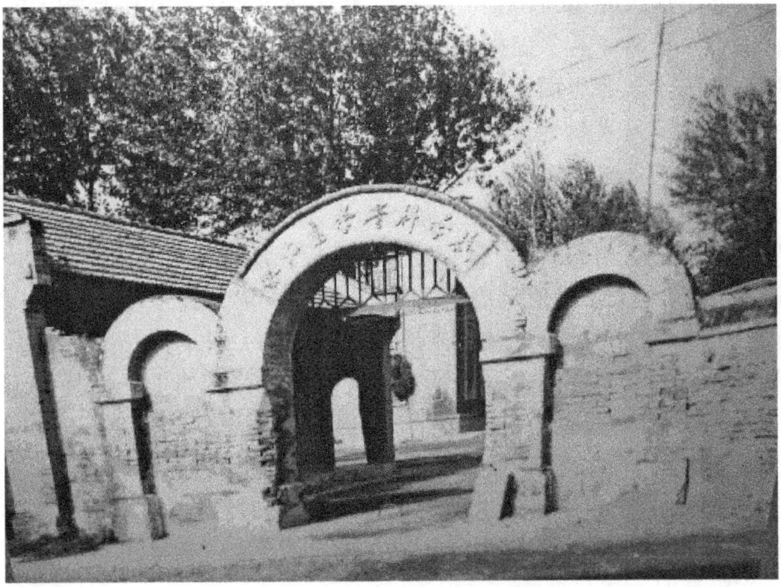

图 8-3　豫北医学专科学校校门

（图片来源：新乡医学院第一附属医院院史馆馆藏）

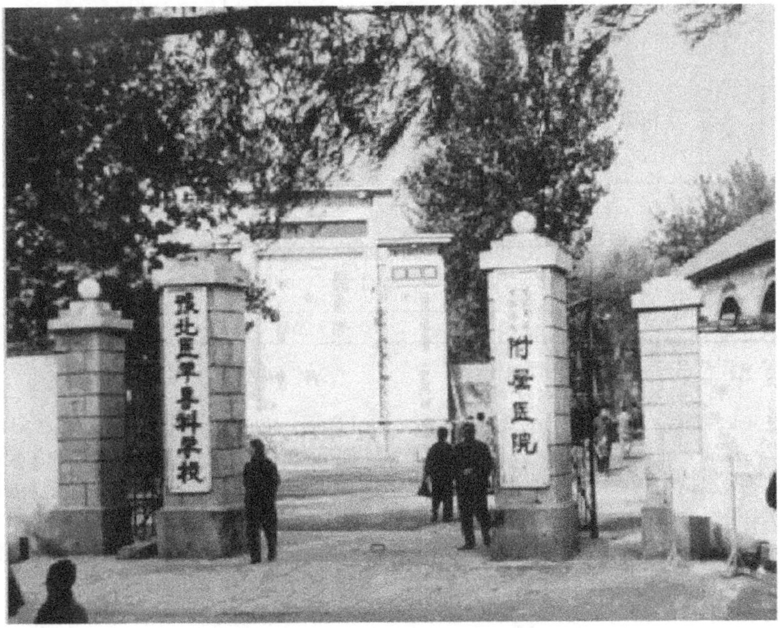

图 8-4　豫北医学专科学校附属医院

（图片来源：新乡医学院第一附属医院院史馆馆藏）

发电厂，安装了热水管道，协助县城建立电话通信系统；在医疗技术方面，首创中国放射针治疗唇、舌、面颊和子宫颈癌技术，其显著疗效使恩赐医院一度闻名全国；在医疗服务方面，他创建的怀庆农村医疗网，实现了将有限的医疗资源最大限度地覆盖乡村地区的目标，在国内产生了较大影响，受到各国教会的赞许。1932 年，该院在修武县城内塔底街创建分院，本土医生栗麟仁任院长。1936 年，兼职护士梅齐·麦克尼利·福布斯夫人将一批教堂已婚女性会众培养成社区卫生保健工作者。1938 年，日军侵占沁阳后，加拿大传教士撤离，恩赐医院改名为陆军医院。抗日战争胜利后，恩赐医院破败不堪，成为空壳，无法修复。

如果说设立医院的目的是保障当地民众健康的一种有效措施，那么它的核心效用就应是使患者能够获得一个适宜治疗疾病、修养身心、恢复健康的就医场所。以此标准来衡量豫北三大教会总站医院的历史使命和意义，可以看到：豫北教会医院起到了救治伤患、减除疾病的核心作用。

20 世纪 30 年代，豫北各教会医院均进入了蓬勃发展的时期，表 8-1 所反映的近代豫北教会医院医疗工作量的变化趋势，大致可以凸显出教会医院在豫北本土化的实际情况。

表 8-1　近代豫北教会医院工作量变化表①

年份	医院	门诊人次（人）	住院人次（人）	手术人次（人）
1893	楚旺诊所	3 200	—	不详
1926	安阳新建女子医院	1 351	455	195
1931	广生医院	6 820		166
1933		116 777		
1938		11 316（其中 2 645 人接受免费治疗）	接生 31	256
1930（3～12 月）	惠民医院	8 997	300	
1933		12 000	500	
1934		11 600	520	
1936		17 251		

① 主要资料来源：Second Annual Report of the United Church of Canada（1926～1927）. Etobicoke，the United Church Publishing House：161；赵琳．广生医院与安阳的医疗事业//宋家珩主编．加拿大传教士在中国．北京：东方出版社，1995：149（数据源自：Honan Quarterly，No. 2，1939：5）；李巍．惠民医院与西医在卫辉一带的传播//宋家珩主编．加拿大传教士在中国．北京：东方出版社，1995：86～87. 1930～1936 年门诊病人数字，分别见：联合教会出版社．加拿大联合教会妇女联合会第 6 个年度报告第 206 页．第 119 页及第 7 个报告第 186 页、第 9 个报告第 119 页及第 10 个报告第 203 页；1930～1936 年住院病人数字，分别见：第 6 个报告第 206 页、第 7 个报告第 186 页、第 9 个报告第 119 页、第 10 个报告第 203 页和第 11 个报告第 216 页；李艳青．基督教在沁阳传播述略//宋家珩主编．加拿大传教士在中国．北京：东方出版社，1995：184. 数据源自：Fifth Annual Report of Woman Missionary of United Church of Canada（1929～1930）. Etobicoke，the United Church Publishing House，1929：181；陈福中编译．古约翰小传．香港：基督徒出版社，2002. http：//wellsofgrace. com/biography/intro/brief-bio/goforth/ index. htm.

续表

年份	医院	门诊人次（人）	住院人次（人）	手术人次（人）
1929	恩赐医院	20 722		
1930		28 382		

资料来源：王惠因．护士职业概论．北京：商务印书馆，1947：31.

总而言之，循着建立诊所、医院到近代正规化大医院“三步走”的豫北医院实体的创建，为后来医护人才的培养、公共卫生项目的开展和“托管制”住院医疗及护理工作的开展，特别是正规医学教育的开展奠定了良好的基础。

（二）医学科研、教育机构的开办

加拿大长老会根据实际医疗需要因地制宜开办适应近代豫北本土的医学科研、教育机构。

拥有一定数量的医生、护士、药剂师等具有各自专业素养的医务人员，是确保医院有序开展医疗工作的根本。医学研究和培训医务人员也是开设医院促成医疗活动快速开展的任务之一。自西方医学东渐、近代医院在中国兴办以来，医学科研、教育机构也应运而生，回顾西方教会在近代中国开展医学传教活动建立医院的历史不难发现，只要设备稍微完善一点的医院就会设立护士学校，训练护士以满足本医院对护理人员的需求，即使是那些未能成立护士学校的医院，也以训练助理员代替护士工作，以应医院人手不足之需。[①] 总的来说，从医院的医疗服务工作延伸出来的医学研究、医学教育机构的建设，是近代西医东渐发展的必然趋势，即使是豫北地区也不例外，并且在加拿大长老会豫北传教士们的共同努力之下，豫北惠民医院护士学校不仅在近代享誉全国，更为新中国成立后新乡医学院这个拥有 5 个附属医院，将医学教育与医疗服务结合为一体的重要医疗机构的形成起到了巨大的奠基作用。以下再寻历史的时间线索述略。

1. 联合开办山东齐鲁大学并开展医学研究工作

1915 年，加拿大和美国、英国教会合办的山东齐鲁大学正式成立，同年，敖尔德医生在豫北首次呼吁要在河南建立医院护理体系。1916 年，卫辉博济医院院长罗维灵被加拿大豫北差会调至齐鲁大学从事教学工作；1917 年，豫北差会成为联合开办山东齐鲁大学的 14 个教会团体之一，从经费和人力两方面深深地卷入齐鲁大学的管理工作；1917 年，拟任卫辉新医院院区护士长的饶秀贞在多伦多完成了管理方面的研究生课程后，来到山东济南的基督教齐鲁大学医院做实习护士长；1919 年杜儒德医生调山东齐鲁大学任内科学教授，瑞思培调齐鲁大学任公共卫生系主任，并于 1925 ~ 1927 年担任齐鲁大学校长；1920 年杜儒德医生在齐鲁探索出

---

① 王惠因．护士职业概论．北京：商务印书馆，1947：31.

诊治当时被视为绝症的黑热病的方法，并在豫北进行推广和应用。1936年后，多伦多传教会当局暗示因财政困难，不再参与开办齐鲁大学。

可以说齐鲁大学的早期创立，既是西医东渐在中国体制化、本土化形成的器物表现之一，更是活动在豫北的加拿大传教士医学传教活动的结晶之一。尽管这个有形的医学科研教育机构在时代背景、实际需求、社会环境、资源投入等诸多问题原因的共同作用下难以在豫北本土孕育而生，但集合了西方教会联合力量的齐鲁大学医学院所开展的医学研究、培养的医学人才在半个多世纪里，甚至直至今日都反哺着豫北医学体制化、本土化的进程。豫北医院与齐鲁大学的学术联系始终不断，豫北许多优秀的本土医生如段美卿、王国宝、马金堂均为齐鲁大学毕业生（图8-5）。

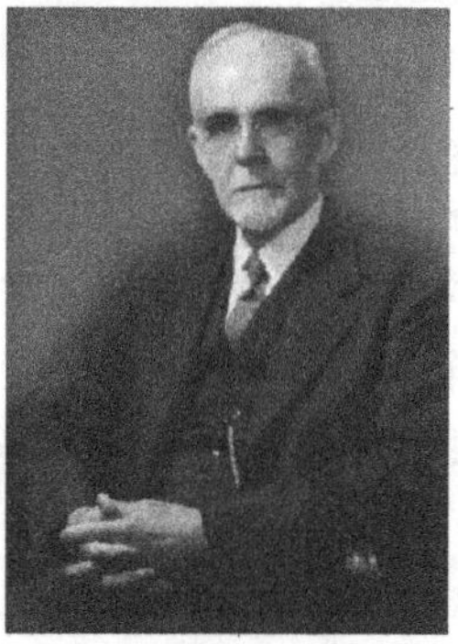

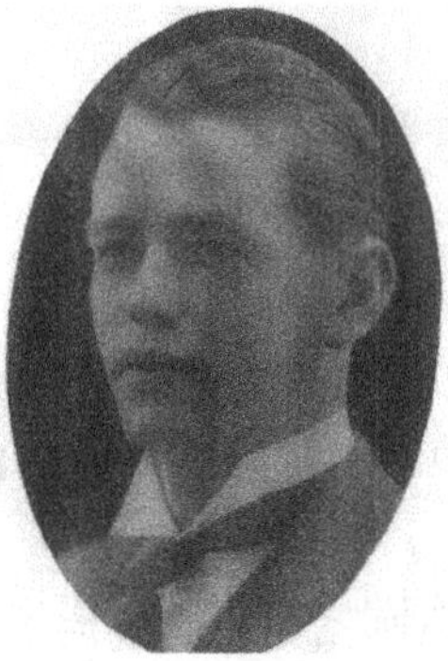

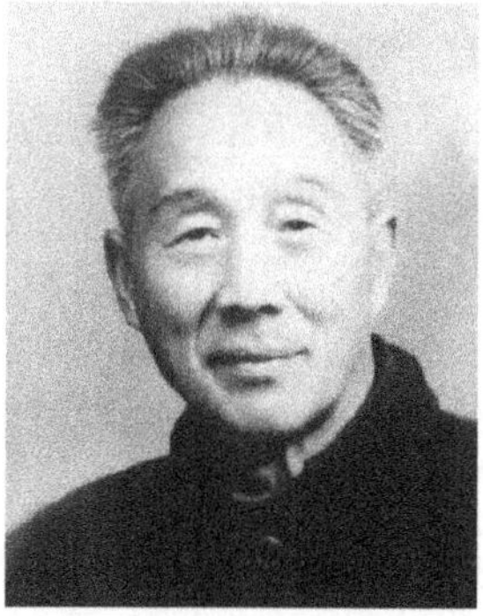

图8-5 卫辉博济/惠民医院历任院长（左：1903年卫辉博济医院首任院长罗维灵；中：1929年卫辉惠民医院院长诺尔曼·奈特；右：1939～1945年卫辉惠民医院代理院长段美卿）
（图片来源：新乡医学院第一附属医院院史馆馆藏）

2. 开办正规医学教育并创建区域性护理学术组织

1920年起，加拿大女性传教士协会向豫北派出了大批优秀的正规护士，支持豫北教会的护理体系建设（表8-2）。相对于豫北教会医生的分散引进，豫北的教会护士集中在1916～1932年进入豫北；1922年筹建卫辉惠民医院护士学校为豫北护理的发展提供了良好的契机；1923年，以琼·麦克卢尔·孟席斯和科拉尔·布罗迪为代表的第二代传教护士来到豫北，带来了加拿大本土最新的护理理念与实践方法（图8-6）；同年，惠民医院护士学校获得中华护士会注册批准；到了20世纪30年代，豫北医疗项目和医疗服务的发展速度之快已远远超出了豫北差会的预期。在安阳的彭纯修护士一直梦想着在安阳也建立一个护理学校，国民政府每年拨给学校和医院一定数额的费用以支持医疗工作的开展。[1] 但

---

[1] Sonya Grypma. Healing Henan: Canadian Nurses at the North China Mission (1888～1947). Vancouver: The University of British Columbia Press, 2008: 120.

因客观条件的限制，这个梦想始终未能实现。

表 8-2 近代豫北主要传教医生和护士的来华时间及在豫工作年限表①

来华年份	医生姓名	在豫时间	护士姓名	在豫工作年限
1888 年	史美德（James Frazer Smith）	7 年	哈丽特·萨瑟兰小姐（Miss Harriet R. Sutherland）	7 个月
	罗维灵（William McClure）	29 年		
1889			马多士（Miss Margatet I. Maclntosh）	5 年
			詹妮·格兰罕姆（Jennie Graham）	2 年
1892	马宽（William Malcolm）	12 年		
	露辛达·格兰罕姆（Lucinda Graham）	2 年		
1895	科玉贞（Jean Isabel Dow）	33 年		
	孟恩赐（James R. Menzies）	25 年		
1897	雷实礼（Percy C. Leaslie）	27 年		
1899	玛格丽特·华莱士（Margaret Wallace）	2 年		
1902	苏珊·格兰特夫人	35 年		
1906	薛利·麦克默特里（Shirley McMurtry）	7 年		
	威廉·杰·斯考特（William J. Scott）	6 年		
1910	敖尔德（Fred M. Auld）	17 年		
1913	海瑞士（F. Car-Harris）	11 年		
1914	杜儒德（Erhest B. Struthers）	5 年	玛丽·伊丽莎白·梅齐·麦克尼利（Mary Elizabeth Maisie McNeely）	2 年
1915	杜儒文（R. Gordon Struthers）	27 年		
	里兹（W. Robert. Reods）	26 年		
	梅秀英（Isabelle McTavish）	32 年		
1916			饶秀贞（Jeanette C. Ratecliffe）	30 年
1917			布莱登（Janet Lillian Brydon）	21 年
1920			雷润田（Isabel Leslie）	17 年
			埃莉诺·加尔布雷斯（Eleanor Gal-braith ）	4 个月
			玛格丽特·福勒（Margaret Fuller）	1 年
1921	肯尼思·比尔德（Kenneth A. Baird）	6 年		
	W. 尼特费尔德（W. C. Netterfield）	6 年		
1922			彭纯修（Louise Clara Preston）	25 年
1923	罗光普（Robert Bob McClure）	25 年	琼·孟席斯（Jean Menzies）	4 年
			科拉尔·布罗迪（Coral Brodie）	5 年
1926	付印德（Matgaret B. Forster）	16 年		
1927	加拿大籍秦医生	1 年		

① 主要参考资料为：宋家珩主编．加拿大传教士在中国．北京：东方出版社，1995；Sonya Grypma. Healing Henan：Canadian Nurses at the North China Mission（1888～1947）. Vancouver：The University of British Columbia Press，2008；陈福中编译．古约翰小传．香港：基督徒出版社，2002.（http：//wellsofgrace. com/biography/intro/brief-bio/goforth/ index. htm.）

续表

来华年份	医生姓名	在豫时间	护士姓名	在豫工作年限
1929			盖麻姑（Margaret Russell Gay）	11 年
1931			乔治娜·孟席斯（Georgina Menzies）	8 年
			阿莱格拉·多伊尔（Allegra Doyle）	4 年
1932	玛丽·格兰特（Mary H. Gralld）	4 年		
1938			伊丽莎白·汤姆森（Elizabeth Thomson），汤善牧师的女儿（图 8-7）	1 年
			桃乐西·博伊德（Dorothy Boyd），博伊德牧师的女儿	2 年
			玛丽·博伊德（Mary Boyd），博伊德牧师的女儿	1 年
1946			玛格丽特·霍西（Margaret Hossie）	半年
			海伦·特纳（Helen Turner）	半年

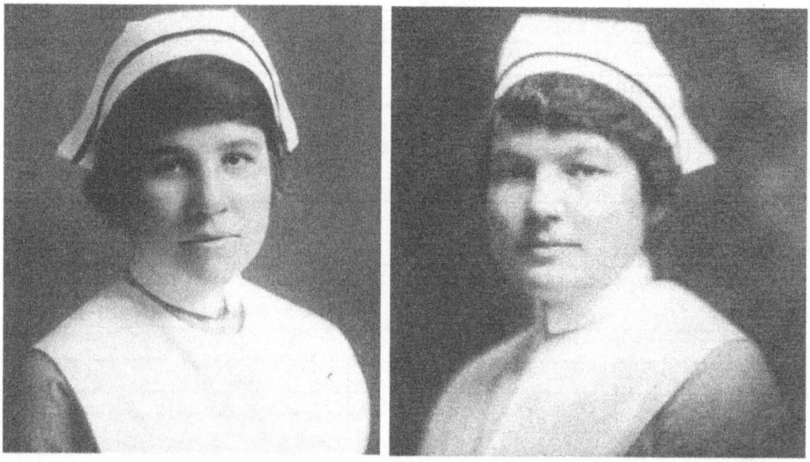

图 8-6　开创豫北护理事业的第二代传教士护士（左：琼·孟席斯，1922；右：科拉尔·布罗迪，1921.）

（图片来源：Sonya Grypma. Healing Henan：Canadian Nurses at the North China Mission（1888～1947）. Vancouver，The University of British Columbia Press，2008：92－93.）

1932 年秋天，因为怀庆、安阳地区没有开办高中，医院申请开办护士学校无法得到中华护士会的认可，故怀庆、安阳与卫辉的学生合并，创立了“三地联合办学”的新模式，满足毕业护士通过会考、注册后执业的条件。这是因地制宜，具有豫北特色的护理联合教育新模式。

惠民医院护士学校从招生、学制、课程设置、考试科目、学习方式、学习的期间待遇到师资选拔、学校管理都采用了加拿大的先进教育理念和模式，同时又结合豫北的实际将西方护理医学教育移植到豫北，形成了现代护理医学教

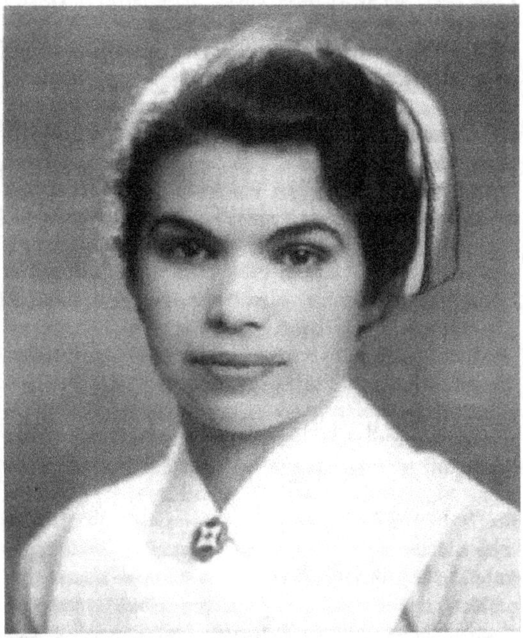

图 8-7　1935 年的伊丽莎白·汤姆森

（图片来源：Sonya Grypma. China Interrupted：Japanese Internment and the Reshaping of a Canadian Missionary Community. Waterloo，Wilfrid Laurier University. Press，2012：43.）

育的鲜明特色，没有照搬欧美传教使团的做法，直接开办医学高等教育，不用原版外文书籍，不直接用英语授课，接纳有悖于加拿大文化的男护生的存在，并像对待女护生一样精心加以培养，鼓励他们在医院的各个护理层级岗位上工作，甚至将特别优秀的护士转为医生，等等。

尤其值得一提的豫北医学体制本土化的表现有以下两点。

一是男女护生混合培养。为了尊重中国“男女授受不亲”的传统习俗，同时又维护教育中的基督教理念，护士学校不仅培养女护士，还更多地培养男护士，以便让他们发挥各自的性别优势，顺利地在豫北开展护理工作。学校将男女学生混合在一起进行培养，这在当时普遍实行男女分校的学校教育中也是比较罕见的。与此形成对比的是，同时期成都教会所办的护士学校，虽然也招收男学生，但是将男女学生分开在不同的学校进行护理培训，1934 年也尝试过男女同校，但仅仅维持两年，就全部只招收女学生了。而豫北护士学校招收男护生，医院使用男护士的习俗一直沿用至今。

二是实行基础文凭课程。鉴于河南封闭、落后与生源起点低的实际状况，惠民医院护士学校没有效仿齐鲁、华西直接开办大学的做法，而将学校建成为一个注重实际工作能力培养、发放准予注册文凭的护士培训学校。这是豫北医学传教本土化的一个缩影。

从近代加拿大长老会在豫北开展医学传教活动的总体历程来看，为适应豫北社会的实际情况而开办非正规的和民间的卫生保健培训机构，也是近代医学在豫北本土化形成有形实体的特色之一。

由于早期护士学校的招生规模有限，远不能满足豫北社会对医护人员的需求。因此，在发展正规医学教育的同时，她们依然没有放弃用“师带徒”的方式对医务助理人员的培养。1936 年，怀庆恩赐医院的梅齐·麦克尼利·福布斯夫人对信教的已婚妇女开展了为期一年的护理知识培训，而后让这些“未及护士标准”的妇女承担起她所在村落的“卫生保健工作”。为保障产妇安全，提高新生儿成活率，恩赐医院曾多次举办助产培训班或育龄夫妇生活指导课程，向广大民众宣讲妇幼卫生保健知识。怀庆虽然从未有过一所高级中学或是被注册认可的护士培训学校，但这种更具有民间特色、更贴近百姓实际需要的“护理培训机构”，以独特创新的方式被引进了社区，尽管其机构性质是非正规的，但这个由医院延伸出来的培训机构所传达的医学知识却能裨益一方。

（三）医疗服务体系和网络的建立

加拿大长老会在豫北建立起了以教会医院为中心的医疗服务体系和农村医疗网络。

加拿大传教士在豫北创建了最早的西医医院，并将安阳广生医院、卫辉惠民（博济）医院和怀庆恩赐医院 3 所教会总站医院建成当时豫北规模最大、设备最好、技术最先进、管理最规范的医院，同时为豫北培养了大批医护人才，并使之成为当地西医事业发展的骨干力量，带动了豫北大批西医诊所与医院的建立和发展。

1927 年以后，新乡、卫辉、安阳、沁阳陆续开办了许多西医诊所和医院，这些开办人大多是当地教会医院以“师带徒”方式培养的“助手”，或是医学院校毕业且在这些教会医院实习、工作过的医生。例如，安阳广生医院最早招收的中国学徒贺子宾、吴作福、董昭才、霍启信和张汉卿离开安阳广生医院后，先后在安阳开办诊所，并招收学徒。整个安阳城的西医诊所都是由这些人的弟子及再传弟子创办的。

卫辉和怀庆的大批西医诊所开办者也都曾经在惠民医院或恩赐医院学习和工作过。而豫北的护理人才，几乎都出自这 3 所教会总站医院的护士培训学校，并逐步替代了加拿大护士在豫北护理界的绝对领导地位。

仅以卫辉为例（表 8-3），从教会博济（惠民）医院建立之后，20 余年间周边新出现的各种类型和规模的西医医院、诊所、药房等，就可看出近代教会医院建立后对本土西医传播的影响力。最突出的例子是，新乡开办最早也是规模最大的两家西医院——“同善医院”和“国光医院”。

新乡原是卫辉府下属的一个县，因地处京汉铁路和道清铁路交会处而成为豫北的一个重要交通枢纽。同善医院是1921年在新乡开办的第一家西医医院，开办人徐义忱早年在惠民医院学医，曾去北京协和医院进修一年多，他是最早把西医技术从惠民医院带到新乡的人。医院规模最大时有房屋26间，设病床20张，医务人员9人，有一套普通外科手术器械和一张小手术床，能用乙醚麻醉，做刀伤、枪伤、阑尾炎、截肢、瘘管等大小外科手术，日门诊量达40～50人。其还曾组织了群众性的医疗互助会，每人交现洋1元，可定期免费就医，也参与社会的预防保健工作，协助政府接种牛痘、宣传禁毒等。后因徐义忱吸毒，医院于1936年停业。[①] 国光医院创办于1933年，是继同善医院之后，在新乡规模和影响最大、医疗水平最高的一所西医医院，规模最大时，占地2200多平方米，拥有一座两层楼房和5间平房，共有51个房间，病床最多时达30余张，医护勤杂人员达40多人。开办人王国宝也曾在惠民医院工作过，借着自幼与罗光普的友谊，医院的设备、技术条件均能得到罗光普的支持，因此在当地名气很大，还同时招收有文化的青年人用"师带徒"的方式培养医学人才。

表8-3　近代卫辉西医医院诊所的发展

名称	开办年份	开办人	备注
博济医院	1903～1923	加拿大长老会豫北差会	
惠民医院	1923～1947	加拿大长老会豫北差会	
和庭医院	1927～1930	李和庭	
同善医院	1928～1933	李东启	
济华医院	1928～1955	石荣汲	
平民医院	1932～1948	官府	
长寿医院	1932～1948	顾天寿	
木良医院	1942～1948	赵木良	
复明眼科医院	1943～1956	冯海刚	
光明医院	1943～1949	李德明	
天主堂医院	1945～1955	张雅秀	
健明眼科医院	1945～1955	冯文尚	
德民医院	1946～1949	耿贵轩	
段大夫医院	1945～1954	段美卿	曾在惠民医院工作
佩民医院	1946～1952	刘佩民	
创臣医院	1949～1951	赵创臣	
返岭医院	1946～1951	魏返岭	

资料来源：宋家珩主编．加拿大传教士在中国．北京：东方出版社，1995：98.

近代豫北医学传教本土化的典型人物，当属第二代传教士罗光普，他自幼在豫北长大，最了解豫北的医疗需求，他对豫北西医器物层面的本土化作出的影响力最大的贡献即是"怀庆农村医疗网"的建设。以教会总站医院为中心，

① 宋家珩主编．加拿大传教士在中国．北京：东方出版社，1995：100.

联络区域内一切可以利用的中西医人力资源，逐级建立 A、B、C、D 四级合伙人，网络中心负责业务培训、巡回技术指导、提供药品和检验支持，为 A 级合伙人提供信誉担保，逐级建立完善双向转诊机制，让村民在 8 公里内可以找到与网络合作的 D 级“赤脚医生”，解决小病问题；在 20 公里内可以找到 A、B、C 三级医疗人员，治疗较重的疾病；疑难危重疾病可以转诊怀庆恩赐医院直至卫辉惠民医院，既方便了百姓，又保障了医疗安全，同时让有限的医疗资源最大限度地覆盖广大的乡村地区，受到各国教会的赞许，成为全国学习的榜样。

这个医疗网的建设体现了教会医疗集约化的建设思路，对近代豫北医疗事业的发展起到了积极的推进作用。

通过引进与创新、移植与融合、追踪前沿与因地制宜的相辅相成、共同促进，加拿大长老会的传教士们在豫北地区开展了集西医医院、医学研究教育机构、农村就医服务体系为一体的器物层面上的西医本土化建设，并以此承载、引进了更多的西方先进的医学科技、理念和管理经验，最终在持续不断的本土化实践中引领并促进豫北医学事业走在了当时中国教会医疗的前列。

二、制度层面本土化的表现

随着医院实体建设的不断完善，“托管制”住院医疗迅速开展，并建立了现代护理体系、医院附属护士学校及农村医疗网，为西方医学的本土化提供了体制上的保证，也让西方医学在中国的本土化上升到制度层面，具体体现在西医相关理念的引入和管理制度的移植等方面。

（一）将现代护理理念引入豫北

中国护理事业的发展始终与医疗传教紧密联系在一起，同样，豫北护理事业的发展也是伴随着教会医院的正规化转型而起步的。如果没有高度组织化的护理体系作为支撑，现代医院有组织的住院治疗就难以进行。

尽管在 1888 年初入河南时，南丁格尔的护理培训方法正处于普及的鼎盛时期，加拿大本土也正在以医院为依托的护理学校中尝试实践相似的培训方法，而且加拿大长老会派往中国河南的首批传教团队中就含有 1 名正规毕业护士，但由于“宗教福音”时期豫北差会以“传教”为中心、以“医疗”为手段的总体方针和医院实体建设步伐的迟滞，加上传教医生们对教会护理工作的认识不足，以及豫北本土文化习俗对西医与亲人隔离的独立诊疗空间的排斥，林林总总的原因最终导致在 20 世纪 20 年代以前，豫北差会几乎没有开展专业护理工作。直到 1920 年后，教会医院的正规化转型全面启动，才使得豫北的护理体系迅速发展，在某些方面甚至与加拿大国内同步。也就是说在早期，现代护理理念难以破除宗教和中国传统文化的坚冰进入豫北。

虽然豫北的护理事业起步较晚，直到1923年才在卫辉开办“托管制”医院和护士培训学校，但由于护理教育的专业化和体制化，加之加拿大传教护士把注意力转向护理服务的现代化和专业化，使得近代豫北护理事业发展迅速，护士的数量和水平都增长很快。

在西方现代护理理念移植到豫北的过程中，加拿大传教士护士们不仅自身有着强烈的使命意识，将她们传播基督“福音”的激情转化成为提高自己的独立性、专业技能和社会地位的具体目标，而且还帮助当地的中国人逐渐转变了“男女授受不亲”的传统观念，逐步接受了西方科学中关于用药时间和剂量的定量化与标准化观念。在豫北教会医院里，男性护理人员的出现正是西方护理理念在豫北本土化的创举之一。随着男性病房的管理治疗效果逐渐显现，以往对发展新的带有现代护理服务的现代医院不感兴趣的罗维灵医生和孟恩赐医生对护理工作的引入也给予了极大的支持，这也从另一个侧面说明，接纳诸如现代护理理念这样的新生事物，不仅中国人需要时间去适应、接受，加拿大传教医生同样需要时间去增进认识，逐步改变看法，直至欣然接受。

在西方女性基督徒护士榜样的带动下，中国年轻的知识女性也逐步转变了对现代护理工作的认识，冲破中国传统文化的束缚，接受了现代护理的组织与传统，也形成了中国历史上前所未有的一种“护士”职业。

现代护理理念的引入、规范和实践，奠定了西方医学在豫北本土化的基础。

（二）唤醒豫北百姓的公共卫生意识

中国的环境肮脏，水质恶劣，卫生习惯不良，传染性疾病时有流行，这些公共卫生问题让先期来华的欧美传教士感受最为强烈。虽然加拿大传教士来华的时间要比欧美传教士晚几十年，对这样的问题已经有所耳闻，也有所防备，但进入豫北后才发现，实际遇到的问题要比想象得更加糟糕。

史美德是最早关注医疗与公共卫生关系的传教医生，他认为豫北民众多发疾病最主要的原因是忽视了饮食健康和环境卫生问题。在中国，卫生问题不是一个孤立的、与社会环境无联系的问题，疾病、贫穷和愚昧是相伴而生的，这恰恰证明了“适者生存”理论的正确性。在条件简陋、处处潜藏着传染病的生活中，生存下来的中国人都显现着他们的健康强壮。

在传教早期，传教士们每天都要接触众多的华人建筑工、大量的病人及病人家属，这些人群基本都缺乏公共卫生意识和防病的知识，一旦疫情发生，很难切断传染链。尽管传教士们都非常担心出现传染病，但他们以“一己之力”很难控制疫情传播，所以，只能寄希望于“在讨厌的瘟疫发生时，上帝会庇护我们”。而事实上，在传染病面前，上帝的力量并不强大。

正如前述，早期传教士子女是豫北公共卫生问题的最大受害者，1888～

1947 年在豫北病逝的 17 名传教士及其家属中，有 16 人都是由于痢疾、伤寒、霍乱、疟疾、脑膜炎等传染病而去世的（表 6-1）。

那么，既然加拿大传教士在早期遇到了如此严重的公共卫生问题，而且对问题的根源和解决的办法都已经非常明确，为什么一直没有采取有效的行动呢？因为医院的发展可以在局部由传教士团队来管理，而公共卫生项目的开展所涉及的范围之大，所耗费的人力、财力之多，不是加拿大长老会所能够承受的，必须要依靠中国政府的支持，需要全体中国民众的响应。而要改变豫北民众几千年来养成的生活习惯，也不是一日之功所能蹴就的。因此，加拿大传教士们只能采取妥协的方法，以求中西文化冲突达到暂时的平衡。

正如杜儒文所言：

> 或许最好的办法是装作没看到，从而保持对方的体面，用薄纱盖住被褥和衣服，也好掩盖住里面的小昆虫。①

为了防止致命的传染病威胁，也为了躲避盗匪的入侵，传教士修起了西式的楼房和高墙，筑起了一道护卫生命的屏障，但同时也为豫北差会的医学传教创造了一个与世隔绝的空间。

随着时间的推移，豫北的现代护理体系建设不断完善，护理队伍日渐壮大，将现代护理理念中的清洁、阳光，以及新鲜空气不断向豫北民众强化传播，加上 1928 年中国政府制订的宏大医疗计划，要建立起国家卫生医疗体系，虽然大部分计划最终并未完成，但却如同给各西方传教使团打了一支“强心剂”，激励他们努力将西方医学的医院、教育、制度、理念及公共卫生管理等全套体系整体地移植到中国。豫北的加拿大传教士也迎来了 1928 ~ 1937 年的 10 年鼎盛发展，护理与公共卫生有了空前的发展。尤其是对待公共卫生问题，他们没有因为身处内陆贫困的乡村地区而有所松懈，他们以沿海口岸城市为榜样，结合豫北的社会实际，创新性地开展了预防接种、眼病防治、外科手术、传染病防控、母婴保健、卫生健康知识宣传等形式多样的公共卫生促进项目，有些甚至在全国产生了广泛的影响力，堪与沿海口岸城市媲美。1926 年前后，盖麻姑发表了文章《洗涮》，来阐述干净和卫生在护理实践中的重要性；1936 年，饶秀贞出版了中文护理课本《传染病》，并很快分发到全国各地。

1936 年是改革的一年和充满活力的一年。中国政府要提升中国的医疗水平，河南当地要扩大护理服务的需求，这些举措都大大鼓舞了华北使团的护士们。从下面不同时期的典型事例，就可看出豫北百姓的公共卫生意识在悄然地发生着改变。

在 1923 年后的惠民医院，住院病人进入病房前必须洗澡、更衣，可以享用

① Sonya Grypma. Healing Henan: Canadian Nurses at the North China Mission (1888 ~ 1947). Vancouver: The University of British Columbia Press, 2008: 83.

医院提供的干净铺盖，不必像以前那样自己带铺盖，术后还穿自己的脏衣服；住院期间由护士照料日常生活，饮食根据病情而定，也不必再像以前那样带着亲人一起来住院，由亲属在病房里做饭吃。

到了 1933 年 5 月 14 ~ 20 日，惠民医院利用国家法定的“医疗周”在汲县开展了为期 3 天的卫生运动，光健康知识宣传册就卖出了几百本。[①]

1936 年 4 月，安阳 6 0 位妈妈带着她们的孩子参加了第一个培训班，了解健康育婴知识，并为孩子称体重、测身高，同时也为他们洗了生命中的第一次澡。[②]

加拿大传教士也积极参与到豫北的社会变革与乡村建设活动之中，让公共卫生的概念在豫北广泛地传播开来。

（三）将“托管制”住院医疗理念引入豫北

回看 19 世纪医学传教之初的情形，当中国乡间百姓看到一种名叫“医院”的东西在自己熟悉的环境中出现时，恐怕最难以接受的就是“住院”制度。他们大多要问：“放着周围的亲戚朋友不用，我为什么要把家人托给一帮陌生人照顾呢?”可偏偏这种古怪的行为又与那些“鬼鬼祟祟”的传教士有关。[③] 无知的中国乡间患者会说：“医院的护士把一颗小白片药丸放进我的嘴里，告诉我用茶服下，说这药可以帮助我入睡。可她刚一离开床边，我就把药给吐了。谁知道这些穿着白丧服的人，是不是另一批想把我送进墓地的人呢？又有谁能保证这些人不是想用毒药毒死我呢?”[④]

正规化的西医医院是以“托管制”住院医疗为主体，需要将病人完全与亲人隔离，进入一个独立的陌生空间，由医生进行诊疗，由护士进行生活照料的过程，这与几千年来中国传统的居家诊疗方式差距很大，早期受到中国人的强烈抵制与无端猜疑。从抵制“洋教”到排斥“洋人”，面对中国百姓毫无来由的拼杀与攻击，加拿大传教士只能采取谨慎再谨慎的方式，尽量不去激惹愤怒时形于色的北方强悍之民。于是就有了下乡巡诊、教堂诊所甚至上门出诊的诊疗空间过渡，以及让百姓更有安全感的中式平层瓦房建筑、敞开式医治空间的具有豫北特色的旧式医院时期。尽管在 1920 年《中国教会医院科学效率的研究》报告中，河南的医院受到了差评，在各类原因中，为了避免中西文化碰撞下的激烈冲突，加拿大传教士与豫北百姓间相互妥协，暂时寻求一种双方都能接受

---

① 宋家珩主编．加拿大传教士在中国．北京：东方出版社，1995：104.

② Sonya Grypma. Healing Henan：Canadian Nurses at the North China Mission（1888 ~ 1947）. Vancouver：The University of British Columbia Press，2008：130.

③ 杨念群．再造“病人”：中西医冲突下的空间政治（1832 ~ 1985）．北京：中国人民大学出版社，2012：107.

④ Edward H. Hume. M. D. Doctors East Doctors West：An American Physician's Life in China. New York：Norton，1946：82.

的平衡点，以求阶段性的相互适应，不失为原因之一。

然而，即使是在西方国家，从基督教隐秘拯救灵魂脱胎出来的“托管”理念，也经历了人们的信念转变和社会史意义上的突破，才作为现代医学的变革之一被确定下来。“托管”理念引入豫北的过程同样亦进亦退，在曲折中最终才得以让百姓接纳。

伴随着医院建筑与卫生设施不断接近西方医疗的标准，现代护理体系日渐成熟，一整套严格的医院管理制度也随着医院正规化的转型而出炉。比如，住院病人进入病房前的洗澡、更衣制度，病人住院期间的诸多护理制度，根据病情需要进行配膳的制度，按序就诊制度，等等。

20 世纪 30 年代后，豫北的病人已经完全接受了“托管制”住院医疗。盖麻姑曾经描述过这样的情形：

> 患者及其中国朋友对卫辉惠民医院所具备的现代化新环境和新设备既感到好奇又深表吃惊。病人在手术期间，患者的朋友在外面大厅里等候，他们努力透过门缝窥视里面的情形。
>
> 患者及其朋友感受最深刻的是医院的一切都是干净洁白的，医生和护士们都穿着白大褂，戴着口罩，看上去甚是奇怪。病人们一声不响地躺下来接受脊髓麻醉——他们只是握紧护士的手接受脉搏检查，没有任何声音或慌张。
>
> 说服患者进来不难，难在治疗结束后不想离开，有时我们不得不想尽一切方法说服他们让开床位，因为还有新病人正吵闹着要进来。①

在教会医学体系看来，与病人相关联的每一件事，如健康、生命等都会依赖一种宗教的信任委托给医生，而医生则会把医疗行动作为对上帝及其追随者的回答，这是医生和护士对待病人的基本准则。这一中心思想已贯穿进现代医疗与护理系统之中，包括现代医院、诊所、红十字会、救济院与收容所。②

正是在这样的西医接诊方式的逐渐过渡中，让豫北百姓的就医理念悄然地发生了转变，从初期对“洋鬼子”的抵制，到带着好奇之心试探性地前往诊所诊治一些小伤小病，再到长途跋涉，甚至步行 100 多英里赶到诊所和医院求治，最终完全脱离亲人的照顾，接受“医院”的全面“托管”和“护理”，甚至治疗结束后还不想离开。这种就医理念的转变，是中西两种文化相互冲突、妥协、调和、接纳直至融合、本土化的结果。

---

① Sonya Grypma. Healing Henan: Canadian Nurses at the North China Mission (1888 ~ 1947). Vancouver: The University of British Columbia Press, 2008: 123.

② Haroll Balme. China and Modern Medicine: A Study in Medicine Missionay Development. London: United Council for Missionary Education, 1921: 19

第二节　豫北医学体制本土化的影响

加拿大长老会在近代豫北60年的医学传教活动，既是西方基督教徒向“非教徒”传播基督“福音”的过程，也是西方医学科学技术在豫北区域内传播的过程，更是中国和加拿大两国人民进行中西方文化交流的过程。在两种异质文化碰撞、磨合的过程中，又创造出一种既不完全等同于加拿大文化，也不完全等同于中国传统文化的新的产物（图8-8）。

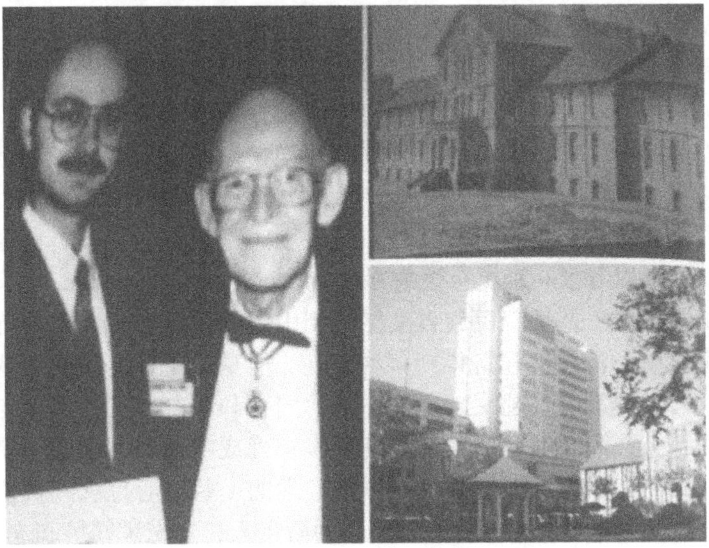

图8-8　加拿大著名心血管外科专家卡西曼诺（Michael Cusimano）受罗光普的影响带领医学交流团队前来新乡医学院第一附属医院

（图片来源：http：//ohmedical. org/）

一、中西文化的磨合与创新

追踪医学产生的源头，不难发现其与宗教的关联。世界各民族传统医学体系的分布范围，也常常与一定的宗教传播范围相重叠。医学关心人的肉体，宗教关心人的灵魂。近代基督教传教士将西方医学引进中国，目的是方便接近中国的百姓，向他们传播基督福音。

近代基督教传教的方式主要分为直接和间接两种。直接传教就是向受众直接灌输基督教教义，而间接传教则是通过教育、出版、医学、赈济、慈善等手段，接近受众，取得好感，再传输基督教教义。这些不同的传教方法，早期的欧美教会先行者都尝试过，最后公认医学传教是对华传教比较适用的办法。“医疗犹如楔子，能帮助打开许多不友好家庭的大门。”[①] 加拿大传教士来华之前就已经决定了要借鉴欧美传教前辈的经验，在豫北“借医传教”，并且强调“医疗”是手段，“传教”是目的，而且告诫他的传教士不要开办学校，否则将会成为“教会财政的一个负担”。但在传教士实际的传教过程当中，受到传教地社会现实与文化的影响，“目的”与“手段”的界限常常会变得模糊，甚至反转。在中国社会，最后深入人心的主要是“医”，而不是“教”。

当西医被基督教传教士传到中国时，就难以避免会与中医、中国文化、中国社会产生碰撞、摩擦甚至冲突。尽管西医有显著的应用价值，而且这些应用价值正是近代中国百姓所需求的，但要使中国百姓自觉地接受西医，仍需要克服因不同文化背景、不同文明程度所导致的思维方式的不同，以及思想上和心理上的障碍。何小莲[②]认为，异质文化相遇，从文化摩擦到文化认同，再到文化融合，是一个艰难而曲折的历史进程。对于医学传教士来说，除了传教与传医之外，还有另一个主要目标，就是“使中国人改变对我们的看法”，改变对外国人蔑视、冷漠的心理，承认西方文明的优越性。潜移默化的作用是不容低估的。在近代中西文化碰撞、竞争与相互作用这一动态进程中，传教士自身也在不断地转变和调适，以寻求一种更有效的方式。[③]

当初加拿大护士是带着民族自豪感来到中国的，在中国又因其特殊的英国公民身份可以享受治外法权，得到多种好处。但是，随着这些护士越来越受到中国语言、习俗的影响，越来越了解中国的同事和朋友，这种文化与民族优越感就已不再那么强烈了。她们发现要把西方护理成功地引入中国，需要克服很多文化上的障碍，因为对她们来说西方护理学的一些核心理念和价值观与基督教的核心理念是相通的，对于生病或受伤的陌生人，要充满同情和忘我的爱心，是她们习以为常的观念。但这些观念对中国人来说却是完全陌生的，有些甚至与中国的传统文化是相悖的，包括护理工作在中国人眼中一直就是一种“伺候人”的低贱工作，不值得有文化的知识女性去做；护理素不相识的人，尤其是异性，也不符合中国文化的“孝道”，更有悖于“男女授受不亲”的文化习俗。因此，在医学传教的过程中，为了更好地满足中国病人的需要，她们常常会遵循中国文化和社会习俗，而非加拿大文化。

为了缩小文化差异，同时又保持护士学校的基督信念，她们坚持使用汉语授课，坚持只允许那些在教会学校毕业并热衷于服务公众的学生进入护士学校。缩小文化差异的另一个突出特色，就是护士学校兼收男、女护士生。尽管在加

---

① Sonya Grypma. Healing Henan: Canadian Nurses at the North China Mission (1888 ~ 1947). Vancouver: The University of British Columbia Press, 2008: 35.

② 何小莲. 西医东渐与文化调适. 上海: 上海古籍出版社, 2006: 2.

③ 小摩里斯·N. 李克特. 科学是一种文化过程. 顾昕等译. 上海: 上海三联书店, 1989: 53 –88.

拿大的文化中普遍认为女性“天生比男性更适合从事（护士）这个职业”，而接纳“男护士”在加拿大是闻所未闻的一件事情，但是在豫北，她们还是接受了男性从事护理工作，并像培养女护士一样耐心地培养男护士，这种做法在很大程度上也是出于对中国道德文化习俗的尊重。

除此之外，还有很多文化冲突的地方，譬如，对疾病成因、个人卫生、精确计算时间与药量、准确地记录病人的重要体征等在医疗过程中的重要性的认识，加拿大导师与中国学生之间也同样存在着不同的观点。对于几千年来习惯于用日头的高低来估计时间的中国传统文化而言，建立准时、精确、高效的全新思想是需要一个漫长的过程的。但是，让学生从“差不多”的计量观转向“精确”的计量观，毕竟要比树立学生的西方价值观和基督教信念容易一些。

加拿大传教士在帮助中国改变医疗卫生状况的过程中，在豫北经历了抵抗外族侵略的“义和团运动”、民主革命、北伐战争、抗日战争、解放战争等社会政治局势的动荡，对外要受到加拿大基督教联合会、华北使团、中国国民党政府与共产党的组织、日本侵略军、中华博医会及中华护士会等多方社会政治力量的影响，对内要面对医学传教事业的发展与个人得失的矛盾冲突、医学传教士与福音传教士之间的意见分歧、加拿大传教士与中国教徒之间的非同宗矛盾和冲突，传教活动及个人观点不可避免地会受到一定的影响，从而改变护士对于人类遭受痛苦时的反应能力。

从总体上来看，豫北的加拿大传教使团无意中成了一个“隐居”的团体，围建起了一堵具有一定社会含义的高墙，构成了一个与世隔绝的保护空间，在这个封闭的空间中，创造出了一种独特而进步的医疗卫生文化。索尼娅曾经总结道：

> 中国对于抗日战争期间在华的护士有着某种“控制力”。对于彭纯修、盖麻姑和布莱登这些传教护士而言，在中国开展护理工作就是她们的使命。尽管危险重重、物资匮乏，她们也不愿去做别的事情，包括在加拿大国内的教会医院从事护理工作。只要加拿大人还被允许待在河南，那么能使她们离开的唯一理由只能是自己或家人生病或出现残疾。对于已婚的传教士而言，中国就是他们过去和将来之间的纽带。接受培训并成为护士为她们打开了前往中国的大门，但护理工作本身并不是目标，而只是达到目标的一种途径。中国才是真正吸引她们的目标，中国是她们的家。①

① Sonya Grypma. Healing Henan：Canadian Nurses at the North China Mission（1888～1947）. Vancouver：The University of British Columbia Press，2008：189.

二、有形遗产的历史影响

走过河南省卫辉市健康路狭窄而拥挤的街道，找到88号，走进新乡医学院第一附属医院的大门，院内楼群高低不一，古典与现代建筑风格交相辉映；在建筑群的中心有一个面积不大的广场，还有一个小亭子。但最醒目的是掩映在众多现代化建筑群中的一座欧式风格的旧式建筑。走上前去，便可清晰地看见镶刻在门廊上方的“基督教惠民医院”几个字（图8-9）。这是一座具有近百年历史的古老建筑，外墙显然是新近被刷过涂料了，灰青的颜色，上面用白色的线条勾勒出原有的青砖轮廓。这是建成于1923年的惠民医院病房楼的主楼部分，大约只是原来建筑面积的1/3，它的配楼部分已经被拆除了。大门是关闭的，很显然，这座建筑已被保护起来。但在正门的旁边还挂着一个金属牌匾，上面写着“新乡医学院一附院院史馆”。里面基本保留了原来的建筑格局，只是所有的房间都布置成了展厅，墙上悬挂着大量珍贵的照片，按照年代顺序排列，并有文字说明。也有一些实物展示，如中国护士刘泽的毕业公考文凭、刻有“基督教惠民医院”字样的石碑、熬制外科药物用的器皿等。

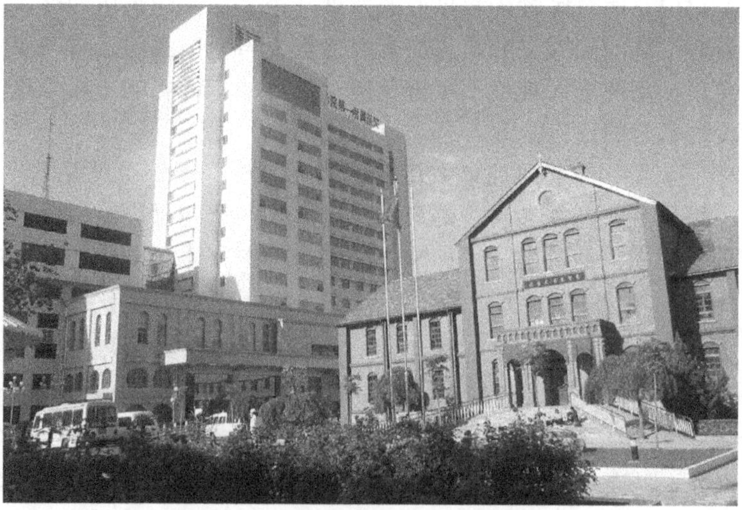

图8-9 基督教惠民医院病房楼遗迹

（图片来源：2013年笔者对实物的拍摄）

从竣工到20世纪末，这里一直是被作为“医院建筑”这样一个“器物”而使用着的。传教士撤离后的几十年里，一直作为新乡医学院第一附属医院（包括其前身）住院诊疗活动的主要场所，一楼的西侧曾是妇产科病房和产房，笔者及很多同仁的孩子就出生在这里。进入21世纪后，新建的病房楼高层建筑启用，出于对学校与医院百年发展历史的尊重和对历史文物的保护，这里被改建成为“院史馆”。尽管没有了往日作为“病房楼”使用时的喧嚣与忙碌，显得有点冷清，但作为一段历史的见证，却更能让人感受到一种由于历史积淀而产生的凝重和对那些曾经执著奉献于豫北百姓的传教士由衷的敬仰。

特别是听“院史馆”的工作人员介绍说，每逢“院史馆”开门的时候，总会遇到一些当地的基督信徒，不顾“院史馆”的管理规定，悄悄地在这里做一些祷告之类的仪式，以表达他们对加拿大基督教传教士的纪念与追思，这更让我们感受到了那段历史在豫北百姓心目中的分量。无疑这个曾经的基督教总站医院成了当今豫北基督教徒心目中的朝圣地。

沿着历史的记载，从“惠民医院病房楼”向南，我们继续寻找“博济医院”的遗迹，但在记载中的原院址位置，只看见一些新建筑的楼房，是现在的学生宿舍，门前有几棵年代久远的大树，或许是那个年代所留下的。在“惠民医院住院楼”的西南方，发现了4座2层的独栋楼房，据初步考证是2~5号专家楼，目前都封闭着，等待修缮。

而在“惠民医院住院楼”的东南方，现在的新乡医学院第一附属医院东家属区还有一座小楼格外醒目，据初步考证是始建于1913年的加拿大专家公寓，曾经是艾美凤的“家”（图8-10）。外墙同样被刷过涂料，青砖红廊，走进里面，也被装修过，墙面洁白，木质楼梯维修过，原来的木地板被换成了复合地板，但建筑格局依然没变。这座楼房显然也是被保护起来了，没有什么实质性的使用痕迹，只是经常会有管理人员来开门通风，以保持室内的温度和湿度。

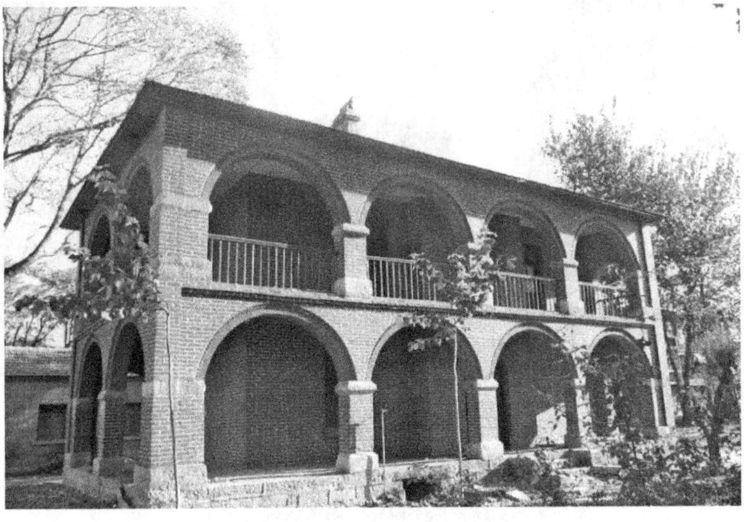

图8-10 建于1913年的加拿大专家公寓10号楼

（图片来源：笔者对实物的拍摄）

其实，在20世纪80年代初，笔者初到这里上大学时，像这样的古老欧式建筑还有很多，大多都作为办公用房，一直沿用多年，直到20世纪末至21世纪初。后来由于学校发展加快，空间不足，在重新规划校园建设时，才被拆除。遗憾惋惜之余，越来越觉得历史留给了新乡医学院及其附属医院乃至豫北地区与医院共同生活了一个世纪的百姓们一份弥足珍贵的文化遗产，身为豫北人和“新医”人，我们感到自豪，也增添了一份对文物保护与历史挖掘的紧迫感和责任感。

正是因为有这些建筑物的存在，新乡医学院第一附属医院成为目前加拿大传教活动存在历史的唯一见证地，也成为加拿大传教士后代前来中国寻找祖辈奋斗足迹的主要寻访地。这些存留下来为数不多的有形遗产，已经被作为省级重点文物保护起来，成为向后人昭示这段历史的印记，并将见证加拿大传教士留下的“博济”、“惠民”精神在这里生根、发芽。

2003年，在本书的研究开始之前，新乡医学院院史研究团队曾陪同加拿大护理史学家索尼娅博士寻访到了当年惠民医院护士学校毕业的中国护士——已近90岁高龄的欧阳斌老人，并留下了珍贵的文字及图片记录（图8-11）。欧阳斌是卫辉护士学校1941年毕业的5名学生之一，当我们和她谈起惠民医院护士学校的师生关系时，年近九旬的欧阳斌老人回忆当年，对加拿大老师的师德，仍赞不绝口。在内心留下最为深刻的印象是老师们几十年如一日用身体力行留下的尊重生命、博爱惠民、高度敬业、献身基督和医学事业的美好形象。

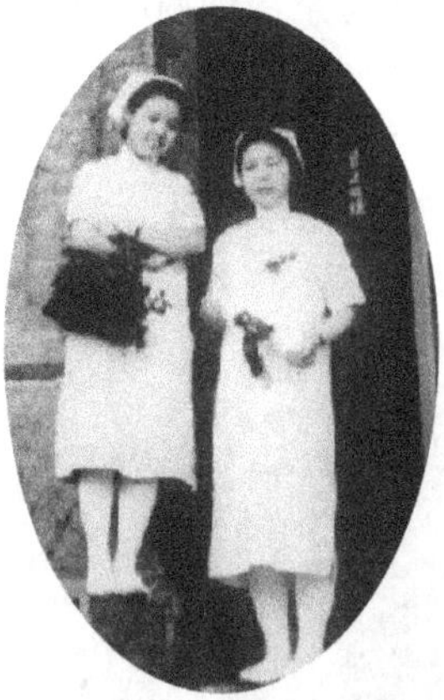

（a）欧阳斌（右）与高秀英（左）
1941年毕业后留在惠民医院做护士

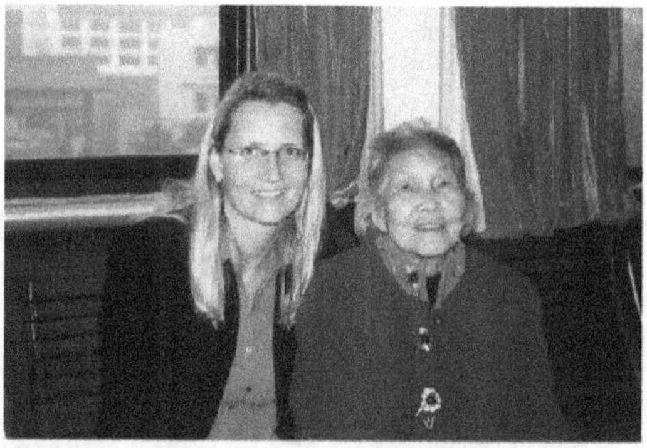

（b）2003年加拿大护理博士索尼娅
采访欧阳斌

图8-11　1941年毕业于惠民医院护士学校的欧阳斌
（图片来源：新乡医学院第一附属医院院史馆馆藏）

本书所收集到的所有口述资料、实物资料、文字资料、图片资料、影像资料等，真实地还原了加拿大传教士在近代豫北医学传教60年的历史，他们为豫北医学科技的传播、医疗体制的建立、医学人才的培养、社会文明的推进所作出的奉献，为增进中国和加拿大人民之间的友谊所作出的贡献，永远值得中国人民尤其是豫北人民纪念。

三、对无形遗产的挖掘和利用

正如姜义华所言，医学因其严谨的科学性、贯穿始终的应用性，以及突出的技术性，在现代科学分类中，被划归自然科学技术科学之列。但相较于数学、物理、生物、化学、地理、天文等学科来说，医学除了同样具有明显的工具性和精深的知识体系之外，更具有极其深刻的人文传统。

医学是一个以有生命、有心理、有情感的“人”为对象的自然学科与人文学科交汇渗透的综合学科。医学以救死扶伤为使命。

李克特说“医学从来就不曾是一门纯粹的科学，而是包容人类社会各自价值观的综合体，本质上是一门人学。它穿透人文与科技、道德生活与商业动作、世俗关注与终极关怀的各个层面，表达着人性、知性、理性的深刻关系”①。王一方指出：西方医学作为一种区域医学，有着极其深刻的人文传统与人性支撑。这种传统有三脉：哲学传统、基督教宗教传统、法理学传统，具体表现为人道主义与有机论立场、生态学与博物学眼光、天赋人权意识。这些观念与意识都是与西方医学的知识体系和行为规则相伴生的。西医和中医是在不同历史条件下发展起来的不同医疗体系，各自带着西方与东方两种不同文化的特征。

19～20 世纪，西方基督教传教使团在中国长期不懈的医学传教活动，不仅使基督教事业在中国逐步发展起来，还有效地改善了中国人对西方医学的认知，推动了西方医学在中国的传播。对中国人来说，由于传教士的身体力行，西医、西药与中国传统的“仁术”同理，基督教精神中的博爱、人文理念与中国传统的“仁爱”同道，中西文化在医学这一平台和媒介上实现了从敌视、隔阂到融通、合一的艰难历程，也促成了西方医学在中国本土化的伟大历程。

在本书的研究过程中，我们也一直在反思这样一个问题：为什么中国的医学水平不断在提高，医疗设备不断在更新，医疗资源不断在扩大，而医患关系却越来越紧张，甚至到了白热化的程度？西学东渐之初，医学传教士将西方科学的医学传入中国，始终被认为比近代的中医有着明显的优势，而到如今，我们沿袭和传承了 100 多年，究竟移植了什么？又丢失了什么？由于工作关系，笔者也曾到访过美国、德国、新加坡和我国台湾的各大医院，最大的感受就是我国的大医院与国外医院相比，技术水平相差并不大，关键性的差距在于人文关怀。

---

① ［美］小摩里斯·N·李克特．科学是一种文化过程．顾昕等译．上海：上海三联书店，1989：53－88.

回过头我们再来看看近代在豫北传教的加拿大教会医生与护士的职业状态，为什么他们要强调基督精神是护士学校入学的最关键的条件？而他们在医学传教过程中是如何体现基督精神的？基督精神与医学的本质之间又有着怎样的联系？教会医院以“博济”与“惠民”命名，隐含着怎样的寓意？

从基督教的教义来讲，基督精神是一种心灵信仰和纯洁的精神，一种博爱、宽恕和自我牺牲的精神。“爱”既是信仰的核心内容，又是道德的最高境界，主要包括“爱上帝”和“爱人”两条。“爱上帝”是通过“爱人”来实现的，而“爱人”则表现出了对上帝的爱，因为“上帝爱世人，所以基督徒也应彼此相爱”。“彼此相爱”是上帝对人的最高要求。传教工作被看成是宗教信仰与利他主义的表达方式。传经布道是在表达上帝的意愿，这种信仰就促使传教士离开安全和熟悉的环境奔赴遥远、危险的地方，去传播基督教教义和为基督献身。正是在此种意义上，由于基督精神既不涉及制度的、政治的、国家的意识形态，也不包含为了追逐、获取、谋利的个人意识，它指向了一种自我的、牺牲的、奉献的感召，而与人道主义的医学精神及伦理达到了会通。

在60年的医学传教过程中，无论是在多么艰难的条件下，传教士们总是能从《圣经》中获取力量，支撑自己。例如，古约翰在“义和团运动”中的逃亡路上，被一路追杀，身中数刀，依然坚持带领大家撤离河南；彭纯修在1939年调往重庆西部使团医院工作期间，当日本飞机空袭时，始终坚持待在病人身边进行陪护，并给予安慰，因此而被誉为“战争中的无名英雄”；盖麻姑为了豫北百姓的医疗需求，36岁时坚持改学护理，用具体的护理行为来传达基督的福音；罗光普在抗日战争期间，周旋于各种势力之间，虽九死一生，却从不退缩。每当河南遭受大灾、战乱时，教会医院就会无私地接纳大批难民，为其提供食宿及医疗。此等事例，数不胜数。

基督教倡导“博爱”精神，教会医院多以“普爱医院”或“博爱医院”为汉语名称，也是这种精神的反映。①“博济”意指“广泛救助”，“惠民”则是指“施恩惠于民、爱民”。“博济”、“惠民”的含义还可以理解为医者应“博爱于民、济困于民、施惠于民”。这是古今中外广大医务工作者从救死扶伤、解天下民众之病患，扶危济困、救芸芸众生于苦难的实践中深切体会到的真诚愿望。它不仅仅和基督教有联系，与佛教、道教、伊斯兰教等任何一种善良的文化都密切相关，更反映了医学伦理的本原。

美国平信徒调查团曾指出：“内外科艺术的品质，不必一定靠着屋宇的宏大，科学设备的齐整，以及传道工作的热心。品质的高低由职业的标准而定。职业的标准高，然后一切基督教的美德，如个人的注意、同情心、一视同仁、

① 吴义雄．在宗教与世俗之间．广州：广东教育出版社，2000：295.

不分贫富信仰地位的精神，才能彰显基督教的荣誉。”[①] 通过对加拿大传教使团在豫北医学传教活动的深入研究，越使得笔者清晰地理解了我国著名医生何裕民[②]所说的“医学人文教育”的重要性：医学具有的科技的特征，越到近代，医学的科技特征就越发彰显，这是科学技术发展的必然，医学需要用有效的手段、技巧及技术来呵护健康，消解病痛。但同时，医学还具有人文的和社会的属性，医疗的最终尺度是关爱，是救死扶伤，医学领域的科技与人道各有其属性和特点，存在明显的主次和界限：科技只是实现医学主旨的手段之一，人道才是真正的核心。

人道主义精神，更着重体现为以人为本的、以人类自身功能观念意义上的一种良知及其在这个意识的作为支配下形成一种以高度文明为基础、以人类和谐发展为目的的普世观。相对于人道主义而言，基督精神是狭隘的，是有宗教私欲的。基督精神虽倡导一种“博爱”、“宽恕”和“自我牺牲”的精神，提倡“爱上帝”和“爱人”，但却以满足本宗教的“传经布道、发展教徒”为前提，以实现“拯救灵魂，皈依基督”为目的，一切有悖于宗教目标的行为，以及可能存有“物质主义”和“非宗教”意图的行为，都会被加以抵制，所以，这种“爱”称不上是“高尚的爱”，“纯粹的爱”，仍然属于自私的和狭隘的。

而“人道主义”则主张超越人种、国家、宗教等所有的差别，承认人人平等的人格，互相尊重，互相扶助，以谋人类全体之安宁和幸福为理想的主义，它的核心价值是人的高贵和尊严。“人道主义”是站在全人类的高度，在排斥了教会的束缚，以人道取代神道，而展现出的“人文主义”和“博爱主义”，比之“基督精神”更加高尚，更加纯粹，也更加无私，是值得全人类去推崇的。

加拿大长老会在豫北60年的医学传教活动，是以近代中国的社会变迁为背景的。在抗日战争期间，尽管加拿大传教士努力保持着中立的立场，但当其亲眼目睹侵略者的暴行后，基督精神也悄然升华。

1937年10月，当炮火蔓延到豫北时，加拿大传教士们所表现出的“基督大爱精神”显然已经超越了种族、国界、阶层和人类自我的狭隘性，升华为医学的人道主义精神。索尼娅[③]在《治愈河南》一书中曾描述了很多这样的情景：当战火在卫辉医院的附近燃起时，加拿大的传教医生、护士们依然孤注一掷地坚守着他们的医院，尽最大努力救护伤员，3所教会医院几乎成了河南难民的“避难所”。“几天之内，怀庆使团大院里已挤满了2 500名难民。”虽然在日军侵华

---

① 美国平信徒调查团编．宣教事业平议．北京：商务印书馆，1934：181.

② 何裕民．修复人道与科技的边界．http：//blog. 39. net/hymjiaoshou/［2014－01－27］.

③ Sonya Grypma. Healing Henan：Canadian Nurses at the North China Mission（1888～1947）. Vancouver：The University of British Columbia Press，2008：137－138.

时并未针对英国人，但加拿大人出于人道主义的立场，不仅为中国人提供了一些实质性的医疗救助，为中国难民提供了安全的避难所，还同中国人联合起来向日本发出了他们谴责的声音。1938 年 4 月 1 日，蒋介石向传教士们表达了敬意："由于传教士们的帮助，成千上万的人们远离了病痛、苦难和死亡，并且妇女们逃离了比死亡更可怕的命运。"①

在战争中，在与中国人共同反抗斗争、坚守人道主义底线的日子里，日本的侵略不仅没有削弱反倒加强了加拿大护士们要在中国工作的愿望。他们甚至认为，在这种战争局势中，虽然有更多的危险，但也有更多的需求。为了满足那些需要医药和护理的病人的生理需求，护士们在混乱中寻求着有秩序的角落，忍受着个人生活的不便，甚至是炮火对生命的威胁。

更难能可贵的是，在安阳日占区下开展医疗救护的加拿大传教医生和护士们在亲眼目睹了日本人的杀戮罪行、承受着无尽灾难的同时，还坚守着医学的职业精神为日本患者解除病患。面对病人中的"敌人"时，基督精神又一次悄然升华。

在艰苦、恶劣的环境中，在疾病、灾害与战争的磨砺中，面对生死的考验，基督精神已经悄然发生了变化，在豫北工作的加拿大长老会的医生和护士们超越了"宗教、民族、国家"的狭隘界限，从他们的身上闪烁出了"人道主义"的光芒。

豫北的医学传教士不仅为中国留下了有形的物质文化遗产，助力西方近代医学的科技部分向中国本土顺利移植，同时，还为中国人留下了一笔宝贵的人文精神的非物质文化遗产。正如西格里斯（Henry S. Sigerist）所理解的，医学知识与医学制度不过是文化画布上的风景，是不能分离的。但由于东西方文化的差异，我们在拿来"西方医学"这幅"画"的时候，是否连同"西方文化"（人学传统）的画布一起拿来了呢？

美国哈佛大学医学院的一位教授曾经说过："科学是简单的，仁爱是困难的。"对医学教育而言确实如此，培养医学学生的科学精神相对而言是一件简单的事情，而培养他们的"仁爱"之心却是非常困难的。

当今中国的医疗卫生系统，医患关系持续紧张，伤医案件频发，反映出患者对医生的信任度极低。原因尽管是多方面的，但反思医疗行业内部的原因，最大的问题在于医生缺乏人文素养。随着尖端科学技术在医学领域中的广泛应用，医学科学变得更加微创化、精确化、便捷化，使得一部分医院变成了"由

---

① Margaret Brown. History of the Henan (North China) Mission of the United Church of Canada, originally a mission of the Presbyterian Church in Church in Canada (1887~1895). Manuscript, 1970: 18.

高科技驱动的、计算机控制的、非个性化的、匆匆忙忙的、高通量的病人工厂"①，而全然失去了"人道"的核心。现代医学的发展，迫切需要科学与人文的平衡。

早在17世纪，临床医学的奠基人T. 西德纳姆（Thomas Sydenham，1624～1689）就曾指出："与医生最有直接关系的既非解剖学之实习，也非生理学之实验。乃是被疾病所苦之患者。因此，医生的任务首先要正确探明痛苦之本质，也就是多观察同样病患者的情况，然后再研究解剖、生理等知识，以导出疾病之解释和疗法。"②

而今天大部分医学院校仍是以解剖学、生理学作为引导学生步入医学殿堂的入门课。医学专业的学生们不了解什么是医学，没有从一个宏观的、历史的角度去看待过医学，从第一堂解剖课后，他们往往误以为医学就是由正常和异常组成的，只要能牢记正常，会识别异常，懂得要采用什么技术去治疗异常就可以成为一名"好医生"。而不懂得病人不仅仅是一种疾病的载体，更是一个具有生物特征和复杂心理感受的社会成员；不懂得应当站在一个整体的高度，去解除病人在疾病状态下所承受的身体与精神的痛苦。如果医学教育只注重让医学专业学生接受极端专业的科学训练，而不加强人文素养的培育，就有可能把他们培养成为不关心社会、不关心他人，人文素质缺乏，只擅长某一技术的匠人。

时代在发展，人类在进步，医学知识及医疗技术也在不断更新，但解除痛苦的医学精神却始终未曾改变，它是医学的"魂"。医学人文教育就是要医学专业学生秉承这种医学精神，在这种人文精神的指引下，去开始医术的学习。

加拿大传教士在近代豫北医学传教60年，留下了许多宝贵的遗产，我们需要继承"博济"、"惠民"的医学精神，并使其在豫北大地永远生根、发芽、开花、结果。

本章小结

医学传教是基督教来华传教士为适应中国的政治和文化形势而总结出的一种新的传教方式，它在客观上催生了西方近代医学在中国的体制化、本土化。本土化是指将外来事物转换成符合本地特定要求的事物的过程。西医作为一门

---

① Nakamura，Shernoff. Mentoring in Academic Medicine. Philadelphia，American College of Physicians，2009：40－41.

② 中国科学技术协会主编．中国中西结合学科史．北京：中国科学技术出版社，2010：18.

外来的技术和专业，它的中国本土化不可避免地先后经历了器物层面的本土化和制度观念层面的本土化两个阶段。本章建立在以上各章关于近代加拿大传教士深入豫北地区，兴办近代医院，开办医学教育，推进公共卫生事业等历史史实深入挖掘和分析的基础上，从豫北医学传教活动和豫北医学发展的总貌上，进一步总结和探讨西方医学在豫北扎根成长过程中体现出来的本土化特征。首先，从器物层面的本土化和制度层面的本土化研究入手，探究豫北加拿大长老会医学传教与西医本土化的关系，指明了在器物层面的本土化中，建立起了豫北三大西医医院、豫北医学教育机构和以教会医院为中心的农村医疗网络；在制度观念层面的本土化过程中，把现代护理理念、培养公共卫生意识、“托管制”住院医疗理念引入到了近代豫北医疗服务的实践活动中。然后，从文化特别是基督文化的视角来揭示近代加拿大传教士在豫北开展医学传教活动的客观历史价值，即在两种异质文化碰撞、磨合的过程中，又创造出了一种既不完全等同于加拿大文化，也不完全等同于中国传统文化的新的产物。新乡医学院及其附属医院在其前身卫辉基督教惠民医院及加拿大传教士的医学人文精神的感召下继续前进。

近代加拿大长老会在豫北开展的医学传教活动，是兼具制度、文化、教育、器物四位一体的整体文化的引入，显然基督教在西医东渐过程中发挥了重要的作用。除了医院、管理制度、医学教育、公共卫生理念、农村医疗网等有形和无形的遗产之外，人文精神、生命关怀、无私奉献是加拿大传教使团在近代豫北 60 年医学传教活动中留给今天的人们最大的一笔遗产。

附　中西文化交流的促进者——季理斐①

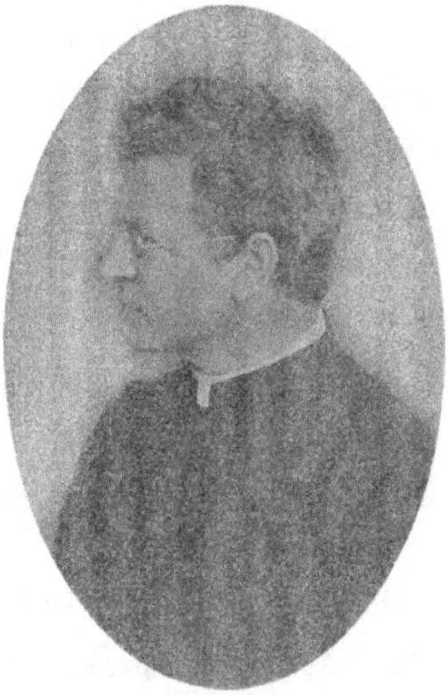
季理斐

季理斐（Rev Donald MacGillivray，唐纳德·麦吉利夫雷），1862 年 3 月 13 日出生于安大略省的布鲁斯县戈德里奇镇，是英裔长老派教徒的后代。1885 年进入诺克斯学院学习，立志成为一名合格的传教士。在“学生自愿者运动”组织中，他结识了古约翰、史美德，与古约翰的友谊维系了 35 年之久。在日后入华传教中，他成了杰出的汉学专家。

在诺克斯学院读书时，受先期在山东烟台传教的美国长老会传教士亨特·科比特（Rev. Dr. Hunter Corbett）的影响，他曾和古约翰绘制了一张豫北地图，急切地想实现“在这块希望土地上进行传教的梦想”。1888 年年初，加拿大长老会因经费问题，派古约翰和史美德偕夫人先行来华，季理斐便要求只身前往，进行为期一年只领取 500 加元低薪的实验。得到批准后，他于 1888 年 10 月 11 日在詹姆士广场被按立为牧师，几天后启程。临行前，诺克斯学院和长老会为他举行了盛大的欢送会。学生们向他赠送了一台自动印刷机。1888 年 11 月，季理斐乘船抵达上海，旋即去山东烟台学习汉语。此时，古约翰正借宿于山东临清县庞庄镇的美国长老会传教站。季理斐在收到古约翰的电报后，立即冒着严寒从陆路赶到临清。

1890 年 2 月，季理斐与史美德医生带领 3 名华人助手乘船进入河南，向彰德府方向进发。史美德利用为人看病的机会吸引群众，季理斐乘机宣讲基督教教义。季理斐写道：“头几天人们反应冷淡，他们有时将西药扔掉。但慢慢地有人愿意接受治疗，也有人购买《圣经》和有关教义问答的小册子。这一行程持续了 47 天，涉足彰德府城郊、水治、汤阴、五陵和内黄五个城镇，最后返回临清。我们一共为 1 200 名病人治疗，销售价值 34 500 个铜钱的《圣经》，感到收获不小，因为此前一年中才卖出 11 000 个铜钱的《圣经》。”

1890 年，因传教地划分的问题，加拿大长老会遭到来自英国内地会的抗议，

① 资料来源：李巍．季理斐与广学会//宋家珩主编．加拿大传教士在中国．北京：东方出版社，1995；Sonya Grypma. Healing Henan：Canadian Nurses at the North China Mission（1888～1947）. Vancouver：The University of British Columbia Press，2008；陈福中编译．古约翰小传．香港：基督徒出版社，2002；新乡医学院第一附属医院院史馆馆藏资料．内部资料，2012.

季理斐和古约翰前去上海与戴德生谈判，第一次没有取得结果。季理斐专门请教了一些有经验的传教士，在第二次谈判时，他向戴德生指出：河南有 9 个府城，均为宣教的“处女地”，6 个位于黄河以南，更接近内地会设在湖北汉口的基地，加拿大长老会的目的地豫北只占河南版图的 1/5，为什么非要来豫北相互争夺呢？并向内地会保证加拿大长老会可以不在豫北的怀庆府城设置传教站（后来还是进去了）。季理斐的陈述终于说服了戴德生，使内地会放弃了彰德府和卫辉府。

1890 年 10 月，彰德府内黄县楚旺镇的一位粮食商人因经营不善而破产。为了养活 30 口之家，他不顾舆论的指责，愿意以一年 60 万铜钱为条件，将房屋租给传教士。季理斐与之谈判，租下了其带有 3 个院子的 20 间房屋，使豫北差会在河南有了第一个立足点。立足楚旺后，当地群众不欢迎传教士，季理斐也注意谨慎行事，以免惹起事端。一天傍晚，他散步穿过一片坟地，被群众认为是“外国鬼子故意破坏风水”，一时间驱逐传教士的呼声四起。不久，当地乡绅指使一些人袭击了季理斐和其他传教士医生的房间，抢走了部分钱财和书籍。季理斐告到内黄县衙，县令因慑于楚旺乡绅的态度不敢严肃处理，只追回 1/5 的东西。季理斐又为此事去了天津，要求英国驻华公使向清政府直隶总督李鸿章上诉，3 个月后事情得到了处理。1891 年 1 月，当地官员与传教士协商达成了赔偿协议，规定除找回财物外，还赔偿白银 1 400 两。据说因为李鸿章相信西医，所以对楚旺事件的处理才会如此迅速。而当时，其他地方对类似事件的处理需要等上好几年。

1892 年，季理斐又和其他传教士在卫辉府境内的新镇建立了教堂和诊所。

季理斐出身农家，对豫北的乡村环境并不陌生。他们外出布道大都靠步行，早出晚归，最多时一天步行近 50 公里。因为早期豫北民众对“洋教”的仇视，传教士出行会面临很大危险。季理斐没有气馁，他坚持采用美国传教士倪维斯所倡导的方法，亲自讲道，很少雇用华人助手，在豫北的听众中颇有影响，不能外出布道时，便组织《圣经》学习班。

为了消除文盲，以便吸收更多的人入教，季理斐于 1895 年在楚旺招收了几名男童，利用业余时间教他们习文识字。加拿大长老会海外传教总部担心这样会增加开支，以未经允许不得擅自开办学校为由令其关闭。季理斐回答说，这不是真正的学校，因只利用他的住所办学，一年的费用才 8 元，但它最后还是被关闭。两年后，季理斐又办了一个类似的识字班。

1894 年 1 月，彰德府城外突然贴出一张告示，称外国传教士有权在城内传教，不要与之为敌。这是豫北差会通过英国驻华公使馆与清政府进行交涉的结果。告示贴出后，有 13 人愿意为传教士进城提供房产上的帮助。季理斐再度代表豫北差会出面谈判，在彰德北关城外租得两亩宅地和房屋，租期 50 年，租金

350 两白银，一次付清，期满后退回。1894 年 10 月签订了正式合同，使豫北差会终从豫北的乡村进驻城镇，在豫北的政治、经济和文化中心之一彰德府建立了传教站。

1889～1900 年这 11 年间，加拿大长老会在豫北已有传教士 26 人，建立了 3 个传教站，吸收教徒 82 人。季理斐因能讲一口流利的汉语，且无妻子、儿女牵挂，在布道和与当地人打交道中，发挥了很大的作用。

季理斐因修订出版汉英词典《北京方言汉英词汇》而受到广学会（The Christian Literature Society for China）第二任总干事李提摩太的赏识。季理斐也曾将广学会出版的德国传教士、汉学家花之安（Ernst Faber）所作的《自西徂东》介绍给彰德府的一些官员阅读。

李提摩太认为“戊戌变法”的失败并不意味着改革运动的终止，广学会仍有发挥作用的余地，必须拥有更多的富有才能的传教士。所以他邀请季理斐加入广学会，而季理斐关心的是如何加速基督教的传播，以书刊出版为途径实现“一个传教士向一百万个中国人布道”。

但豫北差会在研究是否允许季理斐去广学会的问题时，提出了 4 条反对意见：“第一，豫北差会处于创建期，无法出让这样一位有经验的合格人员；第二，季理斐非常具备与文人和官府打交道的能力，而在豫北，这样的交道将会越来越多；第三，在彰德，季理斐能够在从事文字工作的同时为差会服务，但在上海他却无法这样做；第四，面对幅员辽阔的河南和因各种原因已经失去了不少传教士，我们一直在呼吁新的传教士的到来。在这样的情况下，出让一位工作人员不太适宜。”最后，将决定权交给了加拿大长老会海外传教总部。两个月后，季理斐向总部陈述了自己希望去广学会工作的理由，主要谈到自己在语言方面的训练和才能更适合去那里工作；那里的生活条件较好，可使自己的身体恢复健康；去那里仍然可以对 5 万上海人布道。其中，他还对差会提出的可以在彰德从事文字工作的理由进行反驳，指出只有上海才有文字工作所需要的图书馆。与此同时，李提摩太也向加拿大长老会海外传教总部写信，阐述广学会的宗旨和《圣经》书刊出版工作的重要性，并强调在华从事其他工作的传教士有成百上千，而从事文字工作的却不足 10 人，因此急需加强。传教士各有所长，应当让季理斐在更适合他的地方发挥更大的作用，请求该总部准许季理斐转到广学会。经过再三考虑，加拿大长老会海外传教总部终于同意让季理斐去上海工作，并支付他的工资。季理斐名义上仍然属于豫北差会，所以豫北差会将上海视为它的一个分站。

1899 年 10 月季理斐进驻上海广学会，专门从事基督教的文字出版工作，成为一名“多产”的作者，而他在中国的传教活动也转入了一个新的时期。季理斐所翻译的基督教读物传到豫北产生了深远的影响，在过去的在广学会从事翻译、编写基督教读物出版工作期间，他还曾于1915年赴河南开封讲演了3场；在卫辉，以“基督教与民族主义、社会进步和个人生活的关系”为题讲演3次，听众除学生外，还有军政要人和商人。此后，他又去了彰德、怀庆、道口和武安等地。

1930年春天，季理斐偕妻子取道英国回国度假，在伦敦小住期间突患中风，医治无效，于1931年5月25日去世，享年67岁。

社会各界给予了季理斐高度的评价和赞扬。温哥华市长老会称颂说：“季理斐博士不仅是一个天才，也是耶稣基督的忠实追随者。他知识渊博，研究上颇有造诣，工作非常出色。他本可以在祖国较舒服地从事这种工作，但为了上帝他选择了艰苦的海外传教道路，把精力和知识全部奉献给了上帝的事业”。加拿大各地的报纸都报道了他去世的消息，多伦多4家大报纸发表了长篇文章，其中《全球邮报》和《多伦多星报》还发表社论；加拿大联合教会海外传教总部的颂词是对他一生给予的很高评价，称“他的死使加拿大教会失去了一位从事国际友谊事业的最伟大的使者”；广学会董事会听到季理斐去世的消息后，发表纪念文章，称他那“乐观的态度、火热的心肠、和蔼的面孔和宽广的胸怀，尤其为上帝天国的事业献身的精神，永远留在人们的心中”。从宗教角度来看，他是受之无愧的。

山东大学历史系教授李巍对他在中国豫北传教10年，广学会工作30年的经历，总结出来以下4个特点。

（1）始终是一位虔诚的基督教徒和忠实的传教士，他对上帝无限崇拜，视基督为神明，不放过任何机会传播基督教。

（2）他主要从事神学工作，将主要精力放在基督教的文字宣传上，而不是从事布道和组织教会。

（3）他反对西方列强瓜分中国，在一定程度上同情中国人民反对西方国家的剥削和压迫。

（4）他除了促进基督教在华传播外，还翻译、编写了大量有关西方科学和历史的书籍，有益于中国人了解西方资本主义国家的社会和文化，客观地对中国的近代化进程起到了一定的推动作用。他编写的汉英词典，也有助于西方人士学习汉语和了解中国的社会和文化。由于他对中西文化交流所作出的贡献，而使他成为19世纪末20世纪初中国和加拿大关系史上的一位具有影响的重要人物。

结　语

医学史的研究，对于帮助人们理解医学的内涵及其与社会、经济、文化间的关系，正确认识医学的目的，具有重要的作用，这主要体现在科学精神和人文精神的培养方面。

中国近现代医学史研究与其他自然科学不同的重要一点，在于它研究的对象是人。医学不是一个以无情感、无精神的自然物为对象的纯自然学科，而是一个以有生命、有心理、有情感的人为对象的自然学科与人文学科交汇渗透的综合学科。西方人习惯将医学视为与科学（如天文学、物理学等）、数学并列的门类。著名的美国医学史家席文（Nathan Sivin，1931—　）认为，医学不是"科学"，而是一种"术"或者称为"仁术"，与中国传统文化有着异曲同工之处。在中国的传统文化里，普遍认为"医乃仁术"、"仁者爱人"、"天人合一"、"大医精诚"。

医学以救死扶伤为使命，应该是一门最富人文关怀和人性温暖的科学。医学的本质是以人为本，同情、关爱病人，一切以病人为中心。在近代中国，基督教在华医疗事业之所以能够在封闭、落后的豫北地区扎根、发展，靠的就是传教医生和护士们的这种"无私"、"奉献"和"四海之内皆兄弟"的基督大爱精神，因为这才是医学的"魂"，在当今被称为"医德"。人文关怀、爱的事业、无私奉献……，也许这才是加拿大传教使团在近代豫北60年医学传教中活动留给今天的一笔最大的遗产！

医学史教育并非仅让学生记诵一些历史事件和人物，更重要的是要促使他们去思考关于这些事件和人物的医学思想，了解他们对医学发展的意义，评价其对人类社会的影响。它将科学精神和人文精神辩证统一地集中起来，并着重培养学生的历史感和宏观意识，这都有助于学生全面地理解医学的科学内涵。

此外，通过医学史的研究与学习，还可以培养学生对医学专业的感情。在学习医学专业知识的同时，开阔眼界，获得全面的发展，从而能够胜任将来的医学工作。

"科学精神"是指科学共同体在发展科学的过程中，逐渐形成的在科学活动中必须遵循的原则或共识。医学院校培养出来的学生，除了要具备救死扶伤、医术精湛的医生之职之外，还要具备攻克顽疾的科学研究精神，并且能够借助一些学术团体及传播媒介，将各自的研究成果相互交流，共同分享。医学会各相应分会的出现和各学科专业医学刊物的创建，为科学精神的发扬光大提供了广阔的平台。

20 世纪 50 ~ 60 年代，由于受政治史观和时代氛围的影响，学术界对近代在华基督教及其相关医疗事业基本上持否定态度，史学界的研究或多或少地涉及教会医疗事业，而且都将其斥为帝国主义进行文化侵略的工具。例如，刘大年的《美国侵华史》在论述近代美国对华进行文化侵略时，将教会学校、教会医院、麻风病院等传教事业均看作是文化侵略的重要表现①；还有在当时比较重要的文章，如医学史界王吉民的《伯驾利用医药侵华史实》② 和顾杏元的《基督教会医院与帝国主义侵略》③，都带有很强的时代印痕和片面性。李时岳的《中国近代反洋教运动》将教会医院视为传教的一种“钓饵”。

改革开放之后，由于国内学术研究新局面的开创，国内学术界对基督教及其相关问题的研究逐渐改变态度。基督教对中国社会、文化、教育、医疗等各方面的影响已被学术界所公认，且已取得了许多颇有影响的研究成果。这些研究不仅注意到了教会医疗事业在治病救人方面的作用，而且考虑到了其对近代中国人的观念、习俗，以及中国医学思潮等变迁的影响。但是，这些研究主要集中于 1860 ~ 1916 年，对此前此后的各省教会医疗事业涉及较少。

本书通过加拿大长老会在近代豫北的医学传教活动这样一个典型案例，以尽可能翔实和原始的资料，根据档案资料、口述史料、实物资料、加拿大传教士后人提供的资料这“四位一体”获得的大量第一手资料，在国内外首次对加拿大长老会在华即豫北医学传教活动进行了系统整理和深入研究，梳理了基督教传入近代豫北的时代背景、传入过程、传播特点、发展途径、社会影响，以及与近代中国政治、思想观念、风俗习惯、医疗卫生的互动关系，探讨了基督教与中国传统文化的矛盾冲突、摩擦、借鉴与适应，在变革中求得传播与发展的深层次原因，分析了加拿大长老会华北使团进驻豫北进行医学传教的众多特色，发掘了医学传教活动对豫北现代医药卫生事业发展的意义。

本书还具体解答了学界关于近代豫北医学传教的若干有争议的问题：加拿大长老会为什么会历史性地选择了豫北？怎样对加拿大长老会在豫北的医学传教活动进行合理有序的分析？相对于沿海地区和当时相对发达的城市，加拿大传教士在豫北的医学传教活动有何特色、规律和影响？其内在原因何在？加拿

① 刘大年．美国侵华史．北京：人民出版社，1951.

② 王吉民．伯驾利用医药侵华史实．医史杂志，1951，3（3）：1.

③ 顾杏元．基督教会医院与帝国主义侵略．人民保健，1960（1）：51－57.

大长老会为何会创办河南最早的护理学校[①]，但却不办医学高等教育？[②] 加拿大传教士在豫北率先开展的公共卫生活动特别是创办农村医疗网是偶兴之作，还是其医学传教活动的自然逻辑演进的结果？[③] 加拿大传教士在豫北的“四进四出”对其医学传教活动有什么具体的影响？加拿大传教士除了留下有形的资产之外，其无形的精神遗产是什么？……对此，本书指出，近代基督教在华宣教地的划分、历史机遇与加拿大长老会的发展需要、豫北地区医疗与精神的双重需求，使得该地成为加拿大传教士开展医学传教活动的必然选择；豫北的西医本土化有着从穷乡僻壤的边缘地带到繁华的县城、府治的核心地带的特点和规律；豫北的医学传教是观察“传医”与“传教”关系嬗变的一个独特的窗口，近代医院正规化转型的历史表象背后，包括了近代基督教“本色化”运动、医教关系纷争与去宗教化等基督教入华传教与演进中的热点问题；加拿大长老会在豫北开展的医学传教活动，不仅是器物、制度的本土化，更是文化和教育的本土化，是“四位一体”的文化整体的引进，它对豫北近代医疗卫生事业起到的奠基作用，说明基督教在西医东渐过程中产生了积极的影响。比起加拿大传教使团在近代豫北建起的有形的百年医院，形成的无形的管理制度、医学教育系统和公共卫生理念，传教士留下的生命关怀、无私奉献的精神影响至今。

关于加拿大传教使团的活动，宋家珩[④]进行了这样的评论：第一，加拿大传教士来华传教与整个西方传教士来华的历史背景相同，同样享有不平等条约给予的特权。但由于加拿大没有加入列强侵略中国的行列，所以加拿大传教士的活动与列强的侵略无关。第二，加拿大传教士在传播福音的同时也参与政治活动。第三，加拿大传教士在中国社会近代化过程中发挥着积极的推进作用。第四，加拿大传教士中不乏富有同情心和正义感的人士，他们崇尚社会的公正与平等。

加拿大方面则认为加拿大传教使团有其自己的特色，有别于欧美其他国家的传教团，因为加拿大没有干涉和侵略中国的历史。在中国河南传教的加拿大

---

① 笔者认为，主要有以下几个原因：①惠民医院当时已经是河南规模最大的医院，“托管制”医院就需要大量的护理人才；②第一次世界大战之后，南丁格尔新的护理观念已经传到中国，此乃大势所趋；③教会还是想继续控制中国人，进行医学技术垄断。

② 笔者认为，主要有以下几个原因：①节约成本，直接外送培养；②本土留不住，大多愿意去城市和条件较好的地区或医院；③生源所限；④基督教“本色化”运动。

③ 笔者认为这是将西方医学整体移植到豫北的标志性事件，是加拿大长老会医学传教活动与时俱进、自身发展的结果，是其扩大社会影响与顺应豫北社会需求相结合的产物。原因是，西方医学在中国包括在豫北的传播，是一个历史的过程，有先有后，互为前提，彼此支撑。从医院（治病）一教育（护理学校，培养人才），自然向全方位辐射，由院内的公共卫生扩展到院外，是自然的逻辑；同时，与国内的乡村运动相符合、相碰撞，也讲卫生，作为一种文明教化。于是，公共卫生事业甚至农村医疗网便应运而生。正如索尼娅所说，豫北公共卫生项目的开展完全可以和沿海口岸城市相媲美，而且也与加拿大国内是同步的。

④ 宋家珩主编．加拿大传教士在中国．北京：东方出版社，1995：13－18.

英国教会传教团的怀特主教就曾指出："出于某种原因，中国人并不将加拿大人与其他外国人，尤其是英国人、德国人、法国人、美国人和俄国人具有的背景联系在一起。这些国家都曾干预和干涉过中国，中国人民非常了解它们的背景。而加拿大人虽属英国治下，但在中国人民心目中并不将其与英国人的背景直接相联系。"① 对于加拿大在中国的传教活动，加拿大学界认为通过文化、教育、医疗、慈善等方面的活动，传教团对树立加拿大在中国的正面形象有积极的作用，对中国的社会和民众有益。

就医疗服务来说，加拿大传教使团在四川、河南等地建立了一定规模的医疗及医学教育体系，并根据加拿大方面的资料，在 1875 ~ 1951 年共有 120 名加拿大医生在中国工作过，其中大部分是在加拿大传教使团建立的医院或诊所中行医。其具体分布情况是：在四川的华西卫理公会传教团有 60 名，在河南北部和广州的长老会传教团有 35 名，在河南的圣公会传教团有 9 名，中国内地传教团有 9 名，另有 7 名医生在其他传教团，包括美国卫理公会传教团、美国长老会传教团、耶稣信徒（Disciples of Christ）传教团和教会传教协会（Church Missionary Society）的医疗机构中工作。这些医生大都是毕业于加拿大最好的两所大学——多伦多大学和麦吉尔大学的医学院，可以说是加拿大的一流医学人才。其中 60% 来华的加拿大医生毕业于多伦多大学，前来河南等地的医生有 36 人，麦吉尔大学提供了 17 名医学院的毕业生，大都在河南北部工作。②

加拿大华北传教使团的显著特点是重视社会福音，尽管使团中的每一名成员都是被指派的福音传教工作者，医生和护士也会和传教士及相关工作人员一同做定期的祷告仪式，但是他们最重视的还是医疗护理水平。他们能够在当时确立"发展当地的医疗卫生事业"这样的目标是十分难能可贵的，不仅需要对传教事业的激情，更需要智慧和勇气，需要高瞻远瞩和审时度势，根据社会进步的实际情况，将民众利益和传教事业结合起来共同发展，形成以医养教、以医促教的局面，扩大在华利益，并使之持续发展、传承后世。惠民医院的建立，展现了加拿大长老会经营豫北的深远考虑。

从"借医疗手段传播基督福音"的初衷，到后来行医与传教分离，体现了医生与传教士两种角色的冲突，"道不同不相为谋"。

卫辉、安阳、怀庆地区的 3 所教会医院在当年各具特色，互为依存、互为补充、互为支持，成为一个集团化的医疗整体。而惠民医院之所以能够比安阳、怀庆 2 所教会医院的生命力更加顽强，能够随着时代的潮流起起落落，经久不衰，直至沿袭至今的新乡医学院第一附属医院，正是借助于医学教育的辅助之

---

① Justicef. Hodgins to Bennet. Bennet Papers, 1931: 9 - 14.

② 潘兴明. 20 世纪中加关系. 北京：学林出版社，2007：146.

力，时时紧跟时代的步伐与国内外医学发展的步调，不断引进新设备、新技术，培养和补充新人才，更新和完善医院管理体系，保持医院发展的勃勃生机。3所医院的发展经历证实了医学教育与医院发展具有相互依赖、相互促进、相得益彰、共同发展的关系。

靠着加拿大基督教联合会的财力支持，女性传教士协会对各项事务的行政管理和中国的顺从，同时也依赖教会护士的人员储备，中国豫北地区的教会护理得以持续地发展下去。以饶秀贞、彭纯修、盖麻姑、布罗迪和布莱登为突出代表的护理领导者们，创造性地建立了强调学生劳动力和员工等级制度结构的豫北护理体系，并发明了很多具有现代护理特色，包括近代化的医疗器械和物资供应，接近于最现代化的医院建筑，以及精心设计过的护士培训课程。她们独立、专心、顽强地坚守在豫北，利用中国护士的智慧，扩大中国基督教团体，紧密关注一些联合高校的发展，积极寻求在中华护士会中的学术地位。她们不仅注重加强与中国国内各护理团体的专业联系，同时还利用休假时间到加拿大和美国进修深造，加强与国外护理团体的专业联系，将豫北的护理融入到了中国乃至世界护理体系之中。她们把自己看作是“护士传教士”，而不是“传教士护士”。

在博济医院建立之前，卫辉地区没有一家西医医院，在它之后，各种各样的西医医院和诊所大量涌现，促进了卫辉西医主体化的进程，推动了中国人对西医医院的认知，也扭转了中国人亘古不变的医疗观念。

怀庆医院农村医疗合作网络的创建，真正实现了利用极为有限的财力和人力资源来满足豫北乡村对医药的巨大需求的目标，为当今的医疗体制改革作出了积极的尝试与探索，提供了可资借鉴的宝贵经验。

河南第一个护士培训学校的建立，开启了豫北医学教育之门。通过改革课程设置及培养模式，男女护士混合培养，通过多种途径联合培养，文凭教育与临床“师带徒”相结合，护士培养与医务助理培养相结合等多种方式，为河南培养了一大批各层次的医疗人才，并通过建立教会小学、中学的形式，把平民化的基督教信仰与西方的科学、哲学、艺术等先进文化捆绑兜售，在一定程度上动摇了中国儒家文化的影响，为促进许多观念的更新和近代新文化运动的兴起做了一定的准备。同时，将以标榜教育民主、倡导学术自由为突出特征的西方教育思想引入了中国，在宗教信仰、思想观念、师生关系和社团活动等方面采取开明态度，从而增强学校的凝聚力。尤其是重视教学、研究与推广三者的结合，实现了高等教育培养人才、发展学术和服务社会的三重功能，为高等教育的早期近现代化作出了重要的贡献。

但由于豫北地区整体经济、文化及社会变革的落后，加拿大传教士们所从事的医疗工作及医学教育工作与其他沿海省市相比，起点与定位层次相对较低，虽然有一些临床技术的改革和创新，但没有开展系统的医学研究或建立相应的研究机构，没有作出影响力深远的研究成果，也没有发现有记载的医学期刊、杂志等学术交流与传播的媒介。

传教士在豫北开展的种种传教活动及开创发展的医疗事业，的确在一定程度上推动了西方近代医疗技术在河南的传播和发展，培养了人们的公共卫生意识，促进了豫北社会风俗的改良。可以说，基督教会在豫北发展的医疗卫生事业，既是一种有效的传教手段，同时也是一项有利于民生的慈善事业，对豫北乃至河南的发展起到了一定的推动作用。

在针对以上问题进行了系统的研究之后，本书总结如下。

第一，加拿大长老会在豫北的医学传教是一个曲折而复杂的历程，初步实现了西方医学在豫北的体制化和本土化。这种西医东渐，事实上也遵循了从器物层面（诊所、医院）到制度层面（医院管理、医学教育）、精神层面（护理理念、公共卫生意识、农村医疗网构想）“三步走”的程序。加拿大长老会在豫北的医学传教活动，无论是外在的器物，还是内在的制度和精神，都给今天豫北、河南乃至中国的医院经营、医学教育和公共卫生管理等事业留下了一笔宝贵的遗产，值得我们去总结、提炼和借鉴。正如前已述，除了医院、管理制度、医学教育、公共卫生理念、农村医疗网等有形和无形的遗产之外，人文精神、生命关怀、无私奉献是加拿大传教使团在豫北医学传教活动中留给今天最大的一笔遗产。

第二，加拿大长老会在豫北的医学传教，是西方医学本土化与中国医学西方化妥协和融合的产物，是西医东渐的典型案例，这一结论凸显了本书选题的创新价值。

男护士的出现，不办医学高等教育，不用外文书籍，不用英语授课，长期坚持男女同校（作为对照，四川实行的“男女同校”制度仅延续了半年），支持男护士在医院各个层级工作，甚至将特别优秀的护士转为医生，师带徒……特别是农村医疗网，是西方医学在豫北因地制宜或者说本土化的最大产物。罗光普创立的豫北农村医疗网，是根据豫北农村的实际需求，整合区域内的有限医疗资源，建立了分级、有序、体制化的医疗系统，在经费、技术、信誉支持和不间断的继续教育培养方面由上向下，从教会总站医院到一级再到二级再到三级和四级；在病人就诊顺序方面则是由下向上，从四级或三级诊所到二级再到一级直至教会总站医院。同时，还建立了双向转诊制度——重症病人往上转，轻症病人往下转，有序分流，让有限的医疗资源发挥最大的效力。农村医疗网络体系的建立是西方医学在豫北本土化的最大符号，也是加拿大传教士因地制宜的一个生动鲜明的案例。

加拿大传教士在豫北医学传教的结果，不仅仅表现为医院制度、护理理念、公共卫生意识、中医西医化这些今天看来最明显不过的中国医学西方化的现象，而且还有西方医学为适应中国本土、为接豫北地气自身所做的相应改变，这就是同时进行的西方医学本土化的历程，这其实是一体两面、妥协融合的结果。所以，近代豫北医学传教是一个典型的西医本土化与中国本土西医化相互妥协、彼此融合，再共同推进的过程，双方都有所改变。其结果既不是完全的体制化，因规模和目的的局限，不可能是全面的体制化，如缺乏豫北的医学“共同体”及其制度和章程，也没有专门固定的出版物等；同时，也不是完全的本土化，尽管中方教职人员多方斗争，也未做到完全由中国人管理、运作。特别是这种本土化始终是在西方医学体制化的大框架下进行的，只能是豫北特色的西医体制化。正如索尼娅所说，豫北的医学文化，既非纯粹的加拿大文化，也非纯粹的中国文化，而是重新融合的具有豫北特色的新文化。① 这种新文化在历史的演进中，遵循矛盾—冲突—妥协—融合—平衡……的规律，在不断的磨合中寻找一个新的平衡点，并循环往复。只有这样才能解释加拿大总会与豫北差会（社会福音、传教与传医之间的分寸），外国传教士与中国教徒，外国管理者与中国人争权（“本色化”运动），加拿大分会与欧美其他差会（第一支传教团，荣誉、影响，《中华归主》的褒贬，加拿大华北使团知耻后勇，豫北 3 所现代化医院的建立，罗光普镭医疗、农村医疗网的轰动效应）间的种种问题。

第三，从理论和实证系统研究近代加拿大长老会在豫北的医药传教活动，并作为典型案例剖析，可以得出一个结论：在科学技术的传播中，兼具科技与人道为一体的医学，相对于数学、物理学、化学、天文学、地质学，以及其他应用技术和实用工程等科学技术，它不易受社会环境的影响，如在豫北呈现出的经济、交通、文化等社会发展水平对“仁术”传播的制约较少，即使在封闭、落后的乡村地区也有迅速、深入并全面的展开。归根结底，西医的适用性成效更贴近下层民众的基本需求，西方教会据此在表达“仁术”的同时，将上帝博爱精神的“福音”传播到了中国最广大的民众当中。这一结论，也揭示和证明了西学东渐中的一个现象和规律。

在本书中，我们每每会发现，与当时的沿海地区和中心城市不同，加拿大长老会在豫北的医学传教活动是沿着从农村到城市，从贫困无助的底层民众开始的。同时，官方、士绅甚至中医界也不反对，从而呈现出相当另类或特殊的情形。究其原因，是因为传教士传教的需要与豫北底层贫困无助百姓最现实、最迫切的需要能够直接对接。当贫困到了极限、庸医欺世误人、有病乱投医的时候，免费医疗、疗效卓著且充满人文温暖的西医，自然就成了豫北老百姓可以“试试看”的一项最务实和功利的选择，这种选择又与传教士传播上帝“福

---

① Sonya Grypma. Healing Henan：Canadian Nurses at the North China Mission（1888 ~ 1947）. Vancouver：The University of British Columbia Press，2008：13.

音”的宗教使命，以及由此而升华的治病救人的基督博爱精神直接对接。于是，一个需要医学，一个需要传教，医学传教就在近代豫北这样的贫困、落后、封闭之地发芽、开花、结果了，从而可以相对摆脱经济、交通、城市、文化、教育等条件的限制，使西方医学迅速、全面、深入地移植到近代豫北，甚至建起完全可与中心城市至少是河南的中心城市和地区相媲美的正规化的近代医院。同时，在这些正规近代化医院的支撑下，将西方先进的管理制度、护理理念、医学教育、公共卫生事业乃至最新的医疗技术等引入近代豫北，实现西方医学东渐从器物到制度再到精神理念“三步走”的全方位的体制化。这种特殊性的实质，更在于医学本身不仅是一门技艺，同时还是一门人道之学或者说是“人”学。科技只是实现医学主旨的手段之一，人道才是永远的真正核心！这是我们永远不能忘记的。这也是我们今后需要进一步发掘和弘扬的一大主题。

今天，我们还可以站在学术的高度，来全面、正确地评价西方基督教会的医学传教活动：宗教与政治、商贸和帝国主义海外殖民扩张，毕竟是两回事。不能把基督教妖魔化，认为其只是为了诱骗愚民入教，也不能把基督教政治化，认为基督教是帝国主义侵略中国的工具，更不能在文化上把基督教异类化、愚昧化，认为其不讲伦常道德，类于禽兽，与科学完全对立。当然，我们也不能对基督教医疗事业的作用评价过高。《中华归主》一书的作者曾经指出：“中国的卫生问题不是一个孤立的、与其他事物不相联系的问题。疾病、贫穷和愚昧是相伴随的。不可能期望人民所面临的这些卫生问题可以单独解决而不顾及经济和教育等方面的发展情况。”① 而且，在旧中国的黑暗统治下，比起治病、经济和教育来说，更为迫切的是治国。英国传教医生康德黎（James Cantline，1851～1926）曾任中国香港西医书院教务长，他为培养出像孙中山这样的中国新一代医生而感到自豪，他希望有一批高质量的具有新思想的医生去改变中国现状。他认为“只要再过几年以后，造就一批经过适当训练的医生，即可使目前中华帝国的混乱与黑暗，进为医术的和现代科学的”②。这显然是一种梦想。1924年，孙中山在演讲民权主义时明确指出：“惟是宗教之力有所穷，慈善之事有不济，则不得不为根本之解决，实行革命，推翻专制，主张民权，以平人事之不平了。”③ 孙中山等一批仁人志士最终还是走上了弃医革命的道路。

以上就是本书的一些思考，也许算不上最后的结论，抛砖引玉，仅作为今后工作的起点和大的方向。

---

① 中华续行委办会调查特委会编．1901～1920年中国基督教调查资料（下卷）（原《中华归主》修订版）．北京：中国社会科学出版社，1987：980.

② 李敖．李敖大全集（7）：孙中山研究．北京：中国友谊出版公司，2010：239.

③ 中国社科院近代史所等编．孙中山全集（第9卷）（1924.1～1924.3）．北京：中华书局，2011：298.

参考文献

说明

1. 中文文献以作者姓名的汉语拼音为序排列；译著单列，按国别拼音排序
2. 西文文献以作者姓名的字母为序排列

A 中文文献

［德］伯恩特·卡尔格-德克尔．医药文化史．姚燕，周惠译．北京：生活·读书·新知三联书店，2004.

［法］费尔南·布罗代尔．15 至 18 世纪的物质文明、经济和资本主义（第一卷）．顾良等译．北京：生活·读书·新知三联书店，1993.

［加］皮特·斯特斯伯格．见证中国百年：一个外国家族的中国情结．北京：民族出版社，2006.

［韩］李宽淑．中国基督教史略．北京：社会科学文献出版社，1998.

［美］罗纳德·L．约翰斯通．社会中的宗教：一种宗教社会学．尹今黎等译．成都：四川人民出版社，1991.

［美］罗伊·波特编．剑桥医学史．张大庆等译．长春：吉林人民出版社，2000.

［美］邓恩．从利玛窦到汤若望．于三乐，石蓉译．上海：上海古籍出版社，2003.

［美］海珥玛．基督教会的乡村工作．何慈洪译．广州：广学会出版，1939.

［美］何凯立．基督教在华出版事业（1912～1949）．陈建明，王再兴译．成都：四川大学出版社，2004.

［美］费尔顿．基督教与远东乡村建设．上海：上海广学会，1939.

［美］明恩溥．中国乡村生活．午晴，唐军译．北京：时事出版社，1998.

［美］乔纳森·斯潘塞．改变中国．曹德骏，竺一莘，周定国等译．北京：生活·读书·新知三联书店，1990.

［意］卡斯蒂廖尼．医学史．程之范主译．桂林：广西师范大学出版社，2003.

［英］威廉·F. 拜纳姆．19 世纪医学科学史．曹珍芬译．上海：复旦大学出版社，2000.

安阳市北关区地方史志编纂委员会编．安阳市北关区志．北京：国际文化出版公司，1997.

安阳市郊区志编纂委员会编．安阳市郊区志．北京：中国标准出版社，1990.

陈邦贤．中国医学史．上海：上海书店出版社，1984.

陈福中编译．古约翰小传．香港：基督徒出版社，2002（http：//wellsofgrace. com/biography/intro/brief-bio/goforth/index. htm）.

陈济民．一九三四年至一九四一年党在新、辉、获、汲地区的活动情况．党史资料，1982（8）：22.

程之范．程之范医史文选．北京：北京大学医学出版社，2004.
邓铁涛，陈之范．中国医学通史（近代卷）．北京：人民卫生出版社，2000.
邓铁涛主编．中医近代史．广州：广东高教出版社，1999.
丁福保．西洋医学史．北京：东方出版社，2007.
方辉．明义士和他的藏品．济南：山东大学出版社，2000.
范严秋．疫病、医学与殖民现代性：日治台湾医学史．台北：稻乡出版社，2010.
费孝通．乡土中国．北京：生活·读书·新知三联书店，1985.
冯普友，张莉．西医传入河南小考．河南史志，1990（6）：44.
冯秋季．“疗灵”与“疗身”：近代加拿大传教士在卫辉的借医传教．史学月刊，2010（4）：67－62.
冯秋季．近代豫北加拿大传教士借医传教与妇幼卫生观念变革研究．河南大学学报（社会科学版），2010，50（1）：105－110.
冯秋季．加拿大传教士与近代豫北医学话语权的进与退．宗教学研究，2011（3）：124－129.
冯志杰．中国近代翻译史（晚清卷）．北京：九州出版社，2011.
高晞．传教和行医：不同道不相为谋．自然辩证法通讯，1996（4）：39－46.
高晞．德贞传 一个英国传教士与晚清医学近代化．上海：复旦大学出版社，2009.
各县社会调查．河南统计月报，1935（12）：72－77.
各县教会医院统计．河南统计月报·第二卷，1936（5）：53.
顾长声．传教士与近代中国．上海：上海人民出版社，1991.
顾长声．从马礼逊到司徒雷登：来华新教传教士评传．上海：上海书店出版社，2005.
顾海编．现代医院管理学．北京：中国医药科技出版社，2004.
顾卫民．基督教与近代中国社会．上海：上海人民出版社，1996.
顾杏元．基督教会医院与帝国主义侵略．人民保健，1960（1）：34－36.
哈利生医院简介．河南省卫生志参考资料，1985（33）：7－19.
河南近代建筑史编辑委员会编．河南近代建筑史．北京：中国建筑工业出版社，1995.
河南省汲县卫生局．汲县卫生志：上册．汲县：河南省汲县印刷厂，内部资料，1986.
河南省地方史志编纂委员会编纂．河南省志（第 16 卷）：政府志．郑州：河南人民出版社，1997.
河南省预防医学历史经验编辑委员会编．河南省预防医学历史经验．南京：江苏科学技术出版社，1990.
《滑县卫生志》编辑组编．滑县卫生志（1840～1985）．滑县：滑县卫生局，1986.
获嘉县妇幼保健所所史编写组．获嘉县妇幼保健所史．获嘉：地方国营河南省获嘉县印刷厂，内部资料，1985.
何裕民．修复人道与科技的边界．http：//blog. 39. net/hymjiaoshou/.
何小莲．略论晚清西医的文化穿透力．社会科学，2003（3）：104－109.
何小莲．晚清新教“医学传教”的空间透析．中国历史地理论丛，2003（2）：95－103，160.
何小莲．西医东渐：晚清医疗制度变革的人文意义．史林，2002（4）：66－75.
何小莲．论中国公共卫生事业近代化之滥觞．学术月刊，2003（2）：61－67.
何小莲．西医东渐与文化调适．上海：上海古籍出版社，2006.

何小莲，晔．藉医传教与文化适应——兼论医学传教士之文化地位．西北大学学报（哲学社会科学版），2008（5）：91－95.
海天，易肖炜．中医劫：百年中医存废之争．北京：中国友谊出版公司，2008.
黄亮宜，孙保定．河南省情概论．北京：中国统计出版，2002.
蒋宝德，李鑫生编．中国地域文化（上册）．济南：山东美术出版社，1997.
接收帝国主义遗留财产广生医院的总结．安阳档案馆，卫生档，第33号．
开封市地方志编纂委员会编．开封市志（第6册）．北京：燕山出版社，2001.
雷田雨编．近代来粤传教士评传．上海：百家出版社，2004：154.
雷祥麟．负责任的医生与有信仰的病人——中西医论争与医病关系在民国时期的转变．新史学，2003（1）：45－96.
李传斌．条约特权制度下的医疗事业：基督教在华医疗事业研究（1835～1937）．长沙：湖南人民出版社，2010.
李传斌．20世纪基督教在华医疗事业研究综述．南都学坛（人文社会科学学版），2006（4）：33－38.
李传斌．废除不平等条约后国民政府的教会租地政策．世界宗教研究，2011（5）：26－34.
李廷安．中外医学史概论．台北：台湾商务印书馆股份有限公司，1977.
李世安主编．史学论丛．北京：中国书店出版社，1999.
李源河主编．河南省文史研究馆馆员文选之一：中原文史萃编．郑州：中州古籍出版社，2002.
李志刚．基督教早期在华传教史．台北：台湾商务印书馆，1985.
李志刚．百年沧桑，沧海一粟——近代中国基督教文化掠影．北京：今日中国出版社，1997.
梁碧莹．嘉约翰与西医学在中国的传播．中山大学学报，1996（3）：125－132.
梁碧莹．“医学传教”与近代广州西医业的兴起．中山大学学报（社会科学版），1999（5）：86－91.
梁育红．加拿大长老会女传教士在近代豫北地区的活动及影响．历史教学，2007（10）：31－36.
梁育红．天主教、新教对近代豫北社会早期现代化进程影响的比较．历史教学，2008（16）：24－28.
刘天路编．身体·灵魂·自然：中国基督教与医疗、社会事业研究．上海：上海人民出版社，2010.
刘远明．中世纪的修道院医学对近代西医体制化的影响．医学与哲学（人文社会医学版），2007，28（4）：55－56.
刘志庆．加拿大传教士与安阳．殷都学刊，1999（1）：49－53.
刘志庆，尚海丽．加拿大传教士在安阳四进四出及其影响．世界宗教研究，2000（4）：88－91.
刘志伟．古都遗韵：百年安阳．郑州：中州古籍出版社，2006.
陆文雪．上海工部局食品卫生管理（1898～1943）．史林，1999（1）：64－82.
龙伟．民国医事纠纷研究1927～1949. 北京：人民出版社，2011.
马伯英，高晞，洪中立编．中外医学文化交流史——中外医学跨文化传通．上海：上海文汇出版社，1993.

马骏．现代医院管理．上海：上海科学技术出版社，1986.
马晓军．近代河南基督教的传播及原因．商丘师范学院学报，2012（4）：55－59.
聂资鲁．百余年来美国的基督教在华传教史研究．近代史研究，2000（3）：225－296.
潘兴明．20世纪中加关系．北京：学林出版社，2007.
濮阳县人民委员会．河南省濮阳县卫生事业发展史：初稿（1937～1958）．濮阳，内部资料，1959.
齐小新．口述历史分析——中国近代史上的美国传教士．北京：北京大学出版社，2003.
卿汝楫．美国侵华史．北京：生活·读书·新知三联书店，1952.
秦宝琦．五千年中外文化交流史（第四卷）．福州：福建人民出版社，2000：607.
沁阳县卫生局．沁阳县卫生志．沁阳：地方国营河南省沁阳县印刷厂，内部资料，1986.
单远慕．中华文化通志·地域文化（2-012）：中原文化志．上海：上海人民出版社，1998：157.
尚海丽．中华基督教会河南大会本色化运动评析．殷都学刊，2007（1）：81.
邵玉铭．二十世纪中国基督教问题．台北：正中书局，1980.
邵金远．河洛文化兴衰的启示——复兴河洛文化 增强科技意识．兰台世界，2007（16）：60－61.
邵金远．北宋科技思想发展述评．河南理工大学学报（社会科学版），2009（4）：716－719.
邵金远．分级有序医疗的辐射效应——近代豫北“怀庆农村医疗网”启示．人民论坛，2013（27）：66.
邵金远，高策．近代豫北医学传教活动的科学社会史研究．自然辩证法通讯，2014（1）：45－50，126.
邵金远．罗光普与20世纪二三十年代豫北的医疗科技．史学月刊，2013（11）：128－131.
邵金远，杨小明，高策．医药传教与西方医学在中国的本土化——以近代豫北加拿大长老会医药传教为例．山西大学学报（哲学社会科学版），2013（3）：9－14.
谭树林编．英国东印度公司与澳门．广州：广东人民出版社，2010.
汤清．中国基督教百年史．香港：道声出版社，1987.
田涛．清末民初在华基督教医疗卫生事业及其专业化．近代史研究，1995（5）：169－185.
陶飞亚．中国基督教史研究的新趋向．史林，2013（2）：105－108.
陶飞亚．基督教与近代山东社会．济南：山东大学出版社，1995.
史正明．走向近代化的北京城——城市建设与社会变革．北京：北京大学出版社，1995.
宋家珩，董林夫．中国与加拿大——中加关系的历史回顾．济南：齐鲁书社，1993.
宋家珩主编．加拿大传教士在中国．北京：东方出版社，1995.
苏云峰．中国现代化的区域研究：湖北省．中央研究院近代史研究所专刊，1981（41）.
王尔敏．上海仁济医院史略//载林治平主编．基督教与中国现代化（论文集）．台北：宇宙光传播中心出版社，1994.
王国玉主编．安阳市人民医院院志．内部资料，2003.
王吉民．伯驾利用医药侵华史实．医史杂志，1951（3）：173.
王惠广．私立斌英中学的沿革与发展//安阳市文峰区编．文峰文史资料（二），安阳：河南省安阳市文峰区委员会文史资料委员会，1989.

王立新．美国传教士与晚清中国现代化．天津：天津人民出版社，1997.
王天奖，庞守信，王全营等．河南近代大事记：1840～1949. 郑州：河南人民出版社，1990.
王卫平．明清时期江南城市史研究：以苏州为中心．北京：人民出版社，1999.
王勇．西方医学在近代中国的传播．科学，2007（6）：41－44.
王祖榘．译述：镭之工业．北大化学会年刊，1926：223－232.
卫辉市地方史志编纂委员会．卫辉市志．北京：生活·读书·新知三联书店，1993.
魏外扬．宣教事业与近代中国．台北：宇宙光出版社，1978.
伍连德．论中国当筹防病之方实行卫生之法．中华医学杂志．1915（1）：13－23.
吴义雄．在宗教与世俗之间——基督教新教传教士在华南沿海的早期活动研究．广州：广东教育出版社，2000.
新乡市卫生局．新乡市卫生志：1368～1985. 新乡：河南省新乡市国营印刷厂，内部资料，1988.
新乡医学院第一附属医院的前身——惠民医院（1896～1949）. 河南省卫生志参考资料，1985（33）：35.
邢汉三．日伪统治河南见闻录．郑州：河南大学出版社，1986.
雅阁．各界消息：圣心医院发展状况，添设镭锭院，各种设备在中国可称第一．我存杂志，1933（2）：97－98.
杨念群．杨念群自选集．南宁：广西师范大学出版社，2000.
杨念群．再造“病人”：中西医冲突下的空间政治（1832～1985）．北京：中国人民大学出版社，2012.
杨森富．中国基督教史．台北：台湾商务印书馆，1968.
杨永生，顾孟潮编．20 世纪中国建筑．天津：天津科学技术出版社，1999.
余新忠主编．清以来的疾病、医疗和卫生：以社会文化史为视角的探索．北京：生活·读书·新知三联书店，2009.
张大庆．早期医学名词统一工作：博医会的努力和影响．中华医史杂志，1994（1）：15－19.
张大庆．医学史十五讲．北京：北京大学出版社，2007.
张大庆．中国近代疾病社会史 1912～1937. 济南：山东教育出版社，2006.
张大庆主编．医学史．北京：北京大学医学出版社，2003.
张世文．定县农村工业调查．成都：四川民族出版社，1991：473.
张文彬．简明河南史．郑州：中州古籍出版社，1996.
赵春晨，雷雨田，何大进．基督教与近代岭南文化．上海：上海人民出版社，2002.
赵璞珊．西洋医学在中国的传播．历史研究，1980（3）：37－48.
赵璞珊．合信《西医五种》及在华影响．近代史研究，1992（2）：67－100.
张兴耀．新乡医学院第一附属医院院志．内部资料，1984.
甄橙．病与证的对峙反思 18 世纪的医学．北京：北京大学出版社，2007.
郑洪，陆金国编．“国医”之殇：百年中医沉浮录．广州：广东科学技术出版社，2006.
郑起东．转型期的华北农村社会．上海：上海书店出版社，2004.
政协新乡市学习和文史资料委员会编．新乡文史资料（第 16 辑）．新乡，豫内资，2007：172－198.

中共河南省委党史资料征集编纂委员会．太行抗日根据地（二）．郑州：河南人民出版社，1986.
中国人民政治协商会议河南省安阳市委员会文史资料研究委员会编．安阳文史资料（第2辑）．中国人民政治协商会议河南省安阳市委员会文史资料研究委员会，1989.
中国人民政治协商会议全国委员会文史资料研究委员会编．文史资料选辑合订本第三十一册（总九十一九十二）．北京：中国文史出版社，1986.
中国人民政治协商会议河南省开封市委员会文史资料研究委员会．开封文史资料第6辑．郑州：政协开封市委员会文史资料研究委员会，1987：101.
中国人民政治协商会议河南省开封市委员会文史资料研究委员会．开封文史资料第10辑．郑州：政协开封市委员会文史资料研究委员会，1990：142.
中国社会科学院近代史研究所，比利时鲁汶大学南怀仁研究中心编．基督宗教与近代中国．北京：社会科学文献出版社，2011.
中华续行委办会调查特委会编．中华归主．蔡泳春等译．北京：中国社会科学出版社，1985.
中华续行委办会调查特委会编．1901～1920年中国基督教调查资料（上卷、下卷）（原《中华归主》修订版）．北京：中国社会科学出版社，1987.
"中央研究院"近代史研究所编．教务教案档·第五辑·第二册．台北："中央研究院"近代史研究所，1977.
朱建平．中国医学史研究．北京：中医古籍出版社，2003.
朱维铮主编．基督教与近代文化．上海：上海人民出版社，1994.
卓新平撰．中华文化通志·宗教与民俗典（9－084）基督教犹太教志．吉林：辽宁教育出版社，2012.

B　外文部分

Arthur Smith. *Vilage Life in China, A Study in Sociology*. New York: F. H. Revell Company, 1899.
Bill Trent. Dr. Robert McClure: Missionary-surgeon Extraordinaire. *Can Med ASSOC J*, 1985 (132): 431－441.
Cheung Yuet Wah. *The Social Organization of Missionary Medicine: A Study of Two Canadian Protestant Missions in China, 1911～1937*. Toronto: University of Toronto, 1982.
D. Mac Gillivray. *A Century of Protestant Missions in China*. Shanghai: American Presbyterian Mission Press, 1907.
Dr. Robert McClure. *Interview by Peter Strusberg, Transcripts*, 1976－7－14, Library and Archives Canada. MG 31 Series D78 vol. 44. file 44 － 29// Sonya Grypma. *Healing Henan: Canadian Nurses at the North China Mission* (1888～1947). Vancouver: The University of British Columbia Press, 2008.
Dugald Christie. *Ten Years in Manchuria: A Story of Medical Mission Work in Moukden (1883～1893)*. Paisley: J. and Parlane, 1893.
Edward Bliss Jr, *Beyond the Stone Archer: An American Missionary Doctor in China*,

1892 ~ 1932. Hoboken：John Wiley & Sons，Inc，2001.

Elijah C. Bridgman etc. *The Chinese Repository. vol.* 2. Tokyo：Kraus Reprint，1834.

Elijah C. Bridgman etc. *The Chinese Repository. vol.* 4. Tokyo：Kraus Reprint，1836.

Elijah C. Bridgman etc. *The Chinese Repository. vol.* 7. Tokyo：Kraus Reprint，1839.

Elijah C. Bridgman etc. *The Chinese Repository. vol.* 8. Tokyo：Kraus Reprint，1841.

Fifth Annual *Report of Woman Missionary of United Church of Canada，1929 ~ 1930.* Etobicoke：the United Church Publishing House.

George Barker Stevens，William Fisher Markwick. *The Life，Letters，and Journals of the Rev. and Hon. Peter Parker.* Boston：Congregational Sunday-School and Publishing Society，1896.

Gerald H. Choa. "*Heal the Sick*" *was Their Motto*：*The Protestant Medical Missionaries in China*，Hong Kong：The China University Press，1990.

Haroll Balme. *China and Modern Medicine*：*A Study in Medicine Missionay Development.* London：United Council for Missionary Education，1921.

James Frazer Smith. *Life's Waking Part*：*Being the Autobiography of Reverend James Frazer Smith.* Toronto：Thomas Nelson and Sons，1937.

Jame Wright. *She Left Her Heart in China*：*the Story of Dr. Sally Wolfe，Medical Missionary，1915 ~ 1951.* London：Cloverhill Press，1999.

Joseph Needham. *Clerks and China and West.* Cambridge：Cambridge University Press. 1970.

Kenneth Scott Latourette. *A History of Christian Mission in China.* London：Society for Promoting Christian Knowledge，1929.

Kerrie L . Macpherson. *A Wilderness of Marshes*：*The Origins of Public Health In Shanghai，1843 ~ 1893.* Oxford：Oxford University Press，1987.

Kingston De Gruche. *Doctor Apricot of* "*Heaven-Below*"：*The Story of Hangchow Medical Mission.* London & Edinburgh：Marshall Brothers，LTD，1952.

Kwang-Ching Liu. *American Missionaries in China，Papers from Harvard Seminars.* Cambridge：Harvard University Press，1966.

Mary Isabella Bryson，Mrs. Bryson. *John Kenneth Mackenzie*：*Medical Missionary to China.* London：Revell，1891.

Memo of Conference with Dr. Stewart Allen Weihwei，*Honan April* 30 *-May l，1946.* box12，File 200// Sonya Grypma. *Healing Henan*：*Canadian Nurses at the North China Mission*（*1888 ~ 1947*）. Vancouver：The University of British Columbia Press，2008.

Minden Karen Paule. *Misionary，Medicine and Modernization*：*Canadian Medical Missionaries in China，1925 ~ 1952.* Toronto：York University，1981.

Muroe Scott. *McClure*. Markham: Penguin Books Canada limited, 1979.

Munroe Scott. *McClure, A Play in Two Acts*. Toronto: Simon & Pierre, 1988.

Murray McCheyne Thomson. *A Daring Confidence: The Life and Times of Andrew Thomson in China, 1906 ~ 1942*. Ottawa: Murray M. Thomson, 1992.

N. D. Jewson. The Disappearance of the Sick-man from Medical Cosmology, 1770 ~ 1870. *Sociology*, 1976 (10): 1235.

O. L. Kilborn. *Heal the Sick*. Toronto: Missionary Society of Methodist Church, 1910.

Peking Union Medical College Weekly Calendar. 1940 - 12 - 11: 36.

Peter Stursberg. *The Golden Hope*. Etobicoke: The United Church Publishing House, 1987: 68.

Sonya Grypma. *Healing Henan: Canadian Nurses at the North China Mission (1888 ~ 1947)*. Vancouver: The University of British Columbia Press, 2008.

Sonya Grypma. *Healing Henan: Canadian Nurses at the North China Mission (1888 ~ 1947)* (*Video*) . 2002 (Gift and Keepsake from Sonya Grypma) .

Sonya Grapma. Walls Fall Down: Canadian Missionary Kids Return to China (Video). 2007 (Gift and Keepsake from Sonya Grypma) .

W. Arthur Tatchell. *Medical Missions in China: in Connexion with the Wesleyan Methodist Church*. London: Robert Culley, 1909.

Walter R. Lambuth. *Medical Missions: The Twofold Task*, New York: Board of Missions, Methodist Episcopal Church, South, 1920.

William Lockhart. *The Medical Missionary in China: A Narrative of Twenty Years Experience*. London: Hurst and Blackett, 1861.

W. Harbey Grant. *North of the Yellow River*. Etobicoke: the Uaited Church Publishing House, 1948: 21 - 22.

Wong. K. Chimin, Wu. LienTeh. *History of Chinese Medicine*. Taipei: Southern Materials Center, 1985.

W. R. Morse. Medical Education in a Mission School. *The China Medical Journal*, 1935, 49 (9): 875.

Yuet-Wah Cheung. *Missionary Medicine in China: a Study of Two Canadian Protestant Missions in China Before* 1937. Lanham: University Press of America, 1988.

附录1　缩略语查询目录

CCC　Church of Christ in China　中华基督教会

CIM　China Inland Mission　中国内地会

CMMA　Chinese Medical Missionary Association (later Christian Medical Association of China)　中华博医会

MMSC　The Medical Missionary Society in China　中华医学传教会

FAU　Friends Ambulance Unit　公谊救护队

FMB　Foreign Mission Board (originally Foreign Mission Committee)　海外使团董事会（原为海外使团委员会）

NCM　North China Mission (originally Honan Mission and/or North Honan Mission)　华北使团（原为河南使团/豫北差会）

NAC　Nurses' Association of China　中华护士会

PUMC　Peking Union Medical College　北京协和医学院

UCC/VUA　United Church of Canada/Victoria University Archives　加拿大联合教会/维多利亚大学档案馆

WCM　West China Mission　中国西部使团

WFMS　Woman's Foreign Missionary Society　海外女性传教士协会（基督教长老会）

WMS　Woman's Missionary Society (originally Woman's Foreign Missionary Society，女性海外传教士协会)　女性传教士协会

TGH　Toronto General Hospital　多伦多总医院

Toronto Generral Hospital Training School for Nurses　多伦多综合医院护士培训学校

Toronto Generral Hospital School of Nursing　多伦多综合医院护理学校（以后的更名）

UTTSN　University of Toronto Training School for Nurses　多伦多大学护士培训学校

VGH　Vancouver Generral Hospital　温哥华综合医院

附录2 外国人名对照表

T·克雷吉·胡德（T. Craigie Hood）
T. 西德纳姆（Thomas Sydenham，1624～1689）
W. 尼特费尔德（W. C. Netterfield）
阿莱格拉·多伊尔（Miss Allegra Doyle，后为阿莱格拉·史密斯夫人，Mrs. Allegra Smith）
埃得娜·金夫人（Mrs. Edna King）
埃莉诺·加尔布雷斯（Eleanor Galbraith）
艾迪（Sherwood Eddy）
艾琳·哈里斯（Irene Harris）
艾美凤（Mrs. Mavis Knight Weatherhead，马维什·奈特·韦瑟赫德夫人）
敖尔德（Dr. Fred M. Auld Oerde，弗莱德·敖尔德医生，生卒年不详）
巴慕德（Harold Balme，1878～1953）
贝尔·米切尔（Bill Mitchell）
裨治文（Elijah Coleman Bridgman，1801～1861）
伯驾（Peter Parker，1804～1888）
卜世礼（Stephen Woot Bushell）
布莱登（Miss Janet Lillian Brydon，珍妮特·莉莲·布莱登小姐，1886～1982）
步亚德（Rev. H. A. Boyd，H. A. 博伊德牧师，生卒年不详）
蔡永业（Gerald H. Choa）
戴德生（James Hudson Taylor，1832～1905）
德贞（John Dudgeon，837～1901）
狄考文（Calvin Wilson Mateer）
杜儒德（Dr. Erhest B. Struthers，恩尼斯特·B·斯特拉瑟斯医生，1886～1977）
杜儒文（Dr. R. Gordon Struthers，R. 高登·斯特拉瑟斯医生，生卒年不详）
菲利普·熊（Philip Hsiung）
费赖赛（J. B. Fraser）
费约翰牧师（Rev. John Griffith）

弗兰丝·高弗斯小姐（Miss Florence Goforth，不详—1900）
弗洛伊德（S. Freud）
福益华（Edward Bliss，1865～1960）
付印德（Margaret B. Forster，玛格丽特·福斯特）
傅兰雅（John Fryer，1839～1928）
盖麻姑（Miss Margaret Russell Gay，玛格丽特·罗素格·盖伊，1886～1973）
高瑞士（E. Bruce Copland，科普兰）
格拉丝·高弗斯小姐（Miss Gracie Goforth，不详—1899）
格丽塔·辛格大夫（Dr. Greta Singer）
格瑞斯·赛克斯小姐（Miss Grace Sykes）
古约翰（Jonathan Goforth，乔纳森·高弗斯，1859～1936）
郭雷枢（Thomes Richardson Colledge，1796～1879）
郭士立（Karl Friedrich August Gützlaff，1803～1851）
郭显德（Hunter Corbett）
海珥玛（Irma Highbaugh）
海伦·特纳小姐（Miss Helen Turne，后为海伦·纳尔逊夫人，Mrs. Helen Nelson）
海瑞士（Dr. F. Car-Harris）
汉德利·斯托克利医生（Dr. Handley Stockley）
合信（Benjamin Hobson，1816～1873）
贺雅格（Rev. J. B. MacHattie，J. 麦克哈迪牧师兼建筑设计师，生卒年不详）
赫德（Robert Hart）
赫德利·敖尔德（Hedley Auld，不详—1920）
亨特·科比特（Rev. Dr. Hunter Corbett）
花之安（Ernst Faber）
怀履光（William Charles White，威廉·查尔斯·怀特，1873～1960）加拿大圣公会在华的传教士主教，后成为汉学专家
霍夫曼（R. E. Hoffman）
霍华德·泰勒夫人（Mrs. Howard Taylor）
吉普森医生（Dr. Gibson）
季理斐（Donald MacGillivray，1862～1931）
嘉德鲁·高弗斯小姐（Miss Gertrude Goforth，不详—1889）
嘉约翰（John Glasgow Kerr，1824～1901）
简·萨默维尔（Jean Sommerville）
杰克·麦瑟森（Jack Mathieson）

景佐智（Rev. George K. King，乔治·金牧师，生卒年不详）
卡西曼诺（Michael Cusimano）
坎墨伦牧师（Rev. Lachlan Cameron）
康德黎（James Cantline，1851－1926）
康斯坦丝（Constance Goforth）
科拉尔·布罗迪（Miss Coral May Brodie，科拉尔·梅·布罗迪小姐，1897—不详）
科玉贞（Dr. Jean Isabel Dow，简·伊莎贝尔·窦医生，不详—1927）
克里斯蒂娜·马尔科姆（Mrs. Christina Malcolm）
克罗来齐克（A. Krolezyk，1823～1902）
肯尼思·比尔德（Kenneth A. Baird）
赖特（H. K. Wright）
兰安生（John Black Grant）
兰道尔（Randal）
蓝华德（Walter Russell Lambuth，1854～1921）
劳海德（Rev. Arthur William Lochead，阿瑟·威廉姆·劳海德牧师，生卒年不详）
雷润田（Miss Isabel Leslie，伊莎贝尔·莱斯利小姐；婚后称为 Mrs. Isabel Leslie Fleming）
雷实礼（Dr. Percy C. Leslie，波希·莱斯利，生卒年不详）
李提摩太（Timothy Richard）
李文斯敦（David Livingston，1815～1873）
里兹（Dr. W. Robert. Reods）
利玛窦（Matteo Ricci，1552～1610）
利什曼（Leishman）
利斯蒙·史密斯（Slimmon Smith，不详—1900）
龙华民（Nicolas Longobardi，1559～1654）
路崇德牧师（Rev. James Walter Lowrie）
露丝·泰勒夫人（Mrs. Ruth Taylor）
露辛达·格兰罕姆（Lucinda Graham）
罗光普（Robert Bob McClure，罗伯特·鲍勃·麦克卢尔，又名罗明远，1900～1991）
罗光普的女儿（Norah McClure Busby）
罗莎琳德（Mrs. Rosalind Goforth，罗莎琳德·高弗斯夫人，1864—不详）
罗维灵（William McClure，又名罗威廉，1855—不详）

雒魏林（William Lockhart，1811～1896）
马多士（Miss Margaret I. MacIntosh，玛格丽特·麦克茵托什小姐，1857—不详）
马根济（John Kenneth Mackenzie，1850～1888）
马宽（William Malcolm，威廉·马尔科姆，生卒年不详）
马礼逊（Robert Morrison，1782～1834）
马偕（George Leslie Mackay）
马雅各（James Laidlaw Maxwell，1836～1921）
玛格丽特·布朗（Margaret H. Brown）
玛格丽特·福勒小姐（Miss Margaret Fuller，后为玛格丽特·斯特雷思夫人，Mrs. Margaret Fuller Straith）
玛格丽特·华莱士（Miss Margaret Wallace，生卒年不详）
玛格丽特·霍西（Margaret Hossie）
玛格丽特·霍西小姐（Miss Margaret Hossie，后为玛格丽特·哈特夫人，Mrs. Margaret Hart）
玛格丽特·麦克卢尔（Mrs. Margaret McClure）
玛格丽特·米切尔（Miss Magarret Mitchell）
玛格丽特·斯特拉瑟斯（Mrs. Margaret Struthers）
玛格丽特·斯特雷斯（Margaret Straith）
玛丽·博伊德小姐（Miss Mary Boyd，1916—不详），婚后称为玛丽·博伊德·斯坦雷夫人（Mrs. Mary Boyd Stanley）
玛丽·格兰特（Dr. Mary H. Gralld）
玛莎·麦肯齐夫人（Mrs. Martha Mackenzie，不详—1920）
满乐道（Robert Coltman）
梅齐·麦克尼利小姐（Miss Mary Elizabeth Maisie McNeely，生卒年不详]，婚后称为梅齐·麦克尼利·福布斯夫人，Mrs. Maisie McNeely Forbes）
梅秀英（Dr. Isabelle McTavish，生卒年不详）
孟恩赐（James R. Menzies，1849～1920）
孟恩赐长女（Jean McClure Menzies，琼·麦克卢尔·孟席斯，1897—不详），因童年读书时寄宿在卫辉麦克卢尔家中，所以她的名字中间多了“麦克卢尔”。婚后称为 Mrs. Jean Menzies Stockley，琼·孟席斯·斯托克利夫人
孟恩赐次女（Georgina R. Menzies，乔治娜·孟席斯，1906—不详，婚后称为 Mrs. Georgina Menzies Lewis，乔治娜·孟席斯·刘易斯夫人）
孟恩赐夫人（Davina Robb Menzies，戴维娜·罗布·孟席斯，生卒年不详）
米怜（William Milne，1785～1822）
宓纪历（Kenneth MacLennan）

密北德（Peter M. Mitchell）
明恩普（Arthur Smith）
明义士（Rev. James Mellon Menzies，詹姆斯·麦伦·孟席斯牧师，1885～1957）
穆雷·M·汤姆森（Murray McCheyne Thomson）
倪维思牧师（Rev. John Nevius）
纽科姆牧师夫妇（Rev. and Mrs. Newcombe）
诺尔曼·白求恩（Norman Bethune，1890～1939）
诺尔曼·霍尔·麦肯齐（Norman Hall MacKenzie，生卒年不详）
诺尔曼·奈特（Norman Knight，不详—1960）
彭纯修（Miss Louise Clara Preston，路易斯·克莱拉·普雷斯顿，1891～1959）
皮尔逊（Alexander Pearson，1780～1874）
皮特·斯特斯伯格（Peter Strasberg）
皮特金牧师（Rev. George C. Pidgeon）
祁威林（威廉·麦凯牧师，Rev. William McKay）
饶申布什（Walter Rauschenbuseh）
饶秀贞（Mrs. Jeanette C. McCalla Ratecliffe，珍妮特·麦卡拉·拉特克利夫夫人，1876～1982）
荣格（Carl G. Jung）
瑞普·斯里门（Rev. Slimmon）
萨瑟兰（Miss Harriet R. Sutherland，婚后称为 Mrs. Harriet Corbett，不详—1937）
赛蒂·莱斯布里奇（Sadie Lethbridge，生卒年不详）
史美德（James Frazer Smith，詹姆斯·弗莱则·史密斯，又名史雅格，生卒年不详）
史密斯（F. Smith）
司督阁（Dugald Christie，1855～1936）
斯考特（William J. Scott，斯科特）
斯坦沃特·艾伦医生（Dr. Stewart Allen）
索尼娅·格瑞姆（Sonya Grypma）
汤善（Rev. Andrew Thomson，安德鲁·汤姆森牧师，生卒年不详）
汤善夫人（Mrs. Margaret McKay Thomson，生卒年不详）
汤善女儿（Miss Elizabeth Betty Thomson，伊丽莎白·贝蒂·汤姆森小姐；婚后称作 Mrs. Elizabeth Thomson Gale，伊丽莎白·贝蒂·汤姆森·盖尔夫人，1911—不详）
唐纳·高弗斯（Donald Goforth，不详—1891）
唐纳德·法里什（Donald Faris）

唐奈·克拉克（Donnell Clark，不详—1920）

桃乐西·博伊德小姐（Miss Dorothy Boyd，1913—不详），婚后称为桃乐西·（博伊德）·约翰斯顿夫人（Mrs. Dorothy（Boyd）Johnston）步亚德长女，护士

桃乐西·劳海德（Dorothy Lochead，生卒年不详）

桃女士（Miss Tsoa，一位刚刚获得奖学金准备去加拿大学习的中国学生）

天主教梅根主教（Roman Catholic Bishop，Megan）

瓦奥莱特·奈特（Violet Knight）

威廉·史卡布罗（William Scarborough，1811～1896）

威廉姆·米切尔（William Mitchell）

韦丰年（G. Comwell）

维奥利特·斯图尔特女士（Miss Violet Stewart）

魏礼模牧师（Rev. H. R. Williamson）

文幼章（James Gareth Endicott，詹姆斯·加雷斯·恩迪克特，1899～1993）

西格里斯（Henry S. Sigerist）

席文（Nathan Sivin，1931—　）

小海亚特（Irwin T. Hyatt，Jr.）

偕睿理（George Leslie Mackay，1844～1901）

薛利·麦克默特里（Shirley McMurtry）

尹兹谋（Murdo Mackenzie，默多·麦肯齐牧师，生卒年不详）

约翰·刘易斯（Dr. John Lewis）

约翰·麦克维卡（John H. MacVicar）

詹姆斯·恩迪科克（James Endicott，1865～1954）

詹妮·格兰罕姆（Jennie Graham）

詹斯顿（Johnston）

珍妮（Jane Bates）

郑怀谨（Cheng Pi-Yueh）

钟茂芳（Elise Mawfung Chung，又名马凤珍）

附录3 近代豫北地区传教活动大事记

（以事件发生时间为序）

1843年（道光二十三年），意大利米兰外方传教会的教士进入卫辉府（今汲县）传教，当时全省的基督教徒已有2000余人。

1867年，英国政府通过了《英属北美法案》，同意在1867年7月1日成立加拿大自治领联邦政府。安大略、魁北克、新斯科舍（新苏格兰）和新不伦瑞克4个省份同意加入联邦政府，组成英帝国内的加拿大自治领。此后，加拿大国内各教派开始走向宗内联合。

1875年，加拿大基督教新教长老宗的4大派别首先实现联合，建立了统一的长老会，成为当时加拿大最大的教会组织。各宗教派内部的联合使得教会组织规模迅速扩大，财力日渐雄厚，为海外传教奠定了组织和财力基础。

1885年，古约翰从途经加拿大的中国内地会（China Inland Mission）传教士兰道尔那里得到了一本内地会创办人戴德生著述的《中国属灵方面的需要》（*China's Spiritual Need and Claims*）。受到这本书的影响，古约翰写信求职，并被内地会接纳，到中国做差传工作。

1886年，在北美差传热潮的影响下，诺克斯学院掀起了支持差传的运动。在美国布道家慕迪的带领下，在北田大会（Northfield Conference）上发起了学生志愿差传运动（Student Volunteer Movement）；那次大会结束之日，有上百名男女青年，志愿献身做传教士。

1886年冬天，诺克斯学院和另一个女王大学，共有33位男女学生，自动请缨到海外去布道。以青年学生为主体的海外传教运动的兴起，为对华传教提供了舆论和人力的准备。

1887年1月，加拿大多伦多市布卢尔教堂组建了第一支附属于基督教长老会海外女性传教士协会的一个分支，并成为加拿大最早向海外派遣传教士的长老会教堂之一。

1887年6月，加拿大长老会决定差派诺克斯学院的古约翰和女王大学的史美德医生到中国去宣教。

1887年10月，古约翰被加拿大长老会按立为牧师；1887年10月25日，在多伦多的诺克斯教堂古约翰与罗莎琳德举行婚礼，结为夫妻。

1888 年，英国著名传教士赫德森·泰勒（Hudson Taylor）利用休假时间访问了美国、加拿大的许多城市，向教会组织发表在中国传教的演讲，并在多伦多设立了“中国内地会北美分会”，激发了加拿大人赴海外传教的热情。尤其是加拿大的英裔移民从大英帝国继承了“大国使命意识”，中国的悠久历史和古代文明对加拿大青年具有很强的神秘性与吸引力。

1888 年年初，古约翰夫妇抵达中国山东省的烟台，先去毓璜顶拜访美国长老会的传教士郭显德，并暂时住在毓璜顶的东面山坡魏礼模牧师借出的房子里。后遭遇火灾，3 周后又迁居到烟台码头旁一栋两层楼的洋房。在烟台 6 个月，一方面为突破汉语的语言障碍，另一方面，受教于两位宣教老前辈郭显德牧师和倪维思牧师，汲取他们在中国多年所得的差传经验，接受他们的忠告和劝勉。

1888 年 4 月底的一天，古约翰和妻子罗莎琳德谈论家庭的收入开支，发现已经奉献出了年俸的 1/10，结果到年底，实际奉献了年俸的 1/5。以后奉献逐年增加，只留下基本的生活费，其余的全部奉献。

1888 年 9 月 13 日，古约翰和史美德医生在另一位加拿大宣教士明恩薄（Arthur Smith）的陪同下，越过了漳河，进入河南省的北部，探视这片未来的工场。

1888 年，加拿大长老会华北传教团成立，这是加拿大人建立起的第一批海外传教使团之一。决定派遣多伦多诺克斯学院的古约翰牧师和夫人罗莎琳德、女王大学的史美德医生夫妇、蒙特利尔总医院的总监罗维灵医生、诺克斯学院的季理斐牧师、萨瑟兰护士等 7 人（史称“河南七贤”）携带在国内募集的救灾款来豫北施赈、传教。

1889 年 2 月，萨瑟兰因为结婚而辞职。

1889 年春，首次进入河南省进行试探性传教。

1889 年 7 月 6 日，古约翰迁居到山东西北的临清县庞庄镇，借宿美国长老会的传教站。以临清为差传中心，并从临清沿着卫河，进入河南的北部地区，并在临清痛失第一个爱女。

1889 年 12 月 5 日，加拿大长老会又差派 8 位新的宣教士来到临清。当晚，古约翰根据加拿大长老会大会的授权，成立了河南省北部的加拿大长老会豫北差会。此后不久即正式进入河南传教。并受到美国公理会和英国内地会的极大关注。

1889 年 12 月，女性传教士协会总部派詹妮·格兰罕姆小姐和马多士小姐前来河南。

1890 年 2 月 20 日，加拿大长老会豫北差会召开了第二次会议，决定把宣教士分为两队人马，分两路深入河南正式进行传教工作；按照新约的办法，一位牧师，配搭一位医生，出去布道医病。每到一处，在客店租下两个房间，一间用作布道，一间用来诊病。古约翰和史美德医生沿着第一条差传路线向卫辉府方向进发；季理斐和罗维灵医生沿着第二条路线向彰德府方向进发。

1890 年，在上海第二届基督教在华届传教士大会上，统计的在华传教士及随行夫人已有 1295 人，各省各教派的华人牧师达 209 人，助手 1300 人，教徒 37 287 人，教会组织 520 个。

1890 年，古约翰和季理斐在上海第二届基督教在华传教士大会后，与戴德生经过两轮谈判，终于说服了戴德生，内地会放弃了彰德府和卫辉府。豫北三府才划归加拿大长老会作为专属的教区。

1890 年 10 月，彰德府内黄县楚旺镇的一位粮食商人因经营不善而破产。为养活 30 口之家，他不顾舆论的指责，愿意以一年 60 万铜钱作为条件，将带有 3 个院子的 20 间房屋租给传教士。季理斐与之谈判，3 天后签订合同时，租金下降了一半。这样，豫北差会在河南有了第一个立足点。

1891 年，詹妮·格兰罕姆因病辞职，马多士成为 1891 ~ 1914 年华北教区唯一的护士。

1891 年，饶秀贞作为传教士来到河南。当时她已经修完了一年的大学学业，完成了护士培训。

1891 年 7 月，古约翰夫妇 19 个月大的儿子（出生于 1889 年 12 月 19 日）唐纳（Donald）从房子的露台跌下来，头部撞到花盆，结果竟不治身亡。古约翰第二次痛失爱子。

1891 年 8 月底，在河南省内黄县的楚旺镇建立了豫北第一个传教点。古约翰夫妇带着 5 个月大的儿子，迁移到河南省内黄县的楚旺镇。

1892 年，又在河南省卫辉县的新镇，建立了第二个宣教站。

1892 年 6 月，豫北收获了基督教传教最初的成果，因患白内障失明多年的周老常经史美德手术后复明，于是带领儿子一起接受了洗礼，成为豫北第一个皈依者。

1893 年，罗维灵主持的楚旺福音堂附设医院，虽然设立在草棚里，每年就诊人数高达 3200 人。

1894 年春天，长老宗同意古约翰和季理斐在彰德府城的安阳建立第三个宣教站。但要求新的据点必须设在城外，必须与北郊保持密切联络；同时不要从楚旺和新镇两个宣教站抽调教牧同工，以免摊薄早先已建立的工场的人力资源。几经周折，古约翰终于在安阳城北的铸钟街，向当地居民罗荣买了 11 亩半的土地，用来兴建一座教堂，即耶稣堂。

1895 年秋天，安阳第三个宣教站建成，古约翰带着妻子和孩子们，从楚旺出发，来到新的工场——彰德府的府城安阳。因为缺乏帮手，他们用了 3 年时间，将本土的一个悔改信主的赌徒和吸毒者王福林培养成“充满有圣灵能力的牧师”。

1895 年，加拿大多伦多市布卢尔教堂将孟恩赐医生派遣至河南，每月资助1200 美元支持其在怀庆开展工作，后又募集了额外资金在那里建起一座小型医院。

1896 年，罗维灵把楚旺的男科诊所迁往安阳，成为广生男子医院的前身。

1896 年，英国基督教牧师劳海德来到汲县，设教堂于县西关沿淀街南旧怀盐场。

1898 年夏天，古约翰爱女格拉丝得了一种怪病，初期医生查不出病情，后来才诊断出是一种变种的恶性疟疾。一年后在安阳离世，让他第三次体会到了失去亲生孩子的悲痛。

1899 年，加拿大长老会传教士密纪历（Kenneth MacLennan）、罗维灵、尹兹谋（Rev. Murdo Mackenzie）及中国牧师程步月等，从天津溯河而上，先到河南省境内的内黄楚旺镇，作为传教据点。继而沿卫河途经浚县新镇、滑县道口、汲县（卫辉府治所）的柳卫、李元屯等村镇进行传教、施药、发展教徒。

1900 年 5 月，福音已经从安阳传到彰德府所属的林县、汤阴、临漳、武县、涉县等其他县府，聚会点多达 50 处。

1900 年 6 月初，古约翰 8 岁的大女儿弗兰丝因患急性脑膜炎去世，经受了第四次痛失骨肉的打击，他却没有发出任何的怨言。

1900 年，山东、河北和河南一带，掀起了“义和团运动”，6 月 10 日，河南的对外通信往来全部被中断。6 月 20 日，传教士决定撤离河南返回加拿大。6 月 28 日，古约翰牧师全家、费约翰牧师（Rev. John Griffith）、雷实礼医生和夫人、尹兹谋牧师全家、马多士小姐等，乘坐数辆马车，在一路喊杀声中往汉口方向撤离。

1901 年秋，古约翰也带领着传教士们回到了彰德。他们放弃了被焚毁的楚旺和新镇（今属浚县）传教站，向加拿大长老会申请增派了传教人员，建立了安阳基督教会，开拓了一些新的传教区域。

1901 年，“义和团运动”逐渐散去。许多教堂和设施被毁，传教士们的伤痛还未愈合，他们受差会的指派，又纷纷重返中国。

1901 年，在卫辉得到汲县知县谢蓄刚的协助，租用县城西关北马市街“富兴久”油坊为临时立足点。又来了加拿大籍传教士葛文德、贾振帮和华籍医生戴九城、马继良，传教士赵青云。他们仍以治病为依托，宣传基督教义，发展教徒。立足甫定，传教士们向卫辉官府提出选择地点，办学校，建立医院的要求。

1902 年 5 月，古约翰的妻子罗莎琳德带着 5 个孩子回到中国与他配搭事奉；1902 年 10 月 13 日，他们 1 岁大的女儿康斯坦丝突然患上急性痢疾，不治身亡。这是他们在豫北失去的第 5 个孩子。

1902 年[①]，罗维灵在河南卫辉“怀盐厂”旧址大兴土木，修建教堂、医院和小学堂。其开办的西式近代医院名为“博济医院”——“惠民医院”的前身。罗维灵医生任首任院长。

1902 年，孟恩赐在怀庆府城北关购地一块，筑楼 3 座，平房 60 余间，建立传教站，并在北关教堂大院内设立教会女子学校。

1903 年，安阳建起了 6 座新楼，老房屋也被改造成一处明亮的诊所、一座教堂和一所单独的女子医院，人称“东洋房”，科玉贞任院长。

1903 年，怀庆医院建成，由孟恩赐亲自设计了建造的教堂、学校、医院并存的方形小洋楼，被当地群众称为“北关洋楼”。

1904 年，怀庆医院开始进行医疗工作，但因人员设施匮乏，医疗进展缓慢。

1904 年，在怀庆建立了基督教传教总站。

1904 年，北京到汉口的火车通车，这条铁路线经过卫辉和安阳，为建立更多的基督教会组织提供了条件。

1904 年开始，加拿大长老会在卫辉基督教堂举办“神道教士训练班”，加大了对卫辉本地人员的培训。

1904 年，古约翰收到一些有关威尔斯大复兴的小册子，受到勉励，从而催生了东北大复兴和山东大复兴。

1908 年，教会在“博济医院”院内建立了男女初等小学。男校定名为群英初等小学堂，宓纪历任校长；女校定名为“育英女子初等小学堂”，宓纪历夫人林某任校长。

1909 年，加拿大长老会豫北差会职员发展到了 38 人，其中加拿大籍牧师 21 人，中国长老 17 人。

1909 年，9 名外籍护士、医生在江西牯岭成立中华护士会。这是我国成立最早的学术团体之一。该会为中国翻译和准备教科书，设置考试制度，在制定统一的护士学校课程，组织全国护士会考，办理护士学校注册，颁发护士毕业证书，鉴审护士周记，制定合格护士的标准，负责召开两年一次的全国会议。

1910 年，卫辉男校“群英初等小学”更名为福音小学。

---

① 此为陈福中编译的《古约翰小传》上标注的时间，也有文献资料把博济医院的建成时间定在 1903 年。

1910 年，盖麻姑作为布道工作者被任命到河南。

1911 年，饶秀贞在卫辉专为传教士子女开设的学校里当女舍监。

1912 年，中华护士会成立教育委员会，制定了一系列有关护士教育的规定，使我国近代护理开始向系统化、理论化，以及初步规范化发展迈出了第 1 步。

1912 年，教会在安阳原有的医疗基础上，另址购地 55 亩，开工新建男子医院 1 座。

1913 年，中国医学传教士协会成员在北京会面。这次大会表明了医学宗教在中国的目的。

1913 年，在卫辉“博济医院”大路东面新建基督中学堂 1 座，定名为“求实中学”，宓纪历任校长。

1914 年 6 月，中华护士会在上海召开第一届会员代表大会，就“训练中国护士方法”，“中国毕业护士与其机会”等进行了交流与讨论。

1915 年，美国长老会的中国差传工作视察团，在中国长老议会会长路崇德牧师（Rev. James Walter Lowrie）的陪同下，到河南省拜访古约翰，恭贺他成为达到差会预设的在每方圆 10 英里的范围内都有一个聚会点的目标的第一人。

1915 年，“求实中学”扩充班次后改名为“牧野中学”。

1915 年，安阳男医院竣工，取名“广生医院”，人称“西洋房”。雷实礼任院长。原铸钟街教会医院改为女医院，两院合称“东西洋房”。

1915 年，中华护士会创刊中英文对照的护士通信小册子，同年，举行首次全国护士毕业会考。

1915 年，敖尔德首次呼吁要在河南建立医院护理。同年，加拿大和美国、英国教会合办的山东齐鲁大学正式成立。

1916 年，卫辉博济医院院长罗维灵被加拿大差会调到齐鲁大学从事教学工作，由加拿大籍医生敖尔德接任卫辉博济医院院长。同年，在敖尔德医生的建议下，女性传教士协会正式指定饶秀贞担任卫辉医院院区的护士长。

1917 年，豫北差会成为联合开办山东齐鲁大学的 14 个教会团体之一，从经费和人力两方面深深地卷入了齐鲁大学的管理工作中。

1917 年，饶秀贞在等待新医院建造期间，在多伦多完成了管理方面的研究生课程，后来又在山东济南的基督教齐鲁大学医院做实习护士长，以获得一些经验并学习汉语。

1918 年，召开的中华护士会第四届会员代表大会，重点讨论了中国女护士能不能护理男病人的问题，并决定由外籍女护士陪同中国女护士一起开展护理男病人的工作。要求中国女护士在男病房工作时举止端庄、文雅。这一决定打破了中国长期以来“男女授受不亲”的封建礼教束缚，在中国近代护理学史上可称为一个革命性的突破。

1919 年，又在卫辉城内后曹营设福音堂女子小学 1 所。

1919 年，杜儒德医生调山东齐鲁大学任内科学教授。

1920 年，《中国护士四季报》创刊。

1920 年，加拿大长老会豫北差会职员发展到 85 人，教徒 3300 人，并决定按照当时国内最先进的医院模式，扩建博济医院。

1920 年，为使医院交通便利，劳海德用加拿大基督教救灾款以工代赈筑了一条由医院到火车站的石子马路。

1920 年，杜儒德医生通过对黑热病可疑患者进行脾脏穿刺手术，将病原体在显微镜涂片下观察后确诊，并在齐鲁研制出诊治当时被视为绝症的黑热病的方法。即使用酒石酸盐锑钾这一强毒性药物对病人治疗，治愈率达 80% ~ 95%。随后引进新型有机锑准备疗法，在治愈率不变的前提下，将治疗周期由原来的 8 个月减少到 3 个星期。

1920 年，传教士在沁阳城建教堂一处，在北关教堂设立了教会女子学校，正校长为加拿大籍簿玉贞女士，副校长为中国人陈子峰之妻陈四太太。

1920 年 3 月 17 日，在“土匪袭击事件”中，怀庆医院院长孟恩赐医生为营救两名女传教士而遭杀害，3 月 22 日在怀庆举行了葬礼；3 月 28 日，加拿大多伦多布卢尔街长老会教堂为其举行了追悼会。

1920 年，加拿大长老会接受华人教徒的要求，派祁威林（威廉 · 麦凯牧师，Rev. William McKay）到华南，以江门市为中心建立华南教区。

1921 年，在北京协和医学院首创高等护理教育。

1921 年，冯玉祥将军得知孟恩赐院长死亡的消息后，捐款万元，一半给豫北差会，一半用来扩建怀庆医院。为纪念孟恩赐院长，加拿大长老会将怀庆医院正式更名为“恩赐医院”。

1922 年，中华护士会加入国际护士会。

1922 年 1 月，布莱登参加了中华护士会在汉口举行的每两年一次的会议，参加的还有来自中国其他省区的 90 名护士。这是中国护士第一次举行的会议，也是河南首次派代表出席的会议。会议作出的最重要决定是中华护士会要设立“分会”（可能是按地区划分）。

1922 年 9 月，为解决护士紧缺的问题，卫辉惠民医院筹建护士学校，开始进行招生和教学等各项工作。

1923 年，卫辉惠民护士学校获得中国护士学会注册批准，定名为“惠民医院护士学校”，校长为饶秀贞。

1923 年，盖麻姑在温哥华总医院接受了长达 3 年的护士培训项目，学成归来制订了疾病护理的标准。她是从以传教为中心转向以护理为中心的典型代表。

1923 年，中华护士会已经采用了从全部课程要求到中国护士戴护士帽的风格，而外国护士戴他们母校的帽子等一系列标准，并审视有潜力的学校，如果它们达到标准就给予注册。在长沙、北京、汉口、上海、贵阳、福州、广东等地相继成立护理分会。

1923 年，饶秀贞因病休假归来，任卫辉惠民医院护士培训学校的校长。

1923 年，孟恩赐的女儿琼·孟席斯护士以第一位豫北出生的第二代传教士的身份重返河南，来到了怀庆医院工作。

1923 年年底，罗光普来怀庆恩赐医院接任院长职务。

1923 年 12 月 8 日，卫辉新医院的病房楼主楼竣工开放，原“博济医院”由南迁北，改名为“基督教惠民医院”，院长为加拿大籍医生杜儒文。

1924 年，扩建了怀庆医院，稍后又在辖区内建立了农村医疗网。

1924 年秋天，卫辉惠民医院护士学校完成了在中华护士协会的登记注册，准许加入中华护士会。

1925 年，加拿大长老会改名为“中华基督教自立会”，负责人为牧师程步月、马克温。

1925 年，“五卅惨案”发生后，卫辉牧野中学与汲县各中学学生联合进行罢课，示威游行，抗议“五卅惨案”的制造者。牧野中学停办，校长宓纪历暂时离开汲县。

1925 年，全国掀起反英、日帝国主义运动，迫于形势，卫辉护士学校于次年停办。

1927 年 10 月，豫北教会参加中华基督教会全国总会在上海召开的成立大会，并被总会命名为中华基督教会河南大会，“中华基督教河南大会执行部”办公地点设在安阳教会。河南大会下设彰磁、卫怀两区会，安阳属彰磁区会。

1927 年，因中国时局不稳，外籍护士纷纷回国。借此机会，中国护士开始走向成熟。

1927 年，国内爆发了全国性的反帝运动，受教会的安排，罗光普和怀孕的妻子暂时迁到中国台湾加拿大长老会的麦凯医院工作。

1928 年，在汉口第九届中华护士会会员代表大会上，中国护士伍哲英开始了护理管理与领导工作，结束了近 20 年外籍护士任会长的历史。当时注册护士学校 126 所，会员 1409 人，标志着中国护理队伍与护理事业的发展已初具规模。

1929 年，卫辉总站还开办高级的“夏令神道学班”，培训传道所需教牧人员。卫辉所属各教区的教徒或教会的长老、执事均可报名。每年夏季学习 2 个月，期限为 6 年或累计学习时间达到 12 个月。

1930 年前，在 1204 名护士会员人数中，外籍护士达 700 余人，后因局势不稳，外籍护士纷纷回国，人数减少至200多名。

1930年，形势缓解后，卫辉护士学校复办招生。同年冬，校长雷润田在学生上课时，推门撞击了学生，学生认为雷润田是有意击打学生，遂罢课、罢工3天。

1930年，惠民医院聘请毕业于齐鲁大学医科的安阳人马金堂来院当外科医生。

1931年，将安阳女子、男子医院合并为一所综合性医院，仍称广生医院。

1931年，国内形势安定下来，罗光普夫妇重新回到怀庆，出于建立现代化医院的长远考虑，扩建了医院的发电厂；安装了热水管道；协助县城建立了电话通信系统，并创建了放射针治疗唇、舌、面颊和子宫颈癌技术，当时在中国成为一种创举，所获得的显著疗效曾使医院一度闻名全国。

1932年，罗光普大夫在修武县城内塔底街创建了1个分院，从沁阳派栗麟仁担任这个分院的院长。

1932年秋天，因为怀庆恩赐医院没有资格被中华护士会认可为护理培训学校，怀庆、安阳与卫辉的学生合并，创立了联合培养的模式，满足毕业护士通过会考、注册后执业的条件。

1934年春，卫辉惠民医院邀请另4家医院护士代表来到本院，与本院护士学校毕业的护士成立了第一个中华护士会地区附属机构，共有24名护士作为创始人签了名。

1935年3月，加拿大长老会在浚县道口镇成立惠民医院道口分院。

1935年，惠民医院华人医生马金堂因成功摘除了重达80斤的大瘤子而远近闻名。

1936年春，惠民医院在汲县城内曹营街办了一所惠民医院保健处，由护士栗秀真主持工作。

1936年，饶秀贞撰写了汉语护理课本《传染病》，并很快分发到中国各地。

1936年，安阳护士每月组织儿童培训班，教授补充营养和清洁在疾病预防中的作用。

1936年，前来兼职顶替离岗护理人员的梅齐·麦克尼利·福布斯夫人给一批“未及护士标准”的当地教堂会众多已婚女性进行为期一年在医院病房中进行的医疗程序培训，以独特创新的方式将护理知识传授给她们，使这些人能够在她们的家乡和社区胜任“卫生保健工作”。

1936年，豫北的学生（男女各3名）占了齐鲁大学神学院学生的1/3。后来，当多伦多传教会当局暗示因财政困难，不再参与开办齐鲁大学时，豫北差会表示异常反感。

1937年，抗日战争全面爆发前夕，惠民医院各项事业的发展达到鼎盛水平。医院各项设施完备，技术先进，人才济济，管理完善，声名远播，已成为当时豫北地区最负盛名的医院。毕业于齐鲁大学医科的段美卿由六河沟煤矿来院工作。

1937 年，惠民医院尝试向周围社区提供一些社区性的医疗服务，派医生刘泽、护士栗秀真兼任汲县第二十中学和第五师范学校的校医，并同时负责华新纱厂工人的体检等各项工作。

1937 年，抗日战争爆发后，汲县和各地一样，纷纷成立抗敌委员会。惠民医院为汲县抗敌委员会举办了一期训练班，由栗秀珍负责讲课，主要内容是战场救护常识。

1937 年年底，罗光普应邀担任国际红十字会战地救护主任，恩赐医院不到 40 张床位，一度专门收治受伤人员，医生和护士救治伤员和病人十分繁忙。

1938 年，罗光普和文幼章（James Gareth Endicott）两位加拿大传教士被中国国民党政府聘为顾问，与宋美龄、蒋介石有直接来往。罗光普在郑州负责红十字会战地救援工作，文幼章博士担任国民党新生活运动的顾问。

1938 年 2 月，汲县沦陷。在日本帝国主义的铁蹄之下，医院无法开展正常工作。杜儒文回国，贺雅格继任院长。

1938 年，河南沦陷后，白求恩受加拿大和美国共产党派遣，从中国香港进入内地。在路过河南怀庆一带时走丢了，是罗光普找到了他，并将白求恩交给八路军代表。

1938 年，日军侵占沁阳后，教会人员离开沁阳逃往洛阳，恩赐医院改名为陆军医院。而后，自治街李鸿昌与日方交涉，由李鸿昌负责接办教会、医务事务，改名为兴亚中华基督教。太平洋战争爆发以后，日本人在沦陷区煽动反英情绪，英国、加拿大人陆续撤离。

1939 年 10 月，汲县掀起反英运动，加拿大籍牧师和医护人员陆续回国。加拿大籍牧师景佐智说："领事馆来电，为了加拿大籍人员的安全，要我们两天内离开这里，医院所有一切事情及全部财产，无条件地交给中国人管理。"惠民医院由中国人接管后，组成"七人管理委员会"，推举段美卿为院长兼医师，李素英负责护理。管理委员会成员分工负责全院宗教、医疗及护理学校的教学工作。

1945 年 8 月，抗日战争胜利后，加拿大籍牧师及医务人员贺雅格，以及景佐智、孙兰田、宋进恩、爱德、梅秀英、彭纯修等陆续重返惠民医院，收回了医院管理权，贺雅格、景佐智负责接管。由于加拿大方面在工资和中国人不能住洋楼等问题上与"七人委员会"发生分歧，段美卿、赵乐天、刘培明等愤然离开医院，分别到卫辉西关马市街开设私立医院，刘汉回家务农。由于人员不足，缺少资金，医院请来国际公谊救护队帮助恢复工作，由美籍黎某任院长，并从联合国善后救济总署河南公署运来大批医药器材，以及被服、食品、钢丝床等物品。随公谊救护队来院工作的有中国医生熊济生、翟大夫，还有美国女护士多人。熊济生、翟大夫任外科医生，梅秀英任内科医生，彭纯修为病房护士长，艾德、栗明珍负责药房，刘某为化验员，院内其他人员无大的变化。

1946 年冬，公谊救护队搬迁中牟，医院由牧师纪跃荣任院长，景佐智任副院长。

1946 年，城内教会改由董长富、梁畏三负责。

1947 年 4 月 2 日，卫辉解放前夕，院长纪跃荣宣布医院解散，无奈地表示请大家各奔前程，并带领外籍人员和设备撤离中国。随后，共产党的部队接管了遗留下来的教会医院。从此，加拿大传教士在河南的传教使命便突然并永远地中断了。

1947 年，沁阳二次解放时，城内教会无人领导，全县仅崇义村有部分教会组织活动。

附录4　本书所涉及的近代在豫北的加拿大传教士名单一览表①

（按照到达时间先后和家庭关系为序）

序号	中文姓名	英文姓名	生卒年份	毕业学校及年份	在豫身份	到华时间	离华时间	在豫年限	经历简介
1	乔纳森·高弗斯（古约翰）（也译作约拿单·戈霍氏）	Rev. Jonathan Goforth	1859—1936	多伦多长老会诺克斯学院	牧师	1888 年	1934 年	28 年	1877 年 18 岁时重生得救。1889 年 12 月 5 日，根据加拿大长老会授权正式组建了豫北差会，并担任第一任主席。1915 年，中国长老议会会长路崇德牧师（Rev. James Walter Lowrie）陪同美国长老会的中国差传工作视察团到河南省拜访古约翰，恭贺他成为达到差会预设的在每方圆 10 英里的范围内都有一个聚会点的目标的第一人；1916 年离开豫北到南方传教，并周游全国，尤其是引领了东北和山东大复兴。在 40 多年的宣教生涯中，经历了各种苦难，疾病缠身、晚年失明，11 个子女中有 5 个夭折，但他的灵力始终充沛。1934 年年底因病回国，1936 年 10 月 7 日晚上在睡眠中被主接走
2	罗莎琳德小姐（罗莎琳德·古约翰夫人）	Miss Florence Rosalind (Bell-Smith Mrs. Rosalind Goforth)	1864—不详	多伦多美术学校（Toronto School of Art），1885 年	传教士	1888 年	1934 年	28 年	1864 年 5 月生于英国伦敦，3 岁时随父母移民加拿大。1885 年从多伦多美术学校（Toronto School of Art）毕业，是一位监理会（Episcopalian）的信徒；经监理会教堂的《圣经》班老师奥布伦（Henry O'Brien）介绍认识了古约翰，被古约翰高贵而圣洁的品格所感动，尤其是他舍己抢救灵魂的忘我精神。毅然嫁给了他，并追随他来到中国，无论处境多么艰难，全力支持丈夫的事业，除了留下一些维持生计的钱，将家庭的大部分收入都奉献出去。终生不离不弃

① 主要资料来源：宋家珩主编．加拿大传教士在中国．北京：东方出版社，1995；Sonya Grypma. Healing Henan：Canadian Nurses at the North China Mission (1888—1947). Vancouver：The University of British Columbia Press，2008；陈福中编译．古约翰小传．香港：基督徒出版社，2002（http：//wellsofgrace. com/biography/intro/brief-bio/goforth/index. htm.

续表

序号	中文姓名	英文姓名	生卒年份	毕业学校及年份	在豫身份	到华时间	离华时间	在豫年限	经历简介
3	嘉德鲁·高弗斯小姐	Miss Gertrude Goforth	不详—1889	—	古约翰之女	不详	1889年病逝	不详	1889年夏，在山东临清因患急性痢疾，在6天内不治身亡
4	唐纳·高弗斯	Donald Goforth	1889—1891	—	古约翰之子	1889年12月	1891年意外身亡	19个月	1889年12月19日出生，1891年7月从房子的露台跌下来，头部撞到花盆，结果竟不治身亡。古约翰第二次带着亲生孩子的遗骸，到庞庄的坟场，让小唐纳安睡在姐姐嘉德鲁的身旁
5	保罗·高弗斯	Paul Goforth	1891—不详	—	古约翰之子	1891年	不详	不详	1891年3月生于山东临清，同年8月随父母迁往河南省内黄县楚旺镇
6	格拉丝·高弗斯小姐	Miss Gracie Goforth	不详—1898	—	古约翰之女	不详	1899年病逝	不详	1898年夏因患变种的恶性疟疾，拖了1年多，还是于1899年不治身亡
7	弗兰丝·高弗斯小姐	Miss Florence Goforth	1893—1900	不详	古约翰之女	1893年	1900年病逝	8年	1900年6月初因患脑膜炎，经楚旺的雷实礼医生救治无效，而于19日离开了这个世界，让古约翰第4次经历了丧子之痛。年仅8岁
8	华莱士·高弗斯	Wallace Goforth	不详	不详	古约翰之子	不详	不详	不详	1902年和妹妹康斯坦丝同时染上了急性痢疾，后来，他康复了，而妹妹却不幸夭折
9	康斯坦丝·高弗斯小姐	Miss Constance Goforth	1901—1902	不详	古约翰之女	1901年	1902年病逝	1年	1902年10月12日，在1岁生日前1天死于急性痢疾。她是古约翰在中国夭折的5个孩子之一
10	詹姆斯·弗莱则·史密斯（史美德或史雅格）	Dr. James Frazer Smith	不详	女王大学医学院	医生	1888年	1894年	7年	同时获得宗教与医学的双重学位，在1888年年初到豫北时，就曾打算办一家设备齐全的医院，规模适中、拥有3名医生和至少两名正规护士。但这个梦想在未来的25年里都不曾实现。1894年他因重病缠身而不得不回国，1896年因身体无法完全康复而退出了华北使团
11	明妮·史密斯夫人	Mrs. Elizabeth Minnie Smith	不详	不详	传教	1888年	1894年	7年	
12	不详	不详	不详—1892	不详	史美德之子（女不详）	不详	1892年病逝	不详	1892年8月，在疟疾和痢疾的流行中去世

续表

序号	中文姓名	英文姓名	生卒年份	毕业学校及年份	在豫身份	到华时间	离华时间	在豫年限	经历简介
13	利斯蒙·史密斯	Slimmon Smith	不详—1900	不详	史美德之子	不详	1900 年病逝	不详	1900 年 7 月 10 号（到达樊城的第二天）在“义和团运动”中逃亡的路上病逝
14	哈丽特·萨瑟兰小姐，哈丽特·萨瑟兰·科比特夫人	Miss Harriet R. Sutherland, Mrs. Harriet Sutherland Corbett	不详—1937	TGH*，不详	护士	1888 年	1889 年	7 个月	第一位派往豫北的毕业护士，却未曾踏上河南的土地。1888 年在山东照顾美国长老会使团的教士亨特·科比特医生（Rev. Dr. Hunter Corbett）生病的妻子，在其妻去世后继续照看他的子女。1889 年 2 月辞职与科比特订婚，后在美国长老会使团的资助下继续待在中国，随夫生活在山东，丈夫去世后，继续留在山东省知府，直至 1937 年去世
15	威廉·麦克卢尔（罗维灵或罗威廉）	Dr. William McClure	1855—不详	麦吉尔大学医学院，1884 年	医生	1888 年	1938 年	29 年	曾任蒙特利尔总医院的总监，首任卫辉博济医院院长，豫北人称“老罗大夫”，1917 年调山东齐鲁大学任教，是唯一能用流利的汉语教学的外籍教师，并不辞辛苦，将多伦多大学多余的病理学标本运来中国用于医学教学。曾因年事渐高，3 次请辞，均被校方恳切挽留，直到 1938 年抗日战争爆发，80 岁高龄的他才回国。在华工作 50 年
16	玛格丽特·麦克卢尔夫人（罗维灵妻）	Mrs. Margarete McClure	不详—1924	不详	居家	1889 年	1924 年	27 年	1924 年病逝
17	不详	不详	不详—1900	不详	罗维灵之女	不详	1900 年病逝	不详	罗维灵的小女儿，在 1900 年 8 月“义和团运动”中逃亡路上，与家人回到加拿大，开始休假后不久死亡
18	罗伯特·鲍勃·麦克卢尔（罗光普或罗明远）**	Dr. Robert Bob McClure	1900—1991	多伦多大学医学院，1922 年	医生	1923 年	1948 年	25 年	罗维灵医生的长子，豫北人称“小罗大夫”。在卫辉度过了童年及少年时代。23 岁大学毕业后重返豫北，开展了很多创新性的工作，是第二代传教士中的杰出代表
19	艾米·希斯洛普·麦克罗尔夫人（罗光普妻）	Mrs. Amy Hislop MaClure	不详	TGH，不详	居家	1926 年	不详	不详	曾在 TGH 接受了两年护理培训，来中国前未完成学业

续表

序号	中文姓名	英文姓名	生卒年份	毕业学校及年份	在豫身份	到华时间	离华时间	在豫年限	经历简介
20	唐纳德·麦吉利夫雷（季理斐）	Rev Donald MacGillivray	1862—1931	诺克斯学院，1888 年	牧师	1888 年	1930 年	11 年	英裔加拿大人，因能用流畅的汉语讲道，在豫北的听众中颇有影响。常常代表差会出面谈判租房及纠纷处理事宜，往往会获得比较有利的结果。因修订出版汉英词典《北京方言汉英词汇》而受到广学会总干事李提摩太的赏识，于 1899 年转到上海广学会专门从事基督教的文字出版工作，成为多产的作者。实现了他“一人对 100 万人布道” 的愿望。1930 年回国，1931 年病逝。在华工作 42 年
21	詹妮·格兰罕姆小姐	Miss Jennie Graham	1858—不详	TGH，1889 年前	护士	1889 年	1890 年	1 年	生于安大略省，早在 1889 年之前就毕业于 TGH。1889 年来华途中因受风寒，无法适应豫北环境，1891 年因病辞职
22	玛格丽特·麦克茵托什小姐（马多士）	Miss Margaret I. MacIntosh	1857—不详	TGH,1889 年	护士转为传教士	1889 年	1927 年	38 年	生于安大略省。作为 1891 ~1914 年豫北唯一的妇女传教士协会的护士，却因当时未能开展现代护理工作而“弃护从教”。许多人认为她放弃护理职业是对一个天才的极大浪费。终身未婚
23	默多·麦肯齐（尹兹谋）	Rev. Murdo Mackenzie	不详	不详	牧师	1889 年	1936 年	37 年	
24	玛莎·麦肯齐夫人（第一任）	Mrs. Martha Mackenzie	不详	不详	传教士	1889 年	1920 年病逝	21 年	1920 年病逝
25	斯特拉·麦肯齐夫人（第二任）	Mrs. Stella MacKenzie	不详	不详	传教士	1931 年	1936 年	5 年	
26	约翰·麦克维卡夫妇	Rev. & Mrs John H. Mac-Vicar	不详	不详	牧师	1889 年	不详	不详	
27	麦克道格尔	Rev. Mac-Dougall	不详	不详	牧师	1889 年	不详	不详	

续表

序号	中文姓名	英文姓名	生卒年份	毕业学校及年份	在豫身份	到华时间	离华时间	在豫年限	经历简介
28	海伦·麦克道格尔	Mrs. Helen McDougall	不详	不详	传教士	1889 年	不详	不详	
29	哈维·格兰特牧师（葛文德）	Rev. W. Harvey Grant	不详	不详	牧师	1892 年	1937 年	45 年	1900 年，因为得到消息说马多士与玛莎·麦肯齐在惠龙（HuiLong）受到了一伙暴徒的威胁，他从楚旺赶了 9 个小时的路程前去营救。1902 年在印度工作时与苏珊·麦卡拉·格兰特医生结婚。1927 年撤离时，他们夫妇和福布斯夫妇、里菲斯夫妇一起留在天津。1928 年作为华北使团的秘书，一直在为资金不足与加拿大国内的董事会申请经费
30	苏珊·麦卡拉·格兰特夫人	Dr. Susan McCalla Grant	不详	不详	医生	1902 年	1937 年	35 年	据索尼娅的推断，是饶秀贞的姐妹。1902 年与哈维·格兰特结婚后来到河南，后来邀请寡居的姐妹饶秀贞前来河南，担任小型传教士子女寄宿学校的总管
31	威廉·马尔科姆（马宽）	Dr. William Malcolm	不详	不详	医生	1892 年	1904 年辞职	12 年	第一任夫人在中国病逝，第二任夫人产后多病，1904 年又因儿子患病，而不得不辞职回国
32	克里斯蒂娜·马尔科姆夫人（第一任）	Mrs. Christina Malcolm	不详	不详	居家	1892 年	1894 年病逝	10 年	来自教皇派，是一名受过培训的护士，也是彼时唯一的受过护理培训的传教士夫人。身体一直虚弱，1894 年 10 月 21 日因患霍乱病逝
33	伊莱扎·马尔科姆夫人（第二任）	Mrs. Eliza Malcolm	不详	不详	居家	1897 年	1904 年	7 年	1900 年产后因精神焦虑，“情绪极为低落”，“精神处于崩溃的边缘”，是华北传教使团“第一个退却”的人
34	露辛达·格兰罕姆小姐	Miss. Lucinda Graham	不详	不详	医生	1892 年	1894 年殉职	2 年	是詹妮·格兰罕姆的姐妹。平素身体健康，性格乐观、十分幽默，深受同伴喜爱。1894 年 10 月 13 日在为克里斯蒂娜·马尔科姆太太进行治疗后，患上了“一种严重的亚洲霍乱”，18 小时后不幸去世
35	肯尼斯·麦克伦南（密纪历）	Kenneth MacLennan			牧师	1894 年	不详	不详	1894 年与罗维灵、尹兹谋、葛文德一起进行传教，1908 年任卫辉群英男子初等小学堂校长，1913 年任卫辉求实中学校长。1917 年第一次世界大战期间，和劳海德一起在卫辉代募华工。1918 年和葛文德一起在安阳、林县一带传教

续表

序号	中文姓名	英文姓名	生卒年份	毕业学校及年份	在豫身份	到华时间	离华时间	在豫年限	经历简介
36	肯尼斯·麦克伦南（密纪历夫人，林教士）	Mrs. MacLennan			传教士	1894 年	不详	不详	1908 年任卫辉育英女子初等小学堂校长
37	詹姆斯·斯利蒙	Rev. James A. Slimmon	不详	不详	牧师	1895 年	1920 年	5 年	1920 年 3 月孟恩赐医生去世后，他接管了怀庆医院，但还不到 4 个月，河南突发事件委员会就将其关闭了，等待重新派来一名加拿大医生
38	琼·伊莎贝尔·窦小姐（科玉贞）	Dr. Jean Isabel Dow	不详—1927	不详	医生	1895 年	1927 年病逝	33 年	在安阳女医院做了 20 多年院长，曾因拯救了 400 位母亲和孩童的生命，受到当地政府的褒奖，为救治当时被视为绝症的黑热病患者作出过卓越的贡献。自己却因感染了一种不明原因的疾病而于 1927 年 1 月 17 日去世，被安葬在她工作了 33 年的安阳
39	詹姆斯·R. 孟席斯（孟恩赐）	Dr. James R. Menzies	1849—1920	加拿大多伦多大学	医生	1895 年	1920 年遇害	25 年	获得药理学和宗教学双重学位。1920 年 3 月 17 日因营救两名女传教士而被土匪枪杀。为了纪念他，加拿大长老会将怀庆医院正式更名为“恩赐医院”
40	戴维娜·罗布·孟席斯（孟恩赐夫人）	Mrs. Davina Robb Menzies	不详	不详	传教士	1896 年	1942 年	46 年	婚前曾于 1896 年作为女性传教士协会的一名传教士到过河南。1920 年，因在中国感染上的“口炎性腹泻”而回国治疗，同时负责照顾子女。在丈夫逝世 3 年后（1923 年），又坚持以传教士的身份，带领 TGH 毕业的女儿重返河南，一直工作到 1942 年回国
41	不详	不详	1900—不详	不详	孟恩赐之子	1900 年	1900 年病逝	半岁	孟恩赐的儿子，仅 6 个月大，在 1900 年 8 月“义和团运动”逃亡的路上，与家人回到加拿大开始休假后不久死亡
42	琼·孟席斯（孟恩赐长女）小姐；琼·孟席斯·斯托克利夫人**	Miss Jean Menzies Mrs. Jean (Menzies) Stockley	1897—不详	TGH，1923 年	护士	1923 年重返	不详	4 年	是孟恩赐医生的长女。出生在安阳，1923 年作为第二代传教士率先返回豫北，1926 年，与来自英国浸礼会使团的汉德利·斯托克利医生（Dr. Handley Stockley）订婚，1927 年 1 月在卫辉举行婚礼。婚后辞职，又在中国居住了至少 16 年。与丈夫在西安的难民营待了一段时间，去了英国。其丈夫于 1943 年 4 月与其他浸礼会传教士一起离开西安

续表

序号	中文姓名	英文姓名	生卒年份	毕业学校及年份	在豫身份	到华时间	离华时间	在豫年限	经历简介
43	乔治娜·孟席斯小姐（孟恩赐次女）；乔治娜·（孟席斯）·刘易斯夫人**	Miss Georgina R. Menzies	1906—不详	TGH，1929 年	护士	1931 年重返	1943 年	8 年	出生在怀庆，是孟恩赐的次女。于 1939 年嫁给了浸信会传道会的约翰·刘易斯（Dr. John Lewis）医生，因而辞职。1943 年与丈夫一起沦为平民囚犯。有传教士的信件信息提示其于 1943 年 11 月仍然留在中国
44	波希·莱斯利（雷实礼）	Dr. Percy C. Leslie	不详	不详	医生	1897 年	1924 年	27 年	1902 年“义和团运动”后，返回安阳，在北关铸钟街教会院内重新创办医院，并任院长。1915 年和梅秀英医生一起负责在安阳北关护城河沿兴建广生男子医院，俗称男医院，并任院长。原铸钟街教会医院改为女医院，由加拿大人登美百任院长 1917 年第一次世界大战期间，由与迪牧师和华籍徒弟张汉卿组成医疗队，随同 50 万劳工前去欧洲战场。将华籍医生张汉卿培养成为广生医院的“第二把刀”
45	玛格丽特·华莱士小姐	Miss Margaret Wallace	不详	不详	医生	1899 年	1901 年	2 年	1900 年“义和团运动”中和古约翰等一同逃离河南，当其他女性和孩子都返回加拿大时，她却去了山东威海的英属威海卫军事医院做“护士”
46	T. 克雷吉·胡德小姐	Miss T. Craigie Hood	不详	不详	传教士	1899 年	1902 年病逝	3 年	1902 年 9 月 19 日死于霍乱
47	阿瑟·威廉姆·劳海德	Rev. Arthur William Lochead	不详	不详	牧师	1904 年	1927 年	23 年	与豫北道尹夔卯，商会会长张宇敬的交情致厚，在办学、建医院等方面得到知县、道尹的多方协助。1896 年，在汲县西关沿淀街南旧怀盐场首设教堂。为使医院交通便利，劳海德用加拿大基督教救灾款以工代赈筑了一条由卫辉医院到火车站的石子马路，但因违背专款专用的原则，而被调回了本土

续表

序号	中文姓名	英文姓名	生卒年份	毕业学校及年份	在豫身份	到华时间	离华时间	在豫年限	经历简介
48	桃乐西·劳海德小姐；桃乐西·麦肯齐夫人**	Miss Dorothy Lochead; Mrs. Dorothy MacKenzie	不详	TGH，不详	护士（劳海德的女儿）	1943年重返	1949年	6年	出生在河南，护士学校毕业后嫁给了豫北传教士后代诺尔曼·霍尔·麦肯齐（Norman Hall MacKenzie）而成为弗洛伦斯的嫂子。1943年重返豫北，把大部分精力都用在了丈夫和孩子身上。有记录显示，1948年她在四川涪陵为护理学生讲过课
49	薛利·麦克默特里	Dr. Shirley McMurtry	不详	不详	医生	1906年	1913年	7年	
50	威廉·杰·斯考特	Dr. William J. Scott	不详	不详	医生	1906年	1912年	6年	
51	安德鲁·汤姆森（汤善）	Rev. Andrew Thomson	不详	不详	牧师	1906年	1942年	36年	1908年，去往道口开辟传教小中心。首次生活在中国城镇市井之中，感受到流行疾病的肆虐，水和苍蝇更容易让孩子们传染痢疾，因此，他选择了离道口城两公里的地方建立了一个综合诊所。1935年3月，曾负责惠民医院设在浚县的道口分院的工作。在中国生活的36年成为众所周知的“道口的汤姆森”
52	玛格丽特·汤姆森夫人	Mrs. Margaret (McKay) Thomson	不详	不详	汤善夫人	不详	不详	不详	
53	伊丽莎白·贝蒂·汤姆森小姐;伊丽莎白·贝蒂·汤姆森·盖尔夫人**	Miss Elizabeth Betty Thomson; Mrs. Elizabeth Thomson Gale	1911—不详	TGH,1935年	护士（汤善的女儿）	1939年重返	1940年婚辞	1年	是传教士汤善的女儿。在家中8个孩子中排行老三。出生于安阳，在卫辉上完小学后，随母亲和兄弟姐妹返回加拿大，继续上完了高中。与好朋友弗洛伦斯·麦肯齐一起考进了护理学院，1935年她们从TGH的护理系毕业，在北戴河邂逅了她未来的丈夫，伦敦传道会的内科医生高德弗雷·里维斯顿·戈尔（Dr. Godfrey Gale），故1939年放弃国内优越的工作职位，重返中国，与科洛尔·布罗迪一起在齐鲁护士培训学校工作。1940年因结婚辞职，之后留在齐鲁大学护理学院帮忙，1941—1945年她和丈夫及幼女一起成了战俘

续表

序号	中文姓名	英文姓名	生卒年份	毕业学校及年份	在豫身份	到华时间	离华时间	在豫年限	经历简介
54	弗恩·麦克尼雷小姐	Miss M. Verney McNeeley	不详	多伦多大学	出版工作	1908 年	1914 年		1907 年到上海广学会协助季理斐完成《中国基督教差会年鉴》的编辑任务。与各差会联系，负责编辑传教士通信录和帮助校对
55	詹姆斯·麦伦·孟席斯（明义士）[①]	James Mellon Menzis	1885—1957	诺克斯学院	牧师	1910 年	1937 年	22 年	1885 年出生在加拿大安大略省克林顿（Clinton）镇，曾在诺克斯学院进修。具有神学与土木工程双学士学位。1910 年来豫，主要在安阳传教，1914 年他对中国文化兴趣浓厚，开始搜集甲骨文等历代文物。1915 年曾任安阳斌英初高两级小学校的校长，1917～1920 年赴法国服务，1921 年返回安阳，1927～1928 年撤离豫北后在北京从事中国古代史研究，1932～1937 年担任齐鲁大学文学院考古学教授。1957 年 3 月 16 日病逝，享年 72 岁
56	弗莱德·敖尔德	Dr. Fred M. Auld (*Oerde*)	不详	不详	医生	1910 年	1927 年	17 年	1916 年，罗维灵调齐鲁大学后继任卫辉博济医院院长。从 1910 年开始负责筹建卫辉新医院。曾走访了 10 个教区的 18 所教会医院，考察护理体系的建设，1915 年申请增派一名加拿大护士来卫辉即将建成的新医院做全日性护理工作，并请求派出一名中国男青年去护士学校学习。这一申请未见结果，1916 年指名饶秀贞任卫辉新医院护士长
57	梅·敖尔德夫人	Mrs. May Auld	不详	不详	营养学家	1910 年	1925 年	15 年	是一名营养学家。1923 年卫辉惠民医院住院大楼新启用时，负责管理一个大厨房和几个“营养食堂”
58	赫德利·敖尔德	Hedley Auld	1909—1920	不详	敖尔德之子	1910 年	1920 年病逝	11 年	1920 年 10 月 31 日死于痢疾（从时间上推断，应该是弗莱德·敖尔德医生的儿子）
59	唐奈·克拉克	Donnell Clark	1919—1920	不详	传教士子女	1919 年	1920 年病逝	1 年	1920 年 3 月 23 日死于“抽搐”，其父母的身份无从考证

① 在索尼娅的《治愈河南》一书中，将 Dr. James R. Menzies（孟恩赐医生）误认为是 Ming Yi Shi（明义士），在此勘正。

续表

序号	中文姓名	英文姓名	生卒年份	毕业学校及年份	在豫身份	到华时间	离华时间	在豫年限	经历简介
60	玛格丽特·罗素格·盖伊（盖麻姑）	Miss Margaret Russell Gay	1886—1973	VGH，1929 年	传教士转为护士	1910 年	1940 年	30 年	1914～1920 年在吴安一个很小的分教区医院工作，亲历了豫北民众缺医少药的痛苦，将专业护理看作是一项更好的、更实际的实现她的信念和愿望的表现，用来服务于中国人的需求。故 1923 年 36 岁时去 VGH 学习护理，得到同学马里恩·费歇尔·法里斯及 VGH 护理行政人员的大力支持。1929 年重返豫北，1931～1937 年成为豫北的骨干护士，为河南的护理事业发展做了大量工作。她终身未婚，1941 年退休
61	珍妮特·麦卡拉·拉特克利夫夫人（饶秀贞）	Mrs. Jeanette C. McCalla Ratecliffe	1876—1982	TGH，不详	传教士转为护士	1910 年	1940 年	30 年	1910 年以传教士的身份来到河南，曾做过卫辉基督教子女学校的舍监。1916 年被转任卫辉惠民医院护士长及护士培训学校校长。从事护理及培训工作 24 年。1940 年陪同在齐鲁中风的布罗迪一同返回加拿大
62	J. 麦克雷（瑞思培）	J. D. MacRea	不详	不详	教育	1910 年	1927 年	9 年	1919 年调齐鲁大学任公共卫生系主任，1925～1927 年担任齐鲁大学校长
63	H. A. 博伊德夫妇（步亚德）	Rev. H. A. Boyd and Mrs. Boyd	不详	不详	牧师	1912 年	1947 年	35 年	主要在怀庆负责传教工作
64	桃乐西·博伊德小姐；桃乐西·博伊德·约翰斯顿夫人**	Miss Dorothy Boyd; Mrs. Dorothy Boyd Johnston	1913—不详	TGH，20 世纪 30 年代	护士（步亚德牧师的女儿）	1938 年重返	1941 年	2 年	出生在怀庆，1939 年年末，博伊德姐妹和彭纯修、盖麻姑一起在天津难民所工作，1941 年辞职与父母一同回国。4 个月后嫁给了菲利普·约翰斯顿（Phillip Johnston）
65	玛丽·博伊德小姐；玛丽·博伊德·斯坦雷夫人**	Miss Mary Boyd; Mrs. Mary Boyd Stanley	1916—不详	TGH，20 世纪 30 年代	护士（步亚德牧师的女儿）	1938 年重返	1943 年	1 年	出生在怀庆，1939 年年末，博伊德姐妹和彭纯修、盖麻姑一起在天津难民所工作，于 1940 年 11 月 17 日向女性传教士协会递上了辞呈，与正在北京燕京大学攻读汉语硕士学位的斯坦利先生（Mr. Stanley）结了婚。1943 年，“珍珠港事件”后沦为平民囚犯，被日本人囚禁在集中营里

续表

序号	中文姓名	英文姓名	生卒年份	毕业学校及年份	在豫身份	到华时间	离华时间	在豫年限	经历简介
66	J. B. 麦克哈迪（贺雅格）	Rev. J. B. Mac Hottie (He Yage)	不详	不详	建筑工程师兼牧师	1912 年	1947 年	35 年	据宋家珩的记载，惠民医院的建筑设计就是由他完成的。抗日战争期间，日本人占领卫辉后，杜儒文离职，由他继任惠民医院院长，一直坚持到 1939 年 9 月 5 日，与景佐智一起与日伪政府谈判，将医院正式交给由中国人组成的“七人管理委员会”。抗日战争胜利后，于 1946 年首批返回豫北，恢复重建惠民医院，直到 1947 年最后撤离
67	F. 卡尔·哈里斯（海瑞士）	Dr. F. Car-Harris	不详	不详	医生	1913 年	1924 年	11 年	
68	玛丽·伊丽莎白·梅齐·麦克尼利小姐；梅齐·麦克尼利·福布斯夫人	Miss Mary Elizabeth Maisie McNeely; Mrs. Maisie McNeely Forbes	不详	不详	护士	1914 年	1940 年	2 年	1914 年被派来豫北专门负责护理传教士与他们的家人。注意力并不在中国人身上，这种状况一直持续到 20 世纪 20 年代。1916 年与福布斯牧师结婚后辞职，但在各紧要关头总会站出来帮忙。1936 年因护理人员的离去所导致的岗位空缺，她出来兼职。对管理医院经营运作中大量繁多复杂的细节工作作出了巨大贡献。最突出的就是对一群来自当地教堂会众的已婚女性，经过一年培训，使其能够在家乡和社区胜任“卫生保健工作”。以此独创的方式将护理知识引进了社区
69	H·斯图尔特·福布斯	Rev. H. Stewart Forbes	不详	不详	传教	1914 年	1940 年	26 年	
70	赛蒂·莱斯布里奇	Miss Sadie Lethbridge	不详	不详	传教	1914 年	1920 年病逝	6 年	1920 年在遭遇匪徒劫持时，被孟恩赐医生营救后，“从未真正走出那晚的惊吓”，自责不安，对所目睹的惨剧一直“难以释怀”，于 1920 年 7 月 28 日病逝
71	恩尼斯特·B·斯特拉瑟斯（杜儒德）	Dr. Erhest B. Struthers	不详	不详	医生	1914 年	1950 年	5 年	1919 年调山东齐鲁大学任内科学教授，1920 年在齐鲁研制出诊治当时被视为绝症的黑热病的方法。与豫北的传教士尤其是罗维灵关系交好。从关系上看，应该是杜儒文的兄弟

续表

序号	中文姓名	英文姓名	生卒年份	毕业学校及年份	在豫身份	到华时间	离华时间	在豫年限	经历简介
72	R. 高登·斯特拉瑟斯（杜儒文）	Dr. R. Gordon Struthers	不详	不详	医生	1915 年	1942 年	27 年	1923 年任卫辉惠民医院院长。他不仅医疗技术水平高超，擅长外科，尤其是眼科技术精湛，也善于医院的管理。为人处世灵活，重视与地方官府、士绅、商贾的来往，重视与教徒建立亲善的关系。他任职期间，医院各项工作进展迅速，上下和睦，地方和谐，医院呈现出一派兴旺的景象
73	罗伯特·里兹	Dr. W. Robert Reods	1886—1977	不详	医生	1915 年	1941 年	26 年	1920 年 3 月，孟恩赐医生去世后，河南突发事件委员会做了各种努力想争取到一名医生来接替孟恩赐，曾经选择过他，但他在休假。1923 年休假回来后，他沮丧地发现医院依然是老样子，而来自于和平进步运动组织的资金也已耗尽。他认为华北使团曾经许诺过要建造新的恩赐纪念医院，从道义上讲有责任来促成，于是便着手制订建造新医院的计划
74	伊莎贝尔·麦克塔维什小姐（梅秀英）	Dr. Isabelle McTavish	不详	不详	医生	1915 年	1947 年	32 年	曾和科玉贞医生共同管理安阳女医院，并用自己的言行影响着科玉贞；对经过护士学校训练的护理服务也予以支持。是最后撤离安阳广生医院和铸钟街教会的传教士之一
75	珍妮特·莉莲·布莱登小姐	Miss Janet Lillian Brydon	1886—1982	VGH，不详	护士	1917 年	1939 年	22 年	继马多士之后被誉为“豫北的第二护士”。是 1920 年孟恩赐医生营救的两名女传教士之一。终身未婚
76	玛格丽特·米切尔小姐	Miss Margaret Mitchell	不详	不详	护士	1917 年	1935 年	19 年	是一名苏格兰护士，“曾在中国南方地区工作”，加入华北使团后，1923 年任卫辉惠民医院护士培训学校校长助理，1930～1936 年任校长；1933 年休假前被罗光普医生和付印德医生诊断患有未曾公开的疾病。1935 年因病情恶化而辞职
77	休·麦肯齐	Rev. Hugh MacKenzie	不详	不详	财务	1919 年	1940 年	不详	时任 NCM 的财务主管

续表

序号	中文姓名	英文姓名	生卒年份	毕业学校及年份	在豫身份	到华时间	离华时间	在豫年限	经历简介
78	爱格妮思·麦肯齐夫人	Mrs. Agnes MacKenzie	不详	不详	传教士	1909 年	1940 年	不详	
79	弗洛伦斯·麦肯齐小姐；弗洛伦斯·麦肯齐·利德尔夫人**	Miss Florence MacKenzie; Mrs. Florence MacKenzie Liddell	不详	TGH，1934 年	护士（休·麦肯齐的女儿）	1934 年重返	1941 年回加拿大	7 年	出生在河南，自 1925 年之后一直在伦敦传教士协会工作。1933 年嫁给了 1924 年奥运会的金牌获得主艾瑞克·利德尔（Eric Liddell）。1934 年在 TGH 毕业后重返豫北，在中国是否从事过护理工作无从考证。1941 年，在中国战争不断加剧时，便带着两个小女儿，怀着第 3 个孩子回到加拿大，而艾瑞克·利德尔则留在中国，随后成为战俘。1945 年，艾瑞克·利德尔在潍县（山东潍坊市）集中营因患脑瘤去世。她独自一人，为抚养 3 个孩子，只好在加拿大找了一份护士工作
80	诺尔曼·霍尔·麦肯齐**	Mr. Norman Hall MacKenzie	不详	不详	传教士（休·麦肯齐的儿子）	1945 年	1947 年	2 年	出生在河南，长大后娶了劳海德的女儿桃乐西·劳海德为妻，1945 年 4 月，成为多伦多河南委员会点名的 14 位重返豫北的传教士之一，在最后的教会医院重建与撤离中做了大量工作，坚持认为在共产党的统治下也能进行教会工作。1947 年与梅秀英一起坚持让所有的加拿大籍人员平安撤离后，才最后从安阳撤离
81	伊莎贝尔·莱斯利小姐（雷润田）；伊莎贝尔·莱斯利·佛莱明夫人（第二任）	Miss Isabel Leslie Mrs. Isabel Leslie Fleming	不详	不详	护士	1920 年	1937 年婚辞	17 年	出生于俄勒冈的邓迪。1935 年付立明的首任妻子去世后，1937 年，她成了第二任“弗莱明夫人”。1939 年回国
82	约翰·T. 佛莱明（付立明）	Rev. John. T. Flemming	不详	不详	教育家	1920 年	1939 年	19 年	

续表

序号	中文姓名	英文姓名	生卒年份	毕业学校及年份	在豫身份	到华时间	离华时间	在豫年限	经历简介
83	埃莉诺·梅·加尔布雷思小姐；埃莉诺·加尔布雷思·布里奇曼夫人	Miss Eleanor May Galbraith; Mrs. Eleanor Galbraith Bridgman	1896—不详	罗德岛医院	护士	1920 年	1921 年婚辞	4 月	1920 年 8 月 26 日乘船来到中国，刚开始接受语言学习就辞去职务，于 1920 年 12 月 25 日同（美国）南方长老会使团的 H. T. 布里奇曼牧师（Rev. H. T. Bridgman）举行了婚礼
84	玛格丽特·福勒小姐；玛格丽特·斯特雷思夫人	Miss Margaret Fuller; Mrs. Margaret Straith	1890—不详	不详	护士	1920 年	1921 年婚辞	1 年	于 1921 年因结婚而辞职
85	肯尼思·比尔德	Kenneth A. Baird	不详	不详	医生	1921 年	1927 年	6 年	
86	W. 尼特费尔德	W. C. Netterfield	不详	不详	医生	1921 年	1927 年	6 年	据索尼娅描述，在 1928 年重返豫北时，因为他的辞职，找不到医师，而使安阳医院的修复工作暂时搁置
87	W. 尼特费尔德夫人	Mrs. W. C. Netterfield	不详	不详	居家	1921 年	不详	不详	做过护士
88	路易斯·克莱拉·普雷斯顿（彭纯修）	Miss Louise Clara Preston	1891—1959	不详	护士	1922 年	1947 年	25 年	经历了 4 次撤离，坚持到使团最后撤离
89	科拉尔·布罗迪小姐	Miss Coral May Brodie	1897—不详	TGH,1921 年	护士	1923 年	1940 年	5 年	是琼·孟席斯的好朋友，1923 年与琼·孟席斯一起来豫，因为人可靠，待人诚恳，处事耐心，且意志坚定而得到大家极高的评价。1928 年 5 月，暂时被派往济南的山东基督教大学医院，当时承诺如果将来河南工作需要，可以返回任职。但一直在齐鲁大学工作到 1940 年 2 月突然中风偏瘫，饶秀贞火速从天津赶往济南，帮助并护送她返回加拿大。1941 因病辞职

续表

序号	中文姓名	英文姓名	生卒年份	毕业学校及年份	在豫身份	到华时间	离华时间	在豫年限	经历简介
90	乔治·金（景佐智）	Rev. George K. King	不详	不详	牧师	1922 年	1949 年	25 年	1941 年任华北使团的秘书，使团的多数报告都是他写的，并与女性传教士协会的执行秘书泰勒夫人（Mrs. Ruth Taylor）有密切的书信往来。但 1941 年年底“珍珠港事件”后，直到 1945 年间的通信消失。1941 年 12 月 8 日以后，日本人要求所有传教士向他们登记个人和使团的财产。顶着“巨大的压力”，他们将所有的财产签字移交给中国教会。尽管信中说他的决定要由加拿大基督教联合会批准，他已很不情愿地将传教士从怀庆医院带来天津交他所看管的加拿大财产签字转交，包括两辆汽车，“药品，镭，手提 X 光机和手术刀”，并讲述了卫辉的最新情况：“卫辉医院仍然在为这个地区提供医疗服务，自谋资金来帮助维持牧师和传教人员的生活，他们依然热情不减地在努力工作。”这是战争结束前，他写出的关于华北使团医院的最后一份报告。1943 年 4 月，他与夫人被从北京转押到山东潍县集中营，9 月被释放，登上穆斯格雷普斯霍尔姆号遣返船回国
91	E. B. 科普兰（高瑞士）	E. Bruce Copland	不详	不详	传教士	1922 年	1952 年回国	30 年	
92	D. K. 法里斯	Rev. Faris	不详	不详	牧师	1925 年	1937 年	12 年	
93	安娜·马里恩·费歇尔小姐；安娜·马里恩·法里斯夫人	Miss Anna Marion Fishe; Mrs. Anna Marion Faris	不详	获英属哥伦比亚大学应用科学（护理学）学士学位，1923 年	传教士	1925 年	1937 年	12 年	英属哥伦比亚大学护理学学士，婚后来华传教
94	玛格丽特·福斯特小姐（付印德）	Dr. Matgaret B. Forster	不详	不详	医生	1926 年	1942 年	16 年	

续表

序号	中文姓名	英文姓名	生卒年份	毕业学校及年份	在豫身份	到华时间	离华时间	在豫年限	经历简介
95	加拿大籍秦医生	不详	不详	不详	医生（受邀工作）	1927 年	1928 年	1 年	1927 年来中国旅游，途经惠民医院，受邀在医院工作 1 年
96	阿莱格拉·多伊尔小姐；阿莱格拉·史密斯夫人	Miss Allegra Doyle; Mrs. Allegra Smith	1905—不详	TGH，1929 年	护士	1931 年	1935 年婚辞	4 年	1935 年因与加拿大人道格拉斯·史密斯（Douglas Smith）结婚而辞职
97	玛丽·格兰特小姐	Dr. Mary Gralld	不详	不详	医生	1932 年	1936 年	4 年	
98	玛格丽特·霍西小姐；玛格丽特·哈特夫人	Miss Margaret Hossie; Mrs. Margaret Hart	不详	不详	护士	1947 年	1950 年	半年	1947 年在卫辉与彭纯修一起坚守到 8 月华北使团关闭。后被派往江门南方使团。1950 年回国前与鲍勃·哈特（Mr. Bob Hart）结婚
99	海伦·特纳小姐；海伦·特纳·纳尔逊夫人	Miss Helen Turner Mrs. Helen Turner Nelson	1918—1955	TGH,1941 年	护士	1946 年	1951 年	3 年	不知什么原因，始终未进入河南，1947 年 8 月后被派往齐鲁。1950 年与彼得·纳尔逊（Peter Nelson）结婚。1955 年在加拿大死于产后
100	格丽塔·辛格	Dr. Greta Singer	不详	不详	医生	不详	不详	不详	为维也纳的一名犹太难民，1947 年在委会惠民医院做医生，其家人在上海流亡
101	诺尔曼·奈特	Mr. Norman Knight	不详—1960	不详	牧师	不详	不详	不详	1929 年任惠民医院院长，在抗日战争期间，当日本人进医院搜查受伤的共产党人时。他曾经想尽办法与日本人周旋，拖延时间，让伤员转移。1952 年在加拿大阿尔伯塔省的一个教堂做牧师。1960 年去世

续表

序号	中文姓名	英文姓名	生卒年份	毕业学校及年份	在豫身份	到华时间	离华时间	在豫年限	经历简介
102	马维什·奈特·韦瑟赫德夫人（艾美凤）	MrsMavis Knight Weatherhead	1929—2014	TGH，1951 年	护士	1929 年			她是传教士诺尔曼·奈特（Mr. & Mrs. Norman Knight）夫妇的独女。1929 年 11 月 18 日生于卫辉。1951 年毕业于 TGH，1952 年嫁给了唐纳德·马克·韦瑟赫德，并在埃德蒙顿大学医院做护士，共育 4 个子女（1954 年 5 月生长子穆雷，1956 年生次子布莱克，1959 年生爱女罗娜，1960 年生诺曼克雷格），但始终没有放弃护士职业。后任瑞士高级钟表基金会志愿服务助理署长，1900 年退休后继续做志愿者，活跃在医院中，为病人带去欢乐。1992 年痛失爱女罗娜，1999 年丈夫又先她而去。2006 年在儿子布莱克（Blake Weatherhead）的陪伴下回到卫辉参加新乡医学院第一附属医院建院 110 周年的庆典活动，将大量珍贵的资料赠与新乡医学院。于 2014 年 3 月 22 日在加拿大去世

注：* 为 TGH：Toronto Generral Hospital Training School for Nurses（Later Toronto Generral Hospital School of Nursing），多伦多综合医院护士培训学校），后更名为多伦多综合医院护理学校。1881 年成立，是加拿大最大和最先进的护士培训学校。VGH：Vancouver Generral Hospital（温哥华综合医院）；** 为传教士的子女，共有 7 名自幼生长在豫北的传教士子女，长大后重返豫北，做了传教医生或护士

后　记

本书是在我的博士论文《近代加拿大传教使团在豫北医学传教活动研究》的基础上修改整理而成的。其实，这个课题并不是我博士课题的最初选题，我最初的选题是立足中原的《河洛文化研究》。2008 年，随着工作岗位从学校调入附属医院，开始更多地考虑医院建设及老百姓关注的“看病难，看病贵”的焦点问题，又适逢国家投入数百亿资金建设医疗这一最大的民生工程，也出于自身作为“新医”人，对还原一段鲜为人知的学校起源与发展历史的责任感，把近代加拿大基督教传教士在豫北医学传教 60 年（1888 ~ 1948）的历史列入了选题范围，这一想法得到了吾师高策教授的大力支持，认为这个选题对于揭开西医在豫北全面移植的历史，解读西方传教士对于“医学”、“医院”及“医生”的理解，从中寻找到与当今中国医务工作者理解的差异，从而从根源上探求缓解当今医患关系紧张的有效方法，并期望我能将此研究方向作为今后长期工作的目标，这个课题与国家卫生改革的发展密切关联，也更贴近我的研究兴趣和工作范畴，于是，我下定决心，改变初衷，正式开启在这个领域的研究。这一想法也得到了新乡医学院社科系的老师王亚峰教授的支持，我们组建了研究团队，开始多方搜集史料。不幸的是，我们的王亚峰老师突然因患肝癌去世，我深深感受到医学技术的局限性和医生在疾病面前的无奈。后来，因部分团队成员考学深造，很多珍贵的第一手资料也因交接不严而散失，再加上医院管理走出困境的艰难，我一度想到放弃，是高策老师一再地鼓励与支持，让我坚持了下来。

每当在学术上进入困境的时候，我总能从高策老师那里找到问题的症结所在，得到思想的启悟，帮助我调整方向，理清脉络，把握目标。我要感谢杨小明教授，在他的指导下，我们阅读和讨论了许多相关文献，将看似散乱的资料梳理成线，加以提炼和总结，使我茅塞顿开，获益良多，并感谢他亲自为我修改论文。感谢山西大学的殷杰教授、张培富教授、魏屹东教授、贺天平教授、姚雅欣教授、郑红午老师等对我的学业教导与帮助，感谢中国科学院自然科学史所的韩琦研究员、中国科学院大学的王大明教授给予我的学术指导。我的学友梁汴凤、赵云波、冯震宇、庞雪晨、邹文卿等与我共同切磋、研讨学问其乐融融的场景历历在目。

说来惭愧，一个博士读了整整七载。现在忆起，人生之幸，无异于得良师益友和家人的支持与鼓励。吾师高策教授、杨小明教授给予了我持之以恒的无条件支持；同时，我更不能辜负为该研究奉献力量的诸多同仁：王亚峰、谢敬、刘玉堂、审玉美、罗会宇、雒保军、张功震、李云波、陈娓、王梅英等；还有加拿大友人尤其是护理学博士 Dr. Sonya Grypma 及传教士后代 Mrs. Mavis Knight Weatherhead（中文名艾美凤）等人，他们赠送的珍贵图片、影像及文字资料时时在案头鞭策着我；更有新乡医学院的同事，尤其是原党委书记、院长邢莹对校史研究工作的大力支持，以及对我的关心与帮助，新乡医学院综合档案室刘玉堂主任对校史研究所付出的辛苦劳动，感谢外语学院王玉安教授对 *Healing Henan：Canadian Nurses at the North China Mission，1888～1947* 书稿的翻译、校对工作付出的辛苦努力，以及新乡医学院第一附属医院任继娟副书记、宣传科秦华科长、新乡医学院第三附属医院党委办公室主任陈燕、陈涛对我提供的无私帮助。

更要感谢我的妻子、女儿给予我的理解、鼓励与支持，让我能在繁忙的工作中，挤出时间倾心于本书的研究之中，并不断从点滴进展中品尝到艰辛后的快乐。

在整理修改论文、编辑出版书稿的过程中，特别要感谢庞雪晨博士和陈娓博士在文字校对和整理上给予的大量帮助。

谨以此书先献给所有为豫北的医学启蒙与发展作出过贡献的加拿大友人，献给所有关心和帮助新乡医学院成长的人们。希望我们的研究成果能够慰藉王亚峰老师和艾美凤女士的在天之灵。

邵金远

2015 春于博济惠民花园